全国高级卫生专业技术资格考试习题集丛书

放射医学习题集

主　编　刘士远　金征宇　陈　敏

副主编　洪　楠　王培军　宋　彬
　　　　张惠茅　萧　毅

人民卫生出版社
·北京·

图书在版编目（CIP）数据

放射医学习题集 / 刘士远，金征宇，陈敏主编. — 北京：人民卫生出版社，2023.10（2024.11 重印）
（全国高级卫生专业技术资格考试习题集丛书）
ISBN 978-7-117-35438-7

Ⅰ.①放… Ⅱ.①刘…②金…③陈… Ⅲ.①放射医学－资格考试－习题集 Ⅳ.①R81-44

中国国家版本馆 CIP 数据核字（2023）第 192158 号

人卫智网	www.ipmph.com	医学教育、学术、考试、健康，购书智慧智能综合服务平台
人卫官网	www.pmph.com	人卫官方资讯发布平台

全国高级卫生专业技术资格考试习题集丛书
放射医学习题集
Quanguo Gaoji Weisheng Zhuanye Jishu Zige Kaoshi Xitiji Congshu
Fangshe Yixue Xitiji

主　　编：刘士远　金征宇　陈　敏
出版发行：人民卫生出版社（中继线 010-59780011）
地　　址：北京市朝阳区潘家园南里 19 号
邮　　编：100021
E - mail：pmph @ pmph.com
购书热线：010-59787592　010-59787584　010-65264830
印　　刷：中农印务有限公司
经　　销：新华书店
开　　本：787×1092　1/16　　印张：29　　插页：1
字　　数：651 千字
版　　次：2023 年 10 月第 1 版
印　　次：2024 年 11 月第 3 次印刷
标准书号：ISBN 978-7-117-35438-7
定　　价：159.00 元

打击盗版举报电话：010-59787491　E-mail：WQ @ pmph.com
质量问题联系电话：010-59787234　E-mail：zhiliang @ pmph.com
数字融合服务电话：4001118166　E-mail：zengzhi @ pmph.com

编　委

3

出版说明

根据《关于深化卫生事业单位人事制度改革的实施意见》(人发〔2000〕31号)、《关于加强卫生专业技术职务评聘工作的通知》(人发〔2000〕114号),全国高级专业技术资格采取考试和评审结合的办法取得,国家卫生健康委人才交流服务中心组织开展高级卫生专业技术资格考试。目前高级卫生专业技术资格考试开考专业共计114个,全国每年参加考试的人数近30万,并有逐年增长的趋势。

为进一步指导高级卫生人才评价工作,满足对医学创新理念、高精技术总结的需求,国家卫生健康委人才交流服务中心《中国卫生人才》杂志社与人民卫生出版社共同组织全国的权威专家,编写出版了全国高级卫生专业技术资格考试指导和习题集丛书。

"考试指导"在介绍基本理论知识和常用诊疗技术的基础上更注重常见病防治新方法、疑难病例综合分析、国内外学科前沿进展,不仅能指导拟晋升高级职称的应试者进行考前复习,还可以帮助医务工作者提高临床综合服务能力。

"习题集"的内容紧扣考试大纲,题型与真实考试保持一致,包括单选题、多选题和案例分析题。同时附有两套模拟试卷,以帮助考生熟悉考试形式,掌握题型特点。

全国高级卫生专业技术资格考试指导和习题集丛书由各专业知名专家编写,确保了内容的权威性、先进性、实用性和系统性。内容密切结合临床,既能满足考生备考的需求,又能指导广大医务工作者提高临床思维能力和处理疑难病症的能力,以高质量的医疗服务助力健康中国建设。

考生在使用本套丛书时如有任何问题和建议,欢迎将反馈意见发送至邮箱zcks@pmph.com。

题型介绍

国家卫生健康委人才交流服务中心为各省、自治区、直辖市提供高级卫生专业技术资格考试服务。考试多以计算机形式进行。副高级专业技术资格考试题型包括单选题、多选题、共用题干单选题和案例分析题4种;正高级专业技术资格考试题型包括多选题和案例分析题2种。

每个专业的具体考试题型和各题型所占比例在每次考试中会略有不同。考生在答题前应仔细阅读答题说明,以便在考试时能顺利作答。每个常见题型的格式相对固定,现简介如下。

一、单选题

单选题简称"A型题"。每道考题题干下面有5个备选答案。备选答案中只有1个正确答案,选对得分,选错不得分。

【机考示例】

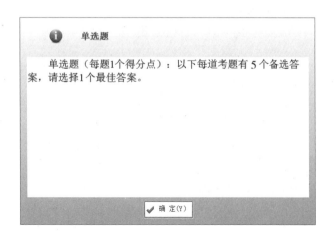

（一）A1 型题(单句型最佳选择题)

每道考题由1个题干和5个备选答案组成。备选答案中只有1个正确答案,其余4个均为干扰选项。干扰选项可以完全不正确或部分正确。

1. 与膀胱癌预后关系最密切的是
    A. 肿瘤的大小   B. 肿瘤的复发时间和频率
    C. 肿瘤的数目   D. 肿瘤的部位
    E. 肿瘤的病理分级和分期
【答案】E
【解析】膀胱癌的预后主要与肿瘤分级分期、肿瘤的大小、肿瘤复发时间和频率、肿瘤数目,以及是否存在原位癌等因素密切相关。其中肿瘤的病理分级和分期是影响预后的重要因素。

(二) A2 型题(病历摘要型最佳选择题)

每道考题由 1 个简要题干、1 个引导性提问和 5 个备选答案组成。备选答案中只有 1 个正确答案,其余 4 个均为干扰选项。干扰选项可以完全不正确或部分正确。

2. 患者男,50 岁。突然畏寒、发热,咳嗽,咳脓性痰,痰黏稠带血。血白细胞 18×10^9/L。X 线片示右上肺大片实变影,叶间裂下坠。经青霉素治疗无效。诊断可能为
    A.肺炎球菌性肺炎   B.肺炎克雷伯菌肺炎
    C.葡萄球菌肺炎   D.肺结核
    E.渗出性胸膜炎
【答案】B
【解析】肺炎克雷伯菌肺炎的临床特点是起病急,高热、咳嗽、咳痰、胸痛,痰量较多,呈黏稠脓性,可带血,黄绿色或砖红色胶冻样。X 线片表现多样,为大叶实变,多见于右肺上叶,有多发性蜂窝状脓肿,叶间裂下坠。对庆大霉素及第三代头孢菌素敏感。

二、多选题

多选题简称"X 型题"。每道考题题干下面有 5 个备选答案。备选答案中至少有 2 个正确答案,选对得分,多选、少选、漏选均不得分。

【机考示例】

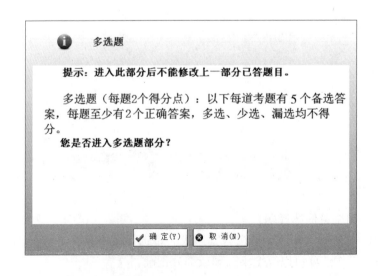

3. 关于单纯疱疹病毒性脑炎发病和病理变化的描述,正确的是
   A. 病变累及颞叶、岛叶、扣带回
   B. 大脑凸面、枕叶后部也可受累,基底节正常
   C. 双侧发生,但也可不对称
   D. 豆状核常受累
   E. 病程缓慢

【答案】ABC

【解析】单纯疱疹病毒性脑炎多数由Ⅰ型单纯疱疹病毒感染引起。临床常急性起病,伴发热、意识障碍、癫痫发作、弥漫性脑功能损害,通常有前驱期,多有上呼吸道感染的症状。病灶常位于双侧颞叶、岛叶及扣带回,呈对称或非对称性分布,以累及皮层灰质多见,亦可累及枕叶后部、脑干、小脑、丘脑,豆状核常不受累,岛叶病变与豆状核间有清楚的界限,凸面向外,如刀切样,是本病较具特征性的表现。

三、共用题干单选题

每组考题以1个叙述专业实践活动情景的题干作为共用题干,供下列多道考题使用。每道考题就共用题干进行提问,提问下面有5个备选答案。备选答案中只有1个正确答案,选对得分,选错不得分。其余4个均为干扰选项。干扰选项可以完全不正确或部分正确。

【机考示例】

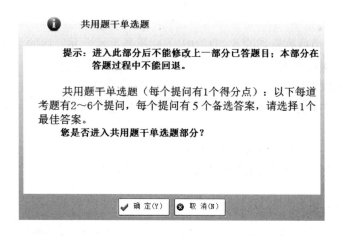

(一) A3 型题(病历组型最佳选择题)

每组考题的共用题干后面分别有2~3个提问,每个提问考查的要点之间相互独立。

(4~6 题共用题干)

患者男,72岁。排尿困难5年,近2个月加重伴食欲缺乏。直肠指检前列腺明显增大,为 5cm×6cm;叩诊示膀胱已达脐下3横指。血 BUN 36mmol/L,Cr 340μmol/L。B超示双肾中度积水。

4. 下列治疗措施最为合理的是
   A. 经尿道前列腺切除术
   B. 经尿道前列腺热疗

    C. 耻骨上经膀胱前列腺切除术

    D. 留置导尿管或耻骨上膀胱穿刺造瘘

    E. 服用 α 受体拮抗剂和 5α- 还原酶抑制剂

【答案】D

【解析】该患者患有严重的前列腺增生症,并出现并发症,即慢性尿潴留、双肾积水和肾功能不全。此时应立即行留置导尿管或耻骨上膀胱穿刺造瘘引流膀胱,缓解肾功能不全,待肾功能不全缓解后再行进一步处理。目前行外科手术治疗危险性大,不宜进行。此患者已经出现了严重的并发症,仅用药物治疗难以有效,药物治疗应在膀胱引流的基础上作为辅助治疗方法。

5. 良性前列腺增生(BPH)患者**不宜**行手术治疗的情况是

    A. 伴有长期的、反复的下尿路感染   B. 伴有反复肉眼及镜下血尿

    C. 合并腹股沟斜疝   D. 有急性尿潴留病史

    E. 伴有尿道括约肌功能障碍

【答案】E

【解析】尿道括约肌功能障碍是手术的禁忌证,而其他选项均为前列腺增生症的手术适应证。前列腺增生症的手术适应证可分为 3 类:①症状明显,严重影响生活质量并且药物治疗效果不佳;②最大尿流率小于 10ml/s 和 / 或残余尿大于 60ml;③伴有并发症,如急、慢性尿潴留,膀胱结石,尿路感染及肾功能不全等。

6. BPH 行经尿道前列腺切除术(TURP),下列**不是**手术后并发症的是

    A. 膀胱颈瘢痕挛缩   B. 尿道括约肌损伤

    C. 短暂的尿失禁现象   D. 尿路感染

    E. 术后高钠血症

【答案】E

【解析】TURP 手术的并发症包括 A、B、C、D 选项。手术时采用大量的非离子液体灌注冲洗,患者术后会出现稀释性低钠血症,而不是高钠血症。

(二) A4 型题(病历串型最佳选择题)

    每组考题的共用题干后面分别有 4~6 个相互独立的提问,每个提问可随情景的发展逐步增加部分新信息,以考查考生综合思考和应用的能力。

    (7~10 题共用题干)

    患者男,25 岁,农民。面色苍白、疲乏无力 1 年。血常规:RBC 2.0×10^{12}/L,Hb 60g/L,WBC 7.6×10^9/L,N 0.50,L 0.26,E 0.14;SF 10μg/L;血涂片中成熟红细胞中央淡染区扩大。拟诊为缺铁性贫血。

    7. 给患者口服硫酸亚铁,0.3g/ 次,3 次 /d,治疗 1 个月效果不佳,其原因为

    A. 诊断不正确   B. 病因未去除

    C. 所给铁剂剂量不够   D. 未合并应用维生素 C

    E. 未使用注射铁剂

【答案】B

【解析】患者有面色苍白、疲乏无力表现,Hb 60g/L,SF 10μg/L,血涂片中成熟红细胞中央淡染区扩大,支持缺铁性贫血诊断。经口服补铁治疗无效,其原因为病因未去除。

8. 该患者可能的病因为
  A. 营养不良   B. 吸收障碍
  C. 消化性溃疡   D. 肠道钩虫病
  E. 胃肠道肿瘤

【答案】D

【解析】患者为男性,农民,嗜酸性粒细胞明显增高,提示该患者可能的病因为肠道寄生虫病。

9. 假设患者为女性,病史方面应补充的内容是
  A. 现病史   B. 个人营养史
  C. 月经生育史   D. 婚姻史
  E. 家族史

【答案】C

【解析】对于女性缺铁性贫血患者,病史方面应补充月经生育史,以了解是否存在慢性失血。

10. 假设此患者查出有胃肠道肿瘤,需手术治疗。手术前拟行铁剂注射,若患者体重50kg,其需铁剂总量约为
  A. 990mg   B. 1 150mg
  C. 1 320mg   D. 1 485mg
  E. 1 650mg

【答案】D

【解析】注射铁剂的总需要量(mg)=(需达到的血红蛋白浓度 − 患者的血红蛋白浓度)×患者体重(kg)×0.33。此患者注射铁剂的总量 =(150−60)×50×0.33=1 485mg。

四、案例分析题

  每个案例分析题以 1 个叙述专业实践活动的情景为题干,后面至少有 3 个提问,每个提问有 6~12 个备选答案,其中正确答案有 1 个或几个。在所有备选答案中又分为正确选项、关键选项、无关选项和错误选项。每选择 1 个正确选项得 1 个得分点,每选择 1 个关键选项得 2 个得分点,每选择 1 个错误选项扣 1 个得分点,选择无关选项不得分也不扣分,直至扣至本提问得分点为 0,即每个提问无得负分的情况。

  【机考示例】副高级考试从 11 个案例中任选 8 个案例作答;正高级考试从 15 个案例中任选 12 个案例作答。

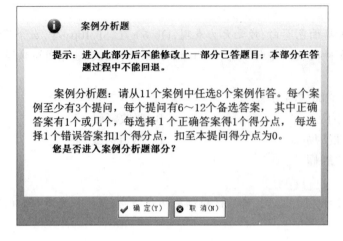

【案例 1】患者女,14 岁。偶然发现腹部包块。既往有急性胰腺炎病史。腹部超声发现胰尾部低回声包块,建议进一步检查。

第 1 问:患者下一步应进行的检查是

A. 腹部 X 线平片　　　　　　　　B. 腹部 CT

C. 腹部增强 CT　　　　　　　　　D. 腹部 MRI

E. 腹部增强 MRI　　　　　　　　F. 超声内镜

G. 立位腹部 X 线平片

【答案】C

【解析】患者超声检查发现低回声包块,说明有实性成分,应行腹部增强 CT 检查,发现病变及其强化方式,以判断病变性质。MRI 为进一步的影像学检查。

[提示] 患者行腹部增强 CT 检查发现,胰腺尾部有 4cm×4cm 的囊实性肿块,边界较清,病变实性成分和囊性成分分界清,实性成分增强可见强化。

第 2 问:该患者首先考虑的疾病是

A. 胰腺假性囊肿　　　　　　　　　B. 胰腺黏液性囊腺瘤

C. 胰腺实性假乳头状瘤　　　　　　D. 胰腺浆液性囊腺瘤

E. 胰腺神经内分泌肿瘤　　　　　　F. 胰腺转移瘤

【答案】C

【解析】根据患者发病年龄及影像学表现,考虑为胰腺实性假乳头状瘤。

第 3 问:关于胰腺实性假乳头状瘤的描述,正确的是

A. 良性病变

B. 好发于年轻女性

C. 好发于胰体

D. 病变实性成分表现为明显强化

E. 可以有局部浸润,但远处转移极少发生

F. 同时具有实性和假乳头两种组织学特点

G. 多见胰管扩张

H. 出血较常见

【答案】BEFH

【解析】胰腺实性假乳头状瘤好发于年轻女性，为低度恶性肿瘤。病变实性成分多表现为渐进性强化，可见局部浸润，但远处转移少见。胰腺实性假乳头状瘤同时具有实性和假乳头两种组织学特点，而实际上乳头状结构是由于肿瘤细胞的退行性变及细胞的黏着力下降和囊腔所形成的假乳头。病变引起胰管和胆管扩张少见，出血较常见。

第4问：最终患者确诊为胰腺实性假乳头状瘤，下一步应采取的治疗有

A. 定期随诊　　　　　　　　　　B. 手术治疗

C. 放疗　　　　　　　　　　　　D. 化疗

E. 放化疗　　　　　　　　　　　F. 放弃治疗

G. 手术＋术后放化疗　　　　　　H. 先放化疗后手术治疗

【答案】B

【解析】胰腺实性假乳头状瘤为低度恶性肿瘤，会发生恶变，手术是其首选的治疗手段。该患者现病变较大，需及时行手术治疗。

温馨提示

多数考试机构在进行人机对话考试设计时，设置了"进入下一个题型模块后不能再修改上一部分已经提交的试题选项"的限定。希望考生考试时分配好各个模块的考试时间。

有些题型因为考试内容和目的决定了"没有机会反悔"，从而设置了"同一组试题内答题过程不可逆"的限定。请考生认真阅读每个模块中的提示。

前　言

　　依据《关于深化卫生事业单位人事制度改革的实施意见》(人发〔2000〕31号)、《关于加强卫生专业技术职务评聘工作的通知》(人发〔2000〕114号),高级卫生专业技术资格采取考试和评审结合的办法取得。为体现和评价放射医学高级专业技术人才的水平,适应国家卫生健康委人才交流服务中心设立的高级卫生专业技术资格考试,配合并帮助广大考生做好考前复习,我们根据考试大纲编写了《全国高级卫生专业技术资格考试指导　放射医学》及其配套习题集。

　　考试指导的主要内容既包括放射医学高级专业技术人员必须掌握的理论和技术,又涵盖了本专业的新进展、新理念、新技术和新成果;其中对各系统常见病、多发病的定义、临床表现、病理、影像学检查方法、影像学表现及鉴别诊断进行了全面而精练的重点编写,兼顾少见病、疑难病,并对分子影像学及医学影像学进展单独撰写。本书内容编写基于考试大纲,又高于考试大纲,有一定的深度、广度和高度,注重规范化和标准化,重点突出,兼顾进展,有所创新,风格明确;并结合各系统疾病配有适当的图片,方便读者进行查阅和理解。

　　配套习题集涵盖考试指导的所有章节,以篇为单位出题,题目数量充分;包括高级卫生专业技术资格考试的所有题型,即单选题、多选题、共用题干单选题和案例分析题,部分题目配有图片;习题后附有答案和详细解析,以更好地帮助考生理解;书末附正高和副高模拟试卷,与考试形式一致,更具实战性。

　　考试指导和配套习题集由中华医学会放射学分会组织专家编写,所有编写人员均为全国知名专家、学术带头人,具有很高的权威性。两本书不仅可作为放射医学专业拟晋升高级职称人员的考前复习资料,还可作为临床工作的参考书、工具书和教材,对于临床教学质量的提高亦有很大的帮助。

　　在编写过程中,各位编写人员本着严谨、专业的态度,付出了辛勤的努力,各位主编、副主编及编写秘书在本书的审稿及后期统稿工作中承担了大量工作,在此一并表示诚挚的谢意。

　　虽然各位编写人员尽最大努力编写,但限于各种原因,在内容和编排上可能仍有不妥之处,恳请广大读者不吝指正,以便今后不断改进、提高。欢迎将反馈意见发送至主编邮箱(gjzc_chief_editor@163.com),以便再版时完善。

2023年3月

目　录

第一篇 绪 论

一、单选题

1. 关于 X 线透过被照体后的说法，正确的是
  A. X 线不会因被照体对其的吸收、散射而减弱
  B. 射线平均能量接近于其最低能量
  C. 射线的平均能量降低
  D. 低能光子比高能光子更多地被吸收
  E. X 线的波长越长，光子的能量越大，穿透力越强

【解析】X 线透过被照体后，其穿透过程中会被吸收而衰减，这与被照射的组织的密度和厚度有关。穿过被照体后射线平均能量提高，射线平均能量接近其最高能量，低能光子比高能光子更多地被吸收。X 线穿透力与 X 线管电压密切相关，电压越高，X 线的波长就越短，能量也越高，穿透能力越强。

2. 关于弥散加权成像（diffusion weighted imaging，DWI），描述**错误**的是
  A. DWI 主要依赖于水分子的布朗运动而非组织的自旋质子密度、T_1 值或 T_2 值提供成像对比
  B. 细胞毒性水肿时 DWI 呈高信号
  C. 细胞密度高的肿瘤在 DWI 呈稍高/高信号
  D. DWI 适用于脓肿和肿瘤性病变的鉴别诊断

  E. 通过 3 个以上不同 b 值的弥散加权像，可以计算出弥散敏感梯度方向上水分子的表观弥散系数（ADC）

【解析】通过 2 个以上不同弥散敏感梯度值（b 值）的弥散加权像，可以计算出弥散敏感梯度方向上水分子的表观弥散系数。

3. 下列 CT 值最高的结石类型是
  A. 胆固醇结石　　　B. 草酸盐结石
  C. 磷酸盐结石　　　D. 尿酸盐结石
  E. 胱氨酸结石

【解析】结石通常由多种成分组成，不同的结石 CT 值也不一样，CT 值从高到低分别为：磷酸钙结石、草酸钙结石、胱氨酸结石、尿酸结石、胆固醇结石，磷酸钙结石的密度是最高的，CT 值可以达到 1 500～1 800Hu，草酸钙结石其次，可以达到 1 100～1 500Hu，胆固醇结石最低，一般低于 40Hu。

4. 下列关于脑卒中 CTP 参数，解读**错误**的是
  A. TTP 延长，MTT、rCBF 和 rCBV 正常，脑循环储备早期
  B. TTP 和 MTT 延长，rCBF 正常，rCBV 正常或轻度升高，脑循环储备晚期
  C. TTP、MTT 延长以及 rCBF 下降，rCBV 基本正常或轻度升高，脑循环储备失代偿早期
  D. TTP、MTT 延长，rCBF 和 rCBV 下降，脑循环储备失代偿晚期

答案：1. D　2. E　3. C　4. C

E. TTP、MTT 延长，rCBF 下降，rCBV 基本正常或轻度升高，侧支循环形成

5. 以下情况**不适宜**采取 CT 扫描的是
  A. 脑梗死
  B. 孤独症
  C. 颅脑外伤
  D. 脑肿瘤
  E. 新生儿缺氧缺血性脑病
  【解析】脑 CT 主要检查颅内的器质性病变，如肿瘤、脑梗死、脑出血等疾病，孤独症进行 CT 扫描很难获得有价值的阳性信息，更适宜于采取常规 MRI/fMRI 检查。

6. 下列关于时间飞跃 MRA 成像理论的描述正确的是
  A. 被射频激励的血液中的质子
  B. 组织的 T_1 及 T_2 信号差别的增强效应
  C. 基于流体饱和效应的相位增强效应
  D. 拉莫尔频率差的增强效应
  E. 相位对比
  【解析】MRI 血管成像技术有时间飞跃法（time-of-flight，TOF）、相位对比法（phase contrast，PC）以及对比增强磁共振血管造影法。时间飞跃法 MRA（TOF-MRA）的原理是基于流体饱和效应中的流入相关增强效应，即成像层面的静态组织经过连续多次的短 TR 射频脉冲激发，其纵向磁化处于磁饱和状态。因此，每次激发时静态组织产生的 MRI 信号幅度很小，而成像层面以外的流体未受到射频脉冲的反复激发，保持着高幅度的纵向磁化。当流体以一定的流速流入成像层面时（垂直于层面），流体的纵向磁化远远高于静态组织的纵向磁化，在下一次射频脉冲激发产生 MRI 信号时，流体的信号远远高于静态组织，这种现象称为流入相关增强（FRE）或 TOF。每一层具有 TOF 效应的层面的流体（血管）表现为比周围组织更高的信号，将这些具有 TOF 效应的连续层面连接在一起，便可产生血流的整体、连续影像，即为 TOF-MRA。

7. 血管畸形首选的影像学检查方法是
  A. 数字减影血管造影（DSA）
  B. 磁共振血管成像（MRA）
  C. X 线透视
  D. CT 血管造影（CTA）
  E. 彩色多普勒超声
  【解析】脑血管畸形的主要检查方法包括 CTA、MRA 和 DSA。CTA 是首选的影像学方法，既安全、方便、快速，又定性、定位明确，可确诊脑动静脉畸形，观察病变大小、形态、所处位置、引流静脉、供血动脉及血管团块等。DSA 是诊断脑动静脉畸形的金标准。

8. DR 的优点是
  A. 成像速度快
  B. 灵活度优于 CR
  C. 信噪比低
  D. 空间分辨率降低
  E. 辐射剂量增加
  【解析】数字化 X 线摄影（digital radiography，DR）的优点是成像速度快、信噪比高、空间分辨率提高、辐射剂量降低。缺点是灵活度不如计算机 X 线摄影（computed radiology，CR）。

9. 以下**不属于**胸部 X 线检查适应证的是
  A. 肺癌
  B. 气胸
  C. 肋骨骨折
  D. 先天性心血管病
  E. 冠心病

答案：5. B 6. C 7. D 8. A 9. E

【解析】胸部 X 线检查适应证包括：①肺脏及支气管疾病，如肿瘤、肺部感染及支气管异物等。②纵隔疾病，如纵隔肿瘤。③胸膜和胸壁疾病，如气胸、胸腔积液、胸壁肿瘤等。④心脏、大血管病变，如先天性心血管病、肺动脉高压和心包积液等。⑤肋骨骨折。

10. 腰椎前后位 / 侧位 X 线摄影时中心线对准的位置是
    A. 第 1 腰椎　　　B. 第 2 腰椎
    C. 第 3 腰椎　　　D. 第 11 胸椎
    E. 第 12 胸椎

11. 下列**不是** CT 图像重建算法的是
    A. 反投影法
    B. 迭代法
    C. 解析法
    D. 二维傅里叶转换法
    E. 几何重建法
    【解析】CT 图像重建的算法：①反投影法，也称综合法，是将与各项投影强度成正比的原始数据反投影回矩阵并进行重建，得到该物体的 CT 图像。滤波核的锐利度决定了其空间分辨率。②迭代法，包括代数重建法、逐点及逐线校正法。③解析法，包括二维傅里叶转换法、空间滤波反投影法和褶积反投影法。

12. 以下关于 MRI 技术的优点和缺点，说法正确的是
    A. 可以直接进行水和血管成像，需要注入对比剂，通过液体流动效应才可获得血管成像
    B. 组织分辨率高：多参数及多序列成像，可根据不同序列的信号强度对病变进行全面分析和诊断

C. 体素成像不易受部分容积效应的影响
    D. 多序列及多幅图像扫描，检查时间短且不利于快速观察
    E. 较容易识别钙化组织
    【解析】MRI 技术优势：①组织分辨率高；②无须注入对比剂就可以显示，可直接进行水成像；③在不注入对比剂的条件下，通过液体流动效应即可获得血管成像。MRI 局限性：①为断层图像，不能整体显示组织结构与病变；②多序列及多幅图像扫描，检查时间长且不利于快速观察；③体素成像易受部分容积效应的影响；④多种伪影可干扰图像质量，如运动、外磁场不均匀性等；⑤对钙化不易识别。

13. 关于 MRI 特殊平扫，以下说法**错误**的是
    A. 脂肪抑制 T_1WI 和 T_2WI：应用脂肪抑制序列和技术，能够提高图像质量，鉴别病灶内是否含有脂肪并提高对病变的检出率
    B. 梯度回波同反相位 T_1WI：主要利用化学位移低效伪影来发现和特征性显示富含脂质病变
    C. 水抑制 T_2WI：通过采用长 TI 和长 TE 抑制自由水的信号，主要用于神经系统显像如脑室及脑沟旁病灶的检出
    D. 磁敏感加权成像（SWI）：是一种通过显示组织间内在磁敏感差异从而显示静脉、钙离子沉积及微出血等特征的成像技术
    E. 可进行多方位扫描，包括轴位、矢状位及冠状位扫描
    【解析】SWI 是一种通过显示组织间内在磁敏感差异从而显示静脉、铁离子沉积及微出血等特征的成像技术。

答案：　10. C　11. E　12. B　13. D

14. 关于 DSA 检查的优点，下列说法**错误**的是
    A. 密度分辨率高，造影时可消除心血管以外的结构，使得图像更加清晰且不受其他组织的干扰
    B. 可通过了解对比剂随血液流动情况，进行动态性能研究，如射血分数、相对流量、血管限流等
    C. 对微量碘剂信息敏感性低，高浓度碘剂才可得到高质量图像
    D. 在单位时间内可获得更多的心脏冠状动脉成像图片
    E. 图像的储存、处理均以数字形式进行，便于图像的传输与会诊

    【解析】DSA 对微量碘剂信息敏感性高，低浓度碘剂即可得到高质量图像。

15. 关于 DSA 检查并发症及其处理措施，以下说法正确的是
    A. 若术后血肿压迫神经并出现临床症状，未出现明显坏死情况，可继续观察，暂不需及时手术清除
    B. 术后应严密观察患者肢体脉搏、温度及肤色变化，发现血栓、栓塞并发症时及时给予抗凝、润栓等对症处理
    C. 内膜下通道或内膜下注射时一般不会出现引起血管内膜剥离
    D. 当穿刺针、导管或导丝直接刺激血管时，一旦出现血管痉挛应马上给予解痉药物对症处理
    E. 检查过程中如出现脉搏减弱、意识障碍时，应该尽快注射剩余对比剂以尽快做完检查后给予抗过敏相关治疗

    【解析】DSA 检查并发症及其处理措施如下：①局部血肿。较小的血肿可不予以处理，中等大小可用注射针头抽吸，如为较大血肿，通过局部压迫方式保证穿刺点不再出血，若血肿压迫神经并出现临床症状时，需及时手术清除，解除压迫。②血栓形成或栓塞。由于导管直径过粗、表面欠光滑以及较长时间血管内停留等因素会使得血液处于高凝状态。术后应严密观察患者肢体脉搏、温度及肤色变化，发现血栓、栓塞并发症时及时给予抗凝、润栓等对症处理。③内膜下通道或内膜下注射。由于导管过硬、形状不符或血管退行性变、扭曲引起血管内膜剥离。一旦出现该并发症，需根据情况及时处理。④血管痉挛。由于穿刺针、导管或导丝直接刺激血管，去除刺激因素后可自行缓解。若去除刺激因素后未见改善，需及时给予解痉药物对症处理。⑤对比剂过敏。如出现恶心、呕吐、荨麻疹等情况，减慢注药速度后继续观察，必要时暂停药物注射。如出现脉搏减弱、意识障碍、呼吸困难等症状时，应立即给予吸氧、抗过敏、抗休克治疗。

16. 血管造影前后位像上可见颈内动脉分叉成为的动脉是
    A. 大脑后动脉和大脑中动脉
    B. 大脑前动脉和大脑中动脉
    C. 前交通动脉和大脑中动脉
    D. 基底动脉和大脑中动脉
    E. 后交通动脉和大脑中动脉

    【解析】血管造影前后位像上可见颈内动脉分叉成为大脑前动脉及大脑中动脉，三者关系呈"T"形，大脑前动脉组成"T"形的内侧臂。

17. 海绵窦为一对重要的硬脑膜窦，是两层硬脑膜间不规则的腔隙，腔内有神经和血管通过，并与周围的静脉有广泛的交通和联系。穿行于窦腔内的神经为
    A. 展神经　　　　B. 动眼神经

C. 滑车神经　　　D. 眼神经

E. 上颌神经

【解析】海绵窦腔内有颈内动脉和展神经通过，颈内动脉在窦内上升并折转向前，展神经位于颈内动脉和眼神经之间。

18. 开口于上鼻道的鼻旁窦是

A. 蝶窦

B. 筛窦的前中群

C. 上颌窦

D. 筛窦后群

E. 额窦

【解析】鼻旁窦的开口位置具体如下：①上颌窦、额窦及筛窦的前、中小房开口于中鼻道；②筛窦后小房开口于上鼻道；③蝶窦开口于上鼻甲的后上方。

19. 咽呈上宽下窄、前后略扁的漏斗状，上起自颅底，下至第6颈椎体下缘平面，分为鼻咽、口咽和喉咽三部分，分别与鼻腔、口腔、喉腔和中耳鼓室相通。咽鼓管咽口位于

A. 鼻咽部　　　B. 口咽部

C. 喉咽部　　　D. 咽隐窝

E. 扁桃体窝

【解析】在鼻咽的两侧壁上，相当于下鼻甲后方约1cm，各有一开口，此口呈镰状或三角形，称之为咽鼓管咽口。咽腔经此口通过咽鼓管与中耳的鼓室相通。

20. 中耳结构**不包括**

A. 鼓室　　　　B. 半规管

C. 鼓窦　　　　D. 乳突气房

E. 听小骨

【解析】中耳结构包括鼓室、鼓窦入口、鼓窦、乳突气房和听小骨。

21. 内耳结构**不包括**

A. 鼓窦入口　　B. 半规管

C. 耳蜗　　　　D. 耳蜗导水管

E. 前庭导水管

【解析】内耳结构包括3个半规管、耳蜗、耳蜗导水管、前庭和前庭导水管。

22. 前庭导水管扩张会导致听力下降，则前庭导水管横径一般**不超过**

A. 1mm　　　　B. 2mm

C. 3mm　　　　D. 4mm

E. 5mm

23. 颈部CT横断面图像中，对甲状腺的描述**不正确**的是

A. 甲状腺是人体最大的内分泌腺，呈"H"形，重20～30g

B. 吞咽时随喉的活动而上、下移动

C. 甲状腺上动脉与喉上神经外支伴行

D. 甲状腺两侧叶借峡部在气管前方相连

E. 甲状腺侧叶外侧有甲状旁腺

【解析】甲状旁腺呈扁椭圆形似绿豆大的小腺体，一般有上下2对，贴附于甲状腺。

24. 以气管分叉层面为中心的CT冠状重建能清晰显示左、右支气管，关于气管下列说法正确的是

A. 气管杈平对胸骨角

B. 第5～7气管软骨前方有甲状腺峡

C. 气管位于食管后方

D. 气管软骨由18～20个"C"形透明软骨环构成

E. 位于中纵隔内

【解析】甲状腺峡部多位于第2～4气管软骨前方；气管位于食管前方；气管软骨由14～17个"C"形透明软骨环构成；气管位于中纵隔内上纵隔中部。

答案：　18. D　19. A　20. B　21. A　22. B　23. E　24. A

25. 关于胸膜叙述**错误**的是
    A. 胸膜是覆于胸壁内面、膈上面和肺表面的一层浆膜，分为脏胸膜和壁胸膜
    B. 壁胸膜分为胸膜顶、肋胸膜、隔胸膜和纵隔胸膜
    C. 肋胸膜与膈胸膜转折处为肋膈隐窝
    D. 两侧胸膜腔通过肺根相互交通
    E. 胸膜顶超出锁骨上方2～3cm

【解析】两层胸膜之间密闭、狭窄，两层胸膜在肺根下方相互移行，形成肺韧带。

26. **不属于**右心室的结构是
    A. 隔缘肌柱　　　　B. 动脉圆锥
    C. 肺动脉口　　　　D. 主动脉口
    E. 三尖瓣

【解析】右心室向左上方延伸的部分，形似倒置的漏斗，称为动脉圆锥。入口即右心房的出口，为右房室口。出口是肺动脉口，位于动脉圆锥的上端。在右房室口的周缘附有3片三角形的瓣膜，称为右房室瓣（三尖瓣），垂向心室。室壁上有突起的乳头肌，乳头肌尖端有数条腱索，分别连到相邻2个瓣膜的边缘，称隔缘肌柱。

27. 异常病理情况下，如乳腺癌、肺结核侵犯胸壁、肺癌及肝癌邻近膈面时，常可出现该血管异常增粗，在行介入治疗时其也是一支重要的靶血管。该血管是
    A. 锁骨下动脉　　　B. 胸廓内动脉
    C. 椎动脉　　　　　D. 肋颈干
    E. 甲状颈干

【解析】胸廓内动脉正常情况下主要供应乳房和前胸壁。

28. PACS的基本结构**不包括**
    A. 数字影像采集　　B. 通信和网络
    C. 医学影像存储　　D. 扫描线圈

E. 各类工作站

【解析】影像存储与传输系统（picture archiving and communication system, PACS）的基本结构包括硬件和软件两大部分。硬件部分的基本组成包括数字影像采集、通信和网络、医学影像存储、医学影像管理和各类工作站5个部分。软件部分包括网络操作系统（network operation system, NOS）、PACS服务器应用软件和客户端应用软件等。

29. DICOM的标准全称是
    A. 医学影像存储与传输系统
    B. 医疗信息系统集成
    C. 远程放射学系统
    D. 实验室信息系统
    E. 医学数字成像与通信

【解析】DICOM标准的全称是"医学数字成像与通信（digital imaging and communication in medicine）"，是美国放射学会和美国电气制造商协会针对医学影像进行处理、储存、打印和传输的标准，被国际标准化组织认可为ISO 12052标准。

30. 神经系统最常用的对比剂是
    A. 锰剂　　　　　　B. 碘水
    C. 钆剂　　　　　　D. 硫酸钡干粉
    E. 铁剂

【解析】MRI对比剂包括：①静脉内使用钆类对比剂（根据化学结构不同可分为线性和大环状螯合物）、锰类对比剂、铁类对比剂；②胃肠道内使用铁类对比剂。神经系统最常用的对比剂是钆剂。

31. 下列**不属于**对比剂急性不良反应的是
    A. 全身过敏样反应
    B. 喉头水肿
    C. 皮下对比剂潴留

答案：　25. D　26. D　27. B　28. D　29. E　30. C　31. C

D. 支气管痉挛

E. 低血压

【解析】对比剂急性不良反应包括：①恶心、呕吐；②荨麻疹；③支气管痉挛；④喉头水肿；⑤低血压；⑥全身过敏样反应。

32. MDT 起源于
    A. 18 世纪早期　　B. 19 世纪中期
    C. 20 世纪早期　　D. 20 世纪晚期
    E. 21 世纪中期
    【解析】MDT 起源于 19 世纪中期，MDT 概念最先由美国梅奥诊所提出，之后在欧美国家得到广泛重视和推广应用，并将其定位为医疗机构标准诊疗方案。

33. MDT 存在的问题是
    A. 降低手术死亡风险和提高患者生存率
    B. 增加患者认知，有利于提高医院声誉
    C. 缩短住院时间，提高医疗效率
    D. 与传统治疗方法相比，MDT 的人均治疗成本更高
    E. 有利于不同科室间的团队合作和推动医疗改革进行
    【解析】MDT 存在的问题是，与传统治疗方法相比，MDT 的人均治疗成本更高。在中国现行的医疗收费制度下很难弥补 MDT 模式所增加的治疗成本。

34. 患者女，32 岁。口服避孕药多年。体检发现肝脏多发占位，为进一步诊断，推荐的影像学检查方法是
    A. CT 平扫
    B. CT 平扫 + 三期增强
    C. MRI 平扫 + DWI
    D. PET/CT
    E. 骨扫描
    【解析】常规 CT 或 MRI 平扫对肝脏占位性病变诊断信息有限，需要进行增强扫描进一步定性诊断。根据病史，怀疑肝脏多发腺瘤可能，CT 平扫 + 三期增强可以进一步明确诊断。

35. 患者女，30 岁。高催乳素血症查因，行 MRI 检查前准备**不包括**
    A. 检查是否携带金属物质
    B. 询问是否有碘过敏史
    C. 询问是否妊娠
    D. 询问是否有心脏起搏器、金属关节等体内置入物
    E. 询问是否有幽闭恐惧
    【解析】MRI 检查禁忌证包括有金属物质、妊娠、体内有心脏起搏器和金属关节等置入物及幽闭恐惧等，检查前需要询问相关病史。碘过敏史为 CT 增强检查的禁忌证。

36. 患者女，53 岁。发现乳腺结节 2 周。关于乳腺 X 线摄片，说法正确的是
    A. 乳腺 X 线摄片是在真空管内高速行进成束的电子流撞击钨靶时而产生的
    B. 可见正常结构被扭曲，但无明确的肿块，观察到结构扭曲提示为良性
    C. 可观察到小于 0.1mm 的微小钙化点及钙化簇
    D. 乳腺 X 线摄片辐射小，妊娠期女性也可以检查
    E. 粗棒状钙化、环形钙化提示恶性
    【解析】乳腺 X 线摄片是在真空管内高速行进成束的电子流撞击钼靶时而产生的；乳腺 X 线摄片上观察到结构扭曲，粗棒状钙化、环形钙化等提示为恶性；X 线具有辐射，妊娠期女性不能进行乳腺 X 线检查。乳腺钼靶空间分辨率高，可观察到小于 0.1mm 的微小钙化点及钙化簇。

答案：　32. B　33. D　34. B　35. B　36. C

37. 患者男，66 岁。"突发持续性上腹部疼痛 12 小时"入院。该患者于 12 小时前无明显诱因突然出现上腹部疼痛，呈刀割样剧痛，无腰背部及肩部放射痛。1 小时后腹痛扩散为全腹痛，腹痛剧烈，难以忍受。建议首选检查是
  A. 腹部仰卧／立位前后位 X 线摄影
  B. 腹部 CT 平扫
  C. 腹部 MRI 平扫＋增强扫描
  D. 腹主动脉 CTA
  E. 腹部 CT 灌注成像
  【解析】腹部 X 线检查适应证：①急腹症，如泌尿系结石、消化道穿孔及急性肠梗阻等；②腹部占位性病变；③腹部异物。该患者为典型消化道穿孔，应行腹部 X 线检查。

38. 患者男，45 岁。有动脉粥样硬化病史。突然感到剧烈刀割样胸痛 2 小时，向背部放射。查体发现主动脉瓣区可闻及舒张期杂音。考虑为主动脉夹层可能。下列检查显示主动脉内膜钙化内移效果更佳的是
  A. 透视　　　　　B. 胸片
  C. CT　　　　　 D. DSA
  E. MRI

39. 患者女，27 岁。有口服避孕药病史、乙肝病史。体检 CT 发现肝脏稍低密度结节，大小约 2cm。以下检查方法对鉴别诊断最有帮助的是
  A. CT 增强
  B. MRI 平扫
  C. 磁共振增强
  D. 肝脏彩超
  E. DSA
  【解析】磁共振增强检查对肝脏小病灶的定性及鉴别诊断有很重要的临床意义。

40. 患者女，38 岁。肌无力 1 年伴有胸痛、腹痛。X 线胸片检查提示上纵增宽。查血提示患者伴有肾功能异常。此患者应慎用的检查是
  A. 胸部磁共振增强检查
  B. 胸部 CT 平扫
  C. 主动脉 CTA 检查
  D. 腹部磁共振检查
  E. 心脏彩超
  【解析】患者肾功能异常，主动脉 CTA 检查需注射对比剂，可能会进一步损伤肾功能。

41. 患者男，52 岁。CT 增强扫描后出现对比剂不良反应。以下症状属于特异型不良反应的是
  A. 面色苍白、潮红
  B. 血管性水肿
  C. 恶心、呕吐
  D. 心慌、气短、胸闷
  E. 头晕、头痛
  【解析】对比剂不良反应包括特异型和物理化学毒性反应，前者与剂量无关，而后者则与剂量有明确的关系。荨麻疹、血管性水肿、喉头水肿、支气管痉挛、严重血压下降及突然死亡等表现均属于特异型不良反应；面色苍白、潮红、恶心、呕吐、心慌、气短、胸闷、头晕和头痛等属于物理化学毒性反应。

42. 患者男，50 岁。有肾功能降低病史。磁共振增强检查 9 天后出现低热、皮肤色素沉着并伴有关节疼痛，此对比剂不良反应属于
  A. 急性不良反应
  B. 迟发性不良反应
  C. 晚迟发性不良反应
  D. 其他不良反应

答案：　37. A　38. C　39. C　40. C　41. B　42. C

E. 慢性不良反应

【解析】钆对比剂注射1周后可引起肾源性系统性纤维化，偶见于肾功能降低患者，属于晚迟发性不良反应。

43. 患者女，60岁。既往血脂升高20余年。近1周出现运动后心前区不适，休息后可缓解。此患者影像检查应用到的对比剂为
A. 硫酸钡
B. 碘克沙醇
C. 钆喷酸葡胺
D. 普美显（钆塞酸二钠）
E. 枸橼酸铁铵

【解析】心肌缺血常见的原因是冠状动脉粥样硬化，与动脉粥样硬化相关的重要危险因子之一为高脂血症。冠状动脉粥样硬化常见临床表现为劳累或精神紧张时出现胸骨后或心前区闷痛，或紧缩样疼痛，并向左肩、左上臂放射，休息后可自行缓解，冠状动脉造影为该疾病诊断的金标准，采用碘类对比剂。

44. 患者男，65岁。近1个月来出现黑便，伴上腹部不适及食欲减退。该患者影像学检查应用到的对比剂为
A. 硫酸钡
B. 碘克沙醇
C. 钆喷酸葡胺
D. 普美显（钆塞酸二钠）
E. 枸橼酸铁铵

【解析】上消化道肿瘤、溃疡等疾病通常无典型的临床表现，在临床上可能会遇到反酸、烧心、腹胀、腹痛、呕血、黑便和体重减轻等症状，常用的影像学检查为上消化道造影，所用对比剂为钡类对比剂。

二、多选题

1. 诊断用X线能量范围内，主要涉及的X线与物质相互作用形式有
A. 衍射现象　　B. 康普顿效应
C. 相干散射　　D. 光电效应
E. 电子对效应

【解析】X线与物质的相互作用形式有：相干散射、光电效应、康普顿效应、电子对效应、光核反应等。诊断用X线能量范围内，主要涉及光电效应和康普顿效应。X线与物质相互作用时，X线光子能量(h)全部给予物质原子的壳层电子，获得能量的原子摆脱原子核的束缚成为自由电子（即光电子），而X线光子本身则被物质的原子吸收，这一过程称为光电效应。美国物理学家康普顿在研究X线通过实物物质发生散射的实验时，发现了一个新的现象，即散射光中除有原波长λ_0的X线外，还产生了波长$\lambda > \lambda_0$的X线，其波长的增量随散射角的不同而变化，这种现象称为康普顿效应，也称为散射效应或康普顿散射。

2. 下列关于常规SE序列信号强度变化原理的描述，正确的是
A. 组织的T_1值越大，在T_1WI上信号越低，T_2值越小，在T_2WI上信号越高
B. TR越短，T_1信号对比越强，使用长TR时不能获得这种信号对比
C. TE越长，T_2信号对比越强，使用短TE时不能获得这种信号对比
D. T_1WI是长TR短TE的序列
E. T_2WI是长TR长TE的序列

【解析】MRI图像若主要反映的是组织间T_1值差别，为T_1加权像，如主要反映的是组织间T_2值差别，为T_2加权像。组织的

答案：43. B　44. A
　　1. BD　2. BCE

T_1 值越大,在 T_1WI 上信号越低;T_2 值越小,在 T_2WI 上信号越低。TR 主要决定图像的 T_1 对比,TR 越短,T_1 信号对比越强;TE 主要决定图像的 T_2 对比,TE 越长,T_2 信号对比越强。T_1WI 是短 TR 短 TE 的序列,T_2WI 是长 TR 长 TE 的序列,PDWI 是长 TR 短 TE 的序列。

3. 有助于对垂体性、肾上腺性的库欣综合征进行鉴别的检查项目有
    A. 头颅正侧位片
    B. 血浆 ACTH 测定
    C. 垂体 MRI 扫描
    D. 肾上腺 CT 扫描
    E. 上腹部 CT 扫描

【解析】库欣综合征(Cushing syndrome)又称皮质醇增多症,是由于多种原因引起的肾上腺皮质长期分泌过多糖皮质激素所产生的临床症候群。高发年龄为 20～40 岁,男女发病率之比约为 1:3。按其病因可分为促肾上腺皮质激素(ACTH)依赖型和非依赖型 2 种。垂体性、肾上腺性的库欣综合征是由于垂体瘤或下丘脑 - 垂体功能紊乱导致的 ACTH 分泌过多,刺激双侧肾上腺皮质增生,导致皮质醇分泌增多,产生相应的临床症状,是库欣综合征最常见的原因,占 60%～70%。因此,可以进行血浆 ACTH 测定,以及垂体、肾上腺的影像检查。

4. 高分辨率 CT 扫描通常用于
    A. 肾上腺
    B. 内耳
    C. 肺弥漫性间质性病变
    D. 视神经
    E. 肺小结节

【解析】高分辨率 CT 扫描通过重建图像时采用滤波函数形式的改变,获得具有高空间分辨率的图像,对显示细微形态学表现优于常规 CT 扫描。高分辨率 CT 的要求如下:扫描薄层,层厚 0.5～1.5mm;图像重建使用高分辨率算法(骨算法);大矩阵 > 512×512。高分辨率 CT 扫描为具有高密度和空间分辨率的扫描方法,用于观察小病灶内部的细微结构,如内耳细微结构或肺部病变等,而视神经病变一般用 MRI 检查方式。

5. MRCP 的适应证包括
    A. 肝癌　　　　　　B. 胆总管结石
    C. 胆总管囊肿　　　D. 胆管细胞癌
    E. 壶腹癌

【解析】MRCP 是磁共振的胰胆管造影,即水成像,是一种无创的、不用注射对比剂,就能直接显示胰胆管系统的影像学检查技术。其适应证包括:①了解胰胆管系统的解剖变异;②胆道系统梗阻性疾病,了解梗阻部位及原因;③胆石症,包括胆管结石、胆囊结石等;④急性、慢性胰腺炎;⑤胆囊或胆道术后复查。因此,患有胆总管结石、胆总管囊肿、胆管细胞癌或壶腹癌的患者,可以行 MRCP 检查了解胆道情况。

6. 关于 MRI 特性,描述正确的是
    A. 软组织分辨率极佳
    B. 可行任意平面任意方位成像
    C. 多参数成像,对解剖和病变显示敏感
    D. 无电离辐射
    E. 除了形态学改变,还可提示一定的功能和代谢改变信息

【解析】MRI 检查对人体没有电离辐射损伤,能获得原生三维断面成像而无须重建就可获得多方位的图像,具有极佳的软组织分辨率,对中枢神经系统、膀胱、直肠、子宫、阴道、关节、肌肉等检查效果优于 CT;MRI 能够多参数成像、多序列成像,获得多

答案: 3. BCD　4. BCE　5. BCDE　6. ABCDE

种图像类型,对解剖和病变显示敏感,且除了形态学改变,还可提示一定的功能和代谢改变信息。

7. 关于容积效应,描述正确的是
   A. 采样过程中接收到的干扰正常密度的信息
   B. 在同一扫描层面内含 2 种以上不同密度的物质,所测得的 CT 值是它们的平均值,不能如实反映其中任何一种物质的 CT 值
   C. 低档 CT 在相邻两种组织密度差别大时出现
   D. 层厚越大容积效应越明显
   E. 扫描或信息处理过程中,由于某一种或几种原因而出现的人体并不存在而在图像中显示出来的各种不同类型的影像

【解析】部分容积效应指 CT 图像上各个像素的数值代表相应单位组织全体的平均 CT 值,不能如实反映该单位内各种组织本身的 CT 值。在 CT 扫描中,凡小于层厚的病变,其 CT 值受层厚内其他组织的影响,所测出的 CT 值不能代表病变的真正的 CT 值。如在高密度组织中较小的低密度病灶,其 CT 值偏高;反之,在低密度组织中的较小的高密度病灶,其 CT 值偏低,这种现象称为部分容积效应。层厚越大容积效应越明显。

8. 关于含碘对比剂,以下描述正确的是
   A. 严重甲状腺功能亢进患者不能使用碘对比剂
   B. 对比剂肾病判读标准为血清肌酐升高 ≥44μmol/L 或超过基础值 50%
   C. 正常可进入脑脊液
   D. 肾功能不全、糖尿病肾病、年龄 > 70 岁为发生对比剂肾病的高危因素

E. 使用离子型对比剂发生对比剂肾病的概率大于使用非离子型对比剂

【解析】使用碘对比剂的禁忌证包括:对比剂过敏者,有明确严重甲状腺功能亢进患者,较为严重的肺及心脏疾病患者,分泌儿茶酚胺肿瘤的受检者,妊娠和哺乳期妇女,骨髓瘤和副球蛋白血症患者,重症肌无力及高胱氨酸尿患者等。对比剂肾病判读标准为血清肌酐升高 ≥44μmol/L 或超过基础值 25%。因非离子型对比剂具有低渗透性、低神经毒性等优点,其发生对比剂肾病的概率比离子型对比剂低。所以应尽量选择非离子型、等渗或次高渗对比剂。肾功能不全、高龄、糖尿病、肾毒性药物、低血压、低钙血症、白蛋白尿和肾灌注受损等均能增加发生对比剂肾病的风险。

9. 以下属于常规 CT 扫描技术的有
   A. 高分辨率 CT(HRCT)
   B. 增强扫描
   C. 薄层扫描
   D. 能谱 CT 扫描
   E. CT 血管成像

【解析】CT 常规扫描技术有:高分辨率 CT(HRCT)、薄层扫描、靶扫描、增强扫描和 CT 值监测激发扫描。

10. 以下属于常规 CT 后处理技术的是
   A. 多方位重建(MPR)
   B. 表面遮蔽显示(SSD)
   C. 最大密度投影(MIP)
   D. 最小密度投影(MinIP)
   E. 容积显示(VR)

【解析】CT 后处理技术有:多方位重建(MPR)、表面遮蔽显示(SSD)、最大密度投影(MIP)、最小密度投影(MinIP)、容积显示(VR)。

答案: 7. BD 8. ADE 9. ABC 10. ABCDE

11. 影响 CT 图像质量的因素有
    A. 空间分辨率
    B. 密度分辨率
    C. 时间分辨率
    D. 信噪比
    E. 伪影
    【解析】影响图像质量的因素包括：空间分辨率、密度分辨率、噪声、信噪比和伪影。

12. 对于腹部 CT 增强扫描，以下说法正确的是
    A. 一般采用对比剂静脉团注法
    B. 肝脏：一般采用三期，包括动脉期、门静脉期和实质期
    C. 胰腺：一般采用两期，包括动脉期、胰腺期
    D. 脾脏：一般采用三期，包括动脉期、门静脉期和实质期
    E. 肾脏：一般采用三期，包括皮质期、髓质期和分泌期
    【解析】腹部 CT 增强扫描采用对比剂静脉团注法。扫描期相及延迟时间具体如下：①肝脏及脾脏，一般采用三期，包括动脉期、门静脉期和实质期；②胰腺，一般采用两期，包括动脉期、胰腺期；③肾脏，一般采用三期，包括皮质期、髓质期和分泌期。

13. MRI 增强检查所用对比剂包括
    A. Gd-DTPA
    B. SPIO
    C. 水溶性有机碘对比剂
    D. 硫酸钡
    E. Gd-EOB-DTPA
    【解析】Gd-DTPA 为顺磁性对比剂，SPIO 为超顺磁性氧化铁对比剂，均可用于磁共振增强检查。Gd-EOB-DTPA 为普美显（钆塞酸二钠），用于肝脏疾病诊断。水溶性有机碘对比剂为 CT 对比剂。硫酸钡为胃肠道钡剂造影检查常用对比剂。

14. 磁共振功能成像包括
    A. 扩散加权成像（DWI）
    B. 血氧水平依赖成像（BOLD）
    C. 灌注成像（PWI）
    D. 磁共振血管成像（MRA）
    E. 磁敏感加权成像（SWI）
    【解析】磁共振功能成像主要包括 DWI、PWI、BOLD、DTI 等。磁敏感加权成像（SWI）为特殊平扫成像，是一种通过显示组织间内在磁敏感差异从而显示静脉、铁离子沉积及微出血等特征的成像技术。磁共振血管成像（MRA）是利用 MRI 技术提供血管的形态及血流方向、流速等信息，时间飞跃法、相位对比法及对比增强法是其常采用的技术。

15. DSA 可诊断的疾病包括
    A. 动脉瘤、支气管动静脉畸形的诊断
    B. 明确肺动脉血栓形成后其侧支循环情况
    C. 肝脏病变的栓塞与灌注治疗，包括肝动脉栓塞、肝癌灌注治疗等
    D. 血管发育不良，包括动静脉畸形、小血管发育畸形等
    E. 明确颅内占位性病变，包括颅内各种原发肿瘤、转移性肿瘤的形态及其血供，并进行定性诊断
    【解析】DSA 可明确颅内病变，并观察期血供，但不能定性诊断。

16. MRI 横轴位鞍上池层面扫描中，鞍上池的解剖较为重要，许多疾病均发生于此。下列关于鞍上池，说法正确的是
    A. 鞍上池位于层面中央，多数有 6 个角，呈六角星状

答案： 11. ABDE　12. ABCDE　13. ABE　14. ABC　15. ABCD　16. ACDE

B. 鞍上池前部为漏斗和视乳头,其外侧可见颈内动脉

C. 鞍上池前方为大脑半球额叶底部,后方为中脑大脑脚

D. 鞍上池的两侧为颞叶,外侧裂池为额叶和颞叶的分界

E. 鞍上池后方为小脑半球,小脑半球前部为小脑蚓部

【解析】鞍上池的横断层解剖及CT、MRI 显示鞍上池居蝶鞍上方,由大脑纵裂池、外侧窝池、交叉池、脚间池和环池或桥池组成。因制作标本所依据的基线不同和个体差异,鞍上池的形态可表现为六角形、五角形和四角形等不同形态。前方有大脑纵裂池,前外侧为大脑外侧窝池,后外侧有环池,后方为脚间池,如后方为脑桥则呈五角形。鞍上池内可见第三脑室的漏斗隐窝,隐窝的两侧壁为下丘和视束,后方有左、右乳头体。鞍上池的前方为两侧额叶后缘,后方可见中脑大脑脚,两侧毗邻颞叶海马沟回。鞍上池内有视交叉、视束、垂体柄、颈内动脉、基底动脉等。鞍上池前部为漏斗和视交叉,视交叉外侧可见颈内动脉。

17. 颈动脉鞘的解剖结构较为重要,颈部多数肿瘤均发生于此,该鞘内的重要结构有

A. 颈总动脉
B. 颈外动脉
C. 颈内动脉
D. 颈内静脉
E. 迷走神经及淋巴结

【解析】颈动脉鞘的解剖结构较为重要,颈部多数肿瘤均发生于此,内有颈总动脉、颈外动脉、颈内动脉、颈内静脉、迷走神经及淋巴结。

18. 肝脏CT扫描时,第二肝门是重要的特征,以下属于第二肝门结构的有

A. 左右肝管
B. 肝左静脉
C. 门静脉
D. 肝中静脉
E. 肝右静脉

【解析】肝左、中、右三根肝静脉汇入下腔静脉之处,称为第二肝门。

19. 白质是中枢神经系统中主要的组成元素之一,关于白质的描述,正确的是

A. 位于灰质的外围,主要由神经纤维束组成

B. 固有束紧贴灰质的表面,它发出的纤维上升或下降,不离开脊髓,完成脊髓节段内和节段间的反射活动

C. 白质可分为前索、后索和外侧索

D. 在中枢部,神经元的胞体及树突聚集的部分

E. 在灰质前连合的前方,连接两侧前索的白质,称白质前连合

【解析】脑白质,是大脑内部神经纤维聚集的地方,因神经纤维髓鞘含有类脂质,色泽亮白,称为白质。白质可分为前索、后索和外侧索。在灰质前连合的前方,连接两侧前索的白质,称白质前连合。固有束紧贴灰质的表面,它发出的纤维上升或下降,不离开脊髓,完成脊髓节段内和节段间的反射活动。

20. 钡餐造影对熟悉各段肠管的位置和充气后的形态有重要的临床意义。以下说法正确的是

A. 空肠多位于上腹部,皱襞呈弹簧状,间距基本恒定

B. 回肠多位于右下腹,皱襞呈鱼肋状

答案: 17. ABCDE 18. BDE 19. ABCE 20. ACDE

C. 升、降结肠行于腹部两旁

D. 横结肠横行于中上腹

E. 小肠宽径超过 3cm,大肠宽径超过 6cm,提示肠管扩张。

【解析】回肠多位于右下腹,皱襞稀而薄,呈空管状。

21. 在膝关节磁共振矢状位图像上可见呈蝴蝶结形状的半月板。膝关节内侧半月板较外侧半月板更容易损伤的原因有

A. 由于下肢力线相对于半月板更偏向内侧,因此更容易造成内侧半月板的磨损

B. 内侧半月板与侧副韧带结构相连

C. 内侧半月板没有血管的供应,因此不容易得到营养物质的供给

D. 腘肌不适当地牵拉

E. 运动时被前交叉韧带向后推挤

【解析】内侧半月板更容易损伤,首先是由于内侧半月板与侧副韧带结构相连,并且由于下肢力线相对于半月板更偏向内侧,因此更容易造成内侧半月板的磨损。此外,内侧半月板没有血管的供应,因此不容易得到营养物质的供给。软骨细胞出现损伤后,不能及时修复,因此也更容易造成损伤。

22. 以下对 PACS 的描述中正确的是

A. PACS 是全面解决医学影像获取、显示、存储、传输和管理的综合性规划方案及系统

B. PACS 具有较好的安全性、可靠性、开放性和伸缩性

C. PACS 系统的软件架构主要有 C/S 和 B/S 2 种形式

D. PACS 的日常管理涉及硬件、软件、网络、数据、用户等各个方面

E. HIS/RIS/PACS 系统集成实现了数字化方式的数据传递,显著提高传递效率,避免人工录入产生错误,实现无纸化办公

23. PACS/RIS/HIS 深度融合,为医疗机构带来医疗流程优化、诊疗效率提升、服务质量改善等变化,具体表现在

A. 医学影像信息共享

B. 设备资源共享

C. 医疗效率提升,工作流程优化

D. 影像数据安全

E. 辅助临床医学科研和教学

【解析】PACS/RIS/HIS 深度融合,为医疗机构带来医疗流程优化、诊疗效率提升、服务质量改善等变化,具体表现在:医学影像信息共享,设备资源共享,医疗效率提升,工作流程优化,无纸化、无胶片化可实现无纸张、无胶片化的影像检查与影像诊断工作流程,绿色环保,降低服务成本,数字化阅读浏览影像,辅助临床医学科研和教学,助力远程医疗。

24. 以下属于碘类对比剂适应证的是

A. 静脉排泄性尿路造影

B. 瘘管造影、乳管造影、泪囊造影、涎管造影和关节造影

C. 中枢神经(脑及脊髓)、胸部、腹部、盆腔和四肢等脏器和组织 MRI 增强扫描

D. 对钆对比剂过敏者

E. 心血管系统血管造影

【解析】碘类对比剂适应证:头部、胸部、体部和四肢 CT 增强;静脉排泄性尿路造影;心血管系统血管造影;瘘管造影、乳管造影、泪囊造影、涎管造影、关节造影。中枢神经(脑及脊髓)、胸部、腹部、盆腔、四肢等

答案: 21. ABC 22. ABCDE 23. ABCE 24. ABE

脏器和组织 MRI 增强扫描,属于钆类对比剂的适应证,对钆对比剂过敏者严禁使用。

25. 以下表现属于对比剂不良反应的有
   A. 恶心、呕吐
   B. 荨麻疹
   C. 支气管痉挛
   D. 喉头水肿
   E. 低血压

26. 以下关于 MDT 的说法中正确的是
   A. MDT 为多学科诊疗模式,是指来自 2 个以上学科的一组相对固定的专家经讨论后,为患者制订出最佳的治疗方案的治疗模式
   B. MDT 在我国医院覆盖率低,目前仍主要集中应用于对癌症的治疗,在国内发展缓慢
   C. 主要优势在于降低手术死亡风险和提高患者生存率
   D. 与传统治疗方法相比,MDT 的人均治疗成本高
   E. 在 MDT 所有参与科室中,以放射科为主

【解析】在 MDT 中,所有参与科室的医生地位平等,各学科医生针对患者病情组成实体工作小组,均需对患者病情资料进行深入了解并提出整体治疗方案。

三、共用题干单选题

（1～3 题共用题干）

患者男,31 岁。间断性心前区闷痛 2 周,起初呈发作性,无明显诱因,与活动无关,约持续 10 分钟后可自行缓解。近 1 天疼痛加重持续不缓解。急诊查心电图示Ⅱ、Ⅲ、aVF、$V_{1\sim4}$ 导联 T 波倒置,$V_{1\sim2}$ 导联 Q

波形成,$V_{2\sim4}$ 导联 ST 段压低。血心肌酶(CK、CKMB、cTnI)明显升高。

1. 急诊首诊患者,欲了解其心脏结构、运动及功能状况,首选的影像学检查方法是
   A. 核素心肌灌注显像
   B. 胸部 CT 平扫
   C. 冠状动脉 CT 血管成像
   D. 心脏磁共振检查
   E. 超声心动图

【解析】超声心动图可以观察心脏结构、功能以及血流动力学的变化等,是心脏疾病首选的一种影像学检查方式,具有无辐射、实时、便捷、经济、耗时短等优点。心脏磁共振检查时间长、价格昂贵,不是首选检查方法。

2. 鉴别急性心肌梗死与病毒性心肌炎的最佳影像学检查方法是
   A. 核素心肌灌注显像
   B. 胸部 CT 平扫
   C. 冠状动脉 CT 血管成像
   D. 心脏磁共振检查
   E. 超声心动图

【解析】心脏磁共振检查在诊断心肌病及心肌梗死方面具有极大优势,急性心肌梗死 MRI 表现为与血管分布一致的心肌水肿、灌注减少、心肌延迟强化,通常出现在心内膜下;而病毒性心肌炎表现为不符合血管分布的弥漫性心肌水肿、延迟强化,通常出现在心外膜或心肌中层,灌注减少。

3. 关于心脏磁共振的描述,**错误**的是
   A. 心脏解剖结构(形态学检查),主要扫描的是黑血序列及亮血的静态序列
   B. 心脏功能检查(心功能评估),主要扫描的是黑血的多相位电影序列

答案: 25. ABCDE 26. ABCD
   1. E 2. D 3. B

C. 心肌灌注检查（Perfusion），分为静息灌注及负荷灌注，主要是观察心肌血流灌注情况，评估心肌有无缺血

D. 心肌组织定量分析，主要包括 T_2-mapping、T_2* mapping 和 T_1 mapping

E. 可以后处理测量射血分数等定量指标

【解析】心脏功能检查（心功能评估），主要扫描的是亮血的多相位电影序列。

（4～5 题共用题干）

人体某些组织成像时，缺乏组织间影像的自然对比，人为给予某种物质可增加组织间影像对比，所用的物质被称为对比剂。

4. 关于对比剂，描述**错误**的是

A. CT 注射的对比剂大部分是以碘为主

B. 磁共振对比剂分为顺磁性对比剂、铁磁性对比剂和超顺磁性对比剂

C. 磁共振对比剂中最常用的是 Gd-DTPAD，对人体无毒副作用，无体内沉积

D. CT 对比剂增加对比度的原理是利用密度不同

E. CT 对比剂可分为离子型和非离子型对比剂

【解析】磁共振对比剂中最常用的是 Gd-DTPAD。Gd 在体内游离出来时，会在人体内产生毒性，其副作用发生率很低，症状也较轻。有研究表明，长期多次进行 MRI 对比剂检查，Gd 可在脑内沉积。

5. 关于阳性和阴性对比剂，描述**错误**的是

A. 阳性对比剂是指注射对比剂后，强化组织信号为增加的对比剂

B. 阴性对比剂指打药后，强化组织（摄取对比剂的组织）信号为降低的对比剂

C. 超顺磁性氧化铁是一种阳性对比剂

D. 水是常用的阴性对比剂

E. Gd 剂，同时具有缩短组织 T_1 和周围组织 T_2 及 T_2* 效应的作用。在小剂量给药中，主要以缩短 T_1 弛豫时间为主，反映的是阳性对比剂效应；而在大剂量快速注射时，主要以缩短周围组织 T_2 或 T_2* 弛豫时间为主，反映的是阴性对比剂效应

【解析】超顺磁性氧化铁（SPIO）是一种阴性对比剂，主要是静脉给药的 MRI T_2 加权对比剂，用于伴有网状内皮系统改变的肝脏病变的检出和定性评价。

（6～8 题共用题干）

所谓加权即重点突出某方面的特性。T_1 加权成像是指这种成像方法重点突出组织的纵向弛豫差别，而尽量减少组织其他特性如横向弛豫等对图像的影响。T_2 加权成像则重点突出组织的横向弛豫差别。

6. 关于 T_1WI，下列叙述正确的是

A. 反映的是组织间 T_1 和 T_2 值差别

B. T_1 值越长，T_1 信号越高

C. T_1 值越短，T_1 信号越低

D. T_1WI 可以较好地显示组织解剖结构

E. 取较长 TR 进行扫描时，脂肪等短 T_1 组织尚可充分弛豫

【解析】T_1WI 反映的是组织间 T_1 值差别，T_1 值越长，T_1 信号越低；T_1 值越短，T_1 信号越高；T_1WI 可以较好地显示组织解剖结构，取较短 TR 进行扫描时，脂肪等短 T_1 组织尚可充分弛豫。

7. 关于 T_2WI，下列叙述**错误**的是

A. 主要反映组织的 T_2 值差别

B. 不反映组织质子密度的差别

C. 横向磁化矢量发生衰减，也就是发生 T_2 弛豫

D. 通常 T_2WI 比 T_1WI 可以更敏感显示病变

E. T_2WI 为长 TR 长 TE 的序列

答案：　4. C　5. C　6. D　7. B

【解析】PDWI 主要反映组织质子密度的差别；由于多数生物组织质子数量相差不大，信号强度主要由 T_2 决定，故质子密度加权像又称为轻度 T_2 加权像，因此，T_2WI 也可以反映组织质子密度的差别。

8. 关于 PDWI，下列叙述**错误**的是
   A. 通常为长 TR 短 TE 序列
   B. 人体不同组织及其病变具有不同的质子密度弛豫时间，因此，在 PDWI 像上产生不同的信号强度，具体表现为不同的灰度
   C. 主要反映的是组织间质子密度弛豫时间差别
   D. 适合骨关节扫描
   E. 适合颅脑扫描

【解析】质子密度加权成像（PDWI）主要反映磁场中质子密度分布情况的成像技术，适用于骨关节扫描，头颅扫描主要应用的是 T_2WI、T_1WI 等。

（9~11 题共用题干）
CT 最早用于颅脑检查，对颅脑疾病具有很高诊断价值。适用于脑血管意外、颅脑外伤、术后复查等。扫描基线为听眦线、听眉线和听眶线。方法主要分为平扫和增强。

9. 关于颅脑扫描基线的应用，下列说法正确的是
   A. 头部 CT 检查常以听眶线为扫描基线
   B. 听眶线（RBL）：外耳孔与同侧眼眶下缘间的连线。与解剖学水平面平行，又称人类生物学基线，CT 扫描中称 Reid 基线
   C. 听眉线（EML）：外耳孔与眉间的连线
   D. 听眉线为基线扫描的图像，对眼窝和中颅凹显示较好
   E. 听眦线对中耳显示较好

【解析】听眶线是外耳孔上缘与眶下缘的连线，又称大脑基底线，即 Reid 基线，对眼窝和中颅凹显示较好。听眦线是外耳孔与外眼眦的连线，头部 CT 检查常以听眦线为扫描基线。听眉线是眉上缘的中点与外耳孔的连线。听眶线和听眉线通常是耳部 CT 横断面扫描的基线，其显示中耳结果较好。

10. 关于颅脑 CT 平扫，说法正确的是
    A. 是怀疑脑血管意外时的首选影像学方法
    B. 是显示脑白质病变最敏感的影像学方法
    C. 不是蛛网膜下腔出血的首选影像学方法
    D. 可以显示髓鞘化不全
    E. 已经被颅脑 MRI 所取代

【解析】颅脑 CT 平扫是脑血管意外（包括蛛网膜下腔出血等）的首选影像学方法，而 MRI 是显示脑白质病变最敏感的影像学方法，可以显示髓鞘化不全。颅脑 CT 和 MRI 检查各具优势，颅脑 MRI 无法替代颅脑 CT 检查。

11. 关于颅脑 CT 增强扫描，说法**错误**的是
    A. 灌注增强成像是连续多次快速扫描
    B. 怀疑急性脑卒中时，为节约溶栓时间，不建议增强扫描
    C. 颅内感染可在注射对比剂 5 分钟后开始扫描
    D. 颅内肿瘤等，可在注射对比剂后 6~8 分钟开始扫描
    E. CTA 显示颅内动脉瘤的敏感性、特异性均接近 DSA

【解析】脑卒中一站式检查越来越受到重视，目的是扩大溶栓治疗时间窗，使更多

答案： 8. E 9. B 10. A 11. B

的患者从溶栓治疗中获益,脑卒中头颅"一站式"CT检查又称多模式头颅CT成像,包括CT平扫(NCCT)、CT血管成像(CTA)和CT灌注成像(CTP)。对于明确发病6小时以内的急性缺血性脑卒中,可以不需要进行CTP检查,对于发病6～24小时的患者或发病时间不明的患者,应该进行一站式CT检查,为了节省检查时间,应该先进行CTP检查,并使用CTP数据进行头部CTA重建和侧支循环评估,如有必要,再进行头颈部CTA检查。因此,怀疑急性脑卒中时,有条件可以进行增强检查。

(12～14题共用题干)
患者男,45岁。晨练时突发腰痛不能直立。查体:棘突旁局限性压痛,并伴有右侧小腿放射痛,直腿抬高试验阳性。

12. 根据对该患者最可能的诊断,建议首选的影像学检查技术是
    A. 平片   B. B超
    C. CT   D. MRI
    E. 核素扫描
【解析】对该患者诊断为腰椎间盘突出可能性大,首选CT检查。

13. 该患者检查时应采取的体位是
    A. 站立并且背部贴近摄影机(立位前后位)
    B. 侧卧位,头颈后仰,腰胯后撅
    C. 仰卧/侧卧位,下肢屈髋、屈膝
    D. 仰卧位,身体于检查床正中
    E. 俯卧位,身体于检查床正中
【解析】脊柱CT扫描方法:被检者取仰卧位,身体位于检查床中间。先扫描定位像,以便设计扫描角度和解剖位置,根据要观察的病变确定扫描范围。扫描基线根据观察部位进行设定。

14. 对该患者行手术治疗后首选的复查影像学检查方法为
    A. 平片
    B. B超
    C. CT
    D. MRI
    E. 核素扫描
【解析】术后复查首选X线平片检查,通常选取腰椎正位和侧位进行拍片,从片子上可以直观看到椎体的形态、位置,以及上下椎体之间的位置关系。

(15～17题共用题干)
患者男,50岁。有明显的颈肩、上肢、前胸、后背的疼痛麻木,痛、温觉减退,但触觉正常。

15. 该患者可能损伤的部位是
    A. 脊髓半横断
    B. 脊髓全横断
    C. 脊髓前角损伤
    D. 脊髓后角损伤
    E. 中央灰质周围病变
【解析】由于病变累及白质前连合,损伤了在此交叉的脊髓丘脑束,出现相应部位的痛、温觉消失,由于后索无损伤,相应部位的本体觉和精细触觉存在。

16. 对该患者可能诊断的疾病是
    A. 脊髓炎
    B. 脊髓空洞症
    C. 多发性硬化
    D. 弥漫性轴索损伤
    E. 颅内占位性病变
【解析】髓内肿瘤或脊髓空洞症患者,损伤了在此交叉的脊髓丘脑束,出现相应部位的痛、温觉消失,由于后索无损伤,相应部位的本体觉和精细触觉存在。

答案: 12. C 13. D 14. A 15. E 16. B

17. 关于脊髓,下列叙述正确的是
    A. 脊髓是中枢神经系统的高级部分,具有重要的传导功能
    B. 脊髓中存在调节血管舒缩、排便、排尿等的高级反射中枢
    C. 脊髓本身不能完成反射活动
    D. 牵张反射是由脊髓完成的
    E. 脊髓是部分内脏反射活动的初级中枢
    【解析】脊髓是中枢神经系统的低级部分,具有重要的传导功能。脊髓中存在调节血管舒缩、排便、排尿等的低级反射中枢。另外,脊髓本身可以完成许多反射活动,如牵张反射、屈曲发射,由于交感神经和部分副交感神经发源于脊髓侧角和相当于侧角的部位,因此脊髓是部分内脏反射活动的初级中枢。

(18～19题共用题干)
患儿女,5岁。因她母亲生气用力牵拉其右手后,患儿前臂处于旋前位,且不能恢复旋后位,同时因肘部疼痛而哭闹不止。

18. 试判断该患儿右侧发生脱位的关节是
    A. 肩关节
    B. 肱尺关节
    C. 肱桡关节
    D. 桡尺近侧关节
    E. 桡尺远侧关节
    【解析】肱桡关节出现疼痛,原因主要有:①肱桡关节部位的肌肉、肌腱、韧带及关节囊出现明显拉伤,如搬抬重物时由于力量过大,会导致这个部位的软组织出现损伤,损伤到小神经就会有明显的疼痛感觉。②由于损伤之后会形成炎性水肿,炎性代谢产物会刺激周围末梢神经,就会出现明显的疼痛感,在活动肱桡关节时,就会导致受伤位置进一步受到刺激和牵拉,导致疼痛的症状进一步加重。

19. 下列与后脱位无关的叙述是
    A. 关节囊前、后松弛
    B. 小儿的冠突较小
    C. 关节腔相对宽大
    D. 脱位后肱骨内、外上髁与鹰嘴呈尖朝上的三角形
    E. 尺侧副韧带对于防止后脱位有重要作用
    【解析】肘尺侧副韧带损伤是较常见的肘关节运动性损伤。一旦尺侧副韧带损伤会导致肘关节内侧疼痛和外翻不稳定,若该韧带完全性撕裂,症状严重,被动肘外翻畸形明显。

(20～22题共用题干)
患儿男,12岁。在下楼梯时不慎踩空,扭伤了右踝部,当即踝部肿痛,不能行走。检查发现:患者右踝后外侧部明显肿胀,压痛,X线检查未见骨折。

20. 根据患者损伤的部位及踝关节的特点,提示患者扭伤踝部时的体位是
    A. 背屈伴外侧
    B. 跖屈伴内翻
    C. 背屈伴内翻
    D. 跖屈伴外翻
    E. 背屈
    【解析】由于解剖和关节动力学因素,踝关节外侧韧带薄弱,易向内翻;而踝关节跖屈时关节欠稳定,容易损伤。

21. 参与踝关节组成的距骨滑车关节面的特点是
    A. 前部较窄
    B. 后部较宽
    C. 前、后部较为均匀
    D. 前宽后窄
    E. 前后均窄

答案: 17. D 18. C 19. E 20. B 21. D

【解析】由于滑车关节面前宽后窄,当足背屈时,较宽的前部进入窝内,关节稳定;但在跖屈时,如走下坡路时滑车较窄的后部进入窝内,踝关节松动且能作侧方运动,此时踝关节容易发生扭伤,其中以内翻损伤最多见,因为外踝比内踝长而低,可阻止距骨过度外翻。

22. 患者右踝后外侧部肿胀,提示相关的韧带或肌肉被拉伤,但**不包括**
　　A. 距腓前韧带
　　B. 距腓后韧带
　　C. 三角韧带
　　D. 跟腓韧带
　　E. 腓骨短肌
　　【解析】三角韧带损伤指位于下胫腓韧带联合水平的腓骨骨折,可伴有内踝撕脱骨折或三角韧带损伤;胫骨后缘可以完整或显示由后胫腓韧带撕脱的三角骨块。

(23~24题共用题干)
　　患者女,40 岁。因阴道不规则流血就诊,行盆腔磁共振扫描检查。

23. 盆腔磁共振正中矢状位能够清晰显示子宫的形态及各部解剖。下列说法**错误**的是
　　A. 中心高信号,为子宫内膜及其表面分泌物所致
　　B. 中间薄的低信号带,称结合带,为子宫肌内层
　　C. 宫体外周呈中等信号,为子宫外层
　　D. 其中结合带的完整与否是诊断子宫是否异常及恶性肿瘤分期的重要依据
　　E. 子宫为壁薄腔大的肌性器官,是胎儿发育生长的部位
　　【解析】子宫为壁厚腔小的肌性器官,是胎儿发育生长的部位。正中矢状位能够清

晰显示子宫的形态及各部解剖,MRI T$_2$WI 上子宫宫体分三层信号:中心高信号,为子宫内膜及其表面分泌物所致。中间薄的低信号带,称结合带,为子宫肌内层。宫体外周呈中等信号,为子宫外层。其中结合带的完整与否是诊断子宫是否异常及恶性肿瘤分期的重要依据。

24. 关于子宫骶韧带,说法正确的是
　　A. 由腹膜皱襞形成
　　B. 防止子宫脱垂
　　C. 牵引子宫颈向后上方
　　D. 牵引子宫底向前下方
　　E. 防止子宫倾向一侧
　　【解析】由结缔组织和平滑肌纤维构成,从子宫颈后上方的外侧向后弯行,绕过直肠的两侧,止于第 2、3 骶椎前面的筋膜。此韧带向后上牵引子宫颈,与子宫圆韧带协同,维持子宫的前屈位。

(25~27题共用题干)
　　一名外院确诊脑梗死患者,需要评估颅内血管情况,医生建议患者完善磁共振前循环颅内动脉高分辨血管壁成像平扫增强 + MRA。为患者进行该项检查之前,应评估患者情况,判断是否符合钆对比剂使用规范。

25. 使用钆对比剂之前需要高度关注的患者疾病是
　　A. 肺及心脏疾病:肺动脉高压、支气管哮喘等
　　B. 骨髓瘤及副球蛋白血症
　　C. 肾功能不全、糖尿病肾病
　　D. 消化道溃疡
　　E. 大肠炎性疾病
　　【解析】使用钆对比剂前需要高度关注患者的相关疾病:①肾功能不全。肾功能不全患者,使用钆对比剂需要谨慎和采取必

要措施;②糖尿病肾病。糖尿病肾病患者是否可以注射钆对比剂需要咨询内分泌专科医师。

26. MRI 对比剂种类繁多,注射不同对比剂至患者体内,患者可能出现相对应的不良反应。其中钆对比剂特有的不良反应是
    A. 喉头水肿、反射性心动过速和意识丧失
    B. 咳嗽、一过性胸闷、结膜炎、鼻炎、恶心和呕吐
    C. 四肢皮肤增厚硬化,关节固定和挛缩
    D. 发热、血管源性水肿
    E. 食欲减退、胃部不适、腹胀以及便潜血假阳性

【解析】肾功能不全的患者注射钆对比剂后可能会引起四肢皮肤增厚硬化,最后可造成关节固定和挛缩,甚至可能引起致死性肾源性系统性纤维化(NSF)。

27. 若该患者存在钆对比剂慎用的情况,但患者强烈要求进行该项检查,此时该遵循的原则**不包括**
    A. 患者注射对比剂需留观 30 分钟才能离开检查室
    B. 肾功能不全患者只有权衡利弊后,在确有必要的情况下才能使用钆类对比剂
    C. 尽量选择其他替代的影像检查方法,或者选择能够提供临床诊断所必需的信息且潜在危险比较小的非影像检查方法
    D. 如果必须使用钆对比剂进行 MRI 检查,建议使用能达到诊断需求的最低剂量
    E. 如果出现可能与轧对比剂有关的异常反应,及时与相关的医师联系

【解析】肾功能不全患者使用钆对比剂的原则:①肾功能不全患者只有权衡利弊后,在确有必要的情况下才能使用钆对比剂。②尽量选择其他替代的影像检查方法,或者选择能够提供临床诊断所必需信息且潜在危险比较小的非影像检查方法。③如果必须使用钆对比剂进行 MRI 检查,建议使用能达到诊断需求的最低剂量。④与患者或其监护人签署知情同意书的内容除常规外,还应包括使用钆对比剂的价值、危险性和可能的替代检查方法,如果出现可能与钆对比剂有关的异常反应,及时与相关的医师联系。(目前还没有足够的证据支持肾功能不全患者进行透析可以预防或治疗 NSF)

(28~29题共用题干)
随着数字化信息时代的来临,诊断成像设备中各种先进计算机技术和数字化图像技术的应用为医学影像信息系统的发展奠定了基础。历经逾百年发展,医学影像成像技术也从最初的 X 射线成像发展到现在的各种数字成像技术,作为一名放射科医生,需要了解其起源、现状及趋势。

28. 医学影像信息系统狭义上是指基于医学影像存储与通信系统,从技术上解决图像处理技术的管理系统。其**不包括**
    A. CIS　　　　　B. HIS
    C. RIS　　　　　D. LIS
    E. PACS

【解析】医学影像信息系统简称 PACS(picture archiving and communication system),与临床信息系统(clinical information system,CIS)、放射学信息系统(radiology information system,RIS)、医院信息系统(hospital information system,HIS)和实验室信息系统(laboratory information system,LIS)同属医院信息系统。

答案: 26. C　27. A　28. E

29. PACS 意为影像归档和通信系统。它是应用在医院影像科室的系统，主要的任务是将日常产生的各种医学影像通过各种接口（模拟、DICOM、网络）以数字化的方式海量保存起来。PACS 的目前技术发展主要体现在

A. 三级储存模式（在线、近线和离线）转变成两级（在线和备份）

B. 接收、获取影像设备的 DICOM 3.0 和非 DICOM 3.0 格式的影像数据，支持非 DICOM 影像设备的影像转化为 DICOM 3.0 标准的数据

C. 自定义显示图像的相关信息，如姓名、年龄、设备型号等参数。提供缩放、移动、镜像、反相、旋转、滤波、锐化、伪彩、播放、窗宽窗位调节等功能

D. 支持 JPG、BMP 等多种格式存储，以及转化成 DICOM 3.0 格式功能

E. 支持影像数据的远程发送和接收

【解析】PACS 的技术发展主要体现在：①内部存储格式标准化为 DICOM 3.0。②采纳标准压缩算法来压缩图像文件。③三级储存模式（在线、近线和离线）转变成两级（在线和备份）。④智能化医学影像平台。

（30～31题共用题干）

多学科诊疗模式（multidisciplinary team, MDT），是现代国际医疗领域广为推崇的领先诊疗模式，在打破学科之间壁垒的同时可以有效推进学科建设。国内很多医院建立起以病种为单位的"一站式"多学科诊治中心，首诊医生接到患者病历后，决定患者可进入 MDT 治疗模式，MDT 专业组依据患者病情对下一步治疗进行分析，按照临床治疗指南或临床研究方案，结合患者的个体情况制订治疗计划，实现各科资源和优势的最大化整合，提高诊治质量，从根本上降低医疗费用，大大改善患者就医体验。

30. 以下关于 MDT 的说法，**错误**的是

A. MDT 是一种建立在循证医学基础上的治疗模式

B. 这种临床治疗模式已经成为肿瘤治疗的主要趋势

C. MDT 医疗模式是以患者为中心

D. 具有更高的经济性效益

E. 针对的是某一器官或系统的疾病

【解析】MDT 不针对某一器官或系统的疾病。

31. MDT 模式可以贯穿肿瘤患者规范化诊疗的全过程，MDT 的数据管理极其重要。以下**不属于**数据管理的是

A. 收集患者一般数据和联系方式（电话、微信、邮箱）

B. 收集直接影响 MDT 诊疗决策的关键信息（例如既往治疗及效果、体力或认知状态、并发症等）

C. 收集患者转诊的相关信息，包括转诊医院等

D. MDT 团队需要有良好的数据管理机制，既能为患者保存就诊资料，也可用于管理和研究

E. 认可 MDT 是为患者提供安全和高质量诊疗的治疗模式

【解析】MDT 的数据管理主要包括数据的收集和保存：①收集患者一般数据和联系方式，如电话、微信和邮箱等。②收集直接影响 MDT 诊疗决策的关键信息，例如既往治疗及效果、体力或认知状态、并发症等。③收集患者转诊的相关信息，包括转诊医院等。④MDT 团队需要有良好的数据管理机制，既能为患者保存就诊资料，也可用于管理和研究。

（32~33题共用题干）

碘与不同物质化合形成含碘的对比剂。可分为无机碘化物、有机碘化物与碘化油。无机碘化物因含碘量高、刺激性大、不良反应多，临床已很少使用。有机碘化物具有很好的水溶性，稳定性好，渗透压相对较低，主要经肾脏排泄。经血管注入的水溶性有机碘化物包括离子型对比剂与非离子型对比剂。

32. 碘对比剂即碘造影剂，一般用于 CT 增强检查、血管造影、子宫卵巢造影、静脉肾盂造影等，临床运用广泛，能显示病变组织与正常组织间的密度差异，但是碘剂本身具有一定毒性。请问以下决定碘剂生物毒性的分子结构是
    A. 甲基基团　　　　B. 乙酰基
    C. 羧基　　　　　　D. 碘 - 苯化合物
    E. 羟基
    【解析】碘 - 苯化合物具有亲脂性，分子会与人体细胞膜和血浆中的脂蛋白结合发生反应，释放组胺等物质，刺激生物细胞。

33. 下列对碘对比剂不良反应采取的措施**错误**的是
    A. 恶心、呕吐：症状呈一过性时采用支持疗法
    B. 荨麻疹：持续时间长的荨麻疹应考虑采用适当的肌内或静脉注射 H_1 受体拮抗剂
    C. 喉头水肿：氧气面罩吸氧（6~10L/min），定量吸入 β_2 受体激动剂气雾剂
    D. 全身过敏样反应：向心肺复苏小组求助；必要时行气道吸引
    E. 迷走神经反应（低血压和心动过缓）：抬高患者双下肢，氧气面罩吸氧（6~10L/min）
    【解析】喉头水肿：氧气面罩吸氧（6~10L/min）。肌内注射 1:1 000 肾上腺素，成

人剂量为 0.5ml（0.5mg），必要时重复给药；6~12 岁患儿肌内注射 0.3ml（0.3mg）；6 岁以下患儿肌内注射 0.15ml（0.15mg）。

（34~37题共用题干）

患者女，53 岁。发现左乳肿物 1 个月。

34. 关于乳腺体检，描述**错误**的是
    A. 应两侧乳腺对比检查
    B. 先查患侧，再查健侧
    C. 触诊时采用手指掌面
    D. 不要用手指捏乳腺组织
    E. 应该循序从外上、外下、内下、内上象限及中央区做全面检查
    【解析】乳腺体检根据需要选择坐位或卧位。先检查健侧乳房，再检查患侧，以便对比。正确的方法是四指并拢，用指腹平放在乳房上轻柔触摸，切勿用手指去抓捏，否则会将捏起的腺体组织错误地认为是乳腺肿块。其顺序是从乳腺的外上象限、外下象限、内下象限，再转到内上象限，最后检查乳晕及乳头，挤压乳头看有无液体从乳窍溢出。最后触按腋窝、锁骨下及锁骨上区域。

35. 患者查体左乳外上象限扪及大小约 2.5cm × 2cm 肿物，质韧，边界不清，无压痛。为明确诊断，应该首选的检查是
    A. 乳腺钼靶摄片
    B. 乳腺超声
    C. 胸部 CT 平扫 + 增强
    D. 乳腺 MRI
    E. 乳腺超声 + 钼靶
    【解析】乳腺钼靶检查，是诊断乳腺疾病的首选和最简便、最可靠的无创性检测手段，是预防、普查的最好方法之一。可以发现乳腺增生，各种良恶性肿瘤以及乳腺组织结构紊乱，可观察到小于 0.1mm 的微小钙

答案：　32. D　33. C　34. B　35. E

化点及钙化簇,是早期发现、诊断乳腺癌的
最有效和可靠的方式。乳腺超声具有无创、
快捷、重复性强等优点,能清楚地显示乳腺
各层软组织及其中肿块的形态、内部结构及
相邻组织的改变,超声对乳腺内囊性或实性
肿物的鉴别最有特征性,故发现孤立、活动
的肿块应首选超声检查,以区别肿块为囊性
或实性;并可应用于超声下定位穿刺或协助
定位手术切除;通过彩色多普勒超声血流信
号的分析,可以提高良性肿瘤与恶性肿瘤的
鉴别诊断和阳性诊断率。乳腺 MRI 检查昂
贵,且耗时长,可作为补充检查。故发现乳
腺单发肿块,可首选乳腺超声、钼靶检查。

36. 假设乳腺超声提示 BI-RADS 4 级,钼靶
提示 BI-RADS 0 级,患者拒绝活检。为
进一步明确诊断,还应该进行的检查是
A. 乳腺钼靶摄片
B. 乳腺超声
C. 胸部 CT 平扫 + 增强
D. 乳腺 MRI
E. 乳腺超声 + 钼靶
【解析】乳腺 MRI 检查是乳腺其他影像
检查的辅助,MRI 技术由于具有极好的软
组织分辨率和无辐射的特点,对乳腺检查具
有优势,在某些方面弥补了乳腺钼靶和超声
检查的局限性,其软组织显像敏感性优于钼
靶和超声,可以进一步确定乳腺肿瘤的性
质、范围和对良、恶性进行鉴别等。当乳腺
钼靶和超声检查无法明确时,可进一步进行
乳腺 MRI 检查。

37. 关于乳腺 MRI 扫描,下列说法**错误**的是
A. 采用乳腺专用环形线圈或多通道阵
列线圈
B. 俯卧于线圈支架上,头还是足先进,
均可

C. 可行高级别特征序列鉴别肿瘤良恶
性、肿瘤分级、治疗计划制定及疗效
观察
D. 增强扫描常采用横断位动态增强扫描
E. 动态增强扫描一般不需后处理
【解析】动态增强扫描需要经过后处理
获得时间 - 信号动态曲线并测量半定量 / 定
量参数值。

(38~41题共用题干)
患者男,58 岁。1 个月前无明显诱因出
现巩膜、皮肤黄染,伴间歇性寒战及发热,
伴食欲减退。近 1 周出现皮肤瘙痒,小便颜
色加深如浓茶样。患者自起病以来,食欲
减退,睡眠尚可,大便颜色变浅,体重减轻
4kg。查体:皮肤及巩膜中度黄染。实验室
检查:血常规无异常;总胆红素 171.7μmol/L,
直接胆红素 132μmol/L,ALT 137.1U/L,AFP
3.0μg/L,CEA 2.8μg/L,CA19-9 > 1 000U/ml。

38. 该患者的黄疸类型属于
A. 溶血性黄疸
B. 肝细胞性黄疸
C. 梗阻性黄疸
D. 药物性黄疸
E. Gilbert 综合征
【解析】梗阻性黄疸是由于肝内或肝外
发生阻塞,导致直接胆红素从胆道的排泄
受到阻碍,只能进入血液循环,造成血清中
直接胆红素增高,直接胆红素 / 总胆红素
> 50%。肝细胞性黄疸时,血清中间接胆红
素、直接胆红素及总胆红素都会增高。溶血
性黄疸主要以间接胆红素升高为主。该患
者总胆红素和直接胆红素都升高,主要以直
接胆红素升高为主,并出现皮肤瘙痒、小便
颜色加深如浓茶样、大便颜色变浅,提示梗
阻性黄疸。

答案: 36. D 37. E 38. C

39. 针对该患者病情,最佳的影像学检查方法是
    A. 腹部CT   B. 腹部MRI
    C. 腹部超声   D. 腹部DSA
    E. 腹部CTA

【解析】腹部MRI具有良好的软组织分辨率,敏感性优于腹部CT和腹部超声,可以显示一些隐匿性的病灶。而腹部CTA和DSA主要观察肿瘤对血管侵犯的情况,因此针对该患者病情,最佳的影像学检查方法是MRI。

40. 假设该患者已做MRI检查,图像显示壶腹区等T_1稍长T_2信号结节,大小约1.0cm×0.6cm,结节近端胰管及胆总管均扩张呈双管征,肝内胆管软藤样扩张,该结节最可能出现的强化方式是
    A. 快进快出
    B. 早出晚归
    C. 渐进性持续强化
    D. 延迟强化
    E. 不强化

【解析】根据描述的MRI表现及提供的临床信息,该患者应诊断为壶腹癌,壶腹癌特征性强化方式为动脉期强化程度显著低于正常胰腺组织,呈低/弱强化,门静脉期及平衡期强化程度逐渐增加,所以是以延迟强化为特征的强化方式。

41. 结合临床及影像表现,对该患者最可能的诊断是
    A. 壶腹癌
    B. 肝内胆管细胞癌
    C. 胆总管结石
    D. 慢性胆囊炎
    E. 原发性肝细胞癌

【解析】CA19-9是一种与胃肠道癌相关的糖类抗原,通常分布于正常胎儿胰腺、胆囊、肝、肠及正常成年人胰腺、胆管上皮等处,检测患者血清CA19-9可作为胰腺癌、胆囊癌、壶腹癌等恶性肿瘤的辅助诊断指标。从病历资料可知该患者为梗阻性黄疸,结合肿瘤指标CA19-9明显升高、消瘦,考虑为肿瘤性病变引起的梗阻,因此,考虑壶腹癌可能。

(42~45题共用题干)
伪影指图像上与实际解剖结构不相符的异常变化,它涉及影像设备部件故障、校准不够及算法误差甚至错误等项目,要消除伪影,需根据图像伪影的形状、密度/信号变化值及扫描参数等进行具体问题具体分析。

42. 关于MRI伪影,描述**错误**的是
    A. 分为硬件相关、数据处理相关、患者相关、扫描相关以及环境相关的伪影
    B. 卷褶伪影只出现在相位编码方向,视野一侧FOV以外的信号叠加在另一侧的FOV内
    C. 截断伪影是有限的采样次数和采样时间不能准确描述一个阶梯状信号的强度变化而引起的伪影
    D. 化学位移伪影是在MRI成像过程中由于人体中水和脂肪内氢质子的进动频率差异而引起的伪影,常出现在水/脂界面
    E. RF"拉链"状伪影,常出现在相位编码方向。扫描过程中打开屏蔽门、RF故障、扫描间照明等设备的干扰等产生的RF噪声引起的伪影

【解析】当受检物体的尺寸超出FOV的大小,FOV外的组织信号将折叠到图像的另一侧,这种折叠被称为卷褶伪影。实际卷褶伪影可以出现在频率编码方向,也可以出

现在相位编码方向上。由于在频率方向上扩大信号空间定位编码范围,不增加采集时间,目前生产的 MRI 仪均采用频率方向超范围编码技术,频率编码方向不出现卷褶伪影,因此 MRI 图像上卷褶伪影一般出现在相位编码方向上。

43. 消除运动伪影的方法中**不包括**

    A. 制动(镇静、止痛等)

    B. 使用生理门控技术(周期性运动)

    C. 延长重复时间(TR),将伪影移出成像区域(周期性运动)

    D. 使用特殊的成像序列(超快速成像,优化 K 空间填充方式等)

    E. 使用性能更好的线圈

【解析】使用性能更好的线圈,可以改善相位编码方向设置错误导致图像变形。消除运动伪影的方法包括:制动(镇静、止痛等);使用生理门控技术(周期性运动);延长重复时间(TR),将伪影移出成像区域(周期性运动);使用相应补偿技术;使用特殊的成像序列(超快速成像,优化 K 空间填充方式等);增加激励(采样)次数;改变相位编码方向(改变伪影的位置);使用饱和带技术。

44. 利用化学位移伪影成像的序列是

    A. Dixon 技术   B. MRS

    C. DWI   D. PWI

    E. QSM

【解析】Dixon 技术即水脂分离技术,其原理主要利用化学位移,也就是根据水和脂肪进动频率的差异进行成像的技术,最终获得人体组织的水像和脂像。是不仅能产生同相位、反相位,还可以单独对水和脂肪进行成像的技术。

45. 假设对患者脊柱进行 MRI 扫描,如图 1-1 所示,该图像中存在的伪影是

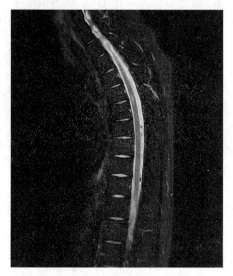

图 1-1　患者脊柱 MRI 图像

    A. 脑脊液搏动伪影

    B. 化学位移伪影

    C. 动脉搏动伪影

    D. 金属伪影

    E. 运动伪影

(46～49 题共用题干)

患者男,48 岁。进行性黄疸 3 个月,伴中上腹持续性胀痛,夜间平卧加重,消瘦明显。

46. 对该患者应首选的检查是

    A. B 超   B. CT

    C. MRI   D. PET/CT

    E. 结肠镜

【解析】中年男性,出现进行性黄疸及消化道症状、消瘦,怀疑肝胆胰占位性病变,超声可以检查腹腔内实质性的脏器病变,方法简便,诊断准确率高,对受检者无损伤性,为首选的检查方法。

答案:　43. E　44. A　45. A　46. A

47. 下一步最佳的诊疗策略是
    A. 定期随访
    B. 经皮穿刺活检
    C. 直接手术切除
    D. CT平扫＋多期增强
    E. MRI
    【解析】CT平扫＋增强能够发现平扫易遗漏的、隐匿的病变，可了解病变的血供情况、数量、累及范围等，而多期增强扫描可以了解病变的强化方式，辅助定性诊断。

48. 假设腹部增强CT提示考虑晚期胰头癌，为进一步明确肿瘤可切除性，观察肿瘤对周围血管的侵犯，应进一步采取的检查是
    A. DSA　　　　　B. CTA
    C. MRA　　　　　D. 腹部MRI
    E. 多普勒超声
    【解析】CT血管造影（CT angiography，CTA）是将CT增强技术与薄层、大范围、快速扫描技术相结合，通过合理的后处理，清晰显示全身各部位血管细节。具有无创和操作简便的特点，对于血管变异、血管疾病以及显示病变和血管关系有重要价值，可以很好地观察肿瘤对血管侵犯的情况。

49. 胰头癌具有嗜血管生长的特性，容易侵犯的血管**不包括**
    A. 肠系膜上动脉
    B. 肠系膜上静脉
    C. 肠系膜下动脉
    D. 腹腔干
    E. 门静脉

（50～53题共用题干）
    患者女，60岁。背部疼痛1年，近来加重。查体：背部局部可触及一包块，质软，压痛。X线示：$T_{7\sim8}$椎体相邻面骨质破坏，椎间隙变窄，脊柱旁线增宽。查血白细胞轻度增高。

50. 以下对患者**不需要**进行的检查是
    A. 胸部CT平扫
    B. 脊柱磁共振平扫
    C. 血沉及PPD检查
    D. 肿瘤标志物
    E. DSA
    【解析】患者脊柱骨质破坏，怀疑脊柱结核或肿瘤性病变，进一步采取相关检查以明确。DSA对显示病变没有帮助。

51. 该患者还需补充的病史是
    A. 现病史　　　　B. 遗传史
    C. 生育史　　　　D. 家族史
    E. 旅居史
    【解析】患者现病史还需补充是否有行走不便、偏瘫、发热、咳嗽等相关症状。

52. 患者肺部CT若发现右肺上叶肿块影，伴有空洞，右肺上叶支气管截断表现。以下检查方法对进一步诊断**无帮助**的是
    A. 胸部增强CT检查
    B. CT引导下穿刺活检
    C. 胸部磁共振增强检查
    D. PET
    E. 支气管纤维支气管镜检查
    【解析】磁共振增强检查对肺部疾病评价有限。

53. 假设对患者进行脊柱磁共振增强检查，发现患者脊柱多个椎体骨质破坏，椎旁软组织肿块明显强化呈团块影。对患者主要考虑的诊断是
    A. 肺癌伴骨转移
    B. 肺结核伴脊柱结核

答案：　47. D　48. B　49. C　50. E　51. A　52. C　53. B

C. 白血病肺部及骨骼浸润

D. 肺部感染，骨质疏松

E. 脊柱旁肌肿瘤伴骨质破坏、肺部转移

【解析】脊柱结核以椎体破坏伴椎体旁脓肿形成为特点，伴有肺结核征象。

（54～57题共用题干）

患者女，35岁。胫腓骨骨折卧床1个月后，突发呼吸困难、胸痛就诊，诊断为肺栓塞。

54. 肺动脉栓塞的栓子来源**不可能**是

A. 左心房

B. 右心房

C. 肾静脉

D. 腹部静脉

E. 髂总静脉

【解析】大部分肺栓塞的栓子来源于下腔静脉系统，少部分来自右心房或右心室附壁血栓，来自上腔静脉系统少见。根据血液循环，栓子经右心房、右心室进入肺动脉即造成肺动脉栓塞，因此肺动脉栓塞的栓子不可能来自左心房。

55. 关于肺动脉高压的影像学表现，下列描述**不正确**的是

A. X线片示肺动脉段凸出，中心肺动脉扩张，外周肺动脉纤细

B. CT示右肺动脉主干内见偏心性充盈缺损与血管壁呈锐角

C. CT示3个段以上血管管径大于伴随的支气管

D. CT示在肺动脉分叉近段3cm内最宽处测量肺动脉主干直径，肺动脉主干横径超过29mm

E. CT示肺动脉主干直径大于同层面升主动脉

【解析】右肺动脉主干内出现偏心性充盈缺损，且与血管壁呈锐角，此为急性肺栓塞的典型影像学表现。肺动脉高压的典型表现为肺动脉管径扩张，X线片示肺动脉段凸出，中心肺动脉扩张，外周肺动脉纤细，当右下肺动脉管径＞15mm时提示有肺动脉高压可能，肺动脉段膨隆，其高度＞3mm；可伴或不伴明确的右心室增大。CT或MRI检查显示肺动脉主干横径超过29mm，同时3个段以上血管管径大于伴随的支气管或肺动脉主干直径大于同层升主动脉即提示肺动脉高压。

56. 以下**不属于**肺根结构的是

A. 左主支气管

B. 主支气管

C. 上叶支气管

D. 下肺静脉

E. 肺段支气管

【解析】左肺根的结构为：肺动脉、左主支气管和下肺静脉；右肺根的结构为：上叶支气管、肺动脉和肺静脉。

57. 假设该患者为男性，吸烟，与吸烟密切相关的疾病**不包括**

A. 肺鳞癌

B. 小细胞癌

C. 呼吸性细支气管炎

D. 肺腺癌

E. 朗格汉斯细胞组织细胞增生症

【解析】与吸烟直接相关的疾病为呼吸性细支气管炎和朗格汉斯细胞组织细胞增生症，和吸烟关系比较密切的肺癌类型主要为两大类，一类是鳞癌，一类是小细胞癌，这两种癌的发生和吸烟关系比较密切。

（58～61题共用题干）

患者男，42岁。近1个月内反复鼻腔少量出血，伴颈部淋巴结无痛性肿大，耳部

答案：54. A　55. B　56. E　57. D

闭塞感。影像学检查发现鼻咽部肿块,咽旁脂肪间隙消失。

58. 肿瘤进入眼眶的途径**不包括**
    A. 经颅内动脉管
    B. 经破裂孔
    C. 经翼管
    D. 经蝶腭孔
    E. 经茎乳孔

【解析】鼻咽癌侵入眼眶的途径可有两大类。一是经颅内侵入眼眶:鼻咽癌的癌细胞可经由颈内动脉管或破裂孔侵犯海绵窦,之后向前由眶上裂到达眼眶。二是经颅外扩展至眼眶:①癌细胞由鼻咽腔经过翼管进入翼腭窝,再从眶尖至眶内,这是一条自然通道。但由于翼管十分狭小,因此癌肿不易经此而到达翼腭窝,所以在临床上更为常见的是,由肿瘤先破坏翼管基底部,然后再经眶尖侵入眶内;②位于鼻咽顶壁的鼻咽癌常会向前侵入到鼻腔,后经蝶腭孔进入翼腭窝,再由眶尖或眶下裂侵入眼眶内部;③当癌细胞向前侵入鼻腔后部时,可轻易将筛窦纸样板破坏掉,并由此再进入眼眶。

59. 上鼻甲的后上方称为
    A. 蝶筛隐窝   B. 鼻后孔
    C. 上鼻道   D. 中鼻道
    E. 下鼻道

【解析】上鼻甲的尾端和蝶窦的底壁在一个平面,蝶窦开口位于该平面与颅底之间的中间部位,上鼻甲骨的后端可以和蝶窦前壁融合在一起。

60. 开口于蝶筛隐窝的鼻旁窦是
    A. 筛窦后群   B. 筛窦前群
    C. 蝶窦   D. 上颌窦
    E. 额窦

【解析】鼻旁窦的开口位置如下:①上颌窦、额窦及筛窦的前、中小房开口于中鼻道;②筛窦后小房开口于上鼻道;③蝶窦开口于上鼻甲的后上方的蝶筛隐窝。

61. 假如诊断为鼻咽癌,说法**错误**的是
    A. 位于鼻咽顶前壁的肿瘤更易引发鼻塞
    B. 鼻咽癌所致的头痛部位多在颞、顶部
    C. 位于鼻咽顶前壁的肿瘤更易引发鼻塞
    D. 鼻咽癌多发于鼻咽前壁
    E. 肿瘤在咽隐窝或咽鼓管圆枕区时易发生耳部症状

【解析】鼻咽癌是指发生于鼻咽腔顶部和侧壁的恶性肿瘤。原发癌的临床表现有四类。①涕血和鼻出血:病灶位于鼻咽顶后壁者,用力向后吸鼻腔或鼻咽部分泌物时,轻者可引起涕血(即后吸鼻时"痰"中带血),重者可致鼻出血。肿瘤表面呈溃疡或菜花型者此症状常见,而黏膜下型者则涕血少见。②耳部症状:肿瘤在咽隐窝或咽鼓管圆枕区,由于肿瘤浸润,压迫咽鼓管咽口,出现分泌性中耳炎的症状和体征(耳鸣、听力下降等),临床上不少鼻咽癌患者即是因耳部症状就诊而被发现的。③鼻部症状:原发癌浸润至后鼻孔区可致机械性堵塞,位于鼻咽顶前壁的肿瘤更易引发鼻塞。初发症状中鼻塞占15.9%,确诊时鼻塞则为48.0%。④头痛:是常见的症状。临床上多表现为单侧持续性疼痛,部位多在颞、顶部。

(62~65题共用题干)
随着CT/MRI等检查设备分辨率的不断提高,如CT检查设备从早期的64排已经发展到256排,使用人工智能图像分析技术后将扫描切层从5mm减小到1mm,PACS影像数据在医院信息化数据总量中的

答案: 58. E 59. A 60. C 61. D

占比急速增加,这给医院信息化带来了严峻的挑战。

62. 关于 PACS 调图的相关知识,下列说法**不正确**的是
 A. PACS 调图时间长不是调图存在的主要问题
 B. 存储架构复杂,扩容运维困难
 C. 目前医院普遍采用在线 / 近线 / 离线三层架构
 D. 在线使用 SAN 存储,近线 / 离线使用 SAN/NAS 或对象存储
 E. SAN 存储设备扩容困难,需要划分很多逻辑卷

【解析】PACS 影像数据在飞速增长,但是存储设备的性能并没有提高;不仅没有提高,还在下降,而存储设备中的数据越多,读取的速度越慢。因此 PACS 调图时间长是调图存在的主要问题。

63. PACS 调图主要涉及的环节**不包括**
 A. PACS 客户端软件
 B. 医生端电脑
 C. 网络
 D. 存储设备
 E. 数据后处理

【解析】PACS 调图涉及多个环节,包括 PACS 客户端软件、医生端电脑、网络、存储设备,它们都对性能有重要影响。

64. 关于 PACS 影像存储解决方案,下列说法**不正确**的是
 A. 分布式元数据管理
 B. 针对 PACS 海量小文件的定制优化
 C. 高效 SSD 缓存设计
 D. 对象和文件互通访问,性能无衰减
 E. 升级传输系统

【解析】医学影像设备是资金投入的重中之重,它们产生的影像是临床诊断的主要依据,数字化的 PACS,可以显著提高影像保存的质量,使之更好地服务于临床,节省影像科室的存档胶片;而磁光盘光介质的稳定性差,不宜长期保存,浏览影像不便捷。因此有了磁光盘以后还需要 PACS。

65. PACS 影像数据存储的痛点源自影像数据的不断增长、海量文件以及对大量存储空间的需求。假设 PACS 业务遇到了痛点,下列说法**不正确**的是
 A. 长期存储,运营成本高
 B. 没有数据分层,但存储性价比高
 C. 数据迁移难
 D. 海量环境下性能下降
 E. 归档池扩容困难

【解析】部分医院没有规划存储介质分层,将数月内的热数据和 1 年以上的冷数据都放在同一个高性能存储池内,造成高性能高成本的存储介质存放了冷数据,性价比较低。

(66～69题共用题干)

患者男,49 岁。为治疗原发性肝癌,行经皮肝动脉化疗栓塞术(TACE)。术前进行碘过敏试验为阴性。次日在局麻下行 TACE,高压注射器注入碘普罗胺注射液 30ml、超液化碘油 3ml,约 2 分钟后,患者出现烦躁、胸闷、气促、神志不清。

66. 关于患者发生的碘对比剂不良反应,下列说法正确的是
 A. 为轻度过敏反应
 B. 为中度过敏反应
 C. 为重度过敏反应
 D. 为迟发性不良反应
 E. 为晚迟发性不良反应

【解析】循环衰竭主要表现为血压下降、

脉搏细速、意识模糊、知觉丧失和心搏骤停。呼吸衰竭主要表现为喉与支气管痉挛，呼吸困难，并发肺水肿则吐大量泡沫样或粉红色痰。本例出现了过敏性休克的表现，为重度过敏反应。迟发性不良反应为对比剂注射后1小时至1周内出现的不良反应。晚迟发性不良反应通常为在对比剂注射1周后出现的不良反应。

67. 假设在使用碘对比剂时发生了过敏反应，以下**不属于**轻度反应的是
    A. 恶心、呕吐
    B. 胸闷、气短、剧烈呕吐
    C. 面色潮红
    D. 头晕、头痛
    E. 荨麻疹
    【解析】轻度过敏反应表现为面部潮红、眼及鼻分泌物增加、打喷嚏、恶心、头痛、头晕、皮肤瘙痒、发热和结膜充血，少数出现红疹、咳嗽、恶心、轻度呕吐和轻度荨麻疹等。胸闷、气短、剧烈呕吐为中度过敏反应。

68. 该案例中发生严重碘对比剂过敏反应，下列处理措施**不当**的是
    A. 立即停止注射对比剂
    B. 送急诊室抢救
    C. 建立静脉通道
    D. 立即给予抗过敏药物
    E. 迅速给氧，必要时行气管插管
    【解析】过敏反应按反应程度，分为轻、中、重3种，临床应针对患者反应，具体情况具体对待。本例为重度，可危及生命，须严密监护，快速识别处理。过敏性休克按青霉素过敏性休克处理应对流程执行，若出现无应答或无动脉搏动，按照心肺复苏抢救流程进行抢救。

69. 对于碘过敏反应的说法，下列**不正确**的是
    A. 用同一批号含碘对比剂做碘过敏试验
    B. 碘过敏试验阴性则不会发生碘过敏反应
    C. 检查室应备抢救设备和药品
    D. 造影前用抗过敏药可避免碘过敏发生
    E. 发生碘对比剂过敏后，由现场科室负责人或值班医师组织实施抢救，及时与临床医师联系，提供现场支持、指导
    【解析】碘过敏试验并不能完全预测患者是否会发生碘过敏反应。即使试验阴性也不能掉以轻心，在工作中应加强评估患者的高危风险，做好预防发生碘过敏反应的相关准备。

（70～73题共用题干）
    患者，57岁。确诊为左侧乳腺癌Ⅳ期，并转移至肝、肺、淋巴结，胸腔积液，合并中度贫血、低蛋白血症、高血压3级等病症，情况非常紧急。医院迅速为其进行多学科专家联合会诊，从多角度给出了会诊意见，并制定了详细的诊疗方案。

70. 本案例中，符合院内多学科综合会诊的条件是
    A. 临床确诊困难（一般入院后超过3天不能确诊）或疗效不满意的疑难、危重病例
    B. 恶性肿瘤患者或出现严重并发症的病例
    C. 拟邀请院外专家会诊或院内多科室会诊（超过3个专业）的病例
    D. 已发生医疗纠纷或可能出现纠纷的病例
    E. 已发生医疗投诉的病例
    【解析】本例患者为乳腺癌并转移至肝、肺、淋巴结。

答案： 67. B 68. B 69. B 70. B

71. 以下**不属于** MDT 主要优势的是
    A. 降低患者手术死亡风险、提高患者生存率
    B. 在治疗过程中可以增加患者认知，有利于提高医院声誉
    C. 可以缩短住院时间，提高了医疗效率
    D. 有利于不同科室间的团队合作和推动医疗改革进行
    E. 有助于提高医院的盈利

【解析】"造福患者"是 MDT 的宗旨，MDT 是集合肿瘤内科、肿瘤外科、放疗科、影像科、病理科等各个学科的专家，针对肿瘤患者的病情展开深入讨论，最终给出综合性、个体化的治疗方案，而不是以医院的盈利为中心。

72. 关于 MDT 存在的问题，下列说法**不正确**的是
    A. 在我国现行的医疗收费制度下很难弥补 MDT 模式所增加的治疗成本
    B. 目前国内部分医院仍缺乏团队合作条件与氛围，低程度的团队合作会导致 MDT 模式的有效性降低
    C. MDT 比传统的医院诊疗模式需要占用医院更多的资源，势必会影响医疗服务的供给数量
    D. 医务人员主观能动性不够，由 MDT 团队共同对患者进行诊疗，科室之间可能出现利益分配不均，如何平衡患者综合治疗和专科发展是需要面对的问题
    E. MDT 重要人才缺口较大，我国心理科医生严重稀缺

【解析】心理咨询缺乏职业化人才培养体系，从业人员的专业水准远远满足不了激增的心理健康需求，社会认知度不高，因而

心理科医生严重稀缺。

73. 以下**不属于** MDT 积极作用的是
    A. 在诊疗流程中，明确患者病变定位，解读病变征象，尝试对病变进行定性诊断，进而保障医疗安全并提高医疗质量
    B. MDT 可将临床症状、实验室检查和放射影像检查结果有机结合，提供放射影像检查的临床优选方案
    C. 利用 MDT 这种新型诊疗模式可进行疾病影像学筛查宣传
    D. 有助于对临床疑难病例进行总结，带动影像临床组学研究
    E. 放射科医生可以在 MDT 过程中建议患者做全面的影像检查，即使有些是不必要的影像检查

【解析】放射科医生应根据患者的具体情况，建议患者进行符合其自身病情的个体化影像检查，应尽量避免患者做不必要的影像检查。

四、案例分析题

【案例 1】患者女，76 岁。突发言语不清，遂来急诊就诊。

第 1 问：怀疑患者为脑血管意外，首选的影像学检查方法是
    A. CTA
    B. CT 平扫
    C. CT 增强
    D. MRI 平扫
    E. MRI-DWI
    F. MRI-PWI

【解析】颅脑 CT 平扫是脑血管意外首选的影像学检查方法，可以简单、快速地发现病变。

第 2 问：该患者颅脑 CT 图像如图 1-2 所示，为进一步明确诊断，应该进行的影像学检查为

A. MRI-DWI   B. MRI- 平扫

C. CTA   D. CTP

E. DSA   F. MRI-PWI

【解析】老年女性患者，急性发病，CT 扫描发现双侧基底节放射冠区斑片状低密度灶，怀疑为急性脑梗死可能，行 MRI-DWI 检查可以进一步明确诊断。

第 3 问：该患者的颅脑 DWI 图像如图 1-3 所示，最可能的诊断为

A. 脑小血管病

B. 急性脑出血

C. 急性脑梗死

D. 多发缺血性腔隙性脑梗死

E. 脑淀粉样血管病

F. 多发性硬化

【解析】DWI 显示左侧基底节放射冠区及顶叶斑片状、斑点状弥散受限，因此考虑为急性脑梗死。

第 4 问：下列关于急性脑卒中专家共识，表述正确的有

A. 脑卒中绿色通道 20 分钟内需完成 CT 检查及出具报告

B. 实施血管内治疗前，尽量使用无创影像检查明确有无颅内大血管闭塞

C. 怀疑急性缺血性脑卒中患者推荐一站式 CT 方案进行溶栓评估

D. 对于 ASPECTS 评分≥6 或核心梗死体积＜50ml 的急性缺血性脑卒中患者，推荐尽早行血管内治疗

E. 侧支循环评价方法包括基于 CT 的多模式影像评估，如传统 CTA（单时相）、多时相 CTA/ 动态 CTA、CT 灌注及基于 MRA 和 DSA 的血管评估方法

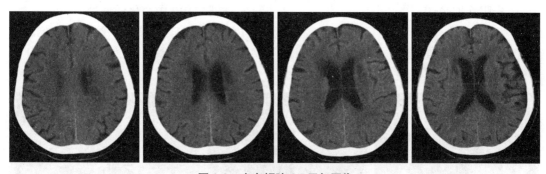

图 1-2 患者颅脑 CT 平扫图像

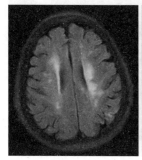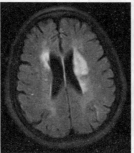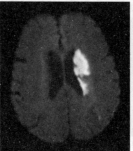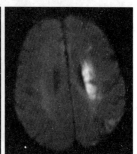

图 1-3 患者颅脑 DWI 图像

答案： 2. A 3. C 4. ABCDEF

F. 怀疑急性脑卒中患者推荐 CT＋MRI 双模态方案进行溶栓评估

【案例2】患者男，84岁。发热、腹痛7天。

第1问：入院应该采取的影像学检查包括

A. 腹部超声

B. 腹部 CT 平扫＋增强扫描

C. 腹部 MRI

D. CTA

E. PET/CT

F. MRCP

【解析】老年男性，发热、腹痛，从病历资料可知该患者可能为腹部感染性病变，入院前可行腹部超声、CT 平扫＋增强、MRI 检查以明确诊断。

第2问：患者腹部 MRI 如图 1-4 所示，下列描述正确的是

A. 肝尾状叶类圆形异常信号灶，伴有肝内胆管扩张

B. T_1WI 呈低 / 稍低信号

C. T_2WI 呈稍高信号

D. DWI 提示弥散受限

E. 增强扫描边缘环形、蜂窝状强化

F. 呈持续性边缘强化

【解析】该患者腹部 MRI 表现为肝尾状叶类圆形异常信号灶，信号不均匀，T_1WI 呈低 / 稍低信号，T_2WI 呈稍高信号，弥散受限，增强扫描呈不均匀边缘环形、蜂窝状强化，伴肝内胆管扩张，提示为肝脓肿可能。

第3问：关于 DWI 在脓肿诊断中的作用，描述正确的是

A. 血管源性水肿 DWI 呈高信号

B. 细胞密度越高，DWI 信号越低

C. ADC 信号越高，ADC 值越高，提示扩散越明显

D. DWI 在脓肿和液化坏死的鉴别中起重要作用

E. 表皮样囊肿因含自由水，故而扩散不受限

F. 脓肿 DWI 中心呈低信号

【解析】DWI 是检测组织内水分子扩散运动的无创性方法。血管源性水肿 DWI 呈

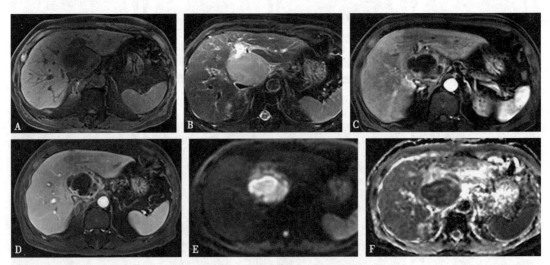

图 1-4 患者腹部 MRI 图像

A. T_1WI；B. T_2WI；C. T_1WI＋C 动脉期；D. T_1WI＋C 静脉期；E. DWI；F. ADC。

答案：【案例2】 1. ABC 2. ABCDEF 3. D

低信号，细胞毒性水肿 DWI 呈高信号。细胞密度越高，会影响水分子扩散，因此 DWI 信号更高。ADC 信号越高，说明 ADC 值越高，提示扩散不受限。表皮样囊肿的 DWI 呈高信号，扩散受限。脓液扩散受限，故病灶中心脓液区域 DWI 呈高信号。

【案例3】患者女，63 岁。因"突发撕裂样胸背痛 12 小时"就诊。患者 12 小时前在驾驶途中突发胸背部疼痛，呈撕裂样剧痛，持续不缓解，伴胸闷、大汗淋漓；无头痛、头晕，无恶心、呕吐，无腹痛、腹泻，无咳嗽、咳痰，无意识丧失，无肢体活动障碍。查体：T 37.5℃，右上肢 BP 170/90mmHg，左上肢 BP 130/80mmHg，HR 98 次/min，心律齐，心音正常，未闻及外心音及杂音，心界正常，双肺呼吸音正常，未闻及干湿啰音，余查体未见异常。实验室检查：外周血白细胞（WBC）16.07×10⁹/L，PLT 103×10⁹/L，HsCRP 32.8mg/L，TNI 12ng/ml，D-Dimer 2 281μg/L，肝肾功能正常。有高血压病史，未规律治疗。

第 1 问：患者入院后还应进行的常规检查包括
  A. 超声心动图
  B. 冠状动脉造影
  C. 胸部 X 线片
  D. 心脏 MRI
  E. 主动脉 CTA
  F. 心电图

【解析】该患者表现为突发急性胸痛，从病历资料需要优先排除急性胸痛三联征，包括急性冠脉综合征、主动脉夹层和肺栓塞，入院后可行超声心动图、胸部 X 线片、主动脉 CTA、心电图等常规检查，了解心脏、肺部及主动脉情况。

第 2 问：根据患者的病史及影像学检查（图 1-5），提示对其诊断为
  A. 主动脉夹层
  B. 主动脉壁内血肿
  C. 肺动脉栓塞
  D. 大动脉炎
  E. 白塞病
  F. 主动脉缩窄

【解析】该患者 CTA 示降主动脉内见撕裂内膜片影，将主动脉分为真假腔，考虑为降主动脉夹层。

第 3 问：急性主动脉综合征确诊首选的影像学检查方法是
  A. 超声心动图
  B. 冠状动脉造影
  C. 胸部 X 线片

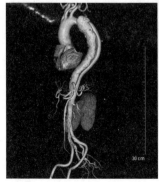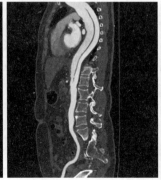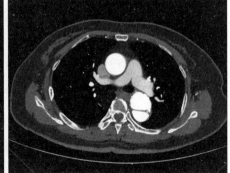

图 1-5 患者的影像检查图

答案：【案例3】 1. ACEF 2. A 3. E

D. 心脏 MRI

E. 主动脉 CTA

F. 心电图

【解析】急性主动脉综合征包括急性主动脉夹层、主动脉壁内血肿和穿透性动脉粥样硬化性溃疡，主动脉 CTA 是首选的影像学检查方法。

【案例4】患者女，26岁。偶尔头疼5年余。

第1问：患者应首先进行的检查是

A. 头部平片

B. 头部平扫 CT

C. 头部增强 CT

D. 头部 MRI 平扫

E. 头部增强 MRI

F. 头部 MRA

G. DTI

【解析】患者间断头疼，首选 CT 检查。

[提示] 患者头部 CT 发现，右侧顶叶可见边界不清的混杂密度病灶，其中可见等或高密度点状、线状血管影以及高密度钙化和低密度软化灶。

第2问：以下检查对诊断有帮助的是

A. 头部增强 CT

B. 头部 MRI 平扫

C. 头部增强 MRI

D. 头部 MRA

E. PWI

F. CTA

【解析】怀疑动静脉畸形，头部增强 CT、头部增强 MRI、头部 MRA 及 CTA 对诊断均有帮助。

[提示] 假设患者头部 MRI 增强发现，T_1WI 及 T_2WI 呈混杂信号，增强右侧基底节区病灶呈不均匀强化，并可见增粗迂曲强化

血管影，以及不均匀混杂高低密度影。

第3问：对该患者首先考虑的疾病是

A. 脑梗死

B. 脑出血

C. 脑血管畸形

D. 脑灰白质发育变异

E. 脑胶质瘤

F. 少突胶质细胞瘤

【解析】根据患者发病年龄及影像学表现，考虑为脑血管畸形。

第4问：诊断脑动静脉畸形最可靠、最准确的方法是

A. SWI   B. DWI

C. PWI   D. MRA

E. MRS   F. DSA

G. PET/CT

【解析】DSA 为动静脉畸形诊断的标准。

【案例5】患者女，30岁。偶然发现腹部有一肿块，并有恶心、食欲缺乏等不适，临床否认慢性肝炎及肝硬化。腹部增强 CT 显示：肝内边界清楚的低密度肿块，对比增强后动脉期出现明显强化，平衡期恢复至低密度。动脉造影显示肿瘤显影早、消退快。

第1问：若肿瘤因位于肝门或邻近较大血管及胆管而不能切除时，应结扎或者栓塞的血管是

A. 肝固有动脉

B. 患侧肝左或肝右动脉

C. 膈下动脉

D. 肝静脉

E. 肝总动脉

F. 肝门静脉

【解析】肝动脉结扎或栓塞术的适应证：肿瘤位于第一、二肝门，位置深在或紧邻大血管或胆管，无法行局部切除，或腺瘤与邻

近脏器有紧密粘连不易分开时,可结扎患侧肝左或右动脉,亦可在肝动脉结扎的同时用吸收性明胶海绵等行肝动脉栓塞。

第2问:出入肝门的结构有
A. 肝左右管
B. 肝固有动脉左右支
C. 肝门静脉左右支
D. 下腔静脉
E. 淋巴管
F. 肝的神经

【解析】肝脏脏面中部有略呈"H"形的3条沟,其中横行的沟位于脏面正中,肝左右管、肝固有动脉左右支、肝门静脉左右支、肝的神经、淋巴管等由此出入,呈肝门。

第3问:位于肝的膈面,呈矢状位走向的韧带是
A. 十二指肠悬韧带
B. 镰状韧带
C. 肝圆韧带
D. 静脉韧带
E. 肝蒂
F. 肝胃韧带

【解析】矢状位走向的镰状韧带将肝脏分为左、右两叶。

第4问:当病灶长大,压迫肝门静脉并出现肝门静脉高压时,最可能扩张的静脉是
A. 右结肠静脉
B. 肾上腺静脉
C. 膈下静脉
D. 卵巢静脉
E. 腹壁下静脉
F. 右卵巢静脉

【解析】压迫肝门静脉并出现肝门静脉高压时,最可能扩张的静脉为右结肠静脉。

【案例6】患者男,17岁。因"观看烟花爆竹致左眼爆炸伤后3小时"就诊。头晕、恶心、呕吐,左眼角膜缘可见伤口。

第1问:眼眶的组成部分**不包括**
A. 上颌骨   B. 下颌骨
C. 筛骨   D. 蝶骨
E. 额骨   F. 腭骨

【解析】眼眶呈四棱锥形,由额骨、筛骨、泪骨、蝶骨、腭骨和上颌骨构成,眶前缘朝向前外,眶尖指向后内方。

第2问:按骨折类型分类,此患者眼眶骨折类型最可能的是
A. 眼眶直接骨折
B. 眼眶间接骨折
C. 眼眶爆裂骨折
D. 眼眶撕脱骨折
E. 眼眶复合骨折
F. 眼眶复杂骨折

【解析】眼眶骨折可分为直接骨折、爆裂骨折及复合骨折。眼眶爆裂骨折是外力作用于眼部使眼眶内压力骤然增高,致使眶壁发生骨折而眶缘无骨折。多发生于眼眶下壁和内壁。

第3问:若怀疑此患者眼球内有异物,欲行MRI检查。下列**不属于**磁性异物的是
A. 水泥碎屑   B. 铜屑
C. 铁屑   D. 铝屑
E. 玻璃碎屑   F. 木屑

【解析】除铁屑外均为非铁磁性物质,必要时可进行MRI检查。

第4问:若怀疑此患者发生了视神经损伤,视神经管的组成结构包括
A. 蝶骨小翼
B. 蝶窦外壁

答案: 2. ABCEF 3. B 4. A【案例6】1. B 2. C 3. ABDEF 4. ABC

C. 前床突基底部

D. 上颌骨额突

E. 蝶骨大翼

F. 额骨眶突

【解析】视神经管由蝶骨小翼的两个突起及相邻蝶窦的外侧壁构成。外邻蝶骨小翼根部及前床突基底部。

【案例7】患者女,25岁。妊娠7个月,经四维彩超发现胎儿颅脑异常,行胎儿颅脑磁共振后,诊断为Dandy-Walker综合征。

第1问:Dandy-Walker畸形最常发生于

A. 颅前窝　　　　B. 颅中窝

C. 颅后窝　　　　D. 侧脑室

E. 扣带回　　　　F. 基底节

【解析】胎儿颅后窝积液可见于Dandy-Walker综合征、扩大的小脑延髓池和颅后窝蛛网膜囊肿。

第2问:属于颅后窝结构的是

A. 筛板　　　　　B. 颞骨岩部

C. 枕内隆凸　　　D. 翼腭窝

E. 翼点　　　　　F. 枕骨

【解析】颅后窝主要由枕骨和颞骨岩部后上面组成。窝的中央有枕骨大孔,孔的前方为斜坡。在枕骨大孔前外侧缘处有舌下神经管内口。颅后窝后部中央有枕内隆凸,由此向下有枕内嵴;自枕内隆突向上有矢状沟;向两侧有横沟,横沟延伸到颞骨内面转而向下,再转向前,叫乙状沟,最后通颈静脉孔。在颈静脉孔上方,颞骨岩部后上面中央,有内耳门。

第3问:患儿的磁共振表现可能为

A. 后颅窝扩大呈脑脊液样

B. 小脑蚓部常缺失或发育不全

C. 后颅窝与第四脑室相连

D. 第四脑室侧孔,正中孔平面梗阻以上脑室系统扩张

E. 脑血管畸形

F. 颅中窝扩大

【解析】Dandy-Walker综合征临床表现以运动神经症状为主,伴有不同程度的中枢神经系统症状。其MRI主要特征如下:①后颅窝扩大呈脑脊液样伴横窦、窦汇和小脑上移;②小脑蚓部常缺失或发育不全;③后颅窝与第四脑室相连;④第四脑室侧孔,正中孔平面梗阻以上脑室系统扩张。

第4问:此病变除后颅窝及侧脑室异常改变外,还合并有其他部位的中枢神经系统异常和中枢神经系统以外的异常改变,包括

A. 胼胝体缺失

B. 中脑导水管狭窄

C. 小头畸形

D. 非特异性脑回畸形

E. 面部畸形

F. 多指/趾

【解析】Dandy-Walker畸形除后颅窝及侧脑室异常改变外,50%～68%的病例还合并有其他部位的中枢神经系统异常和中枢神经系统以外的异常改变。这些异常包括:胼胝体缺失、脂肪瘤、中脑导水管狭窄、脑膨出、非特异性脑回畸形、多囊肾、心脏室间隔缺损、面部畸形和多指/趾等。

【案例8】患者男,26岁。发热、右上腹痛、迅速出现大量腹腔积液、黄疸、肝大,肝区有触痛。查体:胸腹壁及背部浅表静脉曲张(静脉血流由下而上)及下肢静脉曲张、水肿、色素沉着和溃疡。血常规检查:白细胞计数增高。生化检查:血清胆红素增加,ALT、AST、ALP升高,凝血酶原时间延长。免疫学检查:血清IgA、IgM、IgG、IgE和C3

等无明显特征性变化。

第1问：导致该疾病的病变血管是

　　A. 肝静脉　　　　B. 门静脉
　　C. 下腔静脉　　　D. 肝动脉
　　E. 腹主动脉　　　F. 脾动脉

第2问：请问该患者疾患所致的门静脉高压属于

　　A. 肝前型门静脉高压症
　　B. 肝后型门静脉高压症
　　C. 窦前型门静脉高压症
　　D. 窦后型门静脉高压症
　　E. 肝内门静脉高压症
　　F. 肝外门静脉高压症

【解析】布加综合征是由各种原因所致肝静脉和其开口以上段下腔静脉阻塞性病变引起的、常伴有以下腔静脉高压为特点的一种肝后型门静脉高压症。而肝外门静脉高压症又分为肝前型、肝后型门静脉高压症。

第3问：此疾病的主要病因有

　　A. 先天性大血管畸形
　　B. 高凝和高黏状态
　　C. 毒素
　　D. 腔内非血栓性阻塞
　　E. 外源性压迫
　　F. 血管壁病变

【解析】布加综合征的病因主要包括：①先天性大血管畸形；②高凝和高黏状态；③毒素；④腔内非血栓性阻塞；⑤外源性压迫；⑥血管壁病变；⑦横膈因素；⑧腹部创伤等。

第4问：该病可采用的治疗方式有

　　A. 手术介入治疗
　　B. 放、化疗
　　C. 隔膜撕裂术
　　D. 根治性手术

　　E. 下腔静脉 - 右心房分流术
　　F. 肠系膜上静脉 - 右心房分流术

【解析】布加综合征首选介入手术治疗，创伤小，效果好。内科治疗包括低盐饮食、利尿、营养支持、自体腹腔积液回输等。外科治疗包括：①经右心房隔膜撕裂术，方法是经右前第4肋外胸切口或经胸骨切口进入胸腔，于右膈神经前纵行切开心包。②下腔静脉 - 右心房分流术。③肠系膜上静脉 - 右心房分流术。④根治性手术，虽然可直接去除原发病灶，但在同时伴有下腔静脉炎症的病例中仍有复发的可能。

【案例9】患者女，53岁。劳累后出现心前区疼痛2小时，向左肩臂或其他处放射，含用硝酸甘油不缓解。大汗，烦躁不安。疼痛剧烈时常伴有频繁恶心、呕吐。遂来医院，临床诊断为急性心肌梗死。

第1问：左心室流入道与流出道的分界标志是

　　A. 室上嵴
　　B. 二尖瓣前尖
　　C. 二尖瓣后尖
　　D. 主动脉瓣前尖
　　E. 主动脉瓣后尖
　　F. 卵圆孔

第2问：体循环的途径是

　　A. 左心室→主动脉→各级动脉分支→全身毛细血管→各级静脉属支→主静脉→上、下腔静脉→右心房
　　B. 左心室→肺动脉→各级动脉分支→全身毛细血管→各级静脉属支→肺静脉→上、下腔静脉→右心房
　　C. 左心房→主动脉→各级动脉分支→全身毛细血管→各级静脉属支→主静脉→上、下腔静脉→右心房

答案：【案例8】1. AC　2. BF　3. ABCDEF　4. ACDEF　【案例9】1. B　2. A

D. 左心房→主动脉→各级动脉分支→全身毛细血管→各级静脉属支→主静脉→上、下腔静脉→右心室

E. 右心室→主动脉→各级动脉分支→全身毛细血管→各级静脉属支→主静脉→上、下腔静脉→左心房

F. 右心室→主动脉→各级动脉分支→全身毛细血管→各级静脉属支→主静脉→上、下腔静脉→左心室

第3问：肺循环的途径是

A. 左心室→主动脉→各级动脉分支→全身毛细血管→各级静脉属支→主静脉→上、下腔静脉→右心房

B. 左心室→肺动脉→各级动脉分支→全身毛细血管→各级静脉属支→肺静脉→上、下腔静脉→右心房

C. 左心房→肺动脉→肺动脉各级分支→肺泡周围毛细血管网→肺静脉属支→肺静脉→右心房

D. 左心房→肺动脉→肺动脉各级分支→肺泡周围毛细血管网→肺静脉属支→肺静脉→右心室

E. 右心室→肺动脉→肺动脉各级分支→肺泡周围毛细血管网→肺静脉属支→肺静脉→左心房

F. 右心室→肺动脉→肺动脉各级分支→肺泡周围毛细血管网→肺静脉属支→肺静脉→左心室

第4问：在急性心肌梗死或心肌缺血时，行冠状动脉造影明确狭窄或阻塞部位后，行球囊扩张或支架植入常可有效预防和治疗心肌梗死。冠状动脉硬化狭窄的好发部位是

A. 前降支　　　B. 回旋支
C. 动脉圆锥支　D. 窦房结支
E. 心室支　　　F. 右冠状动脉

第5问：根据冠状动脉分支的走向及分布的位置，下列选项中心脏结构和相应血供正确的有

A. 右心房：右冠状动脉
B. 右心室：右冠状动脉
C. 左心室：左前降支、左旋支
D. 左心房：左旋支
E. 室间隔：左前降支
F. 窦房结：右冠状动脉

【解析】右心房、右心室：由右冠状动脉供血。左心室：其血液供应的50%来自于左前降支，主要供应左心室前壁和室间隔，30%来自回旋支，主要供应左心室侧壁和后壁，20%来自右冠状动脉（右优势型），供应范围包括左心室下壁（膈面）、后壁和室间隔。室间隔：前上2/3由前降支供血，后下1/3由后降支供血。传导系统：窦房结的血液60%由右冠状动脉供给，40%由左旋支供给；房室结的血液90%由右冠状动脉供给，10%由左旋支供给；右束支及左前分支由前降支供血，左后分支由左旋支和右冠状动脉双重供血。

【案例10】患者女，53岁。因确诊甲状腺癌行双侧甲状腺切除术，术后恢复良好。

第1问：关于甲状腺的解剖结构，下列说法正确的是

A. 甲状腺由峡部和2个侧叶构成
B. 峡部一般位于第2~4气管软骨的前面
C. 侧叶上极一般平甲状软骨中点
D. 侧叶下极平第5、6气管环
E. 部分人可有锥体叶
F. 锥体叶借纤维组织和甲状腺提肌连于舌骨

【解析】甲状腺由峡部和2个侧叶构成，并常有锥体叶自峡部或侧叶突向上方，锥体叶借纤维组织和甲状腺提肌连于舌骨。峡

答案：　3. E　4. A　5. ABCDEF　【案例10】1. ABCDEF

部一般位于第 2～4 气管软骨的前面,但有人缺如。侧叶上极一般平甲状软骨中点;下极平第 5、6 气管环。有时侧叶下极可达胸骨上窝或深入胸骨柄后,后者称胸骨后甲状腺,此甲状腺肿大时常压迫气管,造成呼吸困难。

第 2 问:关于甲状腺的描述中,下列说法正确的是

 A. 甲状腺正常含碘,CT 密度较高,增强明显强化

 B. 甲状腺正常含碘,CT 密度较高,增强不强化

 C. 甲状腺正常含碘,CT 密度较低,增强明显强化

 D. 甲状腺正常不含碘,CT 密度较高,增强明显强化

 E. 甲状腺正常不含碘,CT 密度较高,增强明显不强化

 F. 甲状腺正常不含碘,CT 密度较低,增强明显强化。

第 3 问:关于甲状旁腺,下列说法正确的是

 A. 甲状旁腺位于甲状腺背侧的上部

 B. 甲状旁腺位于甲状腺背侧的中下部

 C. 甲状旁腺位于甲状腺前侧的上部

 D. 甲状旁腺位于甲状腺前侧的中下部

 E. 甲状旁腺位于甲状腺外侧的上部

 F. 甲状旁腺位于甲状腺外侧的中下部

【解析】甲状旁腺位于甲状腺背侧的中下部,分为上下 2 对,共 4 个。

第 4 问:最常见出现异位甲状腺的部位是

 A. 口咽部   B. 舌骨上

 C. 舌骨下   D. 胸骨后

 E. 气管内   F. 食管内

【解析】异位甲状腺是一种胚胎发育畸

形,甲状腺不在颈部正常位置而出现在甲状腺下降途中的其他部位,如咽部、舌内、舌骨上、舌骨下、喉前、胸骨上、气管内、食管内、胸骨后及胸腔内等处。其中以胸骨后甲状腺肿及甲状腺舌管囊肿较为常见。

【案例 11】患者男,67 岁。诉 3 个月前无明显诱因出现进食困难,胸骨后有灼烧感,近半月加重,仅能进流食。自发病以来,食欲佳,睡眠尚可,大小便正常,体重减轻约 6kg。吸烟 20 年,1 包 /d,喜欢热汤食物。

第 1 问:现为进一步诊断,拟行上消化道造影,应选用的对比剂属于

 A. 钡类对比剂

 B. 碘类对比剂

 C. CO_2 对比剂

 D. 钆类对比剂

 E. 铁类对比剂

 F. 锰类对比剂

【解析】钡类对比剂多用于食管、胃、肠管的单对比和气钡双重对比造影检查及胃肠道 CT 检查。

第 2 问:该对比剂的禁忌证**不包括**

 A. 急性胃肠道穿孔

 B. 食管气管瘘

 C. 有明确严重甲状腺功能亢进表现

 D. 有食管静脉破裂大出血史

 E. 有明确肠道梗阻

 F. 高热

【解析】有明确严重甲状腺功能亢进表现属于碘类对比剂的禁忌证。

第 3 问:该对比剂的适应证**不包括**

 A. 头部的增强 CT 扫描

 B. 静脉排泄性尿路造影

 C. CTA

答案:　2. A　3. B　4. D　【案例 11】1. A　2. C　3. F

D. DSA

E. 子宫输卵管造影

F. 增强磁共振血管成像（MRA）

【解析】MRA 所用的对比剂是钆类对比剂。

第4问：该对比剂的不良反应**不包括**

A. 恶心、呕吐

B. 荨麻疹

C. 喉头水肿

D. 高热

E. 低血压

F. 甲状腺功能亢进

【案例12】患者男，56 岁。1 天前从高处坠落，全身多发伤，由于患者病情复杂，单一学科无法解决，临床医生建议患者寻求 MDT 帮助。

第1问：以下**不属于** MDT（多学科诊疗模式）优点的是

A. 降低手术死亡风险和提高患者生存率

B. 可以避免医患矛盾

C. 在治疗过程中可以增加患者认知

D. 有利于提高医院声誉

E. 可以缩短住院时间，提高医疗效率

F. 有利于不同科室间的团队合作和推动医疗改革进行

【解析】MDT 不可以完全避免医患矛盾，医患矛盾是多因素促成的。

第2问：放射科是 MDT 的重要组成部分，放射科医生是 MDT 团队的核心成员之一。放射科医生在 MDT 中的作用**不包括**

A. 明确患者病变定位，解读病变征象，尝试对病变进行定性诊断，提高医疗质量

B. 可进行疾病影像学筛查宣传

C. 有助于对临床疑难病例进行总结，带动影像临床组学研究

D. 建议患者选择合适影像检查，以降低不必要的影像学检查进而减少医疗资源浪费

E. 对本科医生和其他临床科室医生进行继续教育，对患者、医疗管理人员和社会大众进行放射影像领域相关教育

F. 对患者的治疗提出具体措施

第3问：当今 MDT 存在的问题**不包括**

A. 人均治疗成本更高

B. 目前国内部分医院仍缺乏团队合作条件与氛围，从而导致 MDT 模式的有效性降低

C. 需要占用医院更多的资源，势必会影响医疗服务的供给数量

D. 会浪费医疗资源和诊疗时间

E. 医务人员主观能动性不够，由 MDT 团队共同对患者进行诊疗，科室之间可能出现利益分配不均

F. MDT 重要人才缺口较大

第4问：国家卫生健康委员会于 2018～2020 年在全国范围内开展肿瘤多学科诊疗试点工作，工作的目标**不包括**

A. 在全国范围内进行试点，发挥试点医院的带动示范作用

B. 逐步在全国推广多学科诊疗模式

C. 促进各专业协同协调发展

D. 提升疾病综合诊疗水平

E. 改善患者就医体验，进一步增强人民群众获得感

F. 增加医院的收入

【案例13】患者女，32 岁。在进行颅脑 MRI 增强扫描时，出现皮肤瘙痒，表现为稍隆起

皮肤表面苍白色或红色的局限性水肿,医生立即停止操作并对其进行处理。

第1问:该患者使用的对比剂可能为

    A. 钡类对比剂

    B. 碘类对比剂

    C. CO_2 对比剂

    D. 钆类对比剂

    E. 铁类对比剂

    F. 锰类对比剂

【解析】钆类对比剂为 MRI 常用的静脉内对比剂。

第2问:常见的对比剂急性不良反应通常为注射后1小时内出现的不良反应,包括

    A. 恶心、呕吐

    B. 荨麻疹

    C. 支气管痉挛

    D. 喉头水肿

    E. 肾源性系统性纤维化

    F. 低血压

【解析】肾源性系统性纤维化属于晚迟发性不良反应。

第3问:该对比剂的**禁忌证**包括

    A. 有明确严重甲状腺功能亢进表现的患者

    B. 妊娠和哺乳期女性

    C. 对钆对比剂过敏

    D. 副蛋白血症

    E. 确诊或怀疑完全肠梗阻或肠穿孔

    F. 巨结肠

第4问:该对比剂的适应证**不包括**

    A. 胃、十二指肠及空肠磁共振造影成像

    B. 中枢神经系统肿瘤的磁共振增强扫描

    C. 腹部盆腔的磁共振增强扫描

    D. 增强磁共振血管成像

    E. 磁共振灌注成像

    F. 四肢的磁共振增强扫描

【解析】胃、十二指肠及空肠磁共振造影成像使用的是铁类对比剂。

【案例 14】患者男,55 岁。CT 增强检查后出现头晕、脸色苍白、恶心呕吐,T 36.8℃,P 57 次 /min,R 45 次 /min,BP 80/55mmHg,神志清楚。

第1问:对该患者正确的处理方式为

    A. 抬高患者双下肢

    B. 氧气面罩吸氧(6～10L/min)

    C. 用普通生理盐水或林格乳酸盐快速静脉内补液

    D. 用林格乳酸盐快速静脉内补液

    E. 静脉注射阿托品 0.6～1.0mg,必要时于 3～5 分钟后重复用药

    F. 定量吸入 β$_2$ 受体激动剂气雾剂

【解析】选项 A、B、C、D、E 均属于对比剂不良反应中低血压和心动过缓的处理方式,选项 F 是支气管痉挛的处理方式。

第2问:该患者在 1 周内还可能出现的其他不良反应**不包括**

    A. 恶心、呕吐

    B. 荨麻疹

    C. 甲状腺功能亢进

    D. 支气管痉挛

    E. 喉头水肿

    F. 自限性骨骼肌肉疼痛

【解析】甲状腺功能亢进属于晚迟发性不良反应,在碘对比剂注射 1 周后发生。

第3问:该患者的影像学资料也是通过 PACS 进行传输,PACS 的优势**不包括**

    A. 医学影像信息共享

    B. 设备资源共享

    C. 医疗效率提升

答案:【案例13】1. D 2. E 3. C 4. A 【案例14】1. F 2. C 3. E

D. 无纸化、无胶片化

E. 直接提升影像诊断的准确性

F. 辅助临床医学科研和教学

【解析】PACS 的优势包括医学影像信息共享,设备资源共享,医疗效率提升,无纸化、无胶片化及辅助临床医学科研和教学,可以间接提升影像诊断的准确性。

第 4 问:临床科室能够在 PACS 中对该患者的影像学资料进行调阅,PACS 在医学临床部门的应用**不包括**

A. 满足整个医院对影像信息的需求

B. 满足不同临床专科的应用需求

C. 提供基于影像的分析、处理、操作和记录工具,帮助临床医生更好、更快地为患者提供优质、安全、高效的医疗服务

D. 实现受检者医疗信息安全、方便、快速地在两个系统间传输

E. 实现全院医疗数据高度共享,提高工作效率和诊断效率

F. 方便患者拷贝相关图像

答案: 4. F

第二篇　中枢神经系统

一、单选题

1. 关于 Sturge-Weber 综合征,下列叙述**不正确**的是
   - A. 即脑颜面神经血管瘤病,是一种先天发育异常的疾病
   - B. 临床最大特征为沿三叉神经支配区域的皮肤葡萄酒色痣
   - C. CT 可见皮质不同程度曲线样钙化
   - D. 软脑膜血管瘤多为单侧发病,好发于额颞叶,伴不同程度脑萎缩
   - E. 增强 MRI 可见脑回样脑膜强化

【解析】Sturge-Weber 综合征又称脑颜面神经血管瘤病,是一种先天发育异常的疾病,可能是由于脑皮质引流静脉发育异常,软脑膜或软脑膜和蛛网膜间多发聚集成丛的微血管和小静脉形成,受累区域脑皮质淤血和缺氧,神经元变性、缺失,进而脑组织萎缩,可伴有胶质增生甚至皮质营养不良性钙化;临床最大特征为沿三叉神经支配区域的皮肤葡萄酒色痣,与颅内病变同侧;常出现癫痫、智力低下等神经系统症状。主要影像学征象包括:软脑膜血管瘤多为单侧发病,好发于顶枕叶,伴有不同程度脑萎缩,皮质不同程度曲线样钙化,不同程度的脑回样脑膜强化等。

2. 关于脑出血的 MRI 表现,下列描述**不正确**的是

   - A. 亚急性期及慢性期血肿,MRI 显示优于 CT
   - B. 红细胞内为脱氧血红蛋白时,能显著缩短 T_2 值
   - C. 红细胞外正铁血红蛋白有明显缩短 T_2 时间的作用
   - D. 急性期血肿,T_1WI 表现为等信号,T_2WI 表现为低信号
   - E. 亚急性早期,T_1WI 上血肿周围出现高信号环

【解析】脑出血亚急性晚期,红细胞破裂溶解,正铁血红蛋白被释放到细胞外,脑血肿表现为双高信号。红细胞外正铁血红蛋白有明显延长 T_2 时间的作用。

3. 关于发育性静脉畸形,以下说法**错误**的是
   - A. 扩张的髓静脉呈伞样汇集,经粗大的静脉引流入静脉窦或深部室管膜静脉或脑浅静脉
   - B. 典型特征为"海蛇头样"表现
   - C. 常发生于侧脑室额角白质或第四脑室周围白质
   - D. 病变周围可见水肿及占位效应
   - E. 少数病例可合并海绵状血管瘤

【解析】发育性静脉畸形特点:典型表现为"海蛇头样"表现(扩张的髓静脉呈放射状),扩张的髓静脉呈伞样汇集,经粗大的静脉引流入静脉窦或深部室管膜静脉或脑浅静脉;常发生于侧脑室额角白质或第四脑室周围白

答案: 1. D　2. C　3. D

质；约 1/5 病例可合并海绵状血管瘤。但是发育性静脉畸形周围一般无水肿及占位效应。

4. 下列原发性颅内肿瘤中，最常伴发出血的是
  A. 血管母细胞瘤
  B. 多形性胶质母细胞瘤
  C. 垂体腺瘤
  D. 脑膜瘤
  E. 髓母细胞瘤

【解析】多形性胶质母细胞瘤为最常见的原发性颅内出血性肿瘤，垂体腺瘤次之。

5. 下列关于颅咽管瘤的 CT 表现，说法**错误**的是
  A. 圆形或类圆形低密度影
  B. 多为囊性和部分囊性
  C. 蛋壳样钙化
  D. 常见瘤周水肿
  E. 囊壁及实性部分呈结节状或环形强化

【解析】颅咽管瘤为常见的儿童鞍上肿物，CT 平扫肿物为圆形或类圆形，以囊性和部分囊性为主，囊壁多有钙化，蛋壳样钙化是典型表现，增强扫描囊壁和实性部分呈结节状或环形强化。水肿少见。

6. 关于脑转移瘤的影像表现，说法**错误**的是
  A. 常为多发病灶，幕下较幕上多见
  B. 小瘤体、大水肿
  C. 可伴发出血
  D. 多位于皮髓质交界区
  E. 强化明显，结节状或环形强化

【解析】脑转移瘤常为多发病灶，幕上转移瘤较幕下多见。

7. 关于异染性脑白质营养不良，叙述**错误**的是

  A. 是最常见的溶酶体病
  B. 是一种常染色体隐性遗传性疾病
  C. 早期皮层下 U 型纤维受累
  D. 可见虎纹征
  E. 不强化

【解析】异染性脑白质营养不良是一种常染色体隐性遗传性疾病，是最常见的溶酶体病，其发病是由于脑硫脂激活蛋白的缺陷，使溶酶体内鞘脂类硫苷脂沉积，从而导致严重代谢异常的脱髓鞘性神经系统退行性疾病。影像学表现为大脑半球深部白质融合成片的蝴蝶样 T_2 高信号，早期累及胼胝体压部及顶枕叶白质，快速离心延展至额颞叶白质，髓静脉周围白质不受累呈虎纹征，早期皮层下 U 型纤维不受累，增强扫描白质病变不强化。

8. 关于脑脓肿，叙述**错误**的是
  A. 环壁可厚薄不均
  B. 可表现为大小环状强化互相连接
  C. 脑脓肿壁皮质侧较脑室侧薄
  D. 磁共振波谱 MRS 脑脓肿内可出现特征性氨基酸波
  E. 脑脓肿壁 T_2WI 低信号可能是由于有胶原纤维成分

【解析】脑脓肿根据病程可分为脑炎早期、脑炎晚期、脓肿形成早期和脓肿形成晚期。脑脓肿包膜形成后，增强扫描呈环形强化，典型者环壁薄、光整、有张力，脓肿壁由于有纤维成分表现为 T_2WI 低信号，不典型的脑脓肿环壁也可厚薄不均，近皮质侧由于血运丰富而较厚，脓肿的卫星灶常见，母子脓肿形成时增强扫描可表现为大小环状强化互相连接，磁共振波谱 MRS 脑脓肿内可出现特征性氨基酸波，包括亮氨酸波、乙酸盐波和丁二酸盐波。

答案：4. B　5. D　6. A　7. C　8. C

9. 关于神经梅毒，下列叙述正确的是
   A. 由伯氏疏螺旋体引起
   B. 梅毒树胶肿病理改变为非干酪样坏死
   C. 脑膜血管梅毒主要侵犯小血管
   D. 脊髓痨是实质性神经梅毒的一种
   E. 梅毒树胶肿靠近脑表面，常有邻近脑膜强化

【解析】神经梅毒是由苍白密螺旋体引起的一种晚期神经梅毒。临床上分为 5 型：无症状型梅毒、脑膜梅毒、脑膜血管梅毒、实质性神经梅毒和梅毒树胶肿。无症状型梅毒指患者无症状，梅毒血清反应阳性。脑膜梅毒主要侵犯脑膜，引起脑膜炎症反应。脑膜血管梅毒又称梅毒性血管炎，梅毒螺旋体主要侵犯较大的血管。实质性神经梅毒是梅毒螺旋体直接侵犯脑实质和脑膜，脊髓痨是实质性神经梅毒的一种，是由梅毒感染后 20～25 年脊髓后根及脊髓后索发生变性所致。梅毒树胶肿是由于感染梅毒后硬脑膜和软脑膜强烈的局限性炎症反应而形成的肿块样病变，其病理改变由脑膜结缔组织和血管构成，中心为干酪样坏死。梅毒树胶肿多靠近脑表面，与脑膜关系密切，常有邻近脑膜强化。

10. 关于甲醇中毒性脑病，叙述**错误**的是
    A. 甲醇对视神经及壳核有选择性毒性作用
    B. 双侧壳核对称性出血性坏死高度提示甲醇中毒
    C. 合并皮质下白质区损害往往提示预后不佳
    D. 小脑、脑干受累常见
    E. 增强扫描无强化或轻微强化

【解析】甲醇是一种强有力的中枢神经系统抑制剂，对视神经及壳核有选择性毒性作用，双侧基底节坏死是其相对特异性的影像表现，双侧壳核对称性出血性坏死高度提示甲醇中毒，小脑、脑干受累罕见，增强扫描无强化或轻微强化，合并皮质下白质区损害往往提示预后不佳。

11. 关于肥大性下橄榄核变性（HOD），叙述**错误**的是
    A. 是一种特殊的跨神经突触变性病
    B. 可能与下橄榄核去抑制有关
    C. MRI 表现为下橄榄核 T_2WI 信号增高，体积可不增大
    D. 四肢震颤是其典型临床表现
    E. 增强后不强化

【解析】HOD 又称下橄榄核肥大，是小脑齿状核、中脑红核和延髓下橄榄核神经元之间的联系发生病变导致的一种特殊的跨神经突触变性病。齿状核 - 红核 - 下橄榄核环路也称为 Guillian-Mollaret 解剖。脑血管病、创伤性头部损伤、肿瘤、退行性神经病变和手术等均会对该环路造成损伤，使经此环路传递的抑制性神经冲动减少，下橄榄核发生失神经性超敏反应，最终导致肥大和变性。主要表现为腭肌阵挛、眼肌震颤、共济失调、复视及肢体阵挛等，典型表现为腭肌阵挛。影像表现为延髓腹外侧下橄榄核区的 T_2WI 异常高信号，伴或不伴有下橄榄核的体积增加，增强扫描病变不强化。

12. 关于阿尔茨海默病，下列叙述**错误**的是
    A. 是一种不可逆的进行性神经变性病
    B. 免疫 PET 在 AD 的评估中具有重要前景
    C. MRI 多表现为脑皮质萎缩，特别是海马及内侧颞叶
    D. 与 β- 淀粉样蛋白沉积、tau 蛋白过度磷酸化、胆碱能神经元缺失有关

E. 脑脊液 β- 淀粉样蛋白、tau 蛋白测定能够鉴别 AD 与其他类型痴呆

【解析】阿尔茨海默病（Alzheimer's disease, AD）是一种不可逆的进行性神经退行性疾病，主要影响老年人，为痴呆症最常见的形式。发病机制尚未阐明，可能与 β- 淀粉样蛋白沉积、tau 蛋白过度磷酸化、胆碱能神经元缺失有关。简易智能状态检查量表（MMSE）在阿尔茨海默病的筛查中具有重要价值。脑脊液 β- 淀粉样蛋白、tau 蛋白测定有助于评估 AD，但是不能鉴别 AD 与其他类型痴呆。MRI 上可发现脑皮质体积萎缩，特别是海马和内侧颞叶。PET 在 AD 评估中具有重要意义，如免疫 PET 可评估脑内 β- 淀粉样蛋白沉积情况等。

13. 关于 Jefferson 骨折，下列叙述正确的是
    A. 是寰椎的稳定性骨折
    B. 是寰椎的爆裂性骨折，因此是不稳定的
    C. 骨折位于寰椎前后弓，特别是与侧块交界处
    D. 骨折由侧向暴力导致
    E. X 线平片可准确评估此型骨折

【解析】典型 Jefferson 骨折由于轴向暴力导致轴向的外力垂直作用于寰椎，并由此转变为向外侧的水平应力，引起寰椎前后弓，特别是与侧块交界处骨折，属寰椎的爆裂性骨折，典型 Jefferson 骨折是稳定的，但是也存在一部分变异性 Jefferson 骨折往往伴有寰椎横韧带撕裂等导致骨折不稳定。X 线上很难发现骨折线，CT 检查可以清楚显示骨折部位、数量及移位情况，在伴发神经损伤时需要进一步完善 MRI 检查。

14. 关于进行性核上性麻痹（PSP）的影像表现，描述**错误**的是

A. 形态上可发现中脑萎缩、小脑上脚萎缩和顶叶皮质萎缩
B. 中脑萎缩常见
C. 十字征是其特征性表现
D. 蜂鸟征是其特征性表现
E. 牵牛花征是其特征性表现

【解析】进行性核上性麻痹（progressive supranuclear palsy, PSP）也称为脑内微管相关蛋白 tau 的异常聚集，是一种成人型、快速进展性神经退行性疾病，其主要临床表现为垂直性核上性凝视麻痹，神经细胞变性主要位于脑干。PSP 常见的神经影像脑形态学变化有中脑萎缩、小脑上脚萎缩和顶叶皮质萎缩，其中以中脑萎缩最为常见，中脑前端萎缩变尖，在 MRI 正中矢状位 T_2WI 呈鸟嘴样，称蜂鸟征，具有较高的特异度及敏感度。此外 MRI 上中脑前后径变小，导水管扩张，四叠体池增大，横断面表现类似牵牛花征，同样具有很高的特异度。

15. 关于脊髓空洞症，叙述**错误**的是
    A. 脊髓空洞内的液体为脑脊液，与脊髓中央管相通
    B. 可合并 Charcot 关节
    C. 原发性脊髓空洞症认为与闭合性神经管缺损有关
    D. 继发性脊髓空洞症则认为与脑脊液动力学障碍有关
    E. 可合并 Chiari 畸形

【解析】脊髓空洞症是由多种原因引起的脊髓内管状囊性空腔，囊腔可随时间由内向外进行性扩大，压迫并损伤脊髓神经组织，导致分离性感觉、运动障碍及神经营养性障碍，可引起 Charcot 关节。病变部位多见于颈髓，可累及全脊髓和脑干。Chiari 畸形、脊髓肿瘤、炎症等均可合并脊髓空洞症。原发性脊髓空洞症认为与闭合性神经

答案： 13. C 14. C 15. A

管缺损有关,继发性脊髓空洞症则认为与脑脊液动力学障碍有关,脊髓空洞症的空洞可与脊髓中央管相通,也可不相通。

16. 患儿女,8岁。因头晕就诊,查体无明确阳性体征,行颅脑 MRI 检查(图 2-1)。以下诊断准确的为
   A. 神经元移行异常 - 巨脑回畸形,脑裂畸形
   B. 神经元移行异常 - 多小脑回畸形,脑裂畸形
   C. 神经元移行异常 - 灰质异位,脑裂畸形
   D. 神经元移行异常 - 局部皮质发育不良,脑裂畸形
   E. 神经元移行异常 - 无脑回畸形,脑裂畸形

【解析】脑灰质异位为胚胎期移行的神经元中途受阻而使灰质局灶性或大范围停留在脑白质或室管膜下的一种先天性畸形,正常神经元迁移途径为室管膜下向脑表面迁移。室管膜下型灰质异位为最常见类型,本例影像学为典型的灰质异位改变,同时伴有脑裂畸形。

17. 患者男,45岁。突发剧烈头痛,伴恶心、呕吐。头颅 CT 平扫示:双侧外侧裂池对称性出血。CTA 提示颅内动脉瘤。该患者动脉瘤最可能位于
   A. 前交通动脉　　B. 大脑前动脉
   C. 大脑中动脉　　D. 基底动脉
   E. 大脑后动脉

【解析】动脉瘤破裂患者,蛛网膜下腔

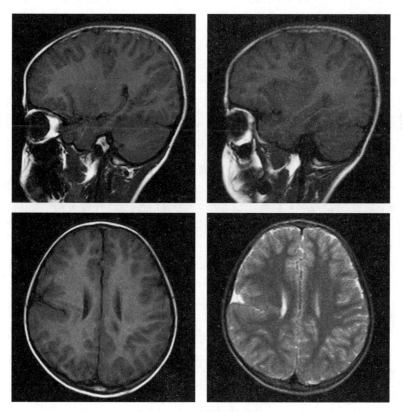

图 2-1　患者颅脑 MRI 图像

出血部位有助于初步判定动脉瘤位置。大脑前动脉或前交通动脉瘤破裂时,积血多位于前纵裂池、透明隔、双侧外侧裂池。外侧裂池对称出血最可能见于前交通动脉瘤破裂。大脑中动脉瘤破裂,积血多位于患侧外侧裂池。基底动脉瘤破裂出血多位于脚间池、环池。

18. 患者女,50 岁。既往高血压病 10 年。因"右侧肢体无力伴头晕 10 天"入院。入院查体:BP 184/90mmHg,P 80 次 /min,R 18 次 /min,双侧瞳孔等大等圆,光反射敏感,双侧额纹、口角对称,伸舌居中,右侧肢体无力,右侧肢体精细活动欠佳,双侧病理征阳性。颅脑 MRI:左侧放射冠区、半卵圆中心可见散在斑片状稍长 T_1、长 T_2 信号影,边界模糊,T_2-FLAIR 呈高信号。颅脑 MRA:Willis 环完整,双侧大脑中动脉及左侧大脑后动脉远端未见显影,其走行区可见多发狭小网状血管影,左侧大脑前动脉纤细。对其最可能的诊断是
   A. 脑梗死、高血压 3 级
   B. 烟雾病、高血压 3 级
   C. 烟雾病、脑梗死、高血压 3 级
   D. 烟雾病、脑梗死
   E. 烟雾病、脑梗死、高血压 2 级

19. 患儿男,12 岁。头痛半年,颅脑 MRI 示松果体区不规则软组织肿块影,T_1WI 呈等信号,T_2WI 呈稍高信号,信号不均匀。MRI 增强扫描可见病灶呈明显强化,室管膜亦可见强化,最可能的诊断为
   A. 脑膜瘤   B. 松果体瘤
   C. 畸胎瘤   D. 生殖细胞瘤
   E. 表皮样囊肿
   【解析】生殖细胞瘤是最常见的松果体

区肿瘤,儿童、青少年多发,发病的高峰年龄为 10～20 岁。MRI 表现为 T_1WI 呈等低信号,T_2WI 呈等高信号,伴囊变者信号不均匀,增强后病灶呈明显强化。

20. 患者男,32 岁。以"右侧面部麻木半个月"主诉入院,影像学检查见图 2-2,最有可能的诊断是
   A. 表皮样囊肿   B. 三叉神经瘤
   C. 脑膜瘤   D. 蛛网膜囊肿
   E. 听神经瘤
   【解析】该患者病灶位于右侧桥小脑角区,形态不规则,呈扁丘状,沿蛛网膜下腔蔓延,具有"见缝就钻"的特点,呈长 T_1、长 T_2 信号改变,T_2-FLAIR 序列为混杂信号,DWI 序列呈特征性高信号,增强扫描未见明显强化,为典型的表皮样囊肿影像表现。

21. 患者女,27 岁。四肢麻木无力 1 年。脑 MRI 检查发现第三脑室旁、中脑导水管周围异常信号。脊髓 MRI 检查发现长节段异常信号,累及脊髓灰质。诊断可能为
   A. 多发性硬化
   B. 急性播散性脑脊髓炎
   C. Wernicke 病
   D. 视神经脊髓炎谱系疾病
   E. 抗髓鞘少突胶质细胞糖蛋白免疫球蛋白 G 抗体相关疾病
   【解析】视神经脊髓炎谱系疾病脑内病变通常位于 AQP4 富集区(第三脑室旁、第四脑室旁、下丘脑、中脑导水管),脊髓病变超过 3 个椎体节段,70% 的病灶多位于脊髓灰质。

22. 患者女,70 岁。进行性认知记忆力下降、肢体抖动 1 周。脑电图见双侧额枕

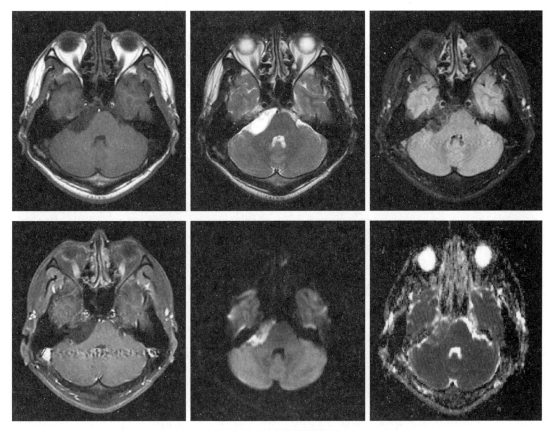

图 2-2 患者颅脑影像图

区慢波或尖慢波呈周期样放电。DWI发现双侧大脑皮质呈花边状高信号，无明显肿胀。下列最可能的诊断是

A. MELAS

B. 低血糖脑病

C. 自身免疫性脑炎

D. 缺血缺氧性脑病

E. 克 - 雅（Creutzfeldt-Jakob）病

【解析】该患者为老年女性，临床出现进行性认知障碍，脑电图见双侧额枕区慢波或尖慢波呈周期样放电，双侧大脑皮质呈花边征，符合克 - 雅病表现。患者年龄大，无脑卒中样发作等急性症状，病变脑回肿胀不明显，不支持 MELAS。低血糖脑病常急性起病，有明确病因，与该患者表现不符。自

身免疫性脑病主要累及颞叶内侧及海马。缺血缺氧性脑病急性起病，常有明确缺氧病史。

23. 患者男，46 岁。反复头痛 10 个月余。脑脊液压力升高，白细胞计数 230×10^6/L，蛋白 0.72g/L，葡萄糖 1.37mmol/L，氯化物（-）。脑 MRI 检查发现基底节区多发 T_2 高信号，呈"肥皂泡样"改变，增强扫描未见明显强化。临床诊断为中枢神经系统感染性疾病。最可能导致该疾病的病原体是

A. 曲霉

B. 结核分枝杆菌

C. 金黄色葡萄球菌

D. 新型隐球菌

E. 伯氏疏螺旋体

【解析】该患者为中青年男性,慢性起病,头痛;脑脊液压力升高,白细胞计数高,蛋白水平高,葡萄糖含量低;基底节区 T_2WI"肥皂泡样"多发高信号,是新型隐球菌感染的特征性表现,因此考虑最可能的病原体是新型隐球菌。余病原体感染一般无基底节"肥皂泡样"改变。

24. 患者男,64 岁。左侧肢体麻木无力 3 个月。脑 MRI 检查显示右侧外囊陈旧出血后软化灶,另发现右侧内囊后肢及脑干右侧斑片异常信号,T_2WI 表现为高信号。诊断可能为

A. 自身免疫性脑炎

B. 多发性硬化

C. Wallerian 变性

D. 视神经脊髓炎谱系疾病

E. 脑缺血病灶

【解析】该患者有陈旧出血病史,现皮质脊髓束区 T_2WI 信号增高,可符合 Wallerian 变性的表现。脑梗死、脑出血、脑肿瘤、脑外伤、感染、脱髓鞘病变、手术等均会引发 Wallerian 变性。

25. 患者女,46 岁。右下肢麻木 8 个月。胸椎 CT 显示 T_{11} 水平椎管内见结节样钙化灶,MRI 增强提示 T_8 水平椎管内硬膜下见一结节,T_1WI 呈等信号、T_2WI 呈略高信号,增强扫描呈明显均匀强化,邻近硬脊膜也见强化。最可能的诊断是

A. 神经鞘瘤　　　B. 陈旧血肿机化

C. 海绵状血管瘤　D. 脊膜瘤

E. 畸胎瘤

【解析】该患者为中年女性,影像学提示

硬膜下占位,T_1WI 呈等信号、T_2WI 呈略高信号,病变显著强化,并可见脊膜尾征,符合脊膜瘤表现。神经鞘瘤一般伴囊变、信号和强化不均匀,海绵状血管瘤多位于髓内和硬膜外,发生于硬膜下者较少见,一般 T_2WI 信号较高,没有脊膜尾征。畸胎瘤一般会有脂肪、信号不均匀。血肿一般不强化。

二、多选题

1. 关于 Chiari 畸形,以下说法正确的是

A. 是一种后颅窝发育不良,容积缩小导致幕下组织经枕骨大孔疝出,从而引起一系列症状的先天性疾病

B. Ⅰ型常伴有脊髓脊膜膨出

C. Ⅱ型除小脑扁桃体下降外,小脑蚓部、延髓、脑桥、第四脑室也可通过枕骨大孔疝出

D. Ⅲ型罕见,婴儿期发病,为严重的小脑发育不全或缺如,脑干发育小,后颅窝扩大,充满脑脊液

E. Ⅳ型少见,多见于新生儿或婴儿,是在Ⅱ型基础上并发颈枕交界部脑脊膜或脑膜脑膨出

【解析】选项 B 错误,因为 Chiari 畸形Ⅰ型通常不伴有脊髓脊膜膨出。选项 D、E 将Ⅲ型、Ⅳ型混淆,Ⅲ型少见,多见于新生儿或婴儿,是在Ⅱ型基础上并发颈枕交界部脑脊膜或脑膜脑膨出;Ⅳ型罕见,婴儿期发病,为严重的小脑发育不全或缺如,脑干发育小,后颅窝扩大,充满脑脊液。

2. 以下关于结节性硬化临床及影像学特点,说法正确的是

A. 属于常染色体隐性遗传病

B. 主要病理特征包括皮层结节、白质内异位细胞团和脑室内小结节

答案: 24. C 25. D

1. AC 2. BCDE

C. 主要临床表现包括癫痫、智力障碍和面部皮脂腺瘤

D. CT 表现为位于室管膜下和脑室周围多发结节及钙化灶

E. MRI 表现为较大结节呈 T_1WI 等或稍低信号，T_2WI 稍高信号

【解析】结节性硬化是常染色体显性遗传病。

3. 以下可能为脑出血血肿扩大影像学征象的有

A. CT 平扫，岛征

B. CT 平扫，黑洞征

C. CT 平扫，混杂征

D. CT 平扫，漩涡征

E. CTA，点征

【解析】岛征，指平扫 CT 上血肿周边的小血肿。黑洞征，指高密度血肿内不与周边脑组织相连的边界清晰的低密度区域，可呈圆形、椭圆形或条形，与周边血肿 CT 值相差至少 28Hu。混杂征，指血肿内同时存在相对高密度和低密度区域，二者之间界限明确，CT 值相差 18Hu 及以上。漩涡征，指血肿高密度区内的低密度区或等密度区，其形状变化多样，可以是圆形、条状或不规则形状等。点征，指颅内血肿的对比剂外渗处至少出现 1 个对比剂浓聚影，周围血肿与其密度相比，CT 测量值至少为 120Hu。以上征象均为脑出血进展的独立预测因子。

4. 关于烟雾病，以下说法正确的是

A. 又称自发性脑底动脉环闭塞症

B. 在东亚国家发病率较高，女性稍多于男性

C. 临床主要表现为脑出血、脑缺血

D. CTA 显示颅底主要动脉狭窄或闭塞以及烟雾样血管形成

E. 可见常春藤征

【解析】烟雾病又称自发性脑底动脉环闭塞症，是一组以双侧颈内动脉末端和 / 或大脑前动脉、大脑中动脉起始部缓慢进展性狭窄以致闭塞，脑底出现代偿性异常血管网为特点的脑血管病；临床表现包括头痛、头晕、癫痫、短暂性脑缺血发作、脑梗死、脑出血等；根据首发症状的不同可分为缺血型烟雾病、出血型烟雾病和无症状型烟雾病 3 大类，多见发生于东亚国家黄种人，好发于 5～40 岁女性。烟雾病在 MRI 上可见常春藤征，代表代偿扩张的皮层软脑膜侧支吻合血管和软脑膜动脉血流缓慢，具体表现为 T_2-FLAIR 上脑沟内管状分支高信号和 MRI 增强上软脑膜点状或线样强化。

5. 下列关于颅底脊索瘤的描述，正确的是

A. 通常位于斜坡中线附近和蝶鞍后部

B. 病灶边界清晰，不常见邻近骨质破坏

C. CT 多表现为不均匀密度影，内见散在钙化灶，少数可见反应性骨硬化

D. MRI 可显示病灶内多种成分信号，提示出血、坏死、囊变

E. MRI 增强扫描呈不均匀蜂窝状强化

【解析】脊索瘤为一种少见的恶性骨源性肿瘤，起源于胚胎时期的脊索残留物，其中颅底脊索瘤好发于斜坡中线附近和蝶鞍后部。肿物边界清晰，伴有明显的骨质破坏。CT 上多为混杂密度，内有散在斑片状钙化，少数可见反应性骨硬化，增强扫描肿瘤呈轻至中度不均匀强化。MRI 示病灶内呈多种成分信号：短 T_1 信号提示出血；较长 T_1、长 T_2 信号提示坏死、囊变；长 T_1、短 T_2 信号提示钙化。由于瘤组织内含有较多的纤维间隔而出现特征性的"蜂窝状"表现，增强后肿瘤呈不均匀"蜂窝状"强化。

答案：　3. ABCDE　4. ABCDE　5. ACDE

6. 好发于儿童的颅内肿瘤有
   A. 小脑毛细胞星形细胞瘤
   B. 髓母细胞瘤
   C. 胶质母细胞瘤
   D. 室管膜瘤
   E. 颅咽管瘤
   【解析】胶质母细胞瘤，Ⅳ级星形细胞瘤，主要发病年龄为45～60岁，在儿童中少见。

7. 下列影像学征象提示脑外肿瘤的有
   A. 脑白质挤压征
   B. 脑膜尾征
   C. 静脉窦闭塞
   D. 肿瘤以宽基底与硬脑膜相连
   E. 脑积水
   【解析】脑外肿瘤的影像学特征包括：脑脊液间隙、蛛网膜下腔增宽、脑白质挤压征、广基与硬脑膜相连、脑膜尾征、静脉窦阻塞和邻近骨质改变等。

8. 关于垂体微腺瘤的影像学分析，以下说法正确的是
   A. 需行冠状位 MRI 增强扫描
   B. 延迟扫描病灶显示最佳
   C. MRI 动态增强扫描中多数微腺瘤强化晚于、弱于正常垂体
   D. 间接征象包括垂体上缘膨隆、垂体柄向健侧偏移
   E. 表现为雪人征
   【解析】垂体微腺瘤为直径小于10mm的垂体腺瘤，冠状位最易观察，单纯性微腺瘤 CT 平扫表现为等密度，诊断具有一定局限性，因此怀疑垂体微腺瘤时须行冠状位增强扫描。MRI 动态增强扫描能够有效提高病灶检出率，垂体微腺瘤强化相对滞后于正常垂体，且信号弱、缓慢。因此，增强早期垂体微腺瘤较正常组织呈低信号，病灶易于显示。垂体微腺瘤在影像学的间接征象包括垂体上缘膨隆、垂体柄偏移、垂体内毛细血管丛受压、移位等。雪人征为增大的垂体突入鞍上，于鞍膈处受限形成细腰样压迹，而鞍内与鞍上部分宽大，呈两头宽、腰部窄的雪人样改变，常发生于垂体大腺瘤。

9. 脑囊虫病环形强化病灶的特点是
   A. 环小
   B. 常位于脑表面
   C. 环内可见高密度头节
   D. 环壁薄
   E. 环内容物弥散加权成像呈高信号
   【解析】小囊型脑囊虫病的病灶呈厚壁小环样，位置表浅，常位于皮质或皮质下白质，环壁 CT 平扫呈等密度，T_1WI 与脑灰质信号类似，T_2WI 与灰质信号类似或更低，弥散加权成像上环内容物呈低信号，增强扫描病灶呈环形强化，环内可见小点状高密度头节。

10. 单纯疱疹病毒性脑炎的影像学表现是
   A. 常首先侵犯颞叶
   B. 豆状核常不受侵犯
   C. 双侧发生，可不对称
   D. 均无强化
   E. 可表现为高灌注
   【解析】单纯疱疹脑炎多数由Ⅰ型单纯疱疹病毒感染引起，临床呈急性起病，伴发热、意识障碍、癫痫发作、弥漫性脑功能损害，通常有前驱期，多有上呼吸道感染的症状。病灶常首先侵犯颞叶，单侧或双侧，呈对称或非对称性分布，豆状核常不受累，岛叶病变与豆状核间有清楚的界限，呈刀切征样表现；增强多数不强化，或呈线状、斑片状、脑回样强化。

答案： 6. ABDE 7. ABCD 8. ACD 9. ABC 10. ABCE

11. 关于急性脊髓炎的影像表现，叙述正确的是
    A. 病变以胸段常见
    B. 急性脊髓炎常累及不超过 3 个椎体节段，病灶多为偏侧性
    C. 脊髓肿胀，常出现囊变或脊髓空洞
    D. 多见于青壮年
    E. 横断面上急性脊髓炎可累及脊髓断面全部或大部，增强后多无强化

【解析】急性脊髓炎可见于各年龄组，但多见于青壮年，以胸段最常见，其次是颈段和腰段；病变范围较长，常累及 5 个椎体以上并呈连续性，MRI 表现为脊髓肿胀，均匀一致，轮廓光整，于正常脊髓间缓慢过渡，病变可累及脊髓断面全部或大部，增强后多数无强化，也可表现为轻度弥漫、散在斑片样或环形强化，无囊变、脊髓空洞等合并征象。

12. 下列疾病中，以脑室周围白质受累为主的遗传代谢性疾病包括
    A. 异染性脑白质营养不良
    B. Canavan 病
    C. MELAS
    D. PKAN
    E. Krabbe 病

【解析】异染性脑白质营养不良表现为大脑半球深部白质融合呈片状，早期累及胼胝体压部及顶枕叶白质，快速离心延展至额颞叶白质。Canavan 病，即海绵状脑白质营养不良，病变主要分布于皮质下白质。MELAS，即线粒体脑肌病伴高乳酸血症和脑卒中样发作，病变主要累及皮质或皮质下白质。PKAN，即泛酸激酶相关性神经变性病主要累及深部灰质核团，经典表现为虎眼征，即苍白球 T_2 低信号伴中心高信号。Krabbe 病，即球细胞脑白质营养不良，病变主要位于顶枕叶白质，胼胝体压部受累常见。

13. 慢性酒精中毒性脑病主要表现为
    A. 渗透性脱髓鞘综合征
    B. Wernicke 脑病
    C. Marchiafava-Bignami 病
    D. Rett 综合征
    E. SESA 综合征

【解析】Rett 综合征是由位于 X 染色体上的 *MECP2* 基因突变导致的一种严重影响儿童精神运动发育的疾病。

14. 以下属于多系统萎缩影像学征象的是
    A. 脑桥十字征　　B. 蜂鸟征
    C. 壳核裂隙征　　D. 牵牛花征
    E. 小脑虎纹征

【解析】多系统萎缩可表现为壳核、小脑中脚、脑桥、小脑萎缩，其中脑桥十字征和壳核裂隙征为多系统萎缩影像学征象，提示脑桥、壳核的萎缩。蜂鸟征和牵牛花征为进行性核上性麻痹（PSP）的影像学特征。小脑虎纹征为小脑发育不良性神经节细胞瘤的特征性影像学表现。

15. 关于神经管闭合不全，下列说法正确的是
    A. 分为隐性和开放性 2 种类型
    B. 脊膜膨出属隐性神经管闭合不全
    C. 脊髓膨出属开放性神经管闭合不全
    D. 背侧上皮窦属开放性神经管闭合不全
    E. 脊髓脊膜膨出属开放性神经管闭合不全

【解析】神经管闭合不全分为隐性和开放性两种类型，隐性神经管闭合不全是指躯干、中线、骨骼、神经组织融合不全或不融合，病变处无暴露的神经组织，背侧皮肤完整，包括脊膜膨出、脂肪脊髓脊膜膨出、脊髓纵裂、原发性脊髓栓系综合征、背侧上皮窦等。开放性神经管闭合不全是由于胚胎

答案：　11. ADE　12. AE　13. ABCE　14. AC　15. ABCE

发育过程中神经管关闭时皮肤外胚层与神经外胚层不完全分离,使未闭合的神经基板和神经根组织从背部中线暴露或疝出,周缘黏附于皮肤表面和硬脊膜,表面没有皮肤覆盖。主要包括脊髓脊膜膨出和脊髓膨出等。

16. 关于血管母细胞瘤,叙述正确的是
    A. 发生于脊髓的血管母细胞瘤少见
    B. 可表现为大囊小结节,也可为实质型,纯囊型少见
    C. 病变与正常脊髓交界面分界不清、多伴交界处脊髓水肿
    D. 瘤周可伴丰富血管
    E. 可合并 von Hippel-Lindau 综合征
    【解析】血管母细胞瘤好发于小脑半球,发生在脊髓者少见,大多数为单发,多发者多伴发小脑和延髓的血管母细胞瘤(von Hippel-Lindau 综合征)。大囊小结节型由大囊和小附壁结节构成,增强扫描壁结节明显强化,囊壁无强化或轻度强化。实质型强化显著,周围往往可见丰富血管。单纯囊型比较少见。肿瘤与脊髓交界处界限清晰,往往不伴脊髓水肿。

17. 下列疾病中,主要发生在髓外硬膜下的有
    A. 神经源性肿瘤　　B. 室管膜瘤
    C. 脊膜瘤　　　　　D. 血管瘤
    E. 淋巴瘤
    【解析】椎管内髓外硬膜下最常见的两大肿瘤是神经源性肿瘤和脊膜瘤,室管膜瘤主要位于髓内,血管瘤和淋巴瘤主要位于髓外硬膜外。

18. 关于髓外硬膜外肿瘤,下面描述正确的是
    A. 病变处及病变上下缘蛛网膜下腔受压变窄,脊髓向对侧移位

    B. 恶性肿瘤居多
    C. 脊膜瘤不会出现在髓外硬膜外
    D. 良性肿瘤以血管源性肿瘤较多见,如血管脂肪瘤、海绵状血管瘤等
    E. 脊柱的骨源性肿瘤可累及髓外硬膜外
    【解析】髓外硬膜外肿瘤为椎管常见肿瘤,以恶性肿瘤居多,如淋巴瘤、转移瘤等,良性肿瘤主要是血管性肿瘤。脊柱的骨源性肿瘤可向椎管内生长达硬膜外。MRI 是目前诊断髓外硬膜外病变的有效方案,表现为蛛网膜下腔梗阻,病变处及病变上下缘蛛网膜下腔受压变窄,脊髓向对侧移位。脊膜瘤主要位于髓外硬膜下,但是也可发生在髓外硬膜外。

三、共用题干单选题

(1~2题共用题干)
患儿女,2岁。头围增大,MRI 检查如图 2-3 所示。

1. 关于图 2-3 中的影像学征象,以下说法**错误**的是
    A. 小脑蚓部发育不全
    B. 第四脑室扩张
    C. 后颅窝扩大
    D. 脑积水
    E. 第四脑室呈蝙蝠翼征
    【解析】Dandy-Walker 畸形是最常见的后颅窝畸形,典型的三联征包括:小脑蚓部发育不良,第四脑室囊样扩张和后颅窝扩张。第四脑室蝙蝠翼征是 Joubert 综合征的影像学表现。

2. 根据以上征象,最可能的诊断是
    A. Dandy-Walker 畸形
    B. Chiari 畸形
    C. Blake 囊肿

答案: 16. ABDE　17. AC　18. ABDE
　　　1. E　2. A

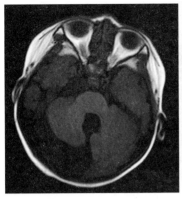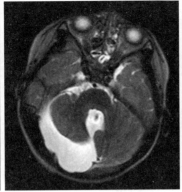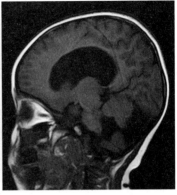

图 2-3　患者颅脑 MRI 图像

D. Joubert 综合征

E. 枕大池蛛网膜囊肿

【解析】Dandy-Walker 畸形是最常见的后颅窝畸形，典型的三联征包括：小脑蚓部发育不良，第四脑室囊样扩张和后颅窝扩张；Blake 囊肿为先天变异的巨枕大池，囊肿与第四脑室和蛛网膜下腔交通，小脑蚓部发育正常。Joubert 综合征是一种常染色体隐性遗传疾病，影像学表现为小脑蚓部部分或完全缺如，小脑上脚增宽、第四脑室变形。Chiari 畸形是指小脑扁桃体下疝畸形。

（3～4 题共用题干）

患者男，28 岁。突发头痛 7 小时，无高血压等特殊病史，行头颅 CT 平扫以及 CT 血管造影检查，如图 2-4 所示。

3. 对该患者正确的诊断应是

A. 海绵状血管瘤合并脑出血

B. 动静脉畸形合并脑出血

C. 硬脑膜动静脉瘘合并脑出血

D. 烟雾病合并脑出血

E. 动脉瘤合并脑出血

【解析】CT 平扫显示左侧枕叶脑出血破入脑室系统，CT 血管造影显示出血区可见异常迂曲强化血管团影为动静脉畸形的血管巢，左侧大脑后动脉为其供血动脉，病变后方可见一较粗引流静脉引流汇入上矢状窦。

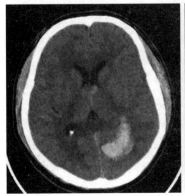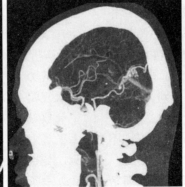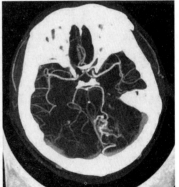

图 2-4　患者头颅平扫和 CT 血管造影图像

答案：　3. B

4. 以下关于此疾病的说法正确的是
   A. T_2WI 上呈"爆米花"样改变,病变周边低信号环
   B. 多位于动脉走行区,尤其是血管分叉处
   C. 大多数发生于幕下,少数发生于幕上
   D. 脑基底部出现异常烟雾状血管网
   E. MRI 可见"蜂窝状"黑蠕虫征(流空血管)影

【解析】选项 A 为海绵状血管瘤的特征;选项 B 为动脉瘤的特征;动静脉畸形大多数发生于幕上,少数发生于幕下;选项 C 错误;选项 D 为烟雾病的特点;动静脉畸形的典型影像学表现为 T_2WI"蜂窝状"黑蠕虫征(流空血管)影。

(5～7题共用题干)

患者男,45 岁。骑电动车时向前摔倒,右侧前额部着地,短暂昏迷后清醒,伤后 20 分钟送至医院,3 小时后头痛加剧、再次陷入昏迷,右侧瞳孔散大,左侧肢体瘫痪。

5. 对该患者最可能的诊断是
   A. 急性硬膜外血肿,小脑幕切迹疝
   B. 脑挫裂伤,颅内血肿
   C. 急性硬膜外血肿,脑挫裂伤
   D. 急性硬膜下血肿,枕骨大孔疝
   E. 颈椎损伤,颈髓受压

【解析】该患者呈头部外伤—原发性昏迷—中间意识清醒—继发性昏迷的临床过程,强烈提示硬膜外血肿可能。严重的急性硬膜外血肿可导致脑疝,右侧瞳孔散大、左侧肢体瘫痪提示并发小脑幕裂孔疝。

6. 对患者行 CT 检查,可能的影像学表现**不包括**
   A. 颅骨内板与脑表面间双凸镜形高密度影
   B. 颅骨骨折
   C. 中线结构移位较轻
   D. 病变跨越颅缝
   E. 颞叶钩回突入小脑幕裂孔

【解析】硬膜外血肿表现为颅骨内板与脑表面间双凸镜形高密度影,多伴颅骨骨折,血肿较局限,一般不跨越颅缝,占位效应轻,中线结构移位较轻。颞叶钩回突入小脑幕裂孔为小脑幕裂孔疝的表现。

7. 下一步宜采取的措施是
   A. 绝对卧床休息
   B. 应用脱水药
   C. 脑室外引流
   D. 快速滴注甘露醇,准备行开颅手术
   E. 大量应用糖皮质激素类药物

【解析】急性硬膜外血肿合并脑疝患者发病急,病情重,需在快速滴注甘露醇降颅内压后尽快行急诊手术治疗。

(8～9题共用题干)

患儿男,9 岁。头痛伴走路失稳 3 个月。MRI 示第四脑室内肿物影(图 2-5)。

8. 对该患者首先考虑的诊断是
   A. 髓母细胞瘤
   B. 低级别星形细胞瘤
   C. 室管膜瘤
   D. 脉络丛乳头状瘤
   E. 转移瘤

【解析】脑室管膜瘤好发于儿童,发病高峰年龄为 1～5 岁,最好发于第四脑室,临床表现有头痛、恶心、呕吐和共济失调等。室管膜瘤在 T_1WI 上多呈低信号,在 T_2WI 上呈高信号,常混杂囊变、坏死、钙化、出血,呈典型的"钻孔样"生长,增强扫描实性成分一般明显强化,囊变区不强化。本例患儿,9 岁,结合临床症状与影像学表现,首先

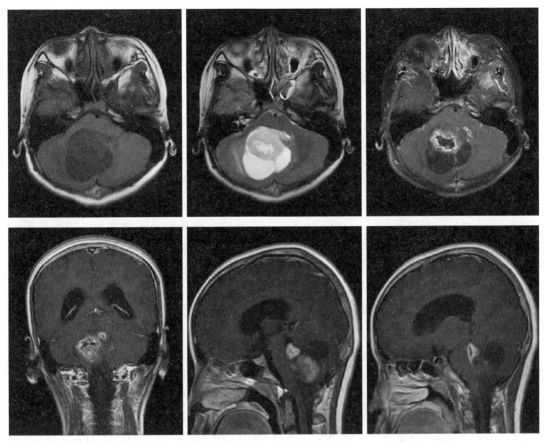

图 2-5　患者颅脑 MRI 图像

应考虑室管膜瘤；髓母细胞瘤好发于小脑蚓部。低级别星形细胞瘤好发于小脑，很少发生于脑室。脉络丛乳头状瘤，常发生于侧脑室三角区，囊变出血少见。转移瘤常有原发病灶，颅骨常受侵，呈多灶性。

9. 下列对于该诊断的描述，**错误**的是

 A. 根据解剖部位可分为幕上型、后颅窝型、脊髓型

 B. WHO 分级为 I 级

 C. 呈"钻孔样"生长

 D. 可随脑脊液播散

 E. 首选手术切除

【解析】根据 2021 WHO CNS 肿瘤分类，室管膜肿瘤根据解剖部位、分子特征分为：①幕上室管膜瘤（CNS WHO II/III 级）、幕上室管膜瘤，包括 ZFTA 融合阳性及 YAP1 融合阳性；②后颅窝室管膜瘤（CNS WHO II/III 级），包括后颅窝室管膜瘤 PFA 组及 PFB 组；③脊髓室管膜瘤（CNS WHO II/III 级），包括伴 MYCN 扩增型；④黏液乳头型室管膜瘤（CNS WHO II 级）；⑤室管膜下瘤（CNS WHO I 级）。脑室管膜瘤呈"钻孔样"生长，常沿侧孔及中孔向外生长，可种植转移，引起脑脊液循环通路阻塞。室管膜瘤患者首选手术切除，术后辅助放疗可提高生存期。

答案：　9. B

（10～12题共用题干）

患者男，65岁。近期出现谵妄、记忆力差，眼球左右活动不能。长期酗酒，每日约半斤白酒。脑电图无异常。MRI检查示双侧丘脑内侧、乳头体内异常信号。

10. 对其最可能的诊断是
   A. 视神经脊髓炎谱系疾病（NMOSD）
   B. Creutzfeldt-Jakob病
   C. Wernicke脑病
   D. 黄病毒属脑炎
   E. 基底动脉尖综合征

【解析】该患者为老年男性，有长期酗酒史，近期出现谵妄、眼肌麻痹等异常，双侧丘脑内侧、乳头体内异常信号，首先考虑Wernicke脑病。患者年龄大，乳头体累及，不考虑NMOSD。患者无进行性痴呆，脑电图无异常，无皮质DWI高信号，不考虑Creutzfeldt-Jakob病。患者无发热，非急性起病，不符合病毒感染。患者非急性起病，DWI不呈动脉性分布，不支持基底动脉尖综合征。

11. 下列关于该诊断的描述正确的是
   A. 脑脊液检查14-3-3蛋白阳性
   B. 由于维生素B_{12}缺乏所引起
   C. 不累及大脑皮质
   D. 乳头体受累是其最特异征象
   E. 其临床三联征为精神障碍、认知障碍、眼肌麻痹

【解析】Wernicke脑病是由于维生素B_1缺乏所引起的神经系统疾病，多呈急性或亚急性起病，以精神障碍、眼肌麻痹、共济失调为主要症状，这3种症状是Wernicke脑病的临床三联征。Wernicke脑病典型发病部位为乳头体、丘脑内侧、第三和第四脑室、导水管周围，特征性表现为乳头体受累（最特异征象），还可以累及胼胝体压部、基底节、大脑皮质等。

12. 该患者长期酗酒是主要致病因素，下列**不是**慢性酒精中毒性脑病表现的是
   A. 甲醇中毒
   B. SESA综合征
   C. Marchiafava-Bignami病
   D. 渗透性脱髓鞘综合征
   E. 双硫仑毒性反应

【解析】慢性酒精中毒性脑病是指由于长期饮酒造成酒精作用于脑组织产生的慢性、容易复发的脑部疾病，是长期过量饮酒导致的中枢神经系统中毒。主要表现为以下几种中枢神经系统疾病：渗透性脱髓鞘综合征、Wernicke脑病、Marchiafava-Bignami病、SESA综合征、双硫仑毒性反应、肝性脑病。甲醇中毒主要是由摄入掺假的酒精饮料（非法酿制的假酒）造成的。

（13～15题共用题干）

患者女，56岁。双手麻木2年。颈椎MRI检查示$C_{2～4}$节段颈髓增粗肿胀、其中央见梭形异常信号病灶，T_1WI为等信号、T_2WI为高信号，增强扫描呈轻中度不均匀强化，病变与邻近脊髓界限较清晰，但邻近颈髓可见脊髓空洞形成。

13. 下面最可能的诊断是
   A. 星形细胞瘤
   B. 血管母细胞瘤
   C. 室管膜瘤
   D. 海绵状血管瘤
   E. 黑色素瘤

【解析】该患者为女性，MRI检查示病变位于中央，提示病变起源于脊髓中央管的室管膜细胞可能，瘤边界清楚，增强后轻中度强化，这些均提示病变可能是室管膜瘤。星形细胞瘤多偏心性生长，且多呈浸润性生长，边界多模糊不清，而该病例瘤边界清楚。海绵状血管瘤和血管母细胞瘤信号和

答案： 10. C　11. D　12. A　13. C

强化方式与该病例不符。黑色素瘤有特征性的 MRI 信号，此外属恶性肿瘤，因此该病例不符合。

14. 下列关于该诊断的描述，错误的是
  A. 该病的病灶内可伴发出血
  B. 该病发病率居成人原发性脊髓肿瘤第 2 位
  C. 该病的病灶边界清楚，邻近脊髓两端可囊变，也可形成空洞
  D. 病灶头尾两端可由含铁血黄素沉着形成帽征
  E. 该病的病灶往往位于脊髓的中央

【解析】室管膜瘤是成人最常见的原发脊髓肿瘤，瘤灶往往位于中央，提示病变起源于脊髓中央管的室管膜细胞可能，病变头尾两端含铁血黄素沉着可形成帽征，提示病灶易出血，瘤灶边界清楚，病变两端的脊髓可出现囊变、空洞等。

15. 该病属于髓内肿瘤，下列关于髓内肿瘤的说法，错误的是
  A. 病变段蛛网膜下腔狭窄甚至闭塞
  B. 髓内肿瘤可沿脑脊液播散
  C. 瘤体两端脊髓可出现囊变、空洞
  D. WHO 分级均为 Ⅱ～Ⅲ 级
  E. 肿瘤内可伴出血

【解析】髓内肿瘤表现为病变段脊髓增粗，病变段蛛网膜下腔狭窄甚至闭塞，肿瘤可沿脑脊液播散，特别是室管膜瘤，病变内可出血，病变两端脊髓可出现囊变、空洞等，多数星形细胞瘤 WHO 分级为 Ⅰ～Ⅱ 级，室管膜瘤 WHO 分级多数为 Ⅱ 级、少数为 Ⅲ 级，此外髓内还存在一些其他类型的恶性肿瘤，如黑色素瘤等。

（16～19 题共用题干）
患者男，55 岁。反复抽搐 2 个月，2 天前再发抽搐，遂来院就诊。

16. 患者应首先完善的检查是
  A. 颅脑 CT   B. 颅脑 MRA
  C. 脑电图   D. 颅脑 CTA
  E. 经颅多普勒

【解析】应首先行颅脑 CT 检查以排查脑器质性疾病，再根据情况完善进一步检查。

17. CT 提示左侧额叶占位性病变，密度混杂，内可见条状钙化灶。对患者完善 MRI 检查（图 2-6）。根据临床及影像学线索，可能的病因为
  A. 大脑胶质瘤病
  B. 畸胎瘤
  C. 胚胎发育不良性神经上皮肿瘤
  D. 脑膜瘤
  E. 少突胶质细胞瘤

【解析】少突胶质细胞瘤好发于成年人，好发部位为额叶皮质下白质并向皮质延伸，其次为顶叶和颞叶，50%～80% 的患者有癫痫，常以癫痫症状就诊。CT 上肿物多呈类圆形或不规则形，混杂密度多见，70% 有钙化（点片状、弯曲条带状、不规则团片状），水肿轻，增强扫描无或轻度强化。在 MRI 上多表现为 T_1WI 等低信号，T_2WI 高信号，钙化表现为低信号，周围无或有轻度水肿，占位效应轻。本例 MRI 图像示左侧额叶大片状长 T_1、长 T_2 信号影，信号不均匀，增强扫描见模糊轻度斑点状强化，结合 CT 与临床病史可判断为少突胶质细胞瘤所引发的癫痫。

18. 假设患者住院期间突发意识丧失，牙关紧闭，四肢抽搐，小便失禁。查体：四肢肌肉僵硬，双侧瞳孔等大正圆，对光反射存在。应考虑的诊断及处理方式是

答案： 14. B 15. D 16. A 17. E 18. C

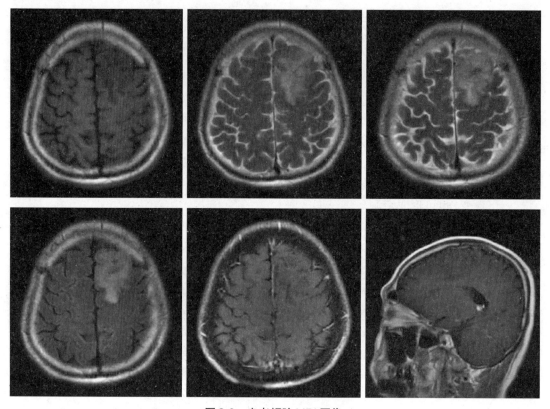

图 2-6　患者颅脑 MRI 图像

A. 急性脑出血,使用甘露醇降颅内压

B. 急性脑梗死,急诊药物溶栓

C. 癫痫大发作,地西泮静脉注射终止癫痫发作

D. 颅内肿瘤破裂,急诊手术治疗

E. 癫痫小发作,可观察至患者自行好转

【解析】患者意识丧失,四肢抽搐,脑神经反射正常,结合病史,首先考虑癫痫大发作,应立即足量、快速静脉给予镇静药物终止癫痫状态,避免进一步损伤。

19. 假设患者恢复后状态良好,下一步首要的治疗措施是

A. 手术治疗

B. 内科抗癫痫治疗

C. 穿刺活检

D. 放射治疗

E. 化疗

【解析】手术切除是低级别胶质瘤的主要治疗方法,较早手术可以提高患者的生存结局。手术切除是治疗低级别胶质瘤的第一步,因穿刺活检容易误诊,手术切除组织进行活检要比穿刺活检的结果准确。手术的目的是明确病理诊断和尽可能地切除肿瘤病灶。

(20～23 题共用题干)

患者女,72 岁。乙肝 30 余年。高血压、糖尿病史 20 余年,未规律用药。左侧肢体不自主扭动 2 个月余。头颅 MRI 发现右侧尾状核头、壳核呈 T_1 高信号,边界清晰,无周围水肿及占位效应。

答案:　19. A

20. 根据题干所提供的线索，该患者最有可能**异常**的实验室指标是
    A. 血糖　　　　B. 血清铜蓝蛋白
    C. ALT、AST　　D. 血氨
    E. 血浆 D- 二聚体

【解析】老年女性，左侧肢体不自主扭动 2 个月余，头颅 MRI 发现右侧纹状体呈 T_1 高信号，边界清晰，无周围水肿及占位效应，考虑非酮症高血糖性偏侧舞蹈症，可能是由于血糖控制不佳，糖化血红蛋白（HbA1c）是反映糖尿病病情控制的重要观察指标。

21. 根据题干所提供的线索，该患者可能的病因是
    A. 甲醇中毒　　B. 动脉粥样硬化
    C. 慢性肝病　　D. 铜代谢紊乱
    E. 高血糖

【解析】根据病历资料可知对该患者可能的诊断是非酮症高血糖性偏侧舞蹈症，可能是由血糖控制不佳、血糖升高所致。

22. 假设患者实验室检查 HbA1c 为 16%，对该患者最可能的诊断是
    A. Wilson 病
    B. 非酮症高血糖性偏侧舞蹈症
    C. 肝性脑病
    D. 高血压性脑出血
    E. 甲醇中毒

【解析】患者 HbA1c 升高，反映血糖控制不佳，结合影像表现支持非酮症高血糖性偏侧舞蹈症诊断。

23. 假设患者纠正病因后，临床症状消失，以下叙述**错误**的是
    A. 影像学改变可逆
    B. 影像学表现恢复早于临床
    C. CT 高密度影消失时间为 2～6 个月

    D. T_1 高信号消失可能为 1 年左右
    E. T_1 高信号可继续存在

【解析】非酮症高血糖性偏侧舞蹈症控制血糖后，影像学改变可逆，影像学表现恢复常晚于临床，CT 高密度影消失时间为 2～6 个月，T_1 高信号消失可能为 1 年左右，影像学改变也可继续存在。

（24～27 题共用题干）
患者男，32 岁。双下肢麻木无力 2 年、加重 2 个月。胸腰椎 MRI 发现 T_{12}～L_1 水平椎管内偏左侧硬膜下一不规则肿块影，相邻椎体后缘可见弧形压迹，肿块 T_1WI 呈低信号、T_2WI 呈高低混杂信号，病灶内可见多发囊变及少许 T_1WI 高信号、T_2WI 低信号影，增强扫描肿块呈明显不均质强化。

24. 根据题干所提供的线索，对该患者最有可能的诊断是
    A. 黏液乳头型室管膜瘤
    B. 神经源性肿瘤
    C. 血管母细胞瘤
    D. 脊膜瘤
    E. 海绵状血管瘤

【解析】青年男性，双下肢麻木无力 2 年、加重 2 个月，胸腰椎 MRI 发现 T_{12}～L_1 左侧髓外硬膜下占位，从信号特征上来看病灶存在囊变和出血，实性部分显著强化，椎体后缘受压，这些均是椎管内神经鞘瘤的特点，神经鞘瘤是椎管内神经源性肿瘤的一种。黏液乳头性室管膜瘤多位于脊髓圆锥下缘，起源于终丝室管膜细胞，往往也位于硬膜下，但是病变位置往往居中，由于有大量黏液，T_1WI 信号可能呈等信号，此外强化上多呈实性及瘤灶内结节样强化，椎体后缘弧形压迹较少出现。典型血管母细胞瘤不难鉴别，实质型血管母细胞瘤强化显著且均匀，周边可伴发丰富血管，该病例不支持。

答案：　20. A　21. E　22. B　23. B　24. B

脊膜瘤囊变、出血少见，此外该病例也无脊膜尾征。硬膜下的海绵状血管瘤往往强化显著、几乎无囊变或出血。

25. 下列关于该诊断的描述，**错误**的是
    A. 该病主要位于髓外硬膜下
    B. 该病可沿椎间孔向椎管外生长
    C. 该病可位于椎管内硬膜外
    D. 发生于髓内者罕见
    E. 当病变发生囊变出血时提示预后不良
    【解析】神经鞘瘤主要位于髓外硬膜下，可沿椎间孔向椎管外生长，也可完全位于椎管内硬膜外，髓内者罕见。囊变、出血是神经鞘瘤的特征之一，与预后无关。

26. 假设患者 MRI 还提示椎管内硬膜下可见多发结节伴异常信号，同时伴发硬脊膜扩张，此时对该患者最可能的诊断是
    A. 神经源性肿瘤伴脑脊液播散
    B. 室管膜瘤伴脑脊液播散

C. 神经纤维瘤病
D. 椎管内多发转移瘤
E. 结核
【解析】椎管内多发神经源性肿瘤提示神经纤维瘤病，特别是伴发硬脊膜扩张症时。

27. 假设患者的 MRI 结果如图 2-7 所示，以下有助于确定该诊断的影像征象中**错误**的是
    A. 病变位于胸段椎管
    B. 病变信号特征
    C. 病变强化特征
    D. 生长方式
    E. 病变呈纺锤样改变
    【解析】椎管内神经鞘瘤主要位于髓外硬膜下，也可位于髓外硬膜外，但是病变位于胸段椎管并不能确定是椎管内神经鞘瘤，因此病变位于胸段椎管不是主要的参考征象。其他征象均是椎管内神经鞘瘤的影像学特点。

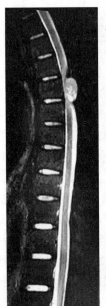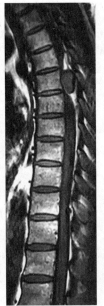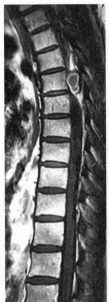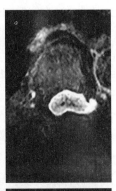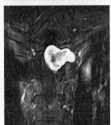

图 2-7　患者胸腰椎 MRI 图像

答案： 25. E　26. C　27. A

四、案例分析题

【案例1】患者女,42岁。主诉右下肢麻木不适1周,外院CT平扫发现颅内占位。

第1问:患者入院后应首选的检查有

A. 头颅CTA

B. 头颅CT平扫及增强

C. 头颅MRI平扫及增强

D. 冠状动脉造影

E. 头颅PET/CT

F. 胸部X线片

【解析】根据提示颅内占位性病变,因此,需行MRI平扫及增强检查,以进一步明确病变的性质。

[提示]患者行头颅MRI检查,如图2-8所示。

第2问:患者上述影像学征象包括

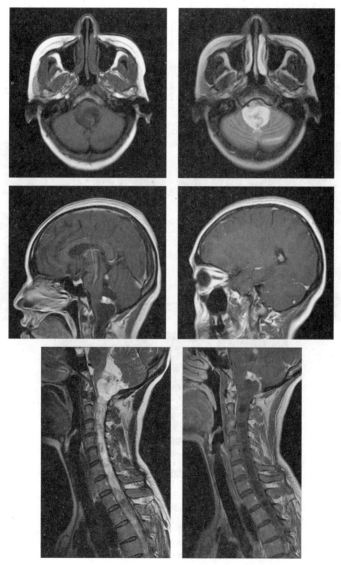

图2-8 患者头颅MRI图像

答案:【案例1】 1. C　2. ABCDE

A. 延髓、第四脑室底部多发占位

B. 左侧小脑半球多发占位

C. 第四脑室顶部占位

D. 脊髓空洞征

E. 增强扫描病灶实性成分强化明显

F. 囊壁强化

【解析】患者 MRI 检查示左侧小脑半球、延髓、第四脑室底部、第四脑室顶部多发占位。延髓、第四脑室底部呈囊实性，左侧小脑半球及第四脑室顶部病灶呈实性，囊液 T_1WI 呈低信号，T_2WI 呈高信号，壁结节及实性成分 T_1WI 呈稍低信号，T_2WI 呈稍高信号，增强扫描壁结节及肿瘤实性部分明显强化，囊壁未见强化。全脊髓可见积水空洞征象。

第 3 问：患者腹部 CTA 如图 2-9 所示，对其可能的诊断是

A. 胰腺癌伴脑转移

B. Bourneville 病

C. Sneddon 综合征

D. Dandy-Walker 综合征

E. von Hippel-Lindau 综合征

F. von-Recklinghausen 病

【解析】颅内多发占位，部分呈大囊小结节型，结合胰腺多发囊肿，双肾多发囊肿，右肾癌及左肾下极错构瘤，需首先考虑 von Hippel-Lindau 综合征。

第 4 问：von Hippel-Lindau 综合征的可能病变有

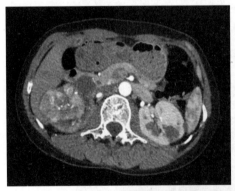
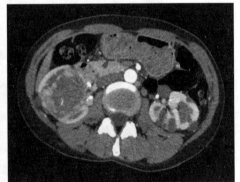
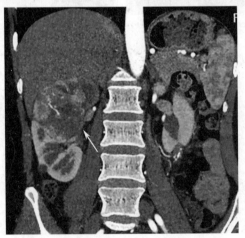

图 2-9   患者腹部 CTA 图像

答案：   3. E   4. ABCDE

A. 胰腺内分泌肿瘤

B. 嗜铬细胞瘤

C. 肾癌

D. 肾脏血管平滑肌脂肪瘤

E. 视网膜多发血管瘤

F. 皮肤纤维血管瘤及斑块

【解析】von Hippel-Lindau 综合征的病变有中枢神经系统血管母细胞瘤、视网膜血管母细胞瘤、胰腺囊肿、肾囊肿、肾细胞癌、脊髓血管母细胞瘤、嗜铬细胞瘤、胰腺内分泌肿瘤和浆液性囊腺瘤、肾脏血管平滑肌脂肪瘤；对于男性，还可有附睾乳头状囊腺瘤。皮肤纤维血管瘤及斑块不是其累及的病变。

【案例 2】患者女，46 岁。4 天前无明显诱因突发右侧肢体无力伴头痛，并出现右侧肢体抽搐数次，无明显发热、恶心、呕吐。查体：患者神志清楚，对答交流尚可，BP 125/72mmHg，右腿肌力 1 级。

第 1 问：根据患者的临床表现，入院后应该优先选择的常规检查有

A. 胸部 X 线片

B. 头颅 CT

C. 头颅 MRI（常规加 DWI）

D. SWI

E. 超声

F. 肌电图

【解析】该患者临床症状及神经系统体征提示为脑血管病可能，可先行颅脑 CT 检查（关键选项），以筛查是缺血性疾病还是出血性疾病，其扫描速度快，患者合作性良好，比较快捷方便；头颅 MRI（正确选项）对于脑血管病特征的显示较 CT 更好，可避免漏诊。颅脑 SWI（无关选项）扫描可以帮助了解微出血性病变，肌电图可排除周围神经病变，但不作为优先选择，超声及胸部 X 线片为错误选项。

第 2 问：患者随后行影像学检查，如图 2-10 所示，对该患者最有可能的诊断是

A. 静脉性脑梗死

B. 动脉性脑梗死

C. 脑出血

D. 脑肿瘤

E. 动静脉畸形

F. 脑脓肿

【解析】该病例主要影像学表现为：左侧额顶叶皮质、皮质下区脑肿胀，CT 可见小斑片状稍高密度影提示灶性出血，磁共振上该出血表现为双低信号，而周边的水肿主要表现为低 T_1 和高 T_2 信号；DWI 显示出血以外的水肿区呈低信号，ADC 图呈高信号，提示血管源性水肿，MRA 序列颅内动脉未见明显异常，B 选项不完全符合，为无关选项；该病例血压不高，且不符合单纯脑出血的典型部位，C 选项不完全符合，为无关选项；脑肿瘤的生长是个慢性过程，不符合题意，故排除 D 选项；磁共振平扫未见蜂窝状血管流空影结合 MRA 的阴性结果可排除 E 选项；患者无发热等感染性表现，增强扫描未见脑回样增强或环形强化，中心未见 DWI 高信号及 ADC 低信号区，故排除 F 选项。

第 3 问：该病例随后确诊为脑静脉血栓合并静脉性脑梗死，则静脉血栓最有可能位于

A. 左侧横窦　　　　B. 左侧乙状窦

C. 直窦　　　　　　D. 大脑大静脉

E. 上矢状窦　　　　F. 下矢状窦

【解析】该病例静脉血栓主要位于左侧额顶叶，为上矢状窦的引流区域，A、B 选项为无关选项，C、D、F 选项为错误选项。

第 4 问：以下关于静脉性脑梗死的说法正确的是

A. 所有的脑静脉血栓都伴有静脉性脑梗死

答案：【案例 2】 1. BC　2. A　3. E　4. BCDF

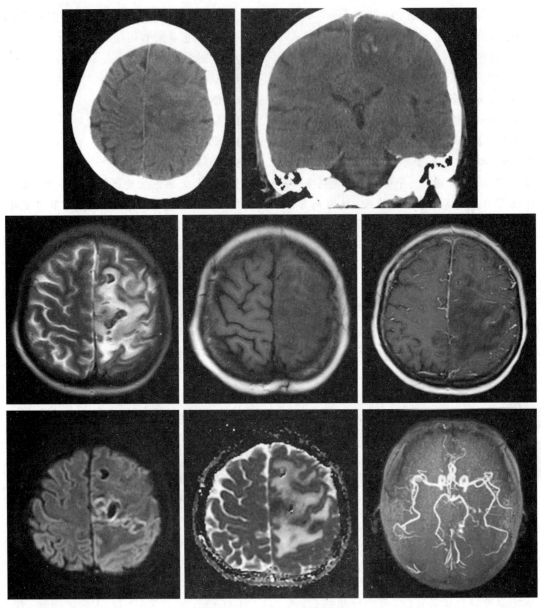

图 2-10 患者影像检查图

B. 表浅型通常位于皮质以及皮质下白质

C. 深静脉中央型通常累及双侧，基底节区、丘脑多见

D. 常伴有灶性出血

E. DWI 序列早期即为细胞毒性水肿（ADC 低）

F. DSA 是诊断静脉窦血栓的金标准

【解析】大约 50% 的脑静脉血栓形成发展为静脉性脑梗死；表浅型静脉性脑梗死常表现为皮质以及皮质下白质脑水肿，常伴有灶性出血，深静脉中央型通常累及双侧，基底节区、丘脑多见；DSA 可观察静脉窦充盈情况，是诊断静脉窦血栓的金标准；静脉性脑梗死早期由于静脉回流受阻，静脉系统和毛细血管内压力增高，表现为血管源性水肿（ADC 高），之后随着脑血流灌注减少导致神经细胞变性坏死，表现为细胞毒性水肿（ADC 低）。

【案例3】患者女，64岁。患高血压15年。无明显诱因突发左侧肢体无力，伴言语含糊。起病2小时左右急诊入院。查体：患者神志清楚，BP 170/100mmHg，失语，左侧面瘫，左侧肢体肌力下降，脑膜刺激征阴性。

第1问：对该患者最可能的诊断是

　　A. 蛛网膜下腔出血

　　B. 脑动脉瘤破裂

　　C. 脑肿瘤

　　D. 癫痫发作

　　E. 缺血性脑卒中

　　F. 运动神经元病

【解析】老年患者，急性起病，出现左侧偏瘫，首先考虑急性脑出血或缺血性脑卒中，患者无脑膜刺激征阳性表现，可以排除蛛网膜下腔出血与动脉瘤破裂，应首先考虑缺血性脑卒中。脑肿瘤与运动神经元一般不出现急性症状，可以排除。

第2问：该患者病变的部位可能位于

　　A. 右侧大脑中动脉

　　B. 左侧大脑中动脉

　　C. 左侧大脑前动脉

　　D. 右侧大脑前动脉

　　E. 基底动脉

　　F. 左侧大脑后动脉

　　G. 右侧大脑后动脉

【解析】大脑中动脉血栓形成常表现为对侧偏瘫，偏身感觉障碍，该患者出现左侧偏瘫、失语，应诊断为右侧大脑中动脉血栓形成；大脑前动脉受累时不会有面部受累；基底动脉血栓形成时表现为眩晕、共济失调。

第3问：为明确诊断，该患者需尽快完善的影像学检查为

　　A. X线片　　　　　　B. CT

　　C. MRI　　　　　　D. DSA

　　E. 超声　　　　　　F. SPECT

　　G. PET/CT

【解析】该患者出现症状的时间短，应及时进行CT平扫明确有无脑出血，进行MRI中的DWI检查明确有无急性期缺血性脑卒中。

第4问：关于该患者MRI的表现，表述正确的是

　　A. T_1WI高信号，T_2WI低信号，DWI低信号

　　B. T_1WI低信号，T_2WI低信号，DWI低信号

　　C. T_1WI低信号，T_2WI等信号，DWI高信号

　　D. T_1WI等信号，T_2WI等信号，DWI高信号

　　E. T_1WI高信号，T_2WI低信号，DWI高信号

　　F. T_1WI高信号，T_2WI高信号，DWI低信号

【解析】急性期缺血性脑卒中表现为T_1WI等信号，T_2WI等信号，DWI高信号；急性期只有细胞毒性水肿出现，因此，只有DWI表现为高信号，其他表现为阴性。

第5问：对该患者的首选治疗为

　　A. 溶栓治疗

　　B. 抗凝治疗

　　C. 外科手术

　　D. 保守治疗

　　E. 内科药物治疗

　　F. 一般治疗，休息

【解析】缺血性脑卒中发病4.5小时以内首选溶栓治疗。缺血性脑卒中急性期的患者不适合行抗凝治疗；内科药物治疗针对性不强。

答案：【案例3】1. E　2. A　3. BC　4. D　5. A

【案例4】患者女，51岁。左下肢乏力5天。既往体健，无高血压、糖尿病病史。

第1问：对患者应首选的检查是

A. 头颅平片　　　B. 头颅平扫CT

C. 头颅增强CT　　D. 头颅CTA

E. 头颅平扫MRI　F. 头颅增强MRI

【解析】应首选头颅平扫CT排除脑血管意外事件。

第2问：患者行头颅CT发现双侧额顶叶散在多发腔隙性脑梗死灶，进一步行头颅MRI检查，如图2-11所示，对该患者最可能的诊断是

A. 多发性硬化

B. 皮质下动脉硬化脑病

C. 常染色体显性遗传性脑动脉病伴皮质下梗死和白质脑病

D. 脑淀粉样血管病

E. 线粒体脑肌病

F. 动脉粥样硬化性脑梗死

【解析】患者中年女性，颅脑MRI示：双侧侧脑室旁、半卵圆中心白质区多发斑点状、斑片状长T_2信号影，额顶叶、基底节区及脑干散在多发腔隙性脑梗死，SWI示基底节区、额顶叶皮质、脑干多发微出血灶。首先考虑常染色体显性遗传性脑动脉病伴皮质下梗死和白质脑病。多发性硬化好发于年轻女性，特征性影像表现包括直角脱髓

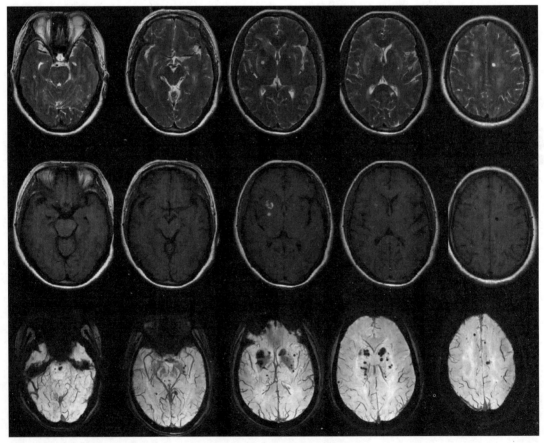

图2-11　患者颅脑MRI图像

答案：【案例4】1. B　2. C

鞘征及煎蛋征等。皮质下动脉硬化脑病、动脉粥样硬化性脑梗死多见于老年人，有长期严重高血压病史。脑淀粉样血管病皮质及皮质下多发血肿，微出血灶常分布于大脑外周。

第3问：关于伴皮质下梗死和白质脑病的常染色体显性遗传性脑动脉病（CADASIL），叙述**错误**的是

　　A. 青年期发病

　　B. 偏头痛是最早的临床表现

　　C. 脑卒中和短暂性脑缺血发作是最常见临床症状

　　D. 一种罕见的遗传性脑中动脉病

　　E. 多无高血压、糖尿病、高胆固醇等血管病危险因素

　　F. 疾病晚期，绝大多数患者有认知功能障碍

【解析】CADASIL 通常于中年起病，是一种罕见的遗传性脑小动脉病，分子遗传学发现其致病基因为 *NOTCH3* 基因，为 *NOTCH3* 基因突变所致，形成嗜锇颗粒（GOM）沉积于小动脉血管壁，导致脑白质病变。

第4问：关于 CADASIL 的影像学表现，叙述正确的有

　　A. DTI 可定量反映白质病变的严重程度

　　B. DWI 有助于对急性梗死灶的检出

　　C. SWI 有助于对微出血灶的检出

　　D. 多发性腔隙性脑梗死好发于大脑皮质下白质、基底节、脑桥和丘脑

　　E. 髓鞘脱失可累及 U 型纤维

　　F. 双侧颞极高信号是特征性表现

【案例5】患者男，27 岁。头部外伤 11 小时，意识欠清，伴双上肢抽搐，急救车运送至急诊。查体：神志中昏迷，查体不合作，无法言语，仅可发音。左侧瞳孔：直径 6.0mm，形态正圆，直接对光反射迟钝，间接对光反射迟钝。右侧瞳孔：直径 3.0mm，直接对光反射迟钝，间接对光反射迟钝。CT 检查如图 2-12 所示。

第1问：该病例完整的影像学诊断为

　　A. 左侧颞骨骨折

　　B. 左侧颅板硬膜下血肿

　　C. 双侧额顶叶多发脑内血肿

　　D. 蛛网膜下腔出血

　　E. 脑疝

　　F. 弥漫性轴索损伤

【解析】现有 CT 证据不支持弥漫性轴索损伤的诊断。

第2问：关于硬膜下血肿，下列说法正确的是

　　A. 其严重性在于脑膜中动脉受损，出血速度快

　　B. 急性期血肿在 CT 上可呈低、高混合密度

　　C. CT 对急性期血肿敏感，而 MRI 利于显示亚急性期、慢性期病变

　　D. 常合并脑挫裂伤、脑内血肿

　　E. 占位效应明显

　　F. 血肿可跨越颅缝及大脑镰分布

　　G. 多合并颅骨骨折

　　H. 慢性硬膜下血肿多发生于老年人

【解析】硬膜下血肿多来源于桥静脉出血，CT 对急性期血肿敏感，MRI 对少量、亚急性、慢性血肿有较好的诊断价值。急性期硬膜下血肿多表现为颅骨内板下方"新月形"高密度影，由于活动性出血，血清回缩、血凝块溢出或蛛网膜撕裂致脑脊液与血液混合，血肿也可呈低、高混合密度。硬膜下血肿常合并脑挫裂伤、脑内血肿，占位效应明显，血肿范围广泛，可跨越颅缝分布，但不跨硬膜反折如大脑镰。硬膜下血肿一般

答案：3. AD　4. ABCDEF 【案例5】1. ABCDE　2. BCDEH

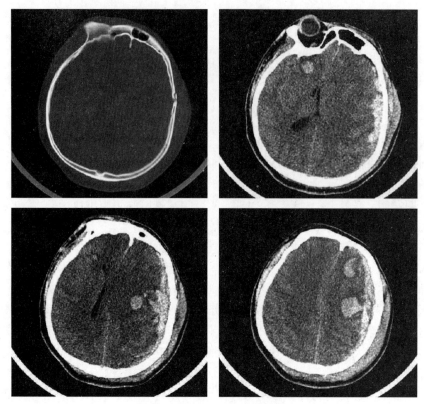

图 2-12　患者颅脑 CT 图像

无颅骨骨折或骨折仅位于暴力部位。慢性硬膜下血肿多发生于老年人。

第 3 问：颅骨骨折的 CT 直接征象是

A. 骨折线

B. 乳突气房模糊

C. 硬膜外血肿

D. 颅内积气

E. 软组织肿胀

F. 上颌窦内气 - 液平面

【解析】颅骨骨折在 CT 上的直接征象为颅骨骨质连续性中断，即骨折线、骨碎片的存在。乳突气房模糊、硬膜外血肿、颅内积气、软组织肿胀和鼻窦积血等为颅骨骨折的间接征象。

第 4 问：针对此患者，下一步可采取的合理措施包括

A. 行腰椎穿刺测量颅内压

B. 行开颅去骨瓣减压术

C. 行硬膜下血肿清除术

D. 行脑内血肿清除术

E. 脑内植入颅内压监测装置

F. 保守治疗

【解析】脑疝为腰椎穿刺禁忌证。对该患者应尽快行开颅手术清除血肿、解除高颅压。

【案例 6】患者男，42 岁。车祸后意识不清 12 小时。CT 平扫示双侧额叶皮质下广泛性密度降低，脑沟、脑裂模糊。MRI 检查如图 2-13 所示。

答案：　3. A　4. BCDE

第1问：关于该病例颅内病变的影像学表现，下列正确的是

　　A. 弥漫性脑肿胀

　　B. 颅骨骨折

　　C. 双侧额顶叶灰白质交界区多发斑点、斑片状稍长 T_2 信号影，T_2-FLAIR 序列呈高信号

　　D. 胼胝体压部、双侧脑室周围斑片状稍长 T_2 信号影，T_2-FLAIR 序列呈高信号

　　E. DWI 示双侧额顶叶皮质下、双侧脑室周围、胼胝体压部多发弥散受限

　　F. 左侧额顶部硬膜下见弥散受限高信号

【解析】根据现提供的影像学图像，无法判断有无骨折征象。

第2问：结合以上临床与影像学资料，对该病例最可能的诊断是

　　A. 弥漫性轴索损伤

　　B. 脑血管病

　　C. 脑挫裂伤

　　D. 脑脂肪栓塞综合征

　　E. 胼胝体梗死

　　F. 急性硬膜下血肿

【解析】①本例患者伤后出现意识不清，

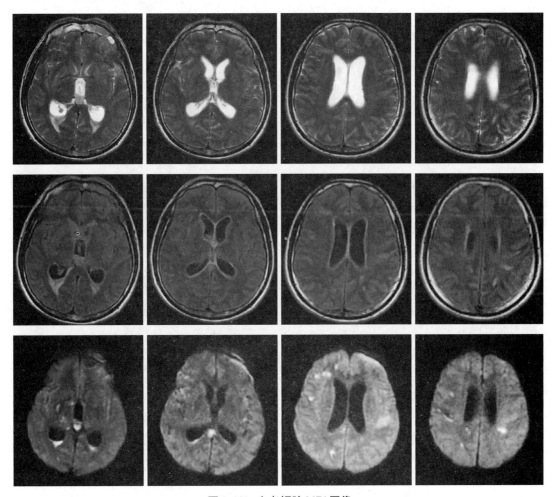

图 2-13　患者颅脑 MRI 图像

答案：【案例6】 1. ACDEF　2. A

MRI 发现皮髓质交界、侧脑室周围、胼胝体压部等部位损伤,伴弥漫性脑肿胀,符合弥漫性轴索损伤表现;②脑血管病中老年多见,病变常位于脑室周围、白质深部;③脑挫裂伤病变部位表浅,主要累及灰质;④脑脂肪栓塞综合征因其所致的急性脑微梗死在 DWI 上表现为满天星征,其微出血更多、大小更小,汇合延伸至白质,经常累及灰质;⑤胼胝体梗死多呈偏侧性分布,常具一定占位效应;⑥急性硬膜下血肿表现为颅骨内板下方"新月形"异常信号影,T_1WI 呈等信号,T_2WI 呈低信号。

第 3 问:除现有扫描序列外,以下序列有助于提高病灶检出率的是

 A. SWI   B. DTI

 C. T_2^* D. ASL

 E. fMRI   F. MRA

【解析】SWI 与 T_2^* 有助于显示微小出血灶,DTI 可反映轴索损伤程度。

第 4 问:关于弥漫性轴索损伤,下列说法正确的是

 A. 为突然加速、减速或旋转产生的剪切力而导致的损伤

 B. 受伤后即刻昏迷,且昏迷持续较长

 C. 神经轴索弥漫性损伤、胼胝体局灶损伤及上脑干背侧局灶性损伤为病理诊断三联征

 D. CT 表现常与病情严重程度不一致

 E. 主要损伤部位在灰白质交界处

 F. 病灶在 T_2-FLAIR 与 DWI 序列呈高信号改变

 G. 神经定位体征不明显

【案例 7】患者女,52 岁。以"头疼 1 个月"为主诉来诊,行影像学检查如图 2-14 所示。

第 1 问:对该患者最可能的诊断是

 A. 低级别星形细胞瘤

 B. 少突胶质细胞瘤

 C. 脑膜瘤

 D. 室管膜瘤

 E. 转移瘤

 F. 淋巴瘤

【解析】左侧桥小脑角区岩锥旁见半球形影,呈 T_1WI 稍低信号、T_2WI 稍高信号肿物影,增强扫描明显强化,邻近脑膜见脑膜尾征,符合典型脑膜瘤特征。

第 2 问:好发于桥小脑角区的肿瘤或肿瘤样病变包括

 A. 表皮样囊肿 B. 听神经瘤

 C. 三叉神经瘤 D. 蛛网膜囊肿

 E. 转移瘤   F. 颅内脊索瘤

【解析】转移瘤好发于幕上皮髓质交界区,颅内脊索瘤好发于颅底斜坡中线附近和蝶鞍后部。

第 3 问:桥小脑角区脑膜瘤与听神经瘤鉴别诊断的影像征象包括

 A. 听神经瘤以内耳道为中心生长,内耳道增宽;脑膜瘤中心偏离内耳道

 B. 脑膜瘤呈宽基底与硬膜相连;听神经瘤与硬膜呈 O 字征

 C. 脑膜瘤信号较均匀;听神经瘤呈不均匀长 T_1、长 T_2 信号

 D. 脑膜瘤呈明显均匀强化,有特征性的脑膜尾征;听神经瘤呈不均匀明显强化

 E. 邻近颅骨骨质增生提示为听神经瘤

 F. 脑膜瘤较听神经瘤囊变多见

 G. 脑膜瘤可见沙粒样钙化

【解析】脑膜瘤与听神经瘤均为桥小脑角区常见肿瘤。二者的鉴别要点:①脑膜

答案:　3. ABC　4. ABCDEFG　【案例 7】1. C　2. ABCD　3. ABCDG

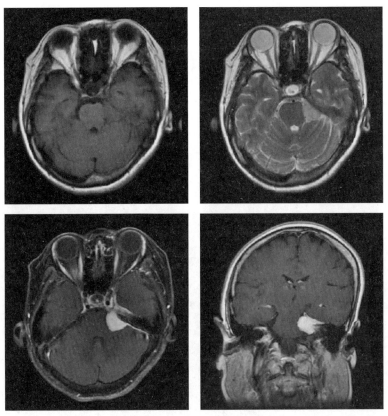

图 2-14　患者颅脑影像检查图

瘤以广基与硬膜相连,与之呈钝角,听神经瘤多与硬膜呈 O 字征;②听神经瘤常以内耳道为中心生长,脑膜瘤肿物偏离内耳道;③脑膜瘤信号均匀,而听神经瘤常见囊变、可见坏死、出血,信号不均;④增强扫描后,脑膜瘤多呈均匀一致的明显强化,听神经瘤呈不均匀明显强化;⑤肿瘤内沙粒样钙化与邻近颅骨骨质增生提示为脑膜瘤。

第 4 问:对患者的首选治疗方法是

    A. 手术切除　　　　B. 随诊复查

    C. 化疗　　　　　　D. 介入治疗

    E. 放射治疗　　　　F. 中药治疗

【解析】有临床症状的脑膜瘤首选手术切除,无临床症状的患者,定期影像学随诊。

【案例 8】患儿男,12 岁。阵发性头晕头痛 2 年,偶有恶心呕吐,休息后缓解,半年前出现后颈部不适伴一过性走路跑偏。

第 1 问:患者入院后,有助于明确诊断的检查应包括

    A. 胸部 X 线片　　　B. 颅脑 CT

    C. 颅脑 MRI　　　　D. PET/CT

    E. 心电图　　　　　F. 头颅 X 线片

【解析】患者主要表现为中枢系统症状,故应行颅脑 CT 及颅脑 MRI 检查。

［提示］患者行 MRI 检查,如图 2-15 所示。

第 2 问:对该患儿最可能的诊断是

    A. 血管母细胞瘤

    B. 毛细胞型星形细胞瘤

答案:　4. A　【案例 8】1. BC　2. B

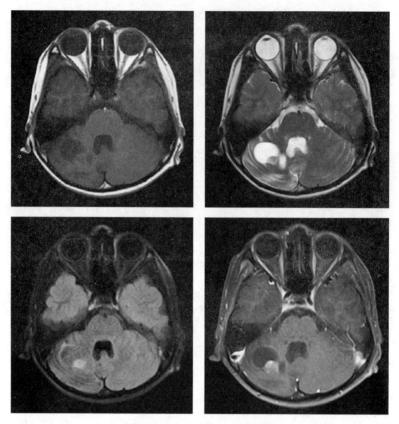

图 2-15 患者颅脑 MRI 图像

C. 转移瘤

D. 脉络膜丛乳头状瘤

E. 髓母细胞瘤

F. 脑膜瘤

【解析】儿童幕下的囊实性肿块首先考虑毛细胞型星形细胞瘤。该病例右侧小脑半球可见囊实性肿块，囊性部分大于实性部分，增强扫描实性部分明显强化，符合毛细胞型星形细胞瘤的表现。

第3问：关于毛细胞型星形细胞瘤，以下描述正确的是

A. 多见于儿童及青少年

B. 好发于下丘脑、视交叉

C. 好发于小脑半球、小脑蚓、第四脑室、

四叠体区、脑桥

D. 成人发病以幕上多见

E. 儿童发病以幕下多见

F. 典型征象为大的囊性变伴壁结节

G. MRS 显示 Cho 峰明显升高，提示该肿瘤有恶性生物学特性

【解析】毛细胞型星形细胞瘤好发于20岁前，无明显性别差异。成人发病以幕上多见，儿童发病以幕下多见。毛细胞型星形细胞瘤相当于 WHO Ⅰ级，虽然 MRS 示 Cho 峰明显升高，但不代表该肿瘤有恶性生物学特性。肿瘤常伴有囊变，且一般囊变部分极大地超过瘤体本身，将瘤体推向一侧形成壁结节，囊性部分可不强化或呈环形强化。

答案： 3. ABCDEF

第4问：下列疾病中，应与小脑星形细胞瘤相鉴别的是

    A. 血管母细胞瘤　　　B. 髓母细胞瘤

    C. 室管膜瘤　　　　　D. 胶样囊肿

    E. 转移瘤　　　　　　F. 脑脓肿

【解析】①血管母细胞瘤好发于成年女性，少见于儿童，其典型影像学表现为大囊小结节，增强时壁结节强化明显、囊壁无强化，瘤内或瘤周可见血管流空。②髓母细胞瘤以实性成分为主、囊变少见，当发生囊变时囊壁不均匀增厚，无壁结节，且 DWI 序列呈高信号。③室管膜瘤发生于小脑区的病灶位于第四脑室，坏死钙化常见。CT 及 MRI 平扫呈混杂密度/信号，增强后亦不均匀强化，但室管膜瘤多因侵犯周围脑组织而边界不清，且瘤周水肿明显。④转移瘤均有原发灶可寻。转移灶常多发，病灶多发生于脑皮髓质交界区，瘤周水肿明显。⑤脑脓肿根据其发生的不同时期形态表现各异，单发或多发，但由于炎症浸润边界多模糊，CT 及 MRI 增强后呈厚薄均匀或不均匀环形强化，同时结合其病程短且临床均有典型的发热表现。⑥胶样囊肿，即 Rathke 囊肿，多局限于蝶鞍。

【案例9】患者男，14岁。突发四肢抽搐、意识丧失。

第1问：患者应首选的检查是

    A. 头颅 X 线片

    B. 头颅平扫 CT

    C. 头颅增强 CT

    D. 头颅平扫 MRI

    E. 头颅增强 MRI

    F. 头颅 CTA

    G. 头颅 MRA

【解析】患者急性起病，应首选头颅平扫 CT 排除血管源性疾病。

[提示] 患者行头颅 CT 发现双侧枕叶深部白质呈对称性"蝶翼样"稍低密度。进一步行头颅 MRI 检查，如图 2-16 所示。

第2问：对该患者首先考虑的疾病是

    A. ALD　　　　　　　B. PMD

    C. MLD　　　　　　　D. GLD

    E. AD　　　　　　　　F. PD

【解析】根据患者发病年龄及影像学表现，考虑为 ALD，即肾上腺脑白质营养不良。

第3问：关于 ALD，描述正确的是

    A. 均为性染色体遗传性疾病

    B. 多见于 3～10 岁男性儿童

    C. 病变由后向前发展

    D. 胼胝体压部早期受累

    E. 主要病理改变为髓鞘脱失

    F. 影像学表现对应病理三层结构改变的最外层可强化

    G. 10%～15% 表现为以前部白质受累为主

    H. 是一种溶酶体病

【解析】ALD 属于一种罕见单基因遗传病，遗传方式上可分为 2 种类型，一种是 X 染色体连锁遗传，占 95%；另一种是常染色体隐性遗传，占 5%。是由于致病基因 *ABCD1* 突变，导致 ALDP 功能异常，使得细胞中过氧化物酶体对 VLCFA 的氧化发生障碍，以致 VLCFA 在血、脑白质、肾上腺皮质等器官和组织内大量聚积，引起中枢神经系统脱髓鞘和肾上腺皮质萎缩或发育不良。多见于 3～10 岁男性儿童，80% 以后部白质受累为主，枕顶部区域通常最先受累，病变由后向前发展，胼胝体压部早期受累，也有 10%～15% 以前部白质受累为主。主要病理改变为髓鞘脱失，典型病理改变分三层，最内层为坏死核心，中间层为活动性脱髓鞘、炎症，可强化，最外层为进行性脱髓鞘不伴炎症，不强化。

答案：4. ABCEF 【案例9】1. B 2. A 3. BCDEG

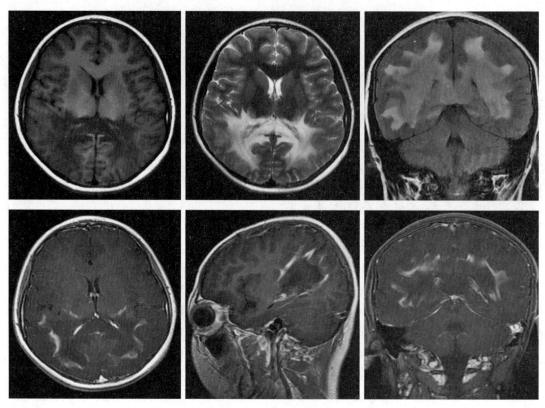

图 2-16 患者颅脑 MRI 图像

第 4 问：最终患者确诊为 ALD，可采取的治疗方法有

    A. 定期随诊

    B. 手术治疗

    C. 饮食治疗

    D. 药物治疗

    E. 放化疗

    F. 骨髓移植

    G. 基因治疗

    H. 造血干细胞治疗

【解析】ALD 尚无特效治疗方法，目前主要有饮食治疗、药物治疗、骨髓移植、造血干细胞治疗和基因治疗。本病预后差。

【案例 10】患者女，24 岁。双下肢麻木 1 个月。颅脑 MRI 平扫及增强如图 2-17 所示。

第 1 问：根据患者 MRI 平扫和增强的表现，对其可能的诊断是

    A. 多发性脑缺血

    B. 多发性硬化

    C. 转移瘤

    D. 淋巴瘤

    E. 脑炎

    F. 视神经脊髓炎谱系疾病

    G. 脑结核

【解析】患者为年轻女性，颅脑 MRI 示：双侧侧脑室旁白质区多发斑点状、斑片状长 T_2 信号影，T_2-FLAIR 示高信号，DWI 呈高信号，增强扫描后病灶呈斑点状、结节状强化，部分呈环形 / 开环形。首先考虑多发性硬化。多发性脑缺血患者一般年龄较大。转移瘤患者有原发肿瘤病史，中老年多见，

答案： 4. CDFGH 【案例 10】1. B

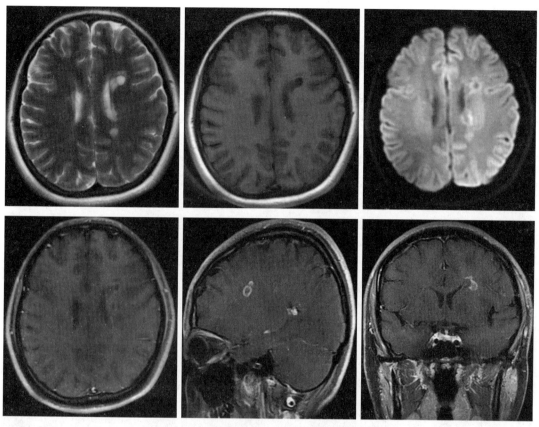

图 2-17 患者颅脑 MRI 平扫及增强扫描图像

病灶多位于皮髓质交界区,周围水肿明显。淋巴瘤多见于 60 岁以上老年人或免疫功能低下的年轻人。脑炎呈急性起病,多累及皮质灰质。视神经脊髓炎谱系疾病脑内病灶通常位于 AQP4 富集区（第三脑室旁、第四脑室旁、下丘脑、中脑导水管）。脑结核患者有结核感染症状,MRI 多有脑膜强化。

第 2 问:应建议患者进一步补充的影像学检查有

A. 脊髓 MRI 平扫及增强扫描

B. 胸部平扫 CT

C. 腹部平扫 MRI

D. 腹部增强 MRI

E. 头颅 MRA

F. 颈部血管超声

【解析】根据患者发病年龄及影像学表现,首先考虑多发性硬化,应建议进一步行脊髓 MRI 平扫及增强检查评估脊髓情况。

第 3 问:对患者的下一步治疗包括

A. 使用免疫抑制剂及激素

B. 降颅内压

C. 抗感染

D. 抗血栓

E. 无须特殊治疗

F. 补液

【解析】多发性硬化一般使用免疫抑制剂及激素治疗。

答案: 2. A 3. A

第4问：关于多发性硬化的诊断，叙述正确的是

A. 病程呈复发 - 缓解交替
B. 脑内多发脱髓鞘病变
C. 直角脱髓鞘征是其较特征性的表现
D. 皮质下 U 型纤维受累少见
E. 脊髓病灶多位于颈胸段脊髓
F. 脊髓病灶多累及脊髓中央
G. 脊髓病变常超过 3 个椎体节段
H. 可能与病毒或自身免疫介导有关

【解析】多发性硬化是中枢神经系统最常见的脱髓鞘性疾病，可能与病毒或自身免疫有关，以病程复发 - 缓解交替为特征。急性期病灶主要位于侧脑室周围及深部脑白质，皮质下 U 型纤维受累常见；大小不等，病灶呈圆形或椭圆形，垂直于侧脑室，称直角脱髓鞘征，是其较特征性的表现；多无占位效应。脊髓多发性硬化多位于颈胸段脊髓，常累及脊髓外周，累及脊髓范围小，在 1～3 椎体节段，单发或多发。多发性硬化如累及视神经，病变范围较小。

【案例 11】患者男，47 岁。有糖尿病病史 6 年，规律服药。患者母亲不久前去世，患者 4 天前劳累后出现头晕、右侧肢体无力伴言语不利。颅脑 MRI 平扫及增强如图 2-18 所示。

第1问：对患者初步诊断为

A. 脑脓肿
B. 胶质瘤
C. 脑血肿
D. 脑结核瘤

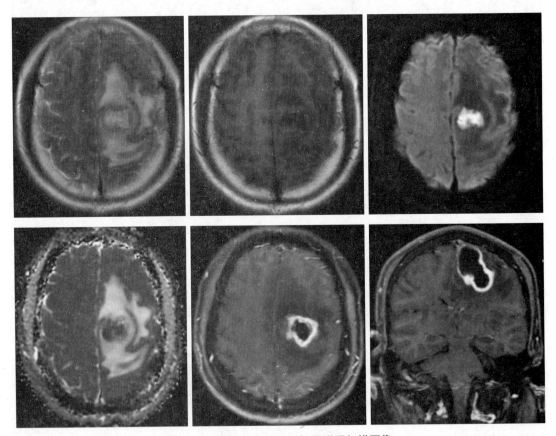

图 2-18　患者颅脑 MRI 平扫及增强扫描图像

答案：4. ABCEH 【案例 11】1. A

E. 脑囊虫病　　F. 脑转移瘤

【解析】患者有糖尿病病史，家庭出现重大变故，可能致免疫力下降。颅脑 MRI 检查示左侧颞叶环形等 T_1、等 T_2 信号，增强扫描呈明显环状强化，且环壁较光整，有张力。病变中央呈长 T_1、长 T_2 信号，DWI 中央呈高信号、周边低信号环绕，ADC 中央呈低信号。根据病史及影像学表现，首先考虑脑脓肿形成。

第 2 问：关于脑脓肿的诊断，描述正确的是

A. 病理学和影像学上可分为炎症期和脓肿形成期

B. 额叶最常见，约占 40%

C. 多发者高达 70%

D. 脓肿外壁近皮质侧可见"毛刷样"强化

E. 脓肿壁在 SWI 上可见环形低信号

F. 常并发化脓性脑膜炎

【解析】脑脓肿是由病原微生物所致的脑实质炎症，进一步发展为脓肿，常由化脓性细菌引起，根据病程可分为急性脑炎期、化脓期和脓肿形成期。病灶发生于颞叶者多见，单发者多见，病变侵及脑膜，常并发化脓性脑膜炎。脓肿壁的肉芽组织中大量渗出的吞噬细胞吞噬病原体后，启动依赖杀菌系统，产生大量自由基，自由基不成对电子引起磁敏感效应，在 T_2WI 或 SWI 上见环形低信号。脓肿外壁近脑室侧出现条纹状、"毛刷样"强化，为脓肿区释放趋化因子、在血管内趋化白细胞过程中导致相应血管高通透、对比剂外漏增加所致。

第 3 问：脑脓肿的感染途径包括

A. 中耳炎经鼓室盖直接蔓延

B. 乳突炎直接蔓延

C. 血栓性静脉炎所致

D. 淋巴途径感染

E. 血源性感染

F. 手术、外伤后感染

【解析】脑脓肿的感染途径主要有：①邻近感染蔓延，如耳源性、鼻源性脑脓肿；②血源性感染；③外伤、手术后直接感染；④隐源性感染。

第 4 问：有关脑脓肿的 MRI 表现，描述**错误**的是

A. 脑脓肿的脓液 ADC 值明显降低

B. 经过治疗的脓肿腔 DWI 也可呈等信号或低信号

C. T_2WI 上脓肿壁可见双环征，表现为内环低信号，外环高信号

D. T_2WI 上脓腔和周围水肿呈高信号

E. MRS 脓腔可在 0.9ppm 处见氨基酸波

F. 脓肿壁 rCBF 低

【解析】脑脓肿中心是由细菌、炎细胞、黏蛋白、细胞碎屑组成的酸性液体，比较黏稠，使水分子的弥散受到限制，同时水与大分子的结合也限制其弥散运动，因此，脑脓肿的脓液 DWI 呈高信号，ADC 值明显降低，经过治疗后 DWI 也可呈等信号或低信号。化脓期和包膜形成期 MRI 表现：T_1WI 脓肿壁呈等信号，脓腔和周围水肿呈低信号；T_2WI 脓肿壁呈等或低信号，脓腔和周围水肿呈高信号，75% 病例脓肿壁在 T_2WI 可见双环样表现（内环高信号，外环低信号）。脓肿壁在 pMR 上表现为低 rCBF。MRS 脓腔可在 0.9ppm 处见氨基酸波。

【案例 12】患者女，56 岁。双下肢麻木无力 1 年、胸部压迫感 2 个月，大小便排尽困难。查体：生命体征正常；神志清楚，对答切题，检查合作；双侧瞳孔等大等圆，直径 4mm，对光反应灵敏；眼球运动正常，无眼球震颤，双眼视力、视野正常；鼻唇沟对称，伸舌

答案：　2. EF　3. ABCEF　4. C

居中；双下肢肌力 4 级，双上肢肌力 5 级，四肢肌张力正常，腱反射正常，共济失调运动正常，双侧巴宾斯基征阴性。实验室检查阴性。

第 1 问：患者入院后应首选的常规检查是

　　A. 颈椎 CT　　　　B. 颈椎 X 线
　　C. 颈椎 MRI　　　 D. 胸椎 MRI
　　E. 颅脑 CT 平扫　　F. 颅脑 MRI

【解析】患者年龄 56 岁，为女性，通过临床症状和体征提示患者神经及运动系统病变可能，神经系统体征定位于胸髓水平。评估胸髓病变 MRI 是首选的检查方法。

[提示]患者胸椎 MRI 平扫及增强如图 2-19 所示。

第 2 问：根据患者 MRI 平扫和增强检查，可见的阳性影像学表现包括

　　A. 病灶范围超过 3 个脊髓节段
　　B. 病灶 T_2WI 为不均匀高信号
　　C. 病灶 T_1WI 为较均匀等信号
　　D. 病灶呈不均匀强化

　　E. 病灶边界清晰
　　F. 病灶两端脊髓变性

【解析】该患者胸椎 MRI 示：病灶范围超过 3 个脊髓节段，边界模糊，邻近脊髓可见变性，病灶 T_2WI 为不均匀高信号，T_1WI 为较均匀等信号，增强扫描呈不均匀强化。

第 3 问：根据患者病史及影像学检查，提示对其可能的诊断为

　　A. 多发性硬化　　　B. 室管膜瘤
　　C. 急性脊髓炎　　　D. 星形细胞瘤
　　E. 脊髓血管畸形　　F. 血管母细胞瘤

【解析】MRI 检查显示病灶内呈混杂信号，T_1WI 呈等信号、T_2WI 呈高信号，信号不均匀，增强后呈斑片状强化，病变范围较广泛，与正常脊髓分界模糊，增强呈斑片状强化。室管膜瘤多位于脊髓中央，病变头尾两端可见帽征。血管母细胞瘤多发生于成人，呈囊实性改变，增强壁结节明显强化，囊壁及囊液不强化，大多数血管母细胞瘤在 T_2WI 或增强上可见血管流空信号。本例无

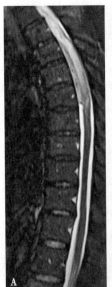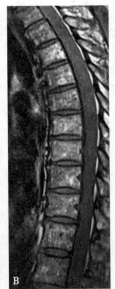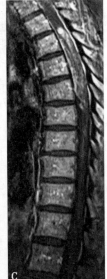

图 2-19　患者胸椎 MRI 平扫及增强扫描图像
A. T_2WI 压脂；B. T_1WI；C. T_1WI 增强。

答案：【案例 12】　1. D　2. ABCDF　3. D

明显异常流空血管,因此不支持脊髓血管畸形。多发性硬化和急性脊髓炎,患者病史及实验室检测不支持,病灶的信号特点和强化方式也不支持。

第4问:星形细胞瘤和室管膜瘤的主要鉴别点**不包括**

A. 星形细胞瘤多呈偏心性生长

B. 室管膜瘤多位于脊髓中央

C. 室管膜瘤的瘤灶头尾两端可见帽征

D. 星形细胞瘤境界不清

E. 室管膜瘤境界清楚

F. 星形细胞瘤脊髓增粗、肿胀;室管膜瘤病灶头尾端囊变,并可见脊髓空洞形成

G. 病灶强化不均匀

【解析】星形细胞瘤多呈浸润性生长,边界多模糊不清,室管膜瘤边界较清晰。室管膜瘤多位于中央,提示病变起源于脊髓中央管的室管膜细胞可能,而星形细胞瘤多偏心性生长;室管膜瘤头尾两端可见帽征,提示病灶易出血,星形细胞瘤少见这种征象;而脊髓增粗、强化的方式、病灶头尾两端的脊髓囊变、病灶内小囊变及脊髓空洞等表现在两者均可见发生,因此鉴别意义不大。

【案例13】患者男,49岁。因"双下肢麻木无力3个月、排大小便困难4天"入院。

第1问:对患者应首选的检查是

A. 头颅 CT 平扫及增强扫描

B. 颈椎 CT 平扫及增强扫描

C. 颈椎 MRI 平扫及增强扫描

D. 胸腰椎平片

E. 胸腰椎 CT 平扫及增强扫描

F. 胸腰椎 MRI 平扫及增强扫描

【解析】患者双下肢麻木无力3个月、排大小便困难4天,应首选胸腰椎 MRI 平扫及增强扫描明确有无脊髓病变的可能。

[提示]患者胸腰椎平扫显示胸髓及脊髓圆锥局部增粗肿胀,遂行胸腰椎 MRI 增强检查,如图2-20所示。

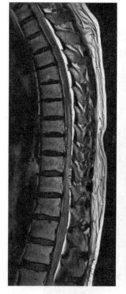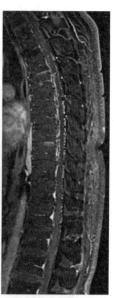

图2-20 患者胸腰椎 MRI 增强扫描图像

第2问:首先考虑的疾病是

A. 脊髓血管畸形 　　B. 多发性硬化

C. 室管膜瘤 　　　　D. 星形细胞瘤

E. 血管母细胞瘤 　　F. 海绵状血管瘤

【解析】脊髓水肿,脊髓表面及蛛网膜下腔见多发异常迂曲血管,考虑为脊髓血管畸形。

[提示]患者胸腰椎 MRI 增强提示脊髓血管畸形,为进一步明确脊髓血管畸形的类型、为 DSA 导引,遂行胸腰椎脊髓 MRA 检查,如图2-21所示。

第3问:根据图2-21,对患者的诊断应为

A. 硬脊膜动静脉瘘

B. 髓周动静脉瘘

C. 动静脉畸形

D. 静脉畸形

E. Cobb 综合征

答案: 4. FG 【案例13】1. F 2. A 3. A

F. 静脉瘤

【解析】从图 2-21 可以看出左侧椎间孔处见粗大的引流静脉与肋间动脉相通,提示为硬脊膜动静脉瘘。

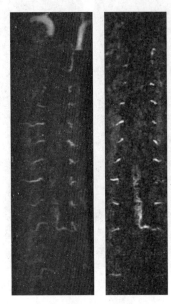

图 2-21 胸腰椎脊髓 MRA 图像

第 4 问:最终患者确诊为硬脊膜动静脉瘘,关于硬脊膜动静脉瘘,下列说法正确的是

A. 硬脊膜动静脉瘘是脊髓血管畸形中最常见的类型
B. CTA 也能够较客观准确地评估硬脊膜动静脉瘘
C. DSA 是确诊的金标准
D. 对静脉扩张程度较轻者,可用激素冲击治疗来减轻脊髓的水肿
E. 可行介入栓塞治疗
F. 可行外科手术治疗

【解析】硬脊膜动静脉瘘是脊髓血管畸形中最常见的类型,CTA 也能够较客观准确地评估硬脊膜动静脉瘘,DSA 是确诊的金标准,一旦确诊可行介入栓塞治疗或手术治疗,不可用激素冲击治疗,否则会加重病情。

【案例 14】患者女,65 岁。书写困难 8 年,反复发作性意识丧失 4 次,首诊血压:105/70mmHg。

第 1 问:对患者应首选的检查是

A. 头颅 X 线片   B. 头颅平扫 CT
C. 头颅增强 CT   D. 头颅平扫 MRI
E. 头颅增强 MRI   F. 头颅 CTA
G. 头颅 MRA

【解析】患者慢性起病,应首选头颅平扫 MRI 检查评估脑部情况。

[提示] 对患者行头颅平扫 MRI 检查,如图 2-22 所示。

第 2 问:根据患者头颅 MRI 平扫检查,阳性影像学征象包括

A. 显著脑萎缩
B. 广泛脑白质病变
C. 皮髓质交界处 DWI 高信号
D. 两侧大脑皮质广泛 DWI 高信号
E. 胼胝体 DWI 高信号
F. 两侧大脑半球白质 DWI 高信号

【解析】从头颅 MRI 图像上可以看出该患者脑沟脑裂明显增宽、侧脑室扩张,脑组织存在显著萎缩表现,脑内存在广泛脑白质 T_2-FLAIR 高信号,DWI 显示皮髓质交界处广泛高信号,此外胼胝体也可见 DWI 高信号。

第 3 问:对该病例首先考虑的疾病是

A. 慢性有机溶剂中毒
B. 异染性脑白质营养不良
C. 神经元核内包涵体病(NIID)
D. 慢性酒精中毒
E. Creutzfeldt-Jakob 病
F. 线粒体脑肌病伴高乳酸血症和脑卒中样发作(MELAS)

【解析】该患者头颅平扫 MRI 提示显著脑萎缩、广泛脑白质病变,皮髓质交界处沿

答案: 4. ABCEF 【案例 14】 1. D 2. ABCE 3. C

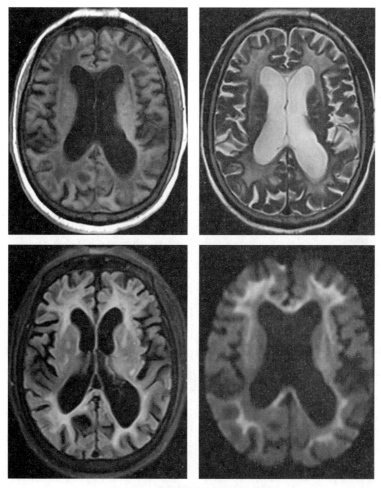

图 2-22 患者颅脑平扫 MRI 图像

U 型纤维分布 DWI 高信号、呈"绸带样"改变,此外胼胝体 DWI 高信号,这些均符合 NIID 的表现,其余几种病变均有与该病例不同的影像学表现。

第 4 问:有关 NIID,描述准确的是

A. 皮质下 U 型纤维受累导致 DWI 高信号而形成的绸带征是该病最具特征性的影像学表现

B. 确诊需要皮肤活检

C. 可伴脑萎缩

D. T$_2$WI 上见广泛的脑白质病变,对改变的诊断具有显著的特异性

E. 病变可累及胼胝体

F. 病变可累及皮质导致皮质广泛 DWI 高信号

【解析】NIID 是以中枢和外周神经系统及内脏器官内嗜酸性透明包涵体为特征的慢性进展神经变性疾病。DWI 上皮髓质交界处特征性的高信号,即皮质下绸带征(subcortical lace sign)是其特征性影像学表现,此外胼胝体受累后也可表现为 DWI 高信号,同时病变可伴显著脑萎缩及脑白质病变,但不具特异性。

答案: 4. ABCE

第三篇　周围神经系统

一、单选题

1. 周围神经**不包括**

  A. 嗅神经、视神经

  B. 动眼神经、滑车神经

  C. 三叉神经、外展神经

  D. 面神经、位听神经

  E. 舌咽神经、迷走神经

【解析】周围神经是指除嗅神经、视神经以外的脑神经和脊神经、自主神经及其神经结。

2. 关于原发性三叉神经痛，下列叙述**错误**的是

  A. 病理改变为局部神经节消失，炎症细胞浸润，神经鞘膜不规则增厚，髓鞘瓦解，轴索节段性蜕变、裸露、变形等

  B. 成年及老年人多见，其中 40 岁以上患者占 70%～80%，女性多于男性

  C. 疼痛常局限于三叉神经 2 或 3 支分布区，以上颌支、下颌支多见

  D. 病程发作无规律性，触发扳机点即可诱发疼痛，缓解期疼痛减轻

  E. 需要与继发性三叉神经痛、牙痛、舌咽神经痛相鉴别

【解析】病程呈周期性发作，患者口角、鼻翼、颊部或舌部为敏感区，轻触可诱发，称之为扳机点，缓解期如常人。

3. 关于特发性臂丛神经痛，以下说法正确的是

  A. 多见于青少年

  B. 急性或亚急性起病

  C. 发病早期无明显临床症状

  D. 病因明确，是一种变态反应性疾病

  E. 细菌感染是主要病因

【解析】特发性臂丛神经痛多见于成年人，急性或亚急性起病，发病早期可有发热、乏力、肌肉酸痛等全身症状，病因不明，可能是一种变态反应性疾病，与病毒感染、疫苗接种、分娩、外科手术等有关。

4. 吉兰 - 巴雷（Guillain-Barré）综合征的临床特点为急性起病，症状达到高峰的时间多在

  A. 1 周左右   B. 10 天左右

  C. 2 周左右   D. 3 周左右

  E. 1 个月左右

【解析】吉兰 - 巴雷综合征的临床特点为急性起病，症状多在 2 周左右达到高峰，表现为多发神经及周围神经损害。

5. 全身最长最粗的周围神经是

  A. 正中神经   B. 桡神经

  C. 尺神经   D. 腓总神经

  E. 坐骨神经

【解析】坐骨神经发自骶丛，由 $L_4 \sim S_3$ 神经根组成，是全身最长最粗的神经。

答案：1. A　2. D　3. B　4. C　5. E

6. 动眼神经也称为第Ⅲ对脑神经,含躯体运动及内脏运动纤维,下列**不属于**动眼神经可以同侧支配的眼肌是
   A. 内直肌　　　　B. 外直肌
   C. 上直肌　　　　D. 下斜肌
   E. 提上睑肌及瞳孔括约肌
   【解析】动眼神经也称为第Ⅲ对脑神经,支配同侧的内直肌、上直肌、下直肌、下斜肌、提上睑肌及瞳孔括约肌。

7. 与颈丛神经卡压综合征**不相关**的肌群是
   A. 中斜角肌　　　B. 前斜角肌
   C. 头夹肌　　　　D. 肩胛提肌
   E. 后斜角肌
   【解析】与颈丛神经卡压综合征相关的肌群是中斜角肌、前斜角肌、头夹肌、肩胛提肌。

8. 下列关于坐骨神经痛的描述,**不正确**的是
   A. 坐骨神经由 L_4～S_3 神经根组成
   B. 根性者常由椎管内病变和脊髓病变引起
   C. 干性者常由椎管外病变引起
   D. 坐骨神经有压痛
   E. 病侧大腿外侧皮肤感觉障碍
   【解析】坐骨神经痛由 L_4～S_3 神经根组成,根性者常由椎管内病变和脊髓病变引起,干性者常由椎管外病变引起。坐骨神经有压痛,病侧大腿外侧疼痛。

9. 患者男,35 岁。急性起病,面神经麻痹,患侧面部表情肌瘫痪,额纹消失,眼裂不能闭合或闭合不全。体格检查发现患侧闭眼时眼球向外上方转动,露出白色巩膜,鼻唇沟变浅,口角下垂等。诊断最可能为
   A. 特发性面神经麻痹

B. 吉兰 - 巴雷综合征
   C. 耳源性面神经麻痹
   D. 后颅窝肿瘤或脑膜炎
   E. 神经莱姆病
   【解析】特发性面神经麻痹常见于 20～40 岁,男性多于女性。通常急性起病,面神经麻痹在数小时至数天达到高峰,主要表现为患侧面部表情肌瘫痪,额纹消失,眼裂不能闭合或闭合不全。体格检查发现患侧闭眼时眼球向外上方转动,露出白色巩膜,鼻唇沟变浅,口角下垂等。

10. 患者女,49 岁。右肾移植术后 2 年余。近日出现四肢乏力,伴烧灼感、麻木、刺痛感。临床上怀疑急性炎性脱髓鞘性多发神经病,进行腰椎穿刺脑脊液检查。关于此病的脑脊液改变,下列说法正确的是
    A. 糖和氯化物含量增高
    B. 蛋白质含量下降
    C. 脑脊液蛋白 - 细胞分离
    D. 白细胞明显增高
    E. 无寡克隆区带、抗神经节苷脂抗体阴性
    【解析】在急性炎性脱髓鞘性多发神经病患者的脑脊液检查中,脑脊液蛋白 - 细胞分离是特征性改变之一,多数患者在发病数天内蛋白含量正常,在 2～4 周内蛋白不同程度增高,但较少超过 0.1g/L;糖和氯化物含量正常;白细胞计数一般正常;部分患者可出现寡克隆区带、抗神经节苷脂抗体阳性。

11. 患者女,52 岁。发作性左侧下面部疼痛 2 年,每次数秒钟,呈电击样、刀割样。薄层 MRI 显示:左侧桥前池近梅克尔腔区有一迂曲血管横行通过。对其诊断可能为

答案:　6. B　7. E　8. E　9. A　10. C　11. B

A. 偏头痛

B. 三叉神经痛

C. 面神经炎

D. 带状疱疹后神经痛

E. 丛集性抽搐综合征

【解析】根据患者典型的三叉神经分布区的发作性剧痛、MRI 显示结果提示左侧三叉神经走行区的神经血管接触，符合 I 型（典型）的三叉神经痛表现。

12. 患者男，50 岁。伸腕伸指功能丧失，出现腕下垂，前锯肌功能障碍，双手推墙可以出现翼状肩，诊断可能为

A. 臂丛神经根性损伤

B. 正中神经损伤

C. 桡神经损伤

D. 尺神经损伤

E. 臂丛神经后支损伤

【解析】臂丛神经根性损伤时整个上肢神经功能障碍，前锯肌由胸长神经支配，该神经发自 $C_{5\sim7}$，故亦会受累。臂丛神经后支分出腋神经和桡神经，支配伸腕伸指功能，受损会出现垂腕，但不影响胸长神经的功能。

13. 患者女，45 岁。主诉四肢麻木无力、步态不稳且进行性加重 3 天。患者于 1 个月前有感冒腹泻病史，近 3 天出现四肢无力麻木，伴听力下降，表现为四肢末梢"手套袜套"样麻木感及双手双脚无力，并开始发现逐渐向近侧发展，发现步态不稳，自诉脚下踩棉花感，偶有气短。患者食欲减退，偶有小便失禁，大便正常。查体：双上肢近端肌力 5 级，远端 4 级；双下肢近端肌力 3 级，远端 2 级；四肢肌张力低，双下肢病理征阳性，双膝放射减

弱，双踝放射消失，小腿肌肉有压痛感。颈软，无抵抗，脑膜刺激征阴性。辅助检查：颅内压 150mmH$_2$O，脑脊液检查：蛋白质 1.40g/L，潘氏试验阳性，白细胞计数 4.0×10^6/L。肌电图检查：神经源性损害（部分运动神经轴索损害，感觉未见明显异常）。头颅核磁检查未见明显异常。对其诊断可能为

A. 低血钾型周期性瘫痪

B. 急性脊髓前角灰质炎

C. 重症肌无力（Miller-Fisher 综合征）

D. 有机磷中毒

E. 急性炎性脱髓鞘性多发神经病（吉兰 - 巴雷综合征）

【解析】急性炎性脱髓鞘性多发神经病主要病变为神经根周围神经广泛的炎症性脱髓鞘，有时也累及脊膜、脊髓及脑部，临床特征以发展迅速的四肢对称性无力伴腱反射消失为主，主要诊断依据：病前 1～4 周有感染史，急性或亚急性起病，四肢对称性软瘫，可有脑神经损害，重症患者有呼吸肌麻痹，常有脑脊液蛋白 - 细胞分离。

二、多选题

1. 吉兰 - 巴雷综合征包括

A. 急性炎性脱髓鞘性多发神经病

B. 急性运动轴索性神经病

C. 急性运动感觉轴索性神经病

D. Miller-Fisher 综合征

E. 急性播散性脑脊髓膜炎

【解析】吉兰 - 巴雷综合征包括急性炎性脱髓鞘性多发神经病（AIDP）、急性运动轴索性神经病（AMAN）、急性运动感觉轴索性神经病（AMSAN）、Miller-Fisher 综合征（MFS）、急性泛自主神经病（APN）、急性感觉神经病（ASN）等亚型。

答案： 12. A 13. E

1. ABCD

2. 关于急性炎性脱髓鞘性多发神经病，下列说法**错误**的是
   - A. 多无前驱感染症状，起病急，进行性加重，预后差
   - B. 可伴轻度感觉异常和自主神经功能障碍
   - C. 一侧肢体运动、感觉障碍
   - D. 腱反射亢进
   - E. 重症者可出现呼吸肌无力

【解析】急性炎性脱髓鞘性多发神经病，常有前驱感染症状，急性起病，进行性加重，多在 2 周左右达到高峰，病程有自限性；可伴轻度感觉异常和自主神经功能障碍；双侧肢体运动、感觉障碍；腱反射减弱；重症者可出现呼吸肌无力。

3. 关于 Hunt 综合征出现的症状，描述正确的是
   - A. 病侧周围性面瘫
   - B. 听觉过敏
   - C. 舌前 2/3 味觉障碍
   - D. 外耳道感觉迟钝
   - E. 外耳道有疱疹

【解析】耳带状疱疹因在 1907 年由 RamseyHunt 首先描述，故又称为 RamseyHunt 综合征或 Hunt 综合征即亨特综合征，是由带状疱疹病毒（HZV）或水痘带状疱疹病毒感染引发的疾病。因面神经膝状神经节疱疹病毒感染所引起的一组特殊症状，主要表现为一侧耳部剧痛，耳部疱疹，可出现同侧周围性面瘫，伴有听力和平衡障碍，故又称为膝状神经节综合征。其中引起水痘（水痘带状疱疹）的病毒影响连接耳朵的面部神经时，就称为耳带状疱疹。

4. 关于骶丛神经的主要分支，下列表述正确的是

   - A. 臀上、下神经
   - B. 阴部神经
   - C. 股神经
   - D. 股后皮神经
   - E. 坐骨神经

【解析】骶丛神经的主要分支包括臀上神经、臀下神经、阴部神经、肛神经、会阴神经、阴茎背神经（阴蒂背神经）、股后皮神经和坐骨神经。股神经来源于 $L_{2\sim4}$ 神经，由腰丛发出后，在腰大肌与髂腰肌之间下行，并随同该肌经肌腔隙入股。

5. 关于腰骶丛神经受压症状，下列描述正确的是
   - A. 会阴部的麻木及功能障碍
   - B. 大、小便失禁
   - C. 髋关节运动障碍
   - D. 骶尾部肌肉萎缩
   - E. 严重者可出现截瘫症状

【解析】腰丛神经主要分布于臀外侧部、股三角区、腹股沟区会阴部皮肤及腹壁肌肉，大腿内侧皮肤及肌肉。骶丛神经主要分布于盆壁、臀部、会阴、股后、小腿及足肌。腰骶丛神经损伤后可能会出现受损神经分布区的感觉及运动障碍，主要表现为会阴部的麻木及功能障碍、二便失禁、髋关节运动障碍、骶尾部肌肉萎缩，严重者甚至可出现截瘫症状。

三、共用题干单选题

（1～2 题共用题干）

患者男，36 岁。腹痛、腹泻伴双下肢肌无力 1 周余，加重 2 天。体格检查显示双下肢肌力 3 级，感觉减退，呈袜套样分布，腱反射明显减弱

1. 根据上述病情，对该患者最可能的诊断是
   - A. 脊髓灰质炎
   - B. 低钾性周期性瘫痪

答案： 2. ACD　3. ABCDE　4. ABDE　5. ABCDE
　　　 1. D

C. 重症肌无力

D. 急性炎性脱髓鞘性多发神经病

E. 急性脑梗死

【解析】脊髓灰质炎起病时多有发热，肢体瘫痪多局限于单侧下肢；低钾性周期性瘫痪、重症肌无力多无感觉障碍；急性脑梗死多表现为局灶性神经功能缺失，偏瘫、感觉障碍、失语、共济失调，可伴有头晕、头痛、呕吐、昏迷等。患者表现为下肢肌力对称性减弱，感觉减退，且呈袜套样分布，腱反射明显减弱，符合急性炎性脱髓鞘性多发神经病。

2. 关于急性炎性脱髓鞘性多发神经病，下列说法正确的是

　A. 病程进展迅速，预后差

　B. 慢性起病，早期症状不明显

　C. 主要病理变化为周围神经脱髓鞘

　D. 好发于青少年，女性多于男性

　E. 脑神经受累以双侧听神经损害为主

【解析】急性炎性脱髓鞘性多发神经病为急性起病，病情多在 1～2 周达到高峰，病程有自限性；首发症状表现为双下肢无力；主要病理变化为周围神经脱髓鞘；任何年龄、任何季节均可发病；脑神经受累以双侧面神经麻痹为主。

（3～5 题共用题干）

　　患者男，21 岁。右耳流臭脓 6 年伴耳痛，右眼闭合不全、口角向左歪斜 20 天。查体：体温、脉搏、血压正常，神志清晰，右侧皱额无纹，眼裂闭合不全，鼻唇沟消失，口角向左歪斜。右外耳道积有臭脓，耳道后上壁下塌变窄，鼓膜松弛部穿孔，探针查鼓窦入口增宽，有豆腐渣样物。乳突部有压痛及明显叩击痛。电测听查听力为重度传导性耳聋。前庭功能检查正常，眼球无震颤。

流泪反射、镫骨肌反射均存在，乳突 X 线片示骨质破坏空腔。

3. 该患者的影像学表现最可能为

　A. 中耳、乳突气房积液，气房骨隔无破坏

　B. 气房骨隔增厚硬化，骨质无明显破坏

　C. 鼓室内软组织影，骨质破坏、边缘模糊，增强明显强化

　D. 鼓室内软组织影，骨质破坏硬化，增强明显强化

　E. 鼓室内软组织影，骨质破坏硬化，增强无明显强化

【解析】该患者临床表现为慢性化脓性中耳炎、周围性面神经麻痹，查体鼓窦入口增宽，有豆腐渣样物，X 线片示骨质破坏，最有可能为胆脂瘤型中耳炎，影像表现：鼓室软组织影，鼓室盾板破坏，骨质破坏边缘光整、有硬化，增强无明显强化。

4. 患者出现右眼闭合不全、口角向左歪斜的原因是

　A. 颅内病变　　　　B. 胆脂瘤型中耳炎

　C. Bell 麻痹　　　　D. Hunt 综合征

　E. 面神经肿瘤

【解析】该患者出现面神经麻痹症状，考虑胆脂瘤型中耳炎，累及面神经。

5. 患者面神经病变最可能位于

　A. 内耳道段　　　　B. 迷路段

　C. 鼓室段　　　　　D. 乳突段

　E. 颞骨外段

【解析】该患者出现面神经麻痹症状，可能为中耳炎，累及面神经鼓室段，鼓室段为自膝神经节起向后并微向下，经鼓室内壁的骨管，达前庭窗上方、外半规管下方，到达鼓室后壁锥隆起平面，此处骨管最薄，易遭病变侵蚀或手术损伤。

（6～8题共用题干）

患者男，43岁。因进行性四肢麻木无力伴肢体抖动、走路不稳3年余，反复加重半年余入院。神经内科查体：脑神经（−）；双上肢肌力4级，双下肢近端肌力4级，右足背屈肌力2级，左足背屈肌力3级，四肢肌张力降低；双手可见姿势性不自主震颤；双侧指鼻试验、轮替试验协调稳准，双侧跟膝胫试验欠稳，Romberg征阳性；四肢深浅感觉均减退；四肢腱反射均减弱；双侧病理征（−）。脑脊液生化：蛋白质2.56g/L，葡萄糖3.43mmol/L；脑脊液免疫球蛋白：IgG 228mg/L，IgA 61.1mg/L，IgM 4.49mg/L。脑脊液抗NF155抗体IgG4（1∶10）；血清抗NF155抗体IgG4（1∶1 000）。肌电图NCS：双正中、尺、胫、腓运动神经及双正中、尺、腓肠感觉神经受损；双正中神经F波未测出，双胫神经H反射未测出；EMG：左胫前肌、左股内侧肌提示神经源性损害；结论：四肢周围神经源性损害（运动及感觉纤维均受累）。影像学：颅脑MRI平扫、胸椎及胸髓MRI平扫未见明显异常；颈丛神经MRI增强如图3-1所示，提示：双侧颈丛神经水肿增粗。

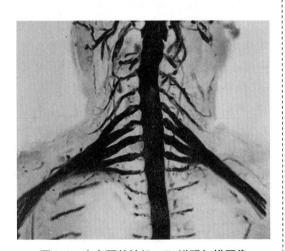

图3-1　患者颈丛神经MRI增强扫描图像

6. 对该患者的诊断可能为
   A. 多灶性运动神经病（MMN）
   B. 低血钾性周期性瘫痪
   C. 重症肌无力（Miller-Fisher综合征）
   D. 慢性炎症性脱髓鞘性多发性神经病（CIDP）
   E. 急性炎性脱髓鞘性多发神经病（吉兰-巴雷综合征）

【解析】CIDP的诊断主要根据患者的临床表现和符合脱髓鞘性损害的神经电生理改变、脑脊液改变，以及神经活检提示脱髓鞘和髓鞘再生支持该诊断。典型的CIDP对类固醇皮质激素治疗反应良好，疗效观察结果也可被用于鉴别诊断。根据《中国2010年慢性炎性脱髓鞘性多发性神经根神经病诊疗指南》，CIDP的诊断目前仍为排除性诊断，符合以下条件的可考虑该病：症状进展超过8周，慢性进展或缓解-复发；临床表现为不同程度的肢体无力，多数呈对称性，少数为非对称性，近端和远端均可累及，四肢腱反射降低或消失，伴有深、浅感觉异常；脑脊液出现蛋白-细胞分离；电生理检查出现神经传导速度减慢、传导阻滞或异常波形离散；神经活检除外其他原因引起的周围神经病；糖皮质激素治疗有效。

7. 应首选的治疗药物是
   A. 类固醇皮质激素　B. 免疫抑制药
   C. 免疫调节剂　　　D. IVIG
   E. PE

【解析】类固醇皮质激素为CIDP首选的治疗药物。常用药物有甲泼尼龙、泼尼松和地塞米松等。在使用激素过程中注意补钙、补钾和保护胃黏膜。

8. 以下**不属于**本病临床表现的是
   A. 脑神经异常

B. 发病前常有前驱感染

C. 肌无力、腱反射异常

D. 感觉障碍、自主神经功能障碍

E. 自然病程包括阶梯式进展、稳定进展和缓解 - 复发3种形式

【解析】CIDP可主要见于成人，儿童也可患病，发病高峰年龄为40～60岁。起病较隐匿或呈亚急性病程，病前很少有前驱感染，自然病程包括阶梯式进展、稳定进展和缓解 - 复发3种形式。进展期为数月至数年，平均3个月，起病6个月内无明显好转，进展过程超过8周，可与吉兰 - 巴雷综合征相鉴别。

（9～11题共用题干）

患者女，45岁。右上肢疼痛，并向前臂尺侧放射，环指、小指麻木，肩上举时症状加重，右手握力减退，小鱼际肌萎缩。

9. 下列**不属于**诊断该病临床诱发试验的是

A. Adson试验或斜角肌试验

B. 肋锁试验（军姿试验）

C. 过度外展试验

D. Allen试验

E. 椎间孔挤压试验

【解析】①Adson试验或斜角肌试验：通过拉紧前斜角肌和中斜角肌，减少斜角肌间隙，增大任何已经存在的对锁骨下动脉和臂丛的压迫。②肋锁试验（军姿试验）：使锁骨更靠近第1肋骨，肋锁间隙变窄，可能造成对血管神经束的压迫。③过度外展试验：当上肢过度外展达到180°，血管神经束被拉向胸小肌韧带和喙突、肱骨头，同时检查患侧桡动脉搏动及在患侧锁骨上窝听诊血管杂音。如果出现桡动脉搏动减弱或消失、闻及血管杂音等，均提示有血管神经束的压迫。④Allen试验：患者的肘部向上头部屈曲90°，掌心向前，肩部水平位，嘱患者将头部转向对侧，桡动脉的脉搏消失为阳性。

10. 该病的常见病因**不包括**

A. 颈肋

B. 第1肋或锁骨骨质异常

C. 斜角肌肥大、纤维化

D. 胸锁乳突肌肥大

E. 肩胛带下垂

11. 对患者最可能的诊断是

A. 颈椎病

B. 肩周炎

C. 胸廓出口综合征

D. 肘管综合征

E. 腕管综合征

【解析】颈椎病亦可出现上肢疼痛、无力、感觉异常，但手内肌萎缩少见，颈椎病患者颈部常有压痛，压头试验及臂丛神经牵拉试验常为阳性，X线、CT及MRI检查有助于诊断。肘管综合征为尺神经在肘管内受压所致，该病无肩部症状，不波及正中神经，Adson试验等为阴性。腕管综合征为正中神经在腕管内受压所致，主要表现为手部桡侧2/3及桡侧3个半手指感觉障碍，拇指对掌功能障碍。

（12～15题共用题干）

患者女，61岁。有桥本甲状腺炎史2年余，1周前出现双下肢无力，并逐渐向上进展3天来院，肌肉疼痛，以腓肠肌压痛明显，体格检查发现双下肢腱反射减弱。

12. 根据上述病史，对该患者最可能的诊断是

A. 脑梗死

B. 脊髓灰质炎

C. 急性炎性脱髓鞘性多发神经病

D. 腰椎间盘突出

E. 重症肌无力

【解析】白血病、淋巴瘤、器官移植后、使用免疫抑制剂，以及患有系统性红斑狼

答案： 9. E 10. D 11. C 12. C

疮、桥本甲状腺炎等自身免疫病，常可合并急性炎性脱髓鞘性多发神经病，急性起病，首发症状多表现为双下肢无力，感觉异常，肌肉疼痛，以腓肠肌压痛明显，腱反射减弱。

13. 为进一步确诊急性炎性脱髓鞘性多发神经病，对该患者需要进行的辅助检查是
    A. 双下肢 X 线片检查
    B. 甲状腺 CT 检查
    C. 头颅 MRI 检查
    D. 同位素检查
    E. 脑脊液检查

14. 假设脑脊液检查指标异常，下列对诊断急性炎性脱髓鞘性多发神经病最有价值的指标是
    A. 蛋白增高
    B. 糖增高
    C. 氯化物增高
    D. 蛋白 - 细胞分离
    E. 白细胞计数增高
    【解析】脑脊液蛋白 - 细胞分离是急性炎性脱髓鞘性多发神经病的特征性表现之一。

15. 关于急性炎性脱髓鞘性多发神经病的治疗，下列方法正确的是
    A. 大量抗生素静脉注射
    B. 血浆置换
    C. 应用大量糖皮质激素
    D. 溴吡斯的明口服
    E. 大量氯化钾口服
    【解析】血浆置换可迅速降低血浆中抗体和其他炎症因子，推荐对有条件的急性炎性脱髓鞘性多发神经病患者尽早采用。

（16～20 题共用题干）
患者男，54 岁。上班时同事发现其口

角歪斜。入院后查体：前额皱纹消失、眼裂扩大、鼻唇沟平坦、口角下垂。初步考虑左侧面神经麻痹。

16. 若进一步查体，该患者**不太可能**出现的体征是
    A. 左侧不能皱眉　　B. 左侧闭目障碍
    C. 噘嘴障碍　　　　D. 不能鼓气
    E. 口角向左偏斜
    【解析】面瘫的临床表现十分特殊，多数患者往往于清晨洗脸、漱口时突然发现一侧面颊动作不灵、嘴巴歪斜。患侧面部表情肌完全瘫痪者，前额皱纹消失、眼裂扩大、鼻唇沟平坦、口角下垂，露齿时口角向健侧偏斜。患侧不能作皱额、蹙眉、闭目、鼓气和噘嘴等动作。鼓腮和吹口哨时，因患侧口唇不能闭合而漏气。进食时，食物残渣常滞留于病侧的齿颊间隙内，并常有口水自该侧淌下。由于泪点随下睑内翻，使泪液不能按正常引流而外溢。对其治疗应用糖皮质激素，可减轻神经水肿，减少神经受压，改善局部循环。

17. 对该病例治疗时应首先采取的措施是
    A. 大量使用抗生素
    B. 使用激素
    C. 针灸
    D. 应用曲克芦丁（维脑路通）
    E. 应用卡马西平
    【解析】Bell 麻痹或面神经麻痹的主要药物治疗是早期短疗程口服糖皮质激素。

18. 该类患者**不应有**的症状是
    A. 额纹消失
    B. Bell 征
    C. 耳后或下颌角后疼痛
    D. 舌前 2/3 味觉障碍
    E. 外耳道或鼓膜出现疼痛疱疹

答案：　13. E　14. D　15. B　16. E　17. B　18. E

【解析】特发性面神经麻痹是指原因不明、急性发作的单侧周围性面神经麻痹，又称面神经炎或贝尔（Bell）麻痹，病初可有麻痹侧耳后或下颌角后疼痛，主要表现为一侧面部表情肌瘫痪，不能皱额和额纹消失，眼裂不能闭合或闭合不全，试闭眼时，瘫痪侧眼球转向上外方，露出白色巩膜，称为 Bell 征。检查发现病侧鼻唇沟变浅，口角下垂，露齿时口角歪向健侧，鼓气或吹口哨时漏气，舌前 2/3 味觉障碍，但外耳道或鼓膜不会出现疼痛疱疹。

19. 假设患者出现 Bell 征，下列**不符合**常见表现的是
    A. 患侧眼裂不易闭合
    B. 患侧眼裂缩小
    C. 患侧额纹消失
    D. 患侧闭眼时易露出白色巩膜
    E. 患侧表情肌瘫痪

【解析】患者表情肌瘫痪，可见额纹消失，不能皱额蹙眉，眼裂变大，不能闭合或闭合不全；闭眼时眼球向上外方转动，显露白色巩膜，称为 Bell 征，多为单侧。

20. 与该类疾病的发生可能有关的是
    A. 中耳炎　　　B. 脑膜炎
    C. 腮腺炎　　　D. 风寒、病毒感染
    E. 后颅窝肿瘤

【解析】特发性面神经麻痹的确切原因不清：一种理论认为，神经的非特异性炎症导致局部水肿、脱髓鞘和缺血改变；还有一些证据表明，单纯疱疹病毒 1 型（HSV-1）感染可能也有一定作用。

（21～24 题共用题干）
患者男，33 岁，程序员。半年前感觉右手拇指、示指和中指麻木，有发胀感，未予

以重视，3 天前症状加重，右手屈曲障碍、握拳障碍。患者现来院检查，查体：前臂屈肌运动正常，右腕肿胀，右腕处 Tinel 征（+），Phalen 征（+）。

21. 根据上述信息，下列诊断中最可能的是
    A. 神经根型颈椎病
    B. 胸廓出口综合征
    C. 旋前圆肌综合征
    D. 腕管综合征
    E. Wartenberg 综合征

【解析】腕管综合征（CTS）俗称鼠标手，是由腕骨及腕横韧带构成的骨-纤维性通道中的正中神经因各种原因受到压迫，而引起的一种周围神经损伤性疾病。表现为桡侧 3 个手指端，尤其是中指麻木或疼痛，清早或晚上症状加重，进而出现持物无力，甚至前臂也会出现牵涉痛。查体：大鱼际肌萎缩；拇、示、中指有感觉减退；拇指对掌无力；腕部正中神经 Tinel 征阳性。屈腕试验（Phalen 征）阳性。

22. 假如图 3-2 为该患者 MRI 图像，下列选项中**不太可能**出现的诊断描述是
    A. 屈肌支持带向掌侧弯曲
    B. 腕管入口处（豆状骨水平）神经增粗，横截面积约为 10mm²
    C. 腕管出口（钩状钩的水平）腕管内神经横截面积增加
    D. 腕管出口（钩骨水平）的神经变扁
    E. 腕管内水肿表现

【解析】腕管综合征（CTS）在腕管入口处（豆状骨水平）神经增粗，横截面积>12mm²。

23. 关于该病，下列说法**错误**的是
    A. 男性发病率多于女性
    B. 是最常见的上肢神经病变
    C. 40% 的病例为双侧发病

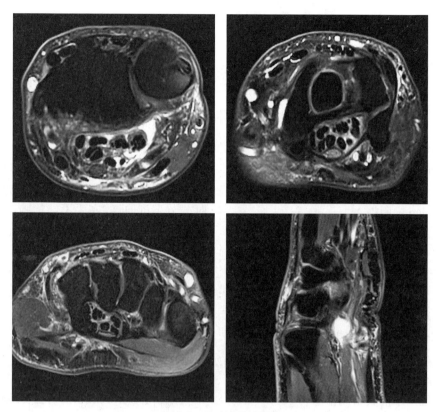

图 3-2　患者 MRI 图像

D. 一般为单侧发病，也可双侧

E. 可伴有大鱼际萎缩、拇指笨拙无力

【解析】腕管综合征（CTS）女性发病率高于男性（6：1），孕期的最后 3 个月发病率增加，是神经卡压综合征中最常见的一种。

24. 关于该病的常见病因，下列可能性最小的是

A. Colles 骨折

B. 甲状腺功能减退症

C. 腱鞘囊肿

D. 尺动脉假性动脉瘤

E. 类风湿关节炎

【解析】掌部尺动脉与尺神经并行，位于尺管内，掌部尺动脉假性动脉瘤常位于钩骨钩旁，为摔倒时手掌尺侧着地，尺动脉血

管与钩骨钩撞击所致，因此易导致尺管综合征，且钩骨钩水平为腕管出口水平。

（25～28 题共用题干）

患者男，57 岁。右肘关节骨折术后 1 年。患者术后右手尺侧及环小指麻木、手指不灵活，小指动作丧失，手背尺侧、小鱼际、小指和无名指的尺侧感觉丧失，小鱼际肌萎缩。

25. 根据上述病史，下列诊断中最有可能的是

A. 骨化性肌炎

B. 肘关节脱位

C. 胸廓出口综合征

D. 肘管综合征

E. 腕管综合征

【解析】肘管综合征又称迟发性尺神经炎，是尺神经在肘部走行于尺神经沟处受周

围结构卡压继而导致的神经病变。以尺神经支配区域感觉障碍、骨间肌及拇收肌萎缩、小指屈曲及外展功能障碍为主要表现。

26. 该类患者**不应**出现的体征是
    A. 肘关节 Tinel 征阳性
    B. Froment 征阳性
    C. Wartenberg 试验阳性
    D. Allen 试验阳性
    E. Phalen 征阳性

【解析】Allen 试验主要用于检查桡、尺动脉对掌部血供是否通畅及吻合情况，是现今广泛开展的经桡动脉冠状动脉介入治疗术的术前常规检测方法，桡动脉穿刺、脑血管造影 / 取栓的桡动脉入路前也均应做此试验，阳性表示尺动脉或桡动脉供血不足。

27. 该患者行影像检查，可能的表现应**除外**
    A. X 线片示肘关节畸形愈合
    B. 超声或 MRI 显示尺神经局灶性或弥漫性肿胀
    C. 腕管肿胀
    D. 屈肌腱鞘炎
    E. 尺侧腕屈肌、指深屈肌及手的尺侧肌肉水肿

【解析】肘管位于肘关节内后方，为一纤维性骨性通道。前壁为尺侧副韧带；后壁为 Osborne 韧带，该韧带由内上髁延伸至尺骨鹰嘴，与尺侧腕屈肌两头间的筋膜相连；内侧壁为肱骨内上髁及尺侧腕屈肌的肱骨头；外侧壁由尺骨鹰嘴、尺侧腕屈肌尺骨头构成。腕管肿胀为腕管综合征的影像表现。

28. 假设患者无外伤史，该病**最不可能**的病因是
    A. 睡觉或工作长期屈肘
    B. 肘外翻畸形

C. Osborne 韧带增厚
D. 腱鞘囊肿
E. 肱骨外上髁骨赘形成

【解析】肘管位于肘关节内后方，故肱骨外上髁骨赘与肘管综合征无关。

（29～32 题共用题干）
患者女，20 岁。2 天前起床时感觉左手无力。查体：左上肢肱二头肌肌力 4 + 级，肘关节不可伸直，左手不能抬腕，手指不能外展，伸直无力，余肢体肌力肌张力正常，左手背桡侧感觉减退。

29. 根据上述病史，下列诊断中最可能的是
    A. 旋前综合征
    B. 骨间前神经卡压综合征
    C. 肘管综合征
    D. 桡神经麻痹（损伤）
    E. 肱骨外上髁炎

【解析】桡神经损伤后的主要运动障碍是前臂伸肌瘫痪，表现为抬前臂时呈垂腕状态，各手指掌指关节不能背伸，拇指不能伸，前臂旋后障碍，手臂桡侧皮肤感觉减退或消失。

30. 该患者可能发生病变的部位为
    A. 在腋下桡神经发出肱三头肌分支以上部位
    B. 在肱骨中 1/3，即发出肱三头肌分支以下部位
    C. 肱骨下段或前臂上 1/3 处
    D. 前臂中 1/3 以下
    E. 接近腕关节处

【解析】桡神经是臂丛神经中最易损害的一支，腋部受压、桡骨骨折、中毒、上臂长时间外展，均可造成桡神经损伤。损伤部位不同，临床表现不同。高位损伤（腋部）表现为完全性桡神经麻痹，上肢各伸肌完全瘫痪，不能伸肘、伸腕、伸指，前臂伸直位不能

旋后；肱骨中 1/3（肱三头肌分支以下）损伤表现为肱三头肌功能完好，余诸神经均瘫痪；肱骨下段或前臂上 1/3 损伤表现为肱三头肌、肱桡肌、旋后肌、伸腕肌功能保存；前臂中 1/3 以下损伤表现为仅伸指瘫痪，无垂腕；接近腕关节的损伤因各运动支均已发出，无桡神经麻痹症状，虎口区皮肤感觉消失。

31. 假设病史不局限于案例所述，关于该诊断可能的影像表现，描述**不正确**的是
    A. 影像学表现常是正常的
    B. 在 Frohse 弓处的纤维束常常不能检出
    C. 桡侧腕短伸肌和长伸肌水肿和萎缩改变
    D. 压迫性的软组织肿块或神经源性肿瘤
    E. 正中神经肿胀

【解析】正中神经肿胀为正中神经损伤表现，正中神经在肘部近端、前臂远端发出分支，通过腕管进入后移行为指掌神经。损伤肘部以上出现运动障碍（前臂旋前、手腕屈曲无力，桡侧半三指不能屈曲，拇指不能对掌和外展；桡侧半指丧失屈曲功能，呈"猿手"畸形；感觉障碍（手掌鱼际区、桡侧三指半和甲床）。损伤前臂近端表现为前骨间神经卡压综合征：仅运动障碍（前臂不能旋前，桡侧三指不能屈曲）。损伤手腕内段表现为腕管综合征，症状包括运动障碍、感觉障碍。

32. 以下**不符合**该诊断的相关表述为
    A. 病变上方 Tinel 征（叩击试验）阳性
    B. 疼痛向前臂前外侧放射
    C. 发病率：男性大于女性
    D. 可创伤和骨折后急性发病
    E. 当压迫发生于前臂下段时，可出现疼痛、运动及感觉障碍

【解析】桡神经在肘部远端分出浅支（感觉支，分布于手背桡侧）和深支（即骨间后神经，支配旋后肌以及腕部、手指的伸肌）。桡神经深支（骨间后神经）穿过 Frohse 弓时可造成骨间后神经卡压综合征（主要表现为桡神经支配区的运动障碍，但无感觉障碍）。而桡管综合征则是桡神经在肘关节处被卡压，患者没有明显的运动功能障碍（手指伸肌肌力减弱），但是在神经卡压部位（前臂外侧、肱骨外上髁远端）常出现明显的疼痛。

四、案例分析题

【案例 1】患者女，56 岁。出现左侧上睑下垂、眼球转动受限及复视 4 天，头颅 CT 平扫、眼底检查未见异常。

第 1 问：患者可能受累的脑神经是
    A. 动眼神经
    B. 滑车神经
    C. 三叉神经第一支
    D. 三叉神经第二支
    E. 三叉神经第三支
    F. 外展神经

【解析】动眼神经支配上睑提肌和 4 条眼外肌（内直肌、上直肌、下直肌和下斜肌）。此外，动眼神经支配睫状体平滑肌和虹膜括约肌的副交感神经纤维。患者上睑下垂、眼球转动受限及复视为典型的动眼神经麻痹症状。

第 2 问：对患者下一步应进行的影像学检查是
    A. 头颅 X 线平片
    B. 眼眶 CT 平扫
    C. 头颅 MRI 平扫
    D. 眼眶 CT 增强扫描
    E. 眼眶 MRI 增强扫描
    F. 头颅 MRA

答案：31. E　32. E
【案例 1】　1. A　2. F

【解析】患者出现动眼神经麻痹，CT平扫、眼底检查未见异常，需要进一步行血管成像检查以确定是否存在后交通动脉瘤。MRA为进一步应进行的影像学检查。

［提示］患者行头颅MRA发现，左侧海绵窦区有4mm×4mm的类圆形异常信号，边界较清，增强扫描可见明显强化，MRA显示病变位于左侧后交通动脉起始部，左侧后交通动脉未见显示。

第3问：首先考虑的疾病是

A. 左侧颈内动脉C_7段动脉瘤

B. 左侧后交通动脉瘤

C. 左侧后交通动脉圆锥

D. 左侧海绵窦区海绵状血管瘤

E. 左侧海绵窦区脑膜瘤

F. 左侧海绵窦区血肿

【解析】根据患者影像学表现，考虑为左侧后交通动脉瘤。

第4问：最终患者确诊为左侧后交通动脉瘤，扩大的动脉瘤压迫动眼神经，引起动眼神经麻痹。下一步应采取的治疗措施中，**不恰当**的有

A. 定期随诊

B. 手术治疗

C. 放疗

D. 激素冲击

E. 放弃治疗

F. 激素冲击＋手术治疗

【解析】动脉瘤已造成动眼神经麻痹，且有破裂的风险，手术是首选的治疗手段，需及时行手术治疗。

【案例2】患者女，50岁。阵发性右侧面部、口腔及下颌针刺、烧灼样剧烈疼痛，每次持续数秒，吃饭、洗脸及刷牙可诱发疼痛发作。

第1问：患者可能受累的脑神经是

A. 滑车神经　　　　B. 三叉神经

C. 外展神经　　　　D. 面神经

E. 前庭蜗神经　　　F. 舌咽神经

【解析】患者出现单侧阵发性三叉神经支配区域剧烈疼痛，为临床上典型的三叉神经痛表现。

［提示］患者行头颅CT平扫未见异常。

第2问：对患者下一步最推荐的影像学检查方法是

A. 头颅X线平片

B. 头颅CT增强扫描

C. 头颅MRI平扫

D. 头颅MRI增强扫描

E. 头颅MRI增强扫描＋MRA

F. DSA

【解析】推荐行MRI增强扫描＋MRA，以排除神经血管压迫或结构性脑病变（如桥小脑角肿瘤或脱髓鞘病变，包括多发性硬化）等病因，MRI较高的分辨率能显示出三叉神经和小的邻近病变。

［提示］患者行头颅MRI增强扫描＋MRA显示脑内未见明显肿块或脱髓鞘病变，右侧三叉神经近端神经血管接触。

第3问：按发生率来推测最可能的责任血管来源是

A. 小脑上动脉　　　B. 小脑前下动脉

C. 椎动脉　　　　　D. 基底动脉

E. 小脑后下动脉　　F. 静脉参与压迫

G. 复合压迫

第4问：关于三叉神经痛，下列描述正确的是

A. 主要发病机制是三叉神经根受压

B. 女性比男性多发

C. 小部分病例可由脑干病变引起

D. 三叉神经分布区的阵发性疼痛发作

E. 通常为强烈、锐性、浅表或针刺样疼痛

F. 影像学仅显示血管与三叉神经接触就可以确诊病因为神经血管压迫

【解析】三叉神经痛女性比男性多发，主要发病机制是三叉神经根受压，小部分病例可由脑干病变引起，三叉神经分布区的阵发性疼痛发作，通常为强烈、锐性、浅表或针刺样疼痛。影像学仅显示血管与三叉神经接触不足以确诊病因为神经血管压迫。准确地说，目前的共识是诊断需要影像学证实

三叉神经在其脑桥起始处有形态学改变，如移位、扭曲、萎缩或压迫。

【案例3】患者女，27岁。反复肢体乏力4年，近2天突发双足麻木，逐渐向上发展至头颈部，伴踩棉花感，以及恶心、呕吐，呕吐物为胃内容物，非喷射性，无头晕、头痛，视觉障碍。MRI检查如图3-3所示。

第1问：根据MRI平扫和增强检查的表现，可能的诊断是

A. 多发性脑缺血

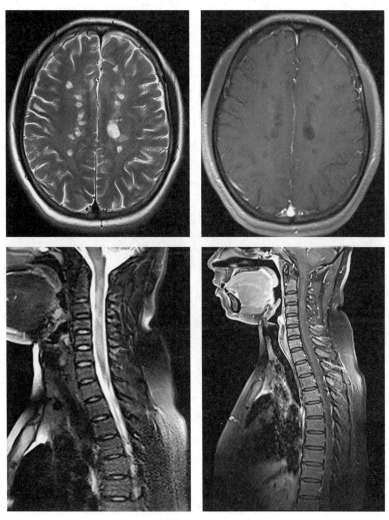

图3-3　患者头颈部MRI图像

答案：【案例3】　1. B

B. 多发性硬化

C. 视神经脊髓炎

D. 转移瘤

E. 淋巴瘤

F. 低血钾型周期性瘫痪

G. 重症肌无力

【解析】患者双侧半卵圆中心、颈胸段脊髓内可见多发斑片状 T_2 高信号，增强检查发现部分病变轻度环形强化，首先考虑多发性硬化。多发性脑缺血患者一般年龄较大，不伴有脊髓异常信号。视神经脊髓炎患者视力减退、视野缩小，伴视神经形态、信号异常。转移瘤多有原发肿瘤病史，中老年多见，病灶多发，多位于皮髓质交界区域，周围水肿明显，颅内有"小病灶，大水肿"的特点。淋巴瘤不伴脊髓信号异常，患者实验室检查没有提示血钾降低。

第 2 问：对患者下一步应采取的治疗措施包括

A. 补钾

B. 补液

C. 抗感染

D. 抗血栓

E. 降颅内压

F. 使用免疫抑制剂及激素

G. 使用免疫调节剂

【解析】对多发性硬化的治疗一般使用免疫抑制剂及激素。

第 3 问：关于多发性硬化（MS）和急性播散性脑脊髓炎（ADEM）的区别，表述**不正确**的是

A. 两者均对称分布

B. 是否有病毒感染史

C. MS 呈多时相

D. ADEM 呈多时相

E. ADEM 不累及灰质

F. 两者均有可能与病毒或自身免疫介导有关

【解析】MS 是一种多时相疾病，有复发-缓解交替的特点，常反复发作，MS 病灶多对称分布于脑室周围白质区；ADEM 是一种单时相疾病，ADEM 病灶多不对称，以大脑半球皮质下及双侧侧脑室周围明显；两者有可能与病毒或自身免疫介导有关。

第 4 问：下列关于多发性硬化的描述，正确的包括

A. 是一种自身免疫性疾病

B. 女性多于男性

C. 病灶呈复发-缓解交替

D. 脊髓病灶多累及脊髓中央

E. 脊髓病灶多位于颈胸段脊髓

F. 水肿及占位效应明显

G. 是中枢神经系统第二常见的脱髓鞘性疾病

H. 亚洲患者多为急性或亚急性起病

I. 直角脱髓鞘征是其特征性表现

J. 脑脊液免疫球蛋白 G 的升高是疾病活动的生化指标

【解析】多发性硬化（MS）是中枢神经系统最常见的脱髓鞘疾病，以病程复发-缓解交替为特点，病因不明，可能认为与慢性病毒感染或自身免疫反应有关，MS 好发于中青年女性，我国 MS 以白质软化坏死为特点，亚急性或慢性起病，病程短，症状重。急性期病灶多位于侧脑室周围及深部白质，大小不等，病灶呈圆形、活动期呈椭圆形，垂直于侧脑室，称直角脱髓鞘征。脊液免疫球蛋白 G 的升高是疾病活动的生化指标。

【案例 4】患者女，26 岁。因为双下肢乏力、麻木，胸腹部紧箍感 10 天入院。入院时：

T 36.5℃，P 76 次 /min，R 20 次 /min，BP 125/74mmHg。扶入病房，查体基本合作。内科系统未见明显异常体征。神经系统体征：意识清楚，语言正常，对答切题，反应灵敏，查体合作，定向力、计算力、判断力、记忆力存在。颈软，无抵抗。脑神经阴性。四肢肌肉正常，右上肢肌力近端 5 级、远端 5 级；左上肢肌力近端 5 级、远端 5 级；右下肢肌力近端 4+ 级、远端 5- 级；左下肌力近端 3+ 级、远端 3+ 级，四肢肌张力正常。双上肢肱二头肌及肱三头肌腱反射（++），双侧膝反射（++++），踝反射右侧（++），左侧（+++），双侧髌阵挛阴性，踝阵挛右侧阴性，左侧阳性，左侧巴氏征阳性。指鼻试验、误指试验准稳，跟 - 膝 - 胫试验不合作，快复轮替试验灵活，反跳试验、联合屈曲征阴性，闭目难立征无法查性。双上肢痛觉、触觉正常，T_5 平面以上痛觉及触觉正常，T_5 平面以下痛觉、触觉减退。双上肢振动觉、运动觉、关节位置觉正常，双下肢振动觉、运动觉、关节位置觉减退。

第 1 问：对患者下一步应进行的检查是

A. 脊柱 X 线平片
B. 脊柱 CT 平扫
C. 脊柱 CT 增强扫描
D. 脊髓血管造影
E. 脊柱 MRI 增强扫描
F. 颅脑 MRI
G. 核素骨扫描

【解析】脊髓磁共振能早期显示脊髓病变的部位、性质和范围，是诊断急性横贯性脊髓炎的可靠方法。颅脑磁共振可了解脊髓以外的颅内病变。

［提示］患者脊柱 MRI 增强扫描检查如图 3-4 所示。

第 2 问：此患者 MRI 图像的阳性影像学表现有

A. 脊柱骨质增生
B. 颈胸段脊髓增粗
C. 脊髓内可见长条状 T_1 低、T_2 高信号
D. 脊髓内病灶多发
E. 脊髓内病灶增强扫描未见强化
F. 脊髓内病灶增强扫描轻度强化

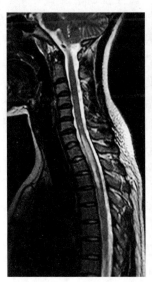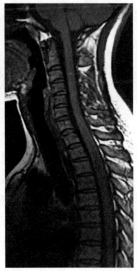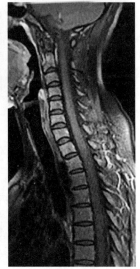

图 3-4 患者脊柱 MRI 增强扫描图像

答案：【案例4】 1. EF 2. ABCE

【解析】急性脊髓炎 MRI 表现病变长，呈连续性，病变段脊髓增粗，表现为 T_1 低、T_2 高信号，与正常脊髓分界较清，横断面病灶常累及脊髓全层，增强扫描多数病变无强化，少数病变轻度强化。

第 3 问：患者头颅 MRI 未见异常，输血前 ICT、脑脊液找隐球菌、脑脊液常规及生化未见异常；脑脊液霉菌、结核分枝杆菌、细菌培养未见异常。输血前核酸检测未见异常。脑脊液潘氏试验阳性，脑脊液蛋白含量升高。首先考虑的疾病是

A. 星形细胞瘤

B. 室管膜瘤

C. 转移瘤

D. 淋巴瘤

E. 急性横贯性脊髓炎

F. 多发性硬化

G. 吉兰 - 巴雷综合征

H. 重症肌无力（Miller-Fisher 综合征）脊髓空洞

【解析】脑脊液可有淋巴细胞轻度升高，蛋白含量正常或轻度升高。

第 4 问：关于急性横贯性脊髓炎，下列描述**不正确**的是

A. 脊髓全长任何节段都可以累及，亦可以累及脊髓几个节段

B. 以胸段脊髓多见

C. 首发症状为感觉障碍

D. 首发症状为运动障碍

E. 常有前驱感染症状

F. 脊髓损害由上向下发展，可出现呼吸肌麻痹

G. 治疗使用抗生素

H. 治疗使用激素冲击疗法

【解析】急性横贯性脊髓炎是脊髓受累的急性脱髓鞘病变，病因不明，可能与感染或自身免疫变态反应有关，好发于青壮年，急性横贯性脊髓炎的症状表现为：①急性或亚急性起病，病情常在数小时至数天达到高峰；②病变节段束带感、肢体麻木无力、大小便功能障碍、病变部位神经根痛、感觉减退等；③脊髓全长任何节段都可以累及，亦可以累及脊髓几个节段。一般脊髓炎的受损是在 $T_{3\sim5}$，因为这个部位的血液供应比较薄弱；④脊髓损害由下向上发展，还有一些会出现高位颈髓和腰骶段的脊髓炎，特别是高位颈髓，会出现呼吸肌麻痹，严重会出现呼吸暂停，危及生命。急性横贯性脊髓炎治疗使用激素冲击疗法。

【案例 5】患者男，45 岁。无糖尿病病史，因双下肢无力 2 个月余，逐步加重，并向近端发展，无吞咽困难，无呼吸困难。体格检查发现患者伴有直立性低血压，双下肢肌力减退，肌张力低，腱反射减弱，下肢感觉减弱。

第 1 问：根据上述病史，对该患者可能的诊断包括

A. 急性炎性脱髓鞘性多发神经病

B. 慢性炎性脱髓鞘性多发神经病

C. 多灶性运动神经病

D. 进行性脊肌萎缩症

E. 遗传性运动感觉神经病

F. 脊髓灰质炎

【解析】该患者慢性起病，无前驱感染，表现为对称性双下肢无力，并向近端发展、伴有感觉障碍，符合慢性炎性脱髓鞘性多发神经病临床表现，其鉴别诊断包括多灶性运动神经病、进行性脊肌萎缩症、遗传性运动感觉神经病等。

第 2 问：根据患者病史，为了进一步诊断和鉴别诊断，需要进行的检查包括

答案：　3. E　4. CFG　【案例 5】1. BCDE　2. ADF

A. 脑脊液检查

B. 双下肢 X 线检查

C. 头颅 CT 或 MRI 检查

D. 电生理检查

E. 血常规检查

F. 腓肠神经活检

【解析】慢性炎性脱髓鞘性多发神经病的辅助检查包括脑脊液检查、电生理检查、腓肠神经活检。

第 3 问：患者经行脑脊液检查、电生理检查、腓肠神经活检，发现患者脑脊液蛋白 - 细胞分离，周围神经传导速度减慢，腓肠神经节段性脱髓鞘与再生形成"洋葱头样"改变。根据以上检查发现应作出的诊断是

A. 多灶性运动神经病

B. 慢性炎性脱髓鞘性多发神经病

C. 进行性脊肌萎缩症

D. 脊髓灰质炎

E. 遗传性运动感觉神经病

F. 急性炎性脱髓鞘性多发神经病

【解析】该患者慢性起病，无前驱感染，表现为对称性双下肢无力，并向近端发展、伴有感觉障碍，脑脊液蛋白 - 细胞分离，周围神经传导速度减慢，腓肠神经节段性脱髓鞘与再生形成"洋葱头样"改变，符合慢性炎性脱髓鞘性多发神经病。

第 4 问：关于慢性炎性脱髓鞘性多发神经病，下列说法正确的是

A. 是一组免疫介导的炎性脱髓鞘疾病

B. 呈慢性进展或复发性病程

C. 发病率较急性炎性脱髓鞘性多发神经病高

D. 患者体内可发现 β- 微管蛋白抗体和髓鞘结合糖蛋白抗体

E. 周围神经脱髓鞘和轴索损伤

F. 起病前多有前驱感染

【解析】慢性炎性脱髓鞘性多发神经病是一组免疫介导的炎性脱髓鞘疾病，呈慢性进展或复发性病程，发病率较急性炎性脱髓鞘性多发神经病低，患者体内可发现 β- 微管蛋白抗体和髓鞘结合糖蛋白抗体，但未发现与急性炎性脱髓鞘性多发神经病密切相关的针对肠弯曲菌及巨细胞病毒等感染因子免疫反应的证据，病理显示患者周围神经脱髓鞘和轴索损伤，起病前少见前驱感染。

第 5 问：关于慢性炎性脱髓鞘性多发神经病的治疗，下列说法正确的是

A. 使用糖皮质激素

B. 血浆置换

C. 静脉注射免疫球蛋白

D. 应用抗生素

E. 静脉滴注氯化钾

F. 神经营养治疗

【解析】糖皮质激素是治疗慢性炎性脱髓鞘性多发神经病的首选药物，其他治疗措施包括血浆置换、静脉注射免疫球蛋白、神经营养治疗、对症治疗、康复治疗等。

答案： 3. B　4. ABDE　5. ABCF

第四篇 头 颈 部

一、单选题

1. 以下结构位于后颅窝的是
    A. 破裂孔　　　　　B. 卵圆孔
    C. 棘孔　　　　　　D. 枕大孔
    E. 视神经孔

2. 怀疑头颈部有金属异物时，不宜进行的检查是
    A. 超声　　　　　　B. X 线
    C. CT 平扫　　　　D. CT 血管成像
    E. MRI
    【解析】当怀疑头颈部有金属磁性异物时，禁用 MRI 检查，以免异物移动造成二次损伤。

3. 怀疑儿童腺样体肥大时，首选的检查方法是
    A. 超声　　　　　　B. X 线
    C. CT　　　　　　 D. MRI
    E. 核素扫描
    【解析】摄 X 线侧位平片为儿童腺样体肥大的首选检查方法。

4. 怀疑颅底骨折时，首选的检查方法是
    A. 超声　　　　　　B. X 线
    C. CT　　　　　　 D. MRI
    E. 核素扫描
    【解析】CT 能客观显示外伤后颅底骨质细微改变，为临床首选检查。

5. 颞骨骨折最常见的类型是
    A. 纵行骨折　　　　B. 横行骨折
    C. 混合型骨折　　　D. 开放型骨折
    E. 岩尖骨折
    【解析】纵行骨折为颞骨骨折最常见的类型，占 70%～80%。

6. 先天性胆脂瘤最常发生的部位是
    A. 上鼓室　　　　　B. 外耳道
    C. 颈静脉孔　　　　D. 颞骨岩尖
    E. 乳突腔
    【解析】先天性胆脂瘤可发生于颞骨的任何部位，最常见于颞骨岩尖处。

7. 以下不属于内耳畸形的是
    A. 耳蜗未发育
    B. 共腔畸形
    C. 大前庭导水管综合征
    D. 面神经管低位
    E. 迷路缺失
    【解析】面神经管低位属于中耳畸形。

8. MRI 典型表现为盐和胡椒征的肿瘤是
    A. 脑膜瘤　　　　　B. 胶质瘤
    C. 颈静脉球瘤　　　D. 面神经瘤
    E. 听神经瘤
    【解析】颈静脉球瘤 T_2WI 及增强 T_1WI 可见盐和胡椒征，"盐"为肿瘤实质在 T_2WI 及增强 T_1WI 上表现出的高信号，"胡椒"为

答案：1. D　2. E　3. B　4. C　5. A　6. D　7. D　8. C

分布于整个肿块内的多发无信号区,即流空血管影。

9. 不受动眼神经支配的是
A. 上直肌　　　　B. 下直肌
C. 内直肌　　　　D. 外直肌
E. 下斜肌
【解析】外直肌由外展神经支配。

10. 以下骨骼**不参与**眼眶构成的是
A. 蝶骨　　　　B. 筛骨
C. 颞骨　　　　D. 上颌骨
E. 颧骨

11. 最常见引起眼球突出的病因是
A. 海绵状血管瘤
B. 炎性假瘤
C. 甲状腺相关眼病
D. 海绵窦动静脉瘘
E. 视神经鞘脑膜瘤

12. 关于眶骨膜下血肿,以下说法**不正确**的是
A. 常为外伤使骨膜的营养血管裂伤出血所致
B. 常合并眼眶骨折
C. CT 或 MRI 上见骨膜下间隙扁平或梭形的肿块
D. 往往跨越骨缝
E. MRI 上病灶的信号符合硬脑膜外血肿的信号演变过程
【解析】眶骨膜下血肿常见于外伤及合并骨折,以眶顶壁骨膜较多见,一般不跨越骨缝。

13. 关于以下眼部肿瘤的强化特点,表述**不正确**的是
A. 黑色素瘤呈速升速降型

B. 脉络膜血管瘤呈速升缓降型
C. 海绵状血管瘤呈渐进性强化
D. 葡萄膜转移癌强化程度高于脉络膜血管瘤
E. 葡萄膜转移癌呈轻中度强化
【解析】葡萄膜转移癌呈轻中度强化,强化程度低于脉络膜血管瘤。

14. 关于视神经炎 MRI 表现,表述**不正确**的是
A. 常双侧发病
B. 视神经增粗
C. T_2WI 信号增高
D. 增强后可见强化
E. 可呈现双轨征
【解析】视神经炎常为单侧发病,也可为双侧。双侧视神经炎在日本流行病学数据中可达 28.2%,而在白种人中较少见。

15. 针对鼻窦首选的影像学检查为
A. X 线　　　　B. CT
C. MRI　　　　D. 超声
E. 核素
【解析】临床通常首选鼻窦 CT 评估鼻窦疾病。

16. 关于鼻骨骨折,描述**错误**的是
A. 为耳鼻喉科最常见的外伤之一
B. 多由直接暴力引起
C. 可单独发生,也可以合并鼻中隔骨折
D. 多发于鼻骨上端
E. 无移位的单纯鼻骨骨折常不需要处理
【解析】鼻骨骨折多发于鼻骨下端。

17. 关于鼻窦炎,下列叙述**错误**的是
A. 最好发于蝶窦
B. X 线可见黏膜增厚

C. 急性期窦腔可见液平

D. 慢性期可见窦壁骨质增厚

E. 无并发症者无骨质破坏

【解析】鼻窦炎好发于上颌窦。

18. 关于鼻窦黏液囊肿,下列描述**错误**的是

    A. 好发于额窦和筛窦

    B. 窦腔扩大,窦壁均匀变薄,呈气球样改变

    C. 囊肿呈液性密度;合并感染时,可呈软组织密度

    D. 合并邻近硬膜强化时,可提示颅内侵犯

    E. 出现骨质破坏,则可排除黏液囊肿

【解析】鼻窦黏液囊肿也可以出现骨质破坏。

19. 关于鼻窦骨瘤,下列描述**不正确**的是

    A. 鼻窦常见病变,来自胚胎性软骨残余

    B. 好发于男性,生长缓慢

    C. 多发生于上颌窦及蝶窦

    D. 分为致密型、松质型和混合型

    E. 多为偶然发现

【解析】鼻窦骨瘤多发于筛窦。

20. 关于骨化性纤维瘤的影像学特点,下列表述**不正确**的是

    A. 临床少见,好发于年轻人,女性多见

    B. 好发于颅面部,以上颌骨多见

    C. 影像学检查多呈偏心性膨胀性改变

    D. 病变常穿破骨皮质,伴骨膜反应

    E. 可见骨皮质内囊状破坏

【解析】骨化性纤维瘤通常不穿破骨皮质,导致骨膜反应。

21. 临床怀疑鼻咽癌的患者,应首选的影像学检查方法是

    A. 颈部 CT 平扫＋增强扫描

    B. 鼻咽 MRI 平扫＋增强扫描

    C. 头颅 CT

    D. 颈部正侧位 X 线平片

    E. 头颅 CT 增强扫描

【解析】临床常首选鼻咽 MRI 平扫＋增强检查评估原发灶的分期和淋巴结转移情况。

22. 关于鼻咽癌放疗后脑损伤,叙述**不正确**的是

    A. 急性脑损伤发生在放疗后的数小时内

    B. 终点病理改变是坏死

    C. 以患侧额叶多见

    D. 小病灶或早期病灶,以水肿为主,可呈小点片状强化

    E. 随着病程延长,可出现出血、坏死、囊变

【解析】鼻咽癌放疗后脑损伤多发于患侧颞叶。

23. 关于口咽癌,下列叙述**不正确**的是

    A. 明确 HPV 状态对口咽癌患者的分期和治疗计划的制定至关重要

    B. HPV 相关的口咽癌预后相对更好

    C. HPV 相关口咽癌,肿瘤最大径为 1.5cm 属于 T_1 期

    D. HPV 相关口咽癌,同侧、单个、直径 7cm 的肿大淋巴结属于 N_2 期

    E. 非 HPV 相关口咽癌,同侧、单个、直径 2.5cm 的肿大淋巴结属于 N_1 期

【解析】HPV 相关口咽癌,同侧、单个、直径 7cm 的肿大淋巴结属于 N_1 期。

24. 针对甲状腺首选的影像学检查方法是

    A. X 线   B. 超声

    C. CT   D. MRI

    E. 核素扫描

答案： 18. E 19. C 20. D 21. B 22. C 23. D 24. B

25. 甲状腺功能明显亢进的患者**不宜**进行的检查是
    A. 超声　　　　B. CT 平扫
    C. CT 增强　　D. MRI
    E. 核素扫描
    【解析】甲状腺功能明显亢进是增强 CT 扫描的禁忌证之一。

26. 甲状腺恶性肿瘤中，最常见的是
    A. 甲状腺乳头状癌
    B. 甲状腺髓样癌
    C. 甲状腺滤泡腺癌
    D. 甲状腺未分化癌
    E. 甲状腺低分化癌
    【解析】甲状腺乳头状癌为最常见的甲状腺恶性肿瘤。

27. 依据中国临床肿瘤学会（CSCO）分化型甲状腺癌诊疗指南 2021，当甲状腺肿瘤最大直径 >2cm 但≤4cm，并局限于甲状腺内时，其 T 分期是
    A. T_x　　B. T_1　　C. T_2
    D. T_3　　E. T_4
    【解析】中国临床肿瘤学会（CSCO）分化型甲状腺癌诊疗指南 2021 推荐当肿瘤最大直径 >2cm 但≤4cm，并局限于甲状腺内时，其 T 分期为 T_2。

28. 关于口底癌及其影像学表现，叙述**错误**的是
    A. 口底癌指原发于口底黏膜的鳞状细胞癌，也包括起源于舌下腺的唾液腺恶性肿瘤
    B. 早期常为溃疡型，且早期即可发生淋巴结转移，转移率仅次于舌癌
    C. 位于口底前部的癌灶常发生双侧颈淋巴结转移

D. MRI 观察肿瘤的范围、周围淋巴结及颌骨骨髓改变较佳，而颌骨皮质受累首选 CT 检查
E. 侵犯邻近骨质时，CT 表现为虫蚀样或不规则形骨质破坏，MRI 显示正常骨皮质线样低信号中断，骨髓高信号被肿瘤组织信号取代
【解析】口底癌指原发于口底黏膜的鳞状细胞癌，不包括起源于舌下腺的唾液腺恶性肿瘤。早期常为溃疡型，后期向深层组织浸润，肿瘤生长快，浸润性强化，早期易发生淋巴结转移。颌骨皮质受累以 CT 显示为佳，观察肿瘤的范围、周围淋巴结及颌骨骨髓改变时，首选 MRI 检查。

29. 关于甲状腺癌颈部淋巴结转移，以下说法**不正确**的是
    A. 气管 - 食管沟区淋巴结，仅当淋巴结大于 5mm 时才警惕为转移的可能
    B. 直径较小，最小径为 5～8mm 时应警惕转移
    C. 甲状腺乳头状癌转移性淋巴结的特征为淋巴结囊变并伴有强化结节
    D. 常位于颈静脉链周围淋巴结，下组最多见，上、中组次之
    E. 少有咽后组及颈后三角区淋巴结转移
    【解析】甲状腺癌的转移淋巴结较鳞状细胞癌的转移淋巴结小，最小径 5～8mm 的淋巴结也应引起警惕。而甲状腺癌患者出现气管 - 食管沟区的任何大小的淋巴结均应高度警惕转移的可能。甲状腺乳头状癌淋巴结转移的特征性改变为淋巴结囊变并明显强化的乳头状结节，此外，淋巴结内细颗粒状钙化也是其特征性改变。甲状腺癌容易发生淋巴结转移，常见的转移部位为颈静脉链周围淋巴结，其中以颈内静脉淋巴组结下组（包括锁骨上窝）最多见，颈内静脉

答案：　25. C　26. A　27. C　28. A　29. A

淋巴结上、中组次之,其他依次为气管 - 食管沟、甲状腺周围淋巴结、上纵隔,少有咽后组及颈后三角区淋巴结转移。

30. 关于颈动脉间隙副神经节瘤的描述,**不正确**的是
    A. 最常见的副神经节瘤包括颈动脉体瘤和颈静脉球瘤
    B. CTA 诊断颈动脉体瘤有显著优势
    C. 颈动脉体瘤表现为颈总动脉分叉角度增大,颈内、外动脉受压推移形成高脚杯征
    D. 颈静脉球瘤表现为颈总动脉分叉角度增大,颈动脉向前内侧移位,颈内静脉向后外侧移位
    E. 颈动脉体瘤常表现为颈部深部无痛性肿块,颈静脉球瘤常表现为搏动性耳鸣和听力下降多见

【解析】副神经节瘤起源于神经嵴的细胞所集聚成的副神经节,而颈动脉间隙最常见的副神经节瘤为颈动脉体瘤和颈静脉球瘤。本病多发于中青年,颈动脉体瘤常表现为颈部侧面深部无痛性肿块,颈静脉球瘤常表现为搏动性耳鸣和听力下降多见,且耳鸣与脉搏一致,压迫同侧颈静脉,耳鸣即消失。CT 检查尤其是 CTA 在诊断颈动脉体瘤中有显著优势,可以显示肿瘤的位置、大小、形态。颈动脉体瘤常呈圆形或纵向梭形,边缘大多清晰,颈总动脉分叉角度增大,颈内、外动脉受压、推移形成高脚杯征,增强扫描动脉期明显均匀或不均匀强化,延迟期呈均匀明显强化。颈静脉球瘤瘤体较小时局限于颈静脉孔,仅见颈静脉窝扩大,瘤体较大时以颈静脉孔为中心向周围发展,肿瘤边缘呈虫蚀状骨质破坏,颈总动脉分叉角度未见增大,颈动脉向前内侧移位,颈内静脉向后外侧移位,咽旁间隙脂肪向前外

侧移位,增强早期可见明显强化,随时间延长,强化程度缓慢降低。

31. 关于颈部淋巴结结核,叙述**不正确**的是
    A. 多发于青年女性,是较常见的肺外结核
    B. 增强呈环状或花环状强化,环壁厚薄均匀,边缘模糊,有融合趋势
    C. 病理分为四期,各期改变可同时存在,淋巴结较小、大小一致
    D. 相互融合的情况下,淋巴结的形态不可分辨
    E. Ⅳ期为脓肿型,表现为淋巴结干酪样坏死破溃并形成窦道及冷脓肿

【解析】颈部淋巴结结核常见于 20～40 岁青年女性,是较常见的肺外结核,肿大淋巴结常见于颈后三角区,多表现为环状低密度,增强后呈环状或花环状强化,环壁厚薄较均匀,淋巴结边缘模糊,有融合趋势,在相互融合的情况下,每个淋巴结的形态仍可分辨。淋巴结结核病理表现可分为 4 期,Ⅰ期(结节型或肉芽肿型);Ⅱ期(干酪样坏死):此期较典型,增强后的淋巴结呈环状强化,环壁略厚,没有壁结节,无周围侵犯;Ⅲ期(浸润型):淋巴结包膜破坏合并淋巴结周围炎;Ⅳ期(脓肿型):淋巴结干酪样坏死破溃、侵犯周围组织并形成窦道及冷脓肿,各期改变可同时存在,淋巴结较小、大小一致(小于 1.5cm)。

32. 患者女,32 岁。主诉间断右耳流脓 8 年。MRI 影像示右侧中耳腔内小团块影,边界清楚,T_1WI 呈中等信号,T_2WI 呈不均匀高信号,DWI 示病灶弥散明显受限,增强扫描未见强化。以下最可能的诊断为
    A. 中耳癌　　　　B. 炎性肉芽肿

答案: 30. D　31. D　32. D

C. 鼓室球瘤　　D. 胆脂瘤

E. 脓肿

【解析】慢性中耳炎易继发后天性中耳胆脂瘤,常表现为鼓室腔扩大伴软组织影充盈,周围骨质可吸收破坏。MRI检查 T_1WI 呈中等信号, T_2WI 呈不均匀高信号,DWI示弥散明显受限,增强扫描无强化。

33. 患者男,57岁。左侧搏动性耳鸣8个月余。CT示左侧颈静脉孔区肿块占位,伴颈静脉孔扩大及相应骨质侵蚀破坏,增强扫描明显强化,边界清楚。以下最可能的诊断为

A. 脑膜瘤　　　B. 颈静脉球瘤

C. 听神经瘤　　D. 鼓室球瘤

E. 面神经瘤

【解析】颈静脉球瘤通常发生于颅底颈静脉孔区,血供丰富,典型临床症状为患侧搏动性耳鸣。CT检查示颈静脉孔扩大,伴骨质侵蚀性破坏,增强扫描明显强化。

34. 患者男,67岁。因"声音嘶哑4个月"就诊。患者4个月前无明显诱因下出现声音嘶哑,无呼吸困难。专科检查提示右侧声带、室带、劈裂肿物。患者既往体健,吸烟20余年、1包/d。患者入院后,首选的影像学检查是

A. 颈部增强CT+冠状位重建

B. 颈部平扫MRI

C. 颈部增强MRI

D. 颈部超声

E. 颈部X线

【解析】对于临床高度怀疑为喉癌的病例,内镜及内镜下活检是明确诊断的重要方法。诊断明确后常需要断层影像来辅助判断疾病的范围和淋巴结转移情况。综合成像速度、图像质量等优势,增强CT是目

临床应用最为广泛的检查方法。

35. 患者男,46岁。车祸外伤,为排除上颌骨骨折,首选的检查方式是

A. 下颌骨侧位X线片

B. 华氏位X线片

C. 全口牙位曲面体层摄影

D. 头颈MRI

E. 头颅DR

【解析】常规X线片作为一种常规检查方法,几乎覆盖了所有骨关节系统疾病,目前临床常用下颌骨侧位片、华氏位及曲面体层摄影。下颌骨侧位片可显示下颌骨升支、髁状突及部分磨牙区外伤、炎症,骨质破坏情况及范围,缺点是不能两侧对照。如病变发生于上颌,可首选华氏位。曲面体层摄片也可以全面显示病变情况,且可以双侧对比,目前在临床也有应用。

36. 患者女,26岁。发现下颌骨肿块3个月余,可活动,无压痛,CT检查示单一囊性分叶状膨胀性低密度灶,分隔光滑,膨胀偏向唇颊处,邻近牙根吸收,增强不均匀强化,首选考虑为

A. 囊性骨纤维异常增殖症

B. 颌骨巨细胞瘤

C. 牙源性囊肿

D. 中央型骨化性纤维瘤

E. 成釉细胞瘤

【解析】成釉细胞瘤是源于牙板残件的常见牙源性肿瘤,多见于下颌骨,表现为偏向唇颊侧的囊性或囊实性占位,呈单房或多房膨胀性生长,分隔光滑,邻牙牙根常被侵蚀吸收,可见强化的实质成分。牙源性囊肿的分房大小均匀,间隔较薄,邻牙牙根常被推压而非吸收破坏,牙源性囊肿内无实质成分。颌骨囊性骨纤维异常增殖症常可于囊

答案: 33. B　34. A　35. B　36. E

性区附近见到程度不同的骨化区，呈毛玻璃样改变。颌骨巨细胞瘤与成釉细胞瘤二者的鉴别困难，巨细胞瘤分隔较粗糙，房不规则，而成釉细胞瘤间隔较光滑，房呈较规则卵圆形和圆形。中央型骨化性纤维瘤表现为颌骨内类圆形膨胀性病变，有粗糙的骨性分隔和不规则钙化灶、骨化灶，增强不均匀强化。

37. 患者男，53 岁。发现右上颈部肿物 1 周，无吞咽困难、发热咯血等症状，肿物不随吞咽运动活动。其影像学检查首先要**除外**
    A. 神经鞘瘤
    B. 鳃裂囊肿
    C. 淋巴结转移癌
    D. 淋巴结炎
    E. 淋巴瘤

【解析】中年患者颈部无痛性肿物，首先除外淋巴结转移癌，其次再考虑其他恶性或良性病变，头颈部常见的原发性肿瘤最常见的转移首发部位如下：①口腔癌、颌下腺癌和舌下腺癌首先转移至Ⅰ、Ⅱ、Ⅲ区淋巴结；②腮腺癌首先转移至耳前、腮腺周围及腮腺内淋巴结；③喉癌和下咽癌首先转移至Ⅱ、Ⅲ、Ⅳ区；④甲状腺癌首先转移至Ⅳ、Ⅵ、Ⅶ区，偶尔可转移至茎突后咽旁间隙；⑤鼻咽癌可引流至咽后淋巴结和Ⅱ、Ⅴ区；⑥声门上喉癌可转移至Ⅱ区。影像学检查还可以观察鼻咽、口咽、喉咽、扁桃体、甲状腺等有无恶性病变征象，有助于寻找或除外原发灶。

38. 患者女，47 岁。发现左颈部软组织肿物半年，CT 示类圆形软组织肿块，密度均匀，其内见分支状钙化及放射状低密

度，增强动脉期明显强化，静脉期持续强化，首先考虑为
    A. 神经鞘瘤
    B. 巨淋巴结增生症
    C. 淋巴瘤
    D. 副神经节瘤
    E. 血管瘤

【解析】巨淋巴结增生症常见于 30～40 岁，女性多见，多发于左颈部颈静脉链区，病理分型包括透明血管型、浆细胞型及混合型。透明血管型（约占 90%）多表现为局限型，浆细胞型（占 10%～20%）的血管增生不如透明血管型，多为弥漫型，混合型则兼有两者的特点。局限型巨淋巴结增生症呈均匀等密度，伴或不伴卫星灶，边缘光滑，一般无坏死、出血，直径 1～6cm，透明血管型巨淋巴结增生症特征性表现为中心分支状、斑点状或簇状钙化及放射状低密度，动脉期明显强化，强化程度接近动脉，可见滋养血管，静脉期持续强化呈均匀高密度。而多中心型巨淋巴结增生呈相对轻到中度强化。

二、多选题

1. 卵圆孔的内容物有
    A. 眼神经　　　　B. 上颌神经
    C. 下颌神经　　　D. 脑膜中动脉
    E. 副脑膜中动脉

2. 关于颈静脉球瘤的 CT 影像学表现，说法正确的是
    A. 颈静脉孔区软组织肿块
    B. 周围骨质可侵蚀破坏
    C. 可累及鼓室鼓窦区
    D. 可累及乙状窦、后颅窝
    E. 增强扫描轻度强化

【解析】颈静脉球瘤通常发生于颅底颈

答案：37. C   38. B
　　　　1. CE   2. ABCD

静脉孔区,血供丰富,瘤体较大时可侵犯周围结构。CT检查示颈静脉孔扩大,伴骨质侵蚀性破坏,增强扫描明显强化。

3. 关于后天性中耳胆脂瘤的影像学表现,说法**错误**的是
   A. 鼓室腔可扩大
   B. 常伴有听小骨吸收破坏
   C. T_2WI 呈不均匀高信号
   D. DWI示弥散不受限
   E. MRI增强扫描中等至明显强化
   【解析】中耳胆脂瘤常表现为鼓室腔扩大伴软组织影充盈,周围骨质可吸收破坏。MRI检查 T_2WI 呈不均匀高信号,DWI示弥散明显受限,增强扫描无强化。

4. 外中耳畸形常表现为
   A. 听小骨畸形
   B. 前庭导水管扩大、内淋巴囊压迹增宽
   C. 半规管缺失
   D. 前庭扩大
   E. 外耳道闭锁
   【解析】外中耳畸形主要包括耳郭及外耳道畸形、鼓室腔及乳突窦畸形、听小骨畸形、面神经管畸形、前庭窗及蜗窗畸形。前庭导水管扩大、内淋巴囊压迹增宽、半规管缺失及前庭扩大为内耳畸形。

5. 眶尖综合征表现为
   A. 上睑下垂
   B. 严重的视力障碍
   C. 眼球运动障碍
   D. 患侧瞳孔缩小
   E. 眼球固定
   【解析】眶尖综合征常表现为疼痛、视力下降、上睑下垂及眼球固定,瞳孔可表现为扩张,直接及间接对光反射减弱。

6. 增强后视神经呈双轨征强化表现的疾病为
   A. 视神经胶质瘤
   B. 视神经鞘脑膜瘤
   C. 视神经周围炎
   D. 眶内炎性假瘤
   E. 视神经淋巴瘤
   【解析】双轨征是视神经鞘脑膜瘤的典型征象;视神经周围炎、眶内炎性假瘤引起视神经鞘膜强化时,也可表现为双轨征;视神经淋巴瘤沿视神经塑形生长时也可表现为双轨征。

7. 以下疾病可伴有视网膜脱离表现的是
   A. 视网膜母细胞瘤
   B. 脉络膜血管瘤
   C. 脉络膜黑色素瘤
   D. 葡萄膜转移癌
   E. 外伤

8. 关于急性鼻窦炎MRI表现,描述正确的是
   A. 增厚的黏膜 T_1WI 呈等低信号,T_2WI 呈高信号
   B. 增强扫描黏膜可见强化
   C. 分泌物较多时,窦腔可见水样信号
   D. MRI对窦壁骨质显示优于CT
   E. 增强扫描窦腔内的分泌物可见均匀强化
   【解析】CT对窦壁骨质显示优于MRI。增强后鼻窦腔内分泌物常没有强化。

9. 鼻窦炎最好发于上颌窦的原因是
   A. 上颌窦最大
   B. 上颌窦鼻腔开口位于其他鼻窦开口之下
   C. 窦腔开口位置高,窦底位置低
   D. 引流差
   E. 上颌窦变异较多

答案: 3. DE 4. AE 5. ABDE 6. BCDE 7. ABCD 8. ABC 9. ABCDE

10. 真菌性鼻窦炎的特点包括
    A. 先单侧鼻窦起病，以上颌窦多见
    B. 多见于老年人
    C. CT 发现点状或斑片状高密度钙化灶是重要的影像学特征
    D. 临床表现与慢性鼻窦炎症类似
    E. 最终诊断是依据病理学证实真菌细胞侵入鼻窦黏膜和骨质

11. 下列属于上颌窦恶性肿瘤的是
    A. 鳞形细胞癌   B. 腺样囊性癌
    C. 黑色素瘤   D. 骨化性纤维瘤
    E. 内翻性乳头状瘤
    【解析】骨化性纤维瘤和内翻性乳头状瘤均属于良性肿瘤。

12. 关于鼻窦鳞形细胞癌，描述正确的是
    A. 上颌窦最为多见
    B. CT 可见软组织肿块及骨质破坏
    C. 可侵犯周围组织
    D. MRI 可帮助区分肿块和阻塞性炎症
    E. 肿块在 DWI 多呈低信号
    【解析】鼻窦鳞癌在 DWI 多呈高信号。

13. 鼻咽癌增强 MRI 图像可见的影像学表现有
    A. 咽隐窝区软组织肿块
    B. 咽后淋巴结肿大
    C. 颈侧区淋巴结肿大
    D. 中耳乳突炎症
    E. 头长肌受累

14. 关于喉癌，下列说法**不正确**的是
    A. 分为声门上型、声门型、声门下型和跨声门型
    B. 声门上型最为多见

C. 声门型淋巴结转移多见
D. 前联合厚度大于 2mm 应该怀疑肿瘤侵犯
E. 声门下型黏膜厚度大于 1mm 可视为异常
【解析】喉癌声门型最为多见，此处淋巴管较少，故淋巴结转移不多见。

15. 关于下咽部的影像解剖，叙述正确的是
    A. 包括梨状窝、咽后壁和环后区
    B. 外侧壁为甲状软骨内表面
    C. 内侧壁为杓会厌皱襞
    D. 后外侧为杓状和环状软骨
    E. 后壁为从会厌谷到环杓关节水平

16. 关于下咽癌，叙述正确的是
    A. 咽部异物感是最常见的临床症状
    B. 95% 以上为鳞形细胞癌
    C. 多发生于梨状窝
    D. 内镜检查是下咽癌最常见的筛查方法
    E. CT 和 MRI 的主要优势在于评价肿瘤的范围、深部浸润和淋巴转移

17. 甲状腺的供血动脉有
    A. 甲状腺最上动脉
    B. 甲状腺上动脉
    C. 甲状腺中动脉
    D. 甲状腺下动脉
    E. 甲状腺最下动脉
    【解析】甲状腺的供血动脉有甲状腺上、下及最下动脉。

18. 甲状腺的引流静脉有
    A. 甲状腺上静脉   B. 甲状腺中静脉
    C. 甲状腺下静脉   D. 甲状腺最下静脉
    E. 甲状腺奇静脉丛

答案： 10. ABCDE 11. ABC 12. ABCD 13. ABCDE 14. BC 15. ABCDE 16. ABCDE 17. BDE 18. ABCE

19. 甲状腺恶性结节的 CT 征象有
    A. 边界模糊、形态不规则
    B. 囊变
    C. 咬饼征
    D. 微钙化
    E. 增强后边界较平扫模糊

【解析】甲状腺恶性结节的 CT 征象有边界模糊、形态不规则、咬饼征、微钙化、增强后边界较平扫模糊；边界清晰、形态规则、有囊变，增强后边界较平扫清晰、高强化为良性结节的 CT 征象。

20. 甲状腺乳头状癌淋巴结转移的 CT 特征有
    A. 淋巴结最小径 / 最大径 < 0.5
    B. 钙化
    C. 囊变
    D. 簇集状分布
    E. 早期强化

【解析】甲状腺乳头状癌淋巴结转移的 CT 特征有淋巴结最小径 / 最大径 ≥ 0.5、钙化、囊变、簇集状分布及早期强化。

21. 关于异位甲状腺，以下说法正确的是
    A. 正常位置以外的甲状腺组织为异位甲状腺
    B. 包括迷走甲状腺及副甲状腺
    C. 舌根部异位甲状腺最常见
    D. 与正常甲状腺组织一样，也可发生甲状腺源性的良恶性病变
    E. 纵隔内不会发生异位甲状腺

【解析】正常位置以外的甲状腺组织为异位甲状腺，包括迷走甲状腺（正常位置甲状腺缺如）及副甲状腺（正常部位仍有发育正常或不良的甲状腺），舌根部异位甲状腺最常见，和正常甲状腺组织一样，异位甲状腺也可发生甲状腺源性的良恶性病变，纵隔内也可发生异位甲状腺。

22. 关于结节性甲状腺肿，以下正确的是
    A. 女性多见，好发年龄为 35～50 岁
    B. 常表现为一侧或双侧甲状腺增大，可见单个或多个结节
    C. 部分可合并癌结节
    D. 常侵犯或浸润邻近器官
    E. 可向下延伸至纵隔

【解析】结节性甲状腺肿常见于女性，好发年龄为 35～50 岁，4%～17% 合并癌结节，常表现为一侧或双侧甲状腺增大，可见单个或多个结节，病变形态规则、边缘清晰，即使肿物很大，与邻近器官结构仍可有脂肪间隙间隔，无明显侵犯或浸润征象，约 30% 肿物可向下延伸至纵隔。

23. 关于造釉细胞瘤的影像诊断及鉴别诊断，叙述正确的是
    A. 多见于青壮年，好发于下颌骨体部
    B. 为多房状、蜂窝状或单房状的膨胀性软组织肿块
    C. CT 呈低密度或等密度囊状区，可见周围骨质吸收
    D. MRI 信号均匀，T_1WI 呈低信号，T_2WI 呈高信号
    E. 蜂窝状造釉细胞瘤与下颌骨巨细胞瘤的鉴别点为后者不侵蚀牙根，蜂窝大小相对整齐、均匀，纤维间隔较规则

【解析】造釉细胞瘤好发于下颌磨牙区及升支部。造釉细胞瘤为多房状、蜂窝状或单房状的膨胀性软组织肿块，以多房型多见。造釉细胞瘤 CT 呈低密度或等密度囊状区，因肿瘤膨胀性生长，颌骨膨大，可见骨质吸收。造釉细胞瘤 MRI 信号不均匀，T_1WI 呈低信号，T_2WI 呈高、低混杂信号，增强扫描实性成分可见强化。造釉细胞瘤需与含牙囊肿和下颌骨巨细胞瘤鉴别，蜂窝状造釉细胞瘤与下颌骨巨细胞瘤的鉴别点为前者当

答案： 19. ACDE 20. BCDE 21. ABCD 22. ABCE 23. BCE

肿瘤侵犯牙槽骨时,可使牙齿移位、牙根吸收、松动甚至脱落,而后者不侵蚀牙根,蜂窝大小相对整齐、均匀,纤维间隔较规则。

24. 以下关于颈动脉鞘间隙占位的解剖,说法正确的是
    A. 使茎突向前外移位
    B. 颈动脉鞘向前或向外,鞘内血管分离
    C. 使二腹肌后腹向外移位
    D. 使咽旁间隙脂肪向外推移,占位位于病灶和翼肌之间
    E. 占位与腮腺的间隙存在或被脂肪包绕
    【解析】颈动脉鞘间隙病变定位需与咽旁间隙及腮腺间隙病变鉴别。颈动脉鞘间隙病变定位征象描述上述选项均正确。咽旁间隙病变则使茎突向后移位,颈动脉鞘向后内移位,咽旁间隙脂肪向内移位,呈"C"形。腮腺间隙病变则使茎突向后外移位,颈动脉鞘向后内移位,腮腺脂肪间隙向内前或内后,病变与腮腺间隙消失,二腹肌后腹向内移位。

25. 以下关于淋巴结病变及影像表现,叙述正确的是
    A. 颈部淋巴结结核多继发于肺结核,增强扫描可轻度强化或环形强化
    B. 实体肿瘤的疗效评价中测量淋巴结的方法是测量其短径
    C. 胃肠道恶性肿瘤的颈部淋巴结转移常先转移至左锁骨上淋巴结
    D. 颈部淋巴瘤的密度及信号较均匀,可融合成团,较少出现坏死,增强扫描呈轻度且均匀强化
    E. 透明血管型巨淋巴结增生增强扫描动脉期强化程度与邻近动脉相似,门脉期持续强化,病灶中央可见新月形、圆形无强化区

【解析】颈部淋巴结结核多继发于肺结核,当发生坏死时,增强呈环形强化。根据实体肿瘤的疗效评价标准(RECIST),测量淋巴结的方法是测量其短径,当淋巴结短径小于10mm认为是非病理性的。腹部脏器淋巴引流方向是经胸导管到达左颈部后注入左静脉角,故常先转移至左锁骨上淋巴结。颈部淋巴瘤影像表现为多个区域淋巴结增大,密度及信号较均匀,可融合成团,较少出现坏死,增强扫描呈轻度且均匀强化。巨淋巴结增生是一种少见的良性淋巴组织异常增生性疾病,病理分为透明血管型、浆细胞型及混合型,透明血管型表现为单发肿大淋巴结,边界清,密度及信号均匀,增强扫描后,强化程度与邻近动脉相似,门脉期持续强化,病灶中央可见新月形、圆形无强化区,而浆细胞型呈轻中度强化。

26. 以下关于颈动脉体瘤及其影像表现,叙述正确的是
    A. 属副神经节瘤,是化学感受器肿瘤的一种
    B. 可使颈总动脉分叉处的颈内、外动脉间距呈杯状扩大
    C. 由 Antoni A 区及 Antoni B 区组成,MRI 表现信号不均匀
    D. 血管丰富,增强扫描明显强化,并可见迂曲血管
    E. 需与血管瘤鉴别,后者特征为肿瘤内静脉石
    【解析】副神经节瘤包括交感神经副神经节瘤及副交感神经副神经节瘤,交感神经副神经节瘤常位于胸腹部脊柱旁交感链中,如肾上腺(亦称嗜铬细胞瘤),而副交感副神经节瘤位于头颈、迷走神经、内脏自主神经,如颈动脉体瘤、颈静脉球瘤。颈动脉体瘤是发生于颈总动脉分叉处的化学感受器

答案: 24. ABCDE   25. ABCDE   26. ABDE

肿瘤,因此会使颈总动脉分叉处的颈内、外动脉间距呈杯状扩大。颈动脉体瘤需与神经鞘瘤鉴别,后者由 Antoni A 区及 Antoni B 区组成,MRI 信号不均匀,增强扫描强化程度不如颈动脉体瘤,因此 C 选项是错误的。颈动脉体瘤富含滋养血管,因此增强扫描明显强化,并可见迂曲血管。由于颈动脉体瘤与血管瘤均为富血供肿瘤,因此两者需要鉴别,后者肿瘤内静脉石为其特征。

三、共用题干单选题

(1~2 题共用题干)

患者女,73 岁。主诉间断右耳流脓 20 年,近期耳痛明显加重伴血性分泌物。CT 影像显示右侧鼓室腔内软组织影,鼓室盾板、鼓室盖及听小骨溶骨性骨质破坏,病变周围骨质毛糙,增强扫描明显强化,边界不清。

1. 最可能的诊断为

    A. 中耳癌   B. 炎性肉芽肿

    C. 鼓室球瘤   D. 胆脂瘤

    E. 脓肿

【解析】慢性中耳乳突炎可恶变为中耳癌,以耳痛加重、血性分泌物及病灶周围骨质破坏为特征。

2. 关于该肿瘤 MRI 影像学表现,说法**错误**的是

    A. 可累及外耳道

    B. 可累及颈静脉球、乙状窦

    C. T_1WI 呈中等信号

    D. T_2WI 呈不均匀高信号

    E. DWI 弥散不受限

【解析】中耳癌可累及外耳道、颈静脉球、乙状窦等周围结构。中耳癌为恶性肿块,DWI 弥散受限。

(3~4 题共用题干)

患儿男,1 岁。家长发现其右眼黄白色反光 1 周。CT 显示右眼球内不规则钙化灶。

3. 最可能的诊断为

    A. 先天性白内障

    B. 永存原始玻璃体增生症(PHPV)

    C. 外层渗出性视网膜病变(Coats 病)

    D. 视网膜母细胞瘤

    E. 眼内炎

【解析】视网膜母细胞瘤好发于 3 岁婴幼儿,临床表现白瞳征,典型 CT 表现为眼球内软组织肿块伴钙化。

4. 关于该疾病的说法,**错误**的是

    A. 多见于 3 岁以下婴幼儿

    B. 可为常染色体显性遗传

    C. 以单眼发病常见,可双侧发病

    D. 可伴有松果体区病灶

    E. 一般不侵犯视神经

【解析】视网膜母细胞瘤可向后侵犯视神经,并沿视神经向颅内蔓延。

(5~7 题共用题干)

患者男,17 岁。因"鼻塞 2 年余"就诊。患者 2 年前无明显诱因下出现鼻塞,以右侧鼻腔为主,伴白黏涕,嗅觉减退,偶涕中带血。遂至当地医院就诊,考虑鼻窦炎,予以药物治疗(具体药物不详),症状无改善。行鼻内窥镜示:双鼻腔黏膜充血,右下鼻道见暗红色新生物,表面尚光滑,堵塞右侧后鼻孔。左中鼻通畅,左侧鼻咽顶后壁局部黏膜隆起。患者行鼻咽部 MRI 平扫 + 增强检查,如图 4-1 所示。

5. 关于该病变的描述,**不正确**的是

    A. 肿块在 T_1WI 以等信号为主

    B. 肿块在 T_2WI 以高信号为主,可见盐和胡椒征

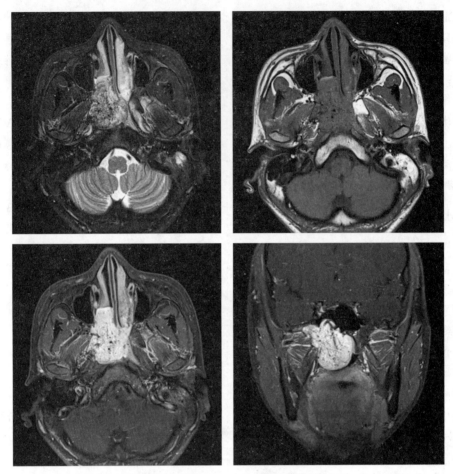

图4-1　患者MRI平扫和增强扫描图像

C. 肿块内部信号均匀

D. 肿块局部向鼻腔生长

E. 增强后肿块明显强化,强化欠均匀

【解析】肿块内部信号欠均匀。

6. 根据以上临床资料与影像表现,对该病例最可能的诊断为

　　A. 鼻咽癌　　　　　B. 鼻咽纤维血管瘤

　　C. 鼻咽淋巴瘤　　　D. 横纹肌肉瘤

　　E. 鼻咽慢性炎症

【解析】患者年轻男性,内镜呈"暗红色",MRI可见盐和胡椒征,均提示为鼻咽纤维血管瘤。

7. 下列关于鼻咽纤维血管瘤,叙述**错误**的是

　　A. 多见于青少年男性

　　B. 有反复多次鼻出血病史

　　C. 手术治疗前可进行内镜下活检以明确诊断

　　D. 肿瘤起源于蝶骨体、枕骨斜坡及后鼻孔的骨膜,也可起源于蝶腭孔区

　　E. 内镜所见肿瘤呈粉红色、暗红色,表面可有扩展的血管

【解析】临床怀疑鼻咽纤维血管瘤时,严禁活检,避免大出血。

答案:　6. B　7. C

（8～9题共用题干）

患者男，24岁。因"右眼外伤后3小时"，出现持续性上颌部疼痛、眼突及复视等症状就诊，CT检查如图4-2所示。

8. 以下结构属于视神经管组成结构的是
　　A. 蝶骨小翼　　　B. 腭骨垂直板
　　C. 额骨鼻突　　　D. 额骨眶突
　　E. 颧骨眶突

【解析】视神经管由蝶骨小翼的两个突起及相邻蝶窦的外侧壁构成。

9. 关于导致患者出现持续性上颌部疼痛、眼突及复视等症状的原因，下列说法**错误**的是
　　A. 外伤后的眶下裂综合征
　　B. 外伤后眶脂体水肿或血肿
　　C. 眶下裂后方与翼腭窝相交通
　　D. 眶下裂后方与颞下窝相交通
　　E. 眶下神经为三叉神经上颌支所延续

【解析】外伤后眼突可由多种原因引起，可直接由眶脂体水肿或形成血肿推压眼球而导致前移。外伤后出现持续性上颌部疼痛、眼突及复视等症状为眶下裂综合征的典型表现，由眶下裂周围损伤或病变引起，也可造成眼球突出。眶下裂后方与翼腭窝相

交通，前下方与翼腭窝相交通，眶下管内走行三叉神经上颌支、颧神经、蝶腭神经节、眶下动脉及翼神经丛，眶下神经为三叉神经上颌支所延续。

（10～11题共用题干）

患者女，26岁。发现右颈部肿块6个月余。查体：右颈前区可触及4cm×3cm×2cm的包块，质韧、光滑，没有压痛。超声检查结果为甲状腺右叶单发、低回声结节，边界清楚，形态规则，彩色多普勒血流显像其内可见多条血流信号及周边包绕血流信号。

10. 该患者的超声诊断为
　　A. 甲状腺腺瘤
　　B. 结节性甲状腺肿
　　C. 甲状腺癌
　　D. 甲状腺囊肿
　　E. 甲状腺原发淋巴瘤

【解析】该患者超声提示甲状腺右叶单发低回声结节，边界清，而甲状腺癌的结节多边界模糊；结节性甲状腺肿、甲状腺原发淋巴瘤均为弥漫性病变，故均不符合。CDFI显示结节内可见血流信号，故排除甲状腺囊肿诊断。

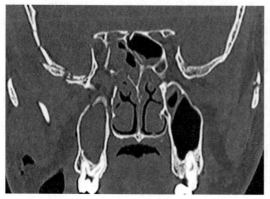 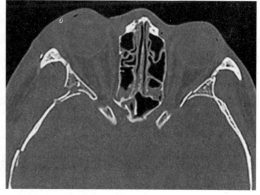

图4-2　患者CT检查图像

答案：　8. A　9. D　10. A

11. 以下关于甲状腺腺瘤,说法**错误**的是
    A. 绝大多数非毒性腺瘤及毒性腺瘤为乳头状囊性腺瘤
    B. 女性发病率多于男性
    C. 查体病灶可随吞咽上下移动
    D. 部分腺瘤可出现坏死、囊变及钙化
    E. 增强扫描病灶强化程度低于周围正常甲状腺组织

【解析】甲状腺腺瘤分为滤泡状腺瘤和乳头状囊性腺瘤,绝大多数非毒性腺瘤(99%以上)及毒性腺瘤为滤泡状腺瘤。临床上女性多于男性,两者之比为(5~6):1,发病年龄多为30~50岁,病灶边界清楚,表面光滑,质地柔软或中等硬度,随吞咽而上下移动。部分腺瘤可出现坏死、囊变及钙化,钙化多表现为片状或弧形。增强扫描时实性腺瘤多为均匀强化,强化程度低于周围正常甲状腺组织,病变的边缘更清楚,发生坏死、囊变时,囊变区无强化。

(12~13题共用题干)

患者女,37岁。于3个月前无意触及右颈部一肿物,无压痛,无口角歪斜,无右上肢活动障碍及感觉障碍,无声嘶。查体:右侧下颌角区深面可触及一肿块,大小3.0cm×3.0cm,质中,活动可,无压痛,双侧颈部未触及明显增大的淋巴结。B超检查示:右侧下颌角区见大小为3.2cm×1.8cm的低回声,边界尚清、尚规整,其内回声欠均质,内可见血流。颈部MRI显示病变位于右侧颈动脉间隙、颈部大血管内侧,右颈部大血管受压外移,病变边界清楚,T_1WI呈稍低信号,T_2WI呈稍高及高信号,增强扫描不均匀强化。

12. 根据患者病史及影像学检查,提示对其最可能的诊断是
    A. 鳃裂囊肿   B. 转移淋巴结
    C. 神经鞘瘤   D. 淋巴结结核
    E. 淋巴瘤

【解析】该病变位于颈动脉间隙、颈部大血管内侧,病变边界清楚,增强扫描不均匀强化,T_1WI呈稍低信号,T_2WI呈稍高及高信号,右颈部大血管受压外移,因此,最可能的诊断为神经鞘瘤。鳃裂囊肿典型位置在颈动脉间隙的外侧、颌下腺的后方、胸锁乳突肌的前缘。转移淋巴结多位于颈动脉间隙颈深静脉链周围、颈动静脉的前外侧或后方,多使血管向内侧移位,常为单侧或双侧、多处多发病变,中央常伴低密度坏死区,常有淋巴结包膜外侵犯。颈部淋巴结结核以青少年多见,多数边界不清楚,浸润周围脂肪组织,淋巴结可相互融合,如出现不规则环形强化,内有多个分隔及多个低密度区,呈"花环状"改变,为颈部淋巴结结核的特征性改变,严重者可有窦道或"冷脓肿"。淋巴瘤受侵部位广泛,主要为咽后组、颈静脉链周围及颈后三角区淋巴结,淋巴结边缘较清楚,密度均匀,增强轻度强化,与颈后三角区肌肉密度一致。

13. 关于神经鞘瘤的组织病理基础及影像学特征,描述**错误**的是
    A. 神经鞘瘤起源于神经鞘细胞(施万细胞)
    B. 组织学主要由细胞排列紧密的Antoni A区及细胞少而富含脂质、黏液样基质的Antoni B区构成
    C. Antoni A区增强扫描呈缓慢延迟强化
    D. Antoni A区肿瘤细胞丰富、排列紧密,在T_1WI与肌肉呈等信号,T_2WI呈稍低信号
    E. Antoni B区呈缓慢延迟强化

【解析】神经鞘瘤起源于神经鞘细胞(施万细胞)。组织学主要由细胞排列紧密的

Antoni A 区及细胞少而富含脂质、黏液样基质的 Antoni B 区构成。Antoni A 区肿瘤细胞丰富、排列紧密，在 T_1WI 与肌肉呈等信号，T_2WI 呈稍低信号，增强扫描早期即出现明显强化；Antoni B 区的黏液基质水分含量大，在 T_1WI 呈低信号，在 T_2WI 呈高信号，增强扫描后强化时相晚，呈缓慢延迟强化。

（14～18 题共用题干）

患者男，57 岁。因"右眼肿 1 年"就诊。查体：右眼眶外上方及上方可触及肿物，边界不清，无压痛；结膜颞上方可见淡红色肿物，边界不清。

14. 以下影像学检查方法最有利于明确诊断的是

A. B 超　　　　　B. X 线
C. DSA　　　　　D. CT
E. MRI

【解析】眼眶肿瘤性病变首选 MRI 检查。

15. 假设患者行眼眶 MRI 平扫＋增强检查，如图 4-3 所示。对该患者 MRI 征象描述**错误**的是

A. 眼眶内铸型生长肿块
B. 包绕眼球
C. T_1WI、T_2WI 均呈等信号，信号均匀
D. 增强轻中度强化
E. 弥散未见明显受限

【解析】该肿块在 DWI 图上为高信号，弥散明显受限。

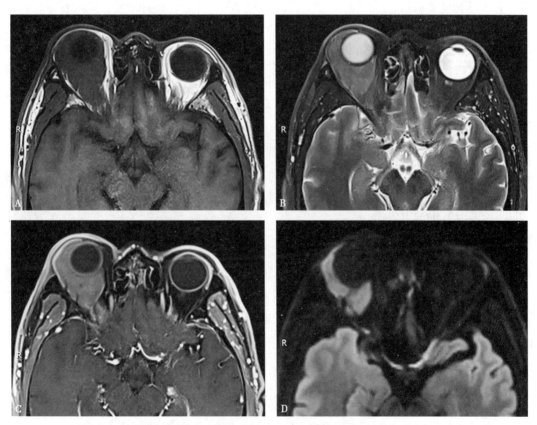

图 4-3　患者眼眶 MRI 平扫和增强扫描图像
A. T_1WI；B. T_2WI；C. T_1WI C+；D. DWI。

答案：　14. E　15. E

16. 根据患者病史及影像学检查,提示对其最可能的诊断为
    A. 泪腺多形性腺瘤
    B. 泪腺腺样囊性癌
    C. 炎性假瘤
    D. 淋巴瘤
    E. IgG4 相关性眼病

【解析】该患者的病史及影像为典型的眼眶淋巴瘤表现。泪腺多形性腺瘤及腺样囊性癌通常位于泪腺区,信号常不均匀,一般不会包绕眼球。炎性假瘤通常有红肿热痛病史,MRI 信号不如淋巴瘤均匀,弥散可呈轻至中等受限。IgG4 相关性眼病较为少见,在眼部最常见表现为双侧泪腺对称性肿大,也可表现眶内弥漫性软组织增生,有时可与淋巴瘤表现类似。

17. 眼眶淋巴瘤较少发生的部位是
    A. 眼眶壁　　　　B. 眼睑
    C. 结膜　　　　　D. 泪腺
    E. 眼外肌

【解析】眼睑、结膜、泪腺、眼外肌均可受淋巴瘤累及,眼眶壁受累少见。

18. 最常见的眼眶淋巴瘤的类型为
    A. 弥漫大 B 细胞淋巴瘤
    B. NK/T 淋巴瘤
    C. 霍奇金淋巴瘤
    D. MALT 淋巴瘤
    E. Burkitt 淋巴瘤

【解析】眼眶淋巴瘤均为非霍奇金淋巴瘤,以 MALT 淋巴瘤最常见,其他类型较为少见。

(19~22 题共用题干)

患者男,89 岁。因鼻塞 1 个月余就诊。患者 1 个月余前无明显诱因下出现鼻塞,后逐渐加重,伴鼻腔分泌物增多,以清水样为主,偶见涕中带血,遂至当地医院检查,鼻内镜提示鼻咽腔占位,同时内镜下取少许肿瘤组织进行病理检查(结果未出)。患者为进一步诊治,收住我院。病程中,患者无畏寒、发热,无咳嗽、咳痰,无胸闷、胸痛、气喘,无腹痛、腹泻,食纳、睡眠可,二便正常,近期体重无明显减轻。既往双耳听力障碍 1 年余,近期未有加重。

19. 对患者应首选的影像学检查有
    A. 鼻咽部增强 CT＋冠状位重建
    B. 鼻咽 MRI 平扫＋增强检查
    C. 头颅 CT
    D. 头颅增强 CT
    E. 颈部正侧位 X 线片

【解析】患者在外院查内镜已经提示鼻咽占位,并已经进行活检。待获得活检病理后,便可明确诊断。下一步诊疗计划中,则应该进行鼻咽＋颈部的断层影像检查,明确肿瘤范围和淋巴结转移情况。因 MRI 具有对软组织分辨率高、无电离辐射等优点,已经成为评估鼻咽占位的首选影像学手段。

20. 假设患者行鼻咽部 MRI 平扫＋增强检查,如图 4-4 所示。下列关于该病变的描述,**错误**的是
    A. 双侧咽隐窝消失,鼻咽腔有软组织肿块
    B. 弥散明显受限
    C. 增强后均匀强化
    D. 软腭受压前下移,咽旁间隙尚清
    E. 双侧翼内肌受侵犯

【解析】通过判读图像,双侧翼内肌呈受压推移改变,未见明显受累。

21. 根据以上临床资料与影像表现,对该病例最可能的诊断为
    A. 鼻咽癌

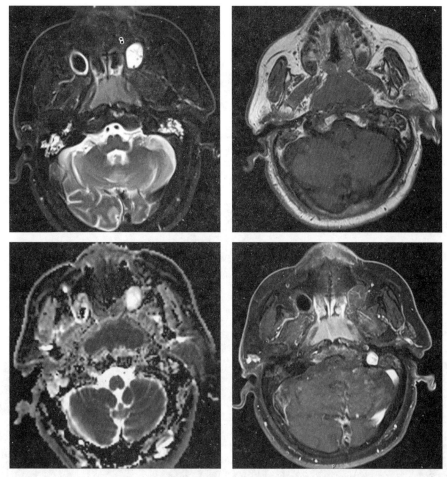

图 4-4　患者鼻咽部 MRI 平扫和增强扫描图像

B. 鼻咽纤维血管瘤

C. 鼻咽淋巴瘤

D. 横纹肌肉瘤

E. 鼻咽慢性炎症

【解析】本例的主要鉴别诊断是鼻咽癌和鼻咽淋巴瘤。本例左右对称分布,信号均匀,且 ADC 值较低,更提示鼻咽淋巴瘤。

22. 鼻咽部淋巴瘤最常见的病理类型是

A. 弥漫大 B 细胞淋巴瘤

B. T 淋巴母细胞瘤

C. 黏膜相关组织淋巴瘤

D. 霍奇金淋巴瘤

E. NK/T 细胞淋巴瘤

四、案例分析题

【案例 1】患者女,61 岁。因"左侧搏动性耳鸣 9 个月"就诊。患者耳鸣呈持续性,与脉搏一致,双耳听力无明显下降,面肌无痉挛。

第 1 问:引起搏动性耳鸣的常见原因有

A. 乙状窦骨壁缺失

B. 迷走颈内动脉

C. 永存镫骨动脉

D. 听神经瘤

答案:　22. A

【案例 1】　1. ABCE

E. 硬脑膜动 - 静脉瘘

F. 分泌性中耳乳突炎

【解析】搏动性耳鸣原因繁多，多由血管因素引起，乙状窦骨壁缺失、迷走颈内动脉、永存镫骨动脉及硬脑膜动 - 静脉瘘等血管因素均可引起搏动性耳鸣。分泌性中耳炎主要表现为耳闷及听力下降。听神经瘤可表现为耳鸣、听力下降、眩晕的症状，耳鸣常呈连续性，但一般不为搏动性耳鸣。

[提示] 对患者行 CT 及 MRI 检查,如图 4-5 所示。

第 2 问: 患者的 CT 及 MRI 检查可见阳性征象有

A. 左侧颈静脉孔区骨质侵蚀破坏

B. 左侧内听道扩大伴软组织肿块

C. 左侧舌下神经管扩大伴囊实性占位

D. 左侧小脑半球实性占位，突入右侧桥小脑角区

E. 病变主体 T_2WI 呈稍高信号，内部信号不均，可见血管流空影

F. 增强后病变明显强化

【解析】病灶主体位于左侧颈静脉孔区，周围骨质侵蚀破坏，骨皮质消失，边缘毛糙。MRI 显示病变主体 T_1WI 呈等信号，T_2WI 呈高信号，内信号不均，并可见血管流空影。增强扫描病变明显强化。

第 3 问: 根据患者病史及影像学检查,提示其可能的诊断为

A. 舌下神经管神经鞘瘤

B. 内淋巴囊乳头状癌

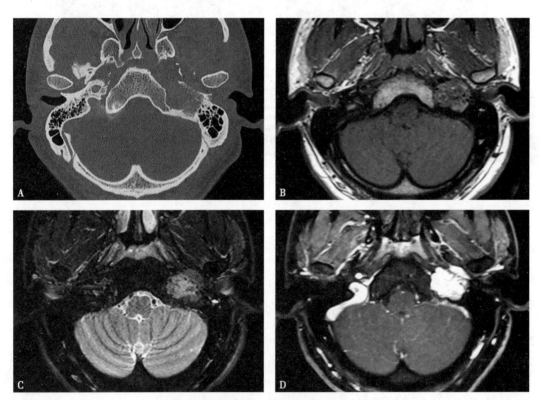

图 4-5　患者颅脑 CT 及 MRI 扫描图像
A. CT; B. T_1WI; C. T_2WI; D. 增强 T_1WI。

答案: 2. AEF　3. E

C. 颈动脉体瘤

D. 听神经瘤

E. 颈静脉球瘤

F. 血管母细胞瘤

【解析】病变部位为左侧颈静脉孔区占位，侵蚀周围骨质，强化明显伴血管流空，呈富血供病变，为典型的颈静脉球瘤表现。舌下神经管神经鞘瘤表现为舌下神经管扩大，骨质以受压吸收为主；颈动脉体瘤位于颈动脉分叉处；听神经瘤位于内听道，可累及桥小脑脚区，内淋巴囊乳头状癌位于前庭导水管及内淋巴囊周围；血管母细胞瘤多位于小脑半球内。与本病例发病部位均不一致。

第 4 问：对于颈静脉球瘤的治疗方案，叙述**错误**的是

A. 患者听力尚无明显下降，应随访，无须手术

B. 肿瘤不具有侵袭性，但术前应进行放化疗

C. 术前合理化疗，减小肿瘤体积及术中出血

D. 术前超选供血动脉进行栓塞治疗，减小肿瘤体积及术中出血

E. 术前常规取活组织进行病理学检查，以明确肿瘤性质

F. 术前重离子治疗，减小肿瘤体积

【解析】颈静脉球瘤血供丰富，术中出血较多，可超选肿瘤供血血管进行术前栓塞治疗，以减小肿瘤体积及术中出血。肿瘤虽然侵蚀骨质，但术前一般不进行放疗及化疗。肿瘤血供丰富，活检易出血，所以一般不进行活检。

【案例 2】患者男，52 岁。间断鼻塞 30 年伴加重 20 天就诊。患者 30 年前无明显诱因反

复出现鼻塞症状，伴喷嚏，可缓解。5～6 年前出现嗅觉减退，未予重视及治疗。20 天前鼻塞症状加重，不能缓解，伴涕中带血，10 天前出现右侧面颊部疼痛，遂来就诊。

第 1 问：对患者可行的检查有

A. 鼻窦 CT 平扫

B. 鼻内镜

C. B 超

D. 鼻窦 MRI 平扫＋增强扫描

E. 鼻咽侧位片

F. 核素扫描

[提示] 患者行鼻窦 CT 平扫及鼻窦 MRI 平扫＋增强检查，如图 4-6 所示。

第 2 问：关于该病变的描述，下列正确的是

A. 右侧上颌窦、鼻腔软组织肿块影

B. 病变呈不均匀等 T_1、稍长 T_2 信号，增强后可见强化

C. 肿块弥散未见明显受限

D. 右侧上颌窦前壁及内侧壁、右侧鼻甲骨质破坏

E. 病灶向前侵及右侧面部皮下软组织，向内侵及右侧鼻甲及鼻中隔，向上突入右侧筛窦

F. 右侧上颌窦口堵塞，伴右侧上颌窦及筛窦、额窦堵塞性炎症

【解析】本题考查考生对鼻腔鼻窦鳞癌的影像观察，上述图像中可以发现右侧上颌窦、鼻腔占位，病变呈不均匀等 T_1、稍长 T_2 信号，增强后可见强化，破坏右侧上颌窦前壁及内侧壁、鼻甲骨质，并侵犯面部皮下软组织，同时堵塞上颌窦口，导致堵塞性炎症；但肿块在 ADC 图上呈低信号，弥散受限。

第 3 问：根据以上临床资料与影像表现，对该病例最可能的诊断为

A. 腺癌

答案： 4. ABCEF 【案例2】 1. ABD 2. ABDEF 3. E

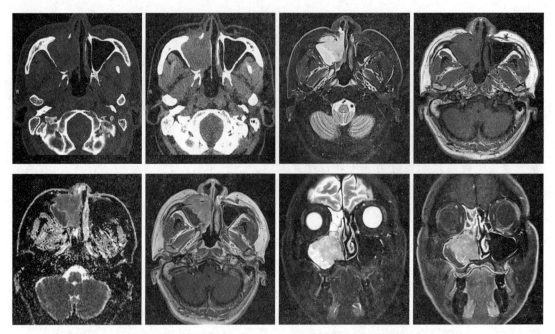

图 4-6   患者鼻窦 CT 平扫、MRI 平扫和增强扫描图像

B. 侵袭性真菌性鼻窦炎

C. 淋巴瘤

D. 黑色素瘤

E. 鳞状细胞癌

F. 内翻性乳头状瘤

【解析】本题主要考查考生对鼻腔鼻窦占位病变的鉴别诊断。本例患者为中老年男性，间断鼻塞 30 年加重 20 天，伴涕中带血及面颊部疼痛。上述图像示右侧上颌窦、鼻腔占位，伴邻近骨质破坏、面部皮下软组织侵犯，堵塞上颌窦口，ADC 值降低。由此可见患者最可能的诊断是鳞状细胞癌。腺癌少见，好发于筛窦，强化程度较鳞癌更明显；侵袭性真菌性鼻窦炎窦壁骨质增生及破坏同时存在，可见片状高密度影；淋巴瘤多见于鼻腔前部、鼻前庭及邻近面部软组织，骨质破坏程度较轻，ADC 降低更明显；典型的黑色素瘤 T_1WI 呈高信号，T_2WI 呈低信号；内翻性乳头状瘤特征性表现为病变呈卷曲的"脑回状"强化。

第 4 问：以下关于上颌窦鳞癌 T 分期的描述正确的是

A. T_1：局限于上颌窦黏膜内，骨质无侵蚀或破坏

B. T_2：侵及硬腭、鼻壁，并未累及上颌窦后壁或翼状板

C. T_3：侵及上颌窦后壁、皮下组织、眶底或眶内壁、翼窝、筛窦

D. T_{4a}（可切除）：侵及前眶、皮肤、颞下窝、翼状板、筛板、蝶窦或额窦

E. T_{4a}（不可切除）：侵及前眶、皮肤、颞下窝、翼状板、筛板、蝶窦或额窦

F. T_{4b}（不可切除）：累及眶尖、硬脑膜、脑实质、中颅窝、斜坡、鼻咽、脑神经（除上颌神经）

【解析】本题主要考查考生对于上颌窦鳞癌 T 分期的了解情况，分为 T_1、T_2、T_3、T_{4a} 及 T_{4b} 期，影像学准确的分期对临床治疗方式的选择可提供有力的依据。

答案：   4. ABCDF

【案例3】患者女,56 岁。发现左侧耳下区结节 2 年,伴左侧头痛、咬物痛及面部压痛,无反复消长史。到当地医院就诊,服用"神经消炎药"后,疼痛缓解。2 个月前无明显诱因自觉肿物变大,伴左侧面部麻木,服用"肿痛安胶囊"后无缓解。查体:颜面不对称,左侧耳下扪及一鹌鹑蛋大小肿物,表面光滑,质硬,活动度可,局部压痛,皮温无升高。入院后行双唾液腺及颈部淋巴结彩超示:双唾液腺未见明显异常,双侧颈部未见明显肿大淋巴结。

第 1 问:对患者应首选的相关检查是

　　A. 口腔全景片检查

　　B. 颈部 CT 增强 + 冠矢状位重建检查

　　C. 下颌骨增强 CT + 骨三维重建检查

　　D. 下颌骨 MRI 增强检查

　　E. 颈部 MRI 增强检查

　　F. 颈部正侧位 X 线片

【解析】患者发现左侧耳下区占位病变,可行颈部增强 CT + 冠状位重建检查以观察病变部位、与颈部大血管的关系及其强化特征,颈部 MRI 增强可以观察颈部占位病变的信号特点及强化方式,有利于对病变性质及成分的判定。

第 2 问:患者颈部 MRI 增强检查如图 4-7 所示,对影像学表现描述正确的是

　　A. 左侧腮腺占位性病变

　　B. 病变位于左侧腮腺浅叶

　　C. 病灶边缘未见明显分叶

　　D. MRI 平扫信号均匀,T_1WI 呈低信号,T_2WI 呈高信号

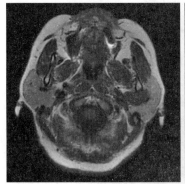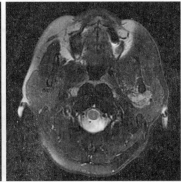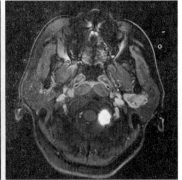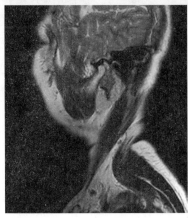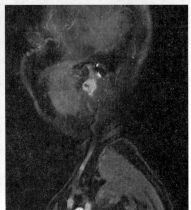

图 4-7　患者颈部 MRI 增强扫描图像

答案:【案例3】 1. BE　2. AEF

E. 矢状位 T_2WI 见下颌后静脉沿病灶下方走行

F. 增强内见斑片状未强化区

【解析】腮腺深浅叶的划分，以通过下颌后静脉最背侧点与同侧颈椎骨最背侧点的连线为界，肿瘤完全或大部分位于此线的外侧时，定位于浅叶，反之则为深叶，故该病例病变位于左侧腮腺深叶；MRI 平扫 T_2 压脂序列表现为不均匀高信号，增强矢状位可见病灶边缘呈浅分叶。

第 3 问：结合病史及影像学检查，首先考虑的诊断是

A. 腮腺混合瘤

B. 腺淋巴瘤

C. 基底细胞腺瘤

D. 腮腺黏液表皮样癌

E. 腮腺腺样囊性癌

F. 腮腺腺泡细胞瘤

【解析】本题主要考查腮腺占位性病变的鉴别诊断。患者无意发现左耳下结节，生长缓慢，且有周围神经症状，病灶位于深叶，形态不规则、边界不清，T_2WI 序列信号降低且信号不均匀，增强为中等或不均匀明显强化，提示为腮腺恶性肿瘤可能，结合周围神经症状，首先应考虑腺样囊性癌的诊断。黏液表皮样癌 T_1WI 序列呈低信号且伴多发高信号改变，增强后强化不明显；腺泡细胞癌多为无痛性肿块，是继腺淋巴瘤后第二常见的腮腺多发肿瘤，MRI 表现为 T_1WI

低信号、T_2WI 高信号，增强明显强化，并常见淋巴结转移；腮腺混合瘤、腺淋巴瘤、基底细胞腺瘤多好发于浅叶，腮腺混合瘤多为类圆形肿块，边界光滑，与正常腺体分界清，增强呈持续强化；腺淋巴瘤男性好发，常与吸烟及 EB 病毒感染有关，有肿物消长史，常呈多中心生长，边界清，周围常有多个卫星灶；基底细胞腺瘤可为实性、囊性肿块伴壁结节，实性肿块伴囊变等，增强囊壁及壁结节明显强化，有完整包膜，边界光整与周围组织分界清晰。

第 4 问：以下关于头颈部腺样囊性癌，说法正确的是

A. 来源于腺体导管的低度恶性肿瘤

B. 最常发生于唾液腺组织，其中大唾液腺以腮腺常见

C. 嗜神经生长是其生物学特点

D. 病理分型包括管状型、筛状型、实质型

E. 生长缓慢，但侵袭性强

F. 局部易复发，易转移至肺、骨等

【解析】腺样囊性癌是一种来源于腺体导管的低度恶性肿瘤，最常发生于唾液腺组织，其中大唾液腺以腮腺常见，其次为颌下腺，小唾液腺则广泛分布在腭、鼻腔、鼻窦、舌、气管等。嗜神经生长是其生物学特点。病理分型包括管状型、筛状型、实质型。有缓慢生长、弥漫性浸润、易沿神经血管播散的特点。局部易复发，易转移至肺、骨等。

答案：　3. E　4. ABCDEF

第五篇 呼吸系统

一、单选题

1. 肺内最小的独立肺单位是
   - A. 肺泡囊
   - B. 次级肺小叶
   - C. 呼吸性细支气管
   - D. 小叶间隔
   - E. 肺泡管

   【解析】肺小叶也称为次级肺小叶，是肺内最小的独立肺单位，为结缔组织分隔包绕。

2. 关于支气管囊肿的描述，**错误**的是
   - A. 支气管囊肿常为单发
   - B. 大多数支气管囊肿无症状
   - C. 大多数支气管囊肿发生于肺内
   - D. 支气管囊肿内可充满黏液或浆液性液体
   - E. 胸部 CT 表现为均匀囊性肿块

   【解析】大约 75% 的支气管囊肿发生于纵隔，25% 发生于肺。

3. 关于弯刀综合征的特征，表述正确的是
   - A. 见于支气管闭锁
   - B. 见于肺隔离症
   - C. 见于肺动静脉畸形
   - D. 见于右肺静脉回流异常
   - E. 见于肺静脉曲张

   【解析】弯刀综合征的特征是部分或全部右肺静脉回流异常。

4. 肺动静脉畸形可出现的影像征象是
   - A. 弯刀综合征
   - B. 彗星尾征
   - C. 海蛇头征
   - D. 咖啡豆征
   - E. 印戒征

   【解析】肺动静脉畸形可出现的影像征象是彗星尾征，由滋养血管和引流血管构成。

5. 单侧多根多处肋骨骨折最严重的临床改变是
   - A. 疼痛，呼吸运动减弱
   - B. 胸壁软化，反常呼吸运动
   - C. 咳嗽，血痰
   - D. 严重皮下气肿
   - E. 出血，休克

   【解析】多根肋骨骨折将使局部胸壁失去完整肋骨支撑而软化，出现反常呼吸运动，即吸气时软化区胸壁内陷，呼气时外突，又称为连枷胸。连枷胸的反常呼吸可以使外侧肺受到塌陷胸壁的压迫，呼吸时两侧胸腔压力的不均衡造成纵隔扑动，影响肺通气，导致体内缺氧和二氧化碳潴留，严重时可发生呼吸和循环衰竭，连枷胸常伴有广泛肺挫伤、挫伤区域的肺间质或肺泡水肿导致氧弥散障碍，出现低氧血症。

6. 成人的原发性气管恶性肿瘤最常见细胞类型是
   - A. 鳞状细胞癌
   - B. 类癌

答案： 1. B 2. C 3. D 4. B 5. B 6. A

C. 黏液表皮样癌

D. 小细胞未分化癌

E. 大细胞癌

【解析】原发性气管恶性肿瘤最常见的是鳞状细胞癌。原发性气管支气管恶性肿瘤种类繁多，包括上皮样肿瘤和间叶肿瘤。上皮样肿瘤包括鳞状细胞癌、腺样囊腺癌、类癌、黏液上皮样癌、腺癌和小细胞癌等。其中以鳞状上皮癌和腺样囊腺癌多见，约占原发性气管恶性肿瘤的90%。

7. 关于气管巨大症定义正确的是

　　A. 女性气管直径冠状位大于25mm和矢状位大于27mm

　　B. 男性气管直径冠状位大于25mm和矢状位大于27mm

　　C. 女性气管直径冠状位大于18mm和矢状位大于20mm

　　D. 男性气管直径冠状位大于18mm和矢状位大于20mm

　　E. 女性气管直径横断位大于25mm

【解析】气管巨大症定义是女性气管直径冠状位大于21mm和矢状位大于23mm；男性气管直径冠状位大于25mm和矢状位大于27mm。

8. 插管后气管狭窄最常见的影像学表现是

　　A. 气管内软组织肿块形成

　　B. 肉芽组织薄膜延伸至气管管腔内

　　C. 局灶性、沙漏样管腔狭窄

　　D. 气管环状钙化

　　E. 气管弧形钙化

9. 关于大叶性肺炎的影像学表现，以下说法错误的是

　　A. 正位胸片上右肺中叶和累及左肺上叶舌段的大叶性肺炎心脏边缘轮廓线模糊

B. 充血期CT表现为病变区弥漫分布的条纹状及斑片状渗出改变，可为磨玻璃样病灶

C. CT可以鉴别红色肝变期与灰色肝变期

D. 空气支气管征是本病的特征性表现

E. CT上阴影的消散往往晚于临床症状的改善

【解析】CT上红色肝变期、灰色肝变期均表现为按段或叶分布的均匀实变，两者无法鉴别。

10. 大叶性肺炎与干酪性肺炎的重要鉴别点为

　　A. 按段或叶分布的肺实变

　　B. 空气支气管征

　　C. 空洞

　　D. 卫星灶

　　E. 病灶部位

【解析】大叶性肺炎与干酪性肺炎都表现为肺叶的实变，都可在实变肺内观察到空气支气管征。大叶性肺炎可形成肺脓肿空洞，干酪性肺炎可形成虫蚀样空洞。卫星灶为干酪性肺炎的特异性表现，大叶性肺炎不会出现。大叶性肺炎的发病部位无特异性，干酪性肺炎好发于肺叶，大叶性肺炎都可累及。

11. 以下为小叶性肺炎早期表现的是

　　A. 细支气管炎

　　B. 小叶性肺气肿

　　C. 小叶性肺不张

　　D. 肺实变

　　E. 肺脓肿

【解析】小叶性肺炎的早期表现为细支气管炎及细支气管周围炎，病变初期HRCT上可表现为小叶中心结节和树芽征。

答案： 7. B　8. C　9. C　10. D　11. A

12. 急性间质性肺炎最常见的致病原为
    A. 细菌 　　　　B. 病毒
    C. 支原体 　　　D. 衣原体
    E. 真菌
    【解析】间质性肺炎分急性和慢性两种，急性间质性肺炎的致病原常为病毒，慢性间质性肺炎则多继发于肺和支气管慢性炎症，如慢性支气管炎、化脓性支气管扩张等。

13. 关于呼吸道合胞病毒肺炎，表述**错误**的是
    A. 支气管管壁增厚，支气管周围阴影
    B. 肺段性或大叶性实变
    C. 肺过度膨胀
    D. 胸腔积液
    E. 多见于成人
    【解析】呼吸道合胞病毒肺炎多见于婴幼儿，也可感染成人。

14. 关于肺脓肿的影像学表现，以下说法**错误**的是
    A. 肺脓肿都表现为空洞
    B. 肺内可有播散性炎症病灶
    C. 空洞内壁光整
    D. 脓肿壁可厚薄不均
    E. 可合并肺梗死
    【解析】急性肺脓肿常表现为类圆形软组织肿块影，脓肿腔内可有积气或气-液平面，壁厚多均匀，无壁结节，内缘光整，外缘模糊。慢性肺脓肿可见多发脓肿或空洞，壁厚薄不均，有强化，周围实质浸润病灶少，肺内可有播散性炎性病灶，可合并脓胸或肺梗死，邻近胸膜有增厚粘连。

15. 以增殖性病变为主型肺结核的典型表现是
    A. 干酪性肺炎 　　B. 结核球

C. 淋巴结肿大 　　D. 结核性空洞
E. 结核肉芽肿
【解析】结核增殖性病变：典型表现为结核结节，是一种肉芽肿，由朗汉斯巨细胞、上皮样细胞和淋巴细胞及成纤维细胞组成，中央有干酪样坏死，是结核病的典型病理改变。结节周围如为正常肺泡或完整包膜，则边界清楚；如为炎性浸润及纤维组织增生，则边界不清。常发生于机体抵抗力强，细胞免疫反应占主导地位或病变处于恢复阶段时。

16. WHO肺结核的分类**不包括**
    A. 原发性肺结核
    B. 结核性胸膜炎
    C. 胸外结核
    D. 血行播散型肺结核
    E. 继发性肺结核
    【解析】WHO目前将结核病分为以下5类：原发性肺结核、血行播散型肺结核、继发性肺结核、结核性胸膜炎及肺外结核。

17. 空气半月征多见于
    A. 结核球 　　　B. 肺脓肿
    C. 周围型肺癌 　D. 曲霉球
    E. 肺隐球菌病
    【解析】空气半月征和晕征是肺曲霉球的典型表现。

18. 肺部上皮性肿瘤的组织分型**不包括**
    A. 腺癌 　　　　B. 鳞癌
    C. 小细胞肺癌 　D. 大细胞癌
    E. 肉瘤样癌
    【解析】按照WHO（2021）肺肿瘤组织学分类，小细胞肺癌属于肺神经内分泌肿瘤中的神经内分泌癌。

答案： 12. B　13. E　14. A　15. E　16. C　17. D　18. C

19. 下列**不属于**肺癌恶性征象的是
   A. 空气新月征　　　B. 分叶征
   C. 毛刺征　　　　　D. 血管集束征
   E. 胸膜凹陷征

【解析】空气新月征主要是指空洞或空腔内球形病变与洞壁之间形成的新月形透亮区,主要见于肺曲霉球。肺癌的主要征象包括分叶征、毛刺征、血管集束征、胸膜凹陷征、空泡征等。

20. 关于孤立性肺结节,描述**错误**的是
   A. 病变大小直径>3cm
   B. 病变直径越大,恶性概率越大
   C. 一般不伴肺不张、肺门淋巴结肿大及胸腔积液
   D. 结节内脂肪密度是良性征象
   E. 长期存在磨玻璃结节(≥3个月)提示恶性的可能

【解析】孤立性肺结节是指单一的、边界清楚的、影像不透明的、直径小于或等于3cm、周围为含气肺组织所包绕的病变,没有肺不张、肺门增大或胸腔积液表现的肺部结节。病灶直径>3cm称为肺肿块,肺癌的可能性相对较大。

21. 以下有关肺亚实性结节的处理意见中,**不合理**的是
   A. 孤立的、≤5mm的纯磨玻璃结节一般无须随访监测,必要时可6个月后再次复查
   B. 孤立的、>5mm但<3cm的纯磨玻璃结节需3~6个月后再次复查,复查结节无变化时可进一步行PET/CT检查
   C. 孤立的部分实性结节(直径约10mm),实性成分>8mm,3~6个月后复查结节实性成分无变化,可直接考虑进一步行PET/CT评估、非手术活检和/或手术切除
   D. 孤立的部分实性结节(直径约10mm),实性成分>8mm,3~6个月后复查结节实性成分较前增多,可直接考虑进一步行PET/CT评估、非手术活检和/或手术切除
   E. 对于多发的纯磨玻璃结节(至少1个病变直径>5mm但<10mm,又没有特别突出的病灶),推荐首次检查后3~6个月再行CT随访;如无变化,其后至少3年内每年1次CT随访

【解析】根据《肺结节诊治中国专家共识(2018年版)》及Fleischner Society指南(2017年版),对于纯磨玻璃结节、≤8mm的实性肺结节及实行成分≤8mm的亚实性肺结节不推荐行PET/CT检查。

22. 关于Castleman病,下列叙述**错误**的是
   A. 又称巨淋巴结增生症(CD)、血管淋巴性滤泡组织增生等
   B. 根据肿大淋巴结区域的数目不同可分为单中心型(UCD)与多中心型(MCD)
   C. MCD根据是否存在人类疱疹病毒8(HHV-8)可进一步分为HHV-8相关型及特发型MCD
   D. UCD累及单个淋巴结区的1个或多个淋巴结,发生在胸部时以肺内型最为多见
   E. UCD可发生于任何年龄,常见于年轻人,中位发病年龄为30~35岁。

【解析】UCD可见于胸部、腹部、颈部及腹膜后等,发生于胸部时根据部位可分为纵隔型、肺门型和肺内型,其中以纵隔型最多见。对于所有CD的诊断,区分UCD、HHV-8相关型MCD及特发型MCD对于临床的治疗及预后具有重要意义。

答案:　19. A　20. A　21. B　22. D

23. 炎性肌纤维母细胞瘤最常见发病的部位是
    A. 腹部　　　　　B. 肺部
    C. 周围神经　　　D. 眼眶
    E. 四肢

【解析】炎性肌纤维母细胞瘤，也被称为浆细胞肉芽肿、炎性假瘤、纤维组织细胞瘤、纤维黄色瘤和黄色肉芽肿等，最常发病的部位为肺部，眼眶、腹部、四肢及其他软组织亦可出现。通常表现为孤立性肺结节，但也可表现为局部浸润。

24. 国际劳工组织的肺尘埃沉着症（尘肺）的 X 线影像分类中，根据病变的大小、形状进行描述。对小的、圆形的病变"P"的正确描述为
    A. <1.5mm　　　　B. 1.5～3mm
    C. 3～10mm　　　　D. <0.5mm
    E. 5～8mm

【解析】国际劳工组织的肺尘埃沉着症的 X 线片分类中，根据病变的大小、形状进行描述：小的、圆形的病变"P"<1.5mm，"Q"1.5～3.0mm；"R"3～10mm。

25. 关于显微镜下多血管炎的特征，表述**错误**的是
    A. 最常见的影像学表现是结节或肿块
    B. 是肺 - 肾综合征最常见的病因
    C. 特点是肺出血和肾小球肾炎并存
    D. 血清中常存在 p-ANCA
    E. 主要肺部病变是毛细血管炎

【解析】最常见的影像学表现是双肺斑片状或弥漫性磨玻璃影或实变，是肺 - 肾综合征最常见的病因，该综合征特点是肺出血和肾小球肾炎并存，血清中常存在 p-ANCA，主要肺部病变是毛细血管炎。

26. 蝶翼征见于
    A. 慢性肺动脉栓塞
    B. 渗透性肺水肿
    C. 肺泡性肺水肿
    D. 间质性肺水肿
    E. 急性呼吸窘迫综合征（ARDS）

【解析】肺泡性肺水肿可表现为中央型、非重力分布的肺门区大片高密度影，即蝶翼征或肺门蝴蝶征，该征象见于不到 10% 的肺水肿病例。

27. 光滑的小叶间隔增厚最常见的原因是
    A. 心源性肺水肿　　B. 硅沉着病
    C. 淋巴瘤　　　　　D. 白血病
    E. 结节病

【解析】小叶间隔增厚可以是光滑的、结节状，或轮廓不规则；光滑的小叶间隔增厚最常见的原因是静水压性肺水肿，较少见的原因包括癌性淋巴管炎、淋巴瘤、白血病、先天性淋巴管扩张等；结节状小叶间隔增厚最常见于癌性淋巴管炎、结节病、硅沉着病、煤工肺尘埃沉着病。

28. 关于隐源性机化性肺炎，表述**错误**的是
    A. 最常见的影像学表现是双侧对称或不对称性实变影
    B. 临床表现类似于常见肺炎
    C. 肺内可出现小结节影、网格影
    D. 可见肺小叶周围模式
    E. 禁用类固醇皮质激素治疗

【解析】隐源性机化性肺炎临床表现类似于常见肺炎，最常见的影像学表现是双侧对称或不对称性实变影，肺内可出现小结节影、网格影，另一特征表现是肺小叶周围模式，即明显增厚的线状影，通常与胸膜相邻，主要用类固醇皮质激素治疗。

答案：　23. B　24. A　25. A　26. C　27. A　28. E

29. 关于肺朗格汉斯细胞组织细胞增生症（PLCH）的特征，表述正确的是
    A. 常见于老年女性
    B. 两肺囊性空腔主要位于两下肺野和肺门周边
    C. 多数患者支气管肺泡灌洗检查有诊断意义
    D. 与吸烟无关
    E. 不能用类固醇皮质激素治疗

【解析】PLCH 指病变仅累及肺或肺是主要受累器官，与吸烟密切相关，大多数患者为年轻人，多数患者支气管肺泡灌洗检查（BALF）示灌洗液中 CD1a 阳性的朗格汉斯细胞大于 5%（正常小于 1%）。PLCH 的肺部病变进展从肺微小结节到结节与囊腔，晚期有结节消退和囊肿增大，在中上肺野分布为其特征；药物治疗包括使用化疗药物如长春碱、环磷酰胺和白消安，可用糖皮质激素。

30. 以下关于肺泡微石症，表述**错误**的是
    A. 是一种肺部慢性进行性疾病，以肺泡内广泛存在的小结石为特征
    B. 30～50 岁多见，男女发病率无明显差异，有家族遗传倾向
    C. 早期多数无临床症状，晚期可发展为肺纤维化
    D. HRCT 表现为小于 1mm 的钙化结节，弥漫分布或上肺分布
    E. 可表现为双肺磨玻璃样密度影，小叶间隔增厚伴钙化，同时可合并肺气肿及间质纤维化

【解析】肺泡微石症是一种罕见的肺部慢性进行性疾病，以肺泡内广泛存在的小结石为特征。30～50 岁多见，男女发病率无明显差异，有家族遗传倾向。病程发展缓慢，多数患者早期无临床症状。儿童期多表现为慢性咳嗽及活动后气短，成年后出现呼吸困难、发绀及杵状指／趾。病程晚期肺纤维化，肺功能检查显示限制性通气障碍、弥散功能降低。胸部 HRCT 表现为小于 1mm 的钙化结节，弥漫分布或中下肺分布（沿心脏边缘），融合成条块状形成火焰征，并可见沿胸膜分布的点线样钙化，形成白描征；双肺磨玻璃样密度影，小叶间隔增厚伴钙化，同时可合并肺气肿及间质纤维化。

31. 以下关于特发性肺含铁血黄素沉着症，表述**错误**的是
    A. 也称为特发性肺出血，是一类病因不明、少见的肺泡出血性疾病，以肺间质含铁血黄素沉着为显著特点
    B. 典型表现为反复发作的咯血、缺铁性贫血
    C. 急性出血期呈双肺弥漫性对称或不对称分布的大片状或团絮状磨玻璃影，以胸膜下区域为著
    D. 慢性期表现为两肺弥漫分布的粟粒状小结节影，结节边缘较模糊，可伴有磨玻璃影和小叶间隔增厚
    E. 晚期出现肺纤维化，呈弥漫性粗细不等网状影或网状结节阴影或粗索条影及小囊状透亮区

【解析】特发性肺含铁血黄素沉着症胸部 HRCT 表现：急性出血期呈双肺弥漫性对称或不对称分布的大片状或团絮状磨玻璃影，病变中央密度较高，边缘模糊，胸膜下区域多正常。病变多在 2～4 天吸收消散。

32. 最常见的胸膜肿瘤为
    A. 胸膜转移瘤　　　B. 胸膜间皮瘤
    C. 孤立性纤维瘤　　D. 胸膜淋巴瘤
    E. 胸膜脂肪瘤

答案：29. C　30. D　31. C　32. A

【解析】胸膜肿瘤大多为转移性肿瘤，主要来源是肺癌胸膜转移（36%），其次为乳腺癌。

33. 最多见的肋骨原发性肿瘤为
    A. 骨髓瘤　　　B. 软骨肉瘤
    C. 骨样骨瘤　　D. 骨软骨瘤
    E. 骨肉瘤

【解析】肋骨原发性肿瘤多为恶性，最常见的为软骨肉瘤。

34. 关于纵隔神经源性肿瘤的 MRI 表现，说法**不正确**的是
    A. 在 T_2WI 上高信号周围可见低信号包膜影
    B. 出现哑铃征有助于硬膜腔内外的鉴别
    C. 在 T_1WI 上呈中等信号，T_2WI 上呈较高信号
    D. 增强扫描时多呈明显均匀强化，但可见囊变
    E. MRI 可取代 CT 而成为该疾病诊断的金标准

【解析】神经源肿瘤在 T_1WI 上呈中等信号，T_2WI 上呈较高信号，边界清晰可显示包膜（但并非均可显示）；增强扫描多呈明显均匀强化，但囊变时为无强化区；如显示哑铃征有助于鉴别硬膜腔内、外肿瘤。CT 有助于显示钙化和骨质破坏，该方面优势 MRI 难以替代。

35. 发现和诊断纵隔食管囊肿最有价值的检查是
    A. 食管钡餐造影加摄 X 线片
    B. 数字化胸部 X 线正侧位片
    C. 多层螺旋 CT 平扫与后处理重建
    D. 胸部 MRI 平扫与增强
    E. 胸部彩色超声检查

【解析】在纵隔食管囊肿检查和诊断中，X 线平片诊断价值有限，较小食管囊肿多难以发现；钡餐造影仅能间接显示食管受压改变；多层螺旋 CT 与后处理重建易发现病变和定位，但如无增强扫描，对高密度囊肿很难鉴别；超声检查价值有限且易受操作者主观因素影响；MRI 显示病变十分敏感且对囊液性质的判定很有价值。

36. 关于纵隔分区，下列说法**不正确**的是
    A. 分为血管前区、脏器区及椎体旁区
    B. 中后纵隔分隔线为椎体前缘后 1cm
    C. 食管为后纵隔器官
    D. 中纵隔最常见肿瘤为淋巴瘤
    E. 后纵隔最常见肿瘤为神经源性肿瘤

【解析】纵隔分区分为血管前区（前纵隔）、脏器区（中纵隔）及椎体旁区（后纵隔）。中后纵隔分隔线为椎体前缘后 1cm。食管为中纵隔器官，中纵隔最常见肿瘤为淋巴瘤，后纵隔最常见肿瘤为神经源性肿瘤。

37. 关于食管裂孔疝，以下说法**错误**的是
    A. 是非创伤性膈疝中最常见的一种
    B. 病因可为先天性或后天性，以先天性多见
    C. 疝囊大小不等，上界与食管间有一收缩环，或称 A 环，与其上方的食管蠕动无关
    D. 疝囊内容物可以仅仅是网膜
    E. 食管造影时，采用头低脚高 15°～30° 位，嘱患者深吸气或增加腹压并加服钡剂，可更好地显示疝囊

【解析】食管裂孔疝的病因可为先天性或后天性，以后天性多见。后天性的外伤、手术及腹内压升高、高龄等原因均可致食管裂孔加大、膈食管膜与食管周围韧带松弛变性，胃向上疝入胸腔。其他因素如慢性食管

答案：33. B　34. E　35. D　36. C　37. B

炎、食管溃疡的瘢痕收缩、食管癌浸润等均可使食管短缩伴发本病。

38. 患者男，30岁。咳嗽、咳痰1周。CT图像显示左肺下叶后基底段团片状密度增高影，增强后显示起源于胸降主动脉的血管进入病变内。最可能的诊断为
A. 周围型肺癌　　B. 支气管囊肿
C. 肺隔离症　　　D. 肺脓肿
E. 炎性肌纤维母细胞瘤
【解析】肺隔离症的动脉血供来源于体循环动脉。

39. 一位患者车祸后2小时送至医院，诉咳嗽、胸部疼痛。查体：T 36.5℃，P 130次/min，BP 90/60mmHg，神志清楚，右胸部压痛明显，右肺呼吸音低，右下肢有骨折征。胸片示：右侧液气胸。其创伤种类为
A. 穿透伤　　　B. 盲管伤
C. 开放伤　　　D. 挤压伤
E. 闭合伤
【解析】创伤按受伤部位、组织器官分类，一般按部位分为颅脑伤、颌面颈部伤、脊柱脊髓伤、胸（背）伤、腹（腰）伤、骨盆（会阴、臀部）伤、上肢伤和下肢伤。诊断时更需进一步区分受伤的组织器官，如软组织损伤、骨折、脱位、内脏破裂等。按受伤后皮肤是否完整分为：①闭合伤，即皮肤完整、无伤口，如挫伤、扭伤、关节脱位和半脱位、闭合性骨折和震荡伤等；②开放伤，即皮肤完整性受破坏，有伤口，如擦伤、撕裂伤、撕脱伤、刺伤、切割伤和火器伤等。

40. 患者女，55岁。有双侧耳郭变形，鞍鼻畸形，出现声音嘶哑、喘息、干咳2个月。CT图像示：气管前壁及左侧壁增

厚，部分钙化，气管管腔狭窄。对患者最可能的诊断为
A. 复发性多软骨炎
B. 骨化性气管支气管病
C. 气管淀粉样变性
D. 气管支气管内膜结核
E. 气管软骨瘤
【解析】复发性多软骨炎是一种多系统性疾病，以外耳、鼻、外周关节、喉、气管、支气管等处复发性软骨炎为特点，耳郭受累是最常见的临床特征，鞍鼻畸形是特征性表现。

41. 患者男，52岁。出现咳嗽、喘息3个月，加重伴呼吸困难2周。CT图像示：气管管腔内类圆形结节，边缘光整，未向气管外延伸，直径约15mm，其内含少量脂肪。对患者最可能的诊断为
A. 气管内鳞状细胞癌
B. 气管脂肪肉瘤
C. 气管错构瘤
D. 气管腺样囊腺癌
E. 气管软骨瘤
【解析】CT图像显示气管管腔内类圆形结节，边缘光整，未向气管外延伸，提示良性肿瘤，其内含少量脂肪，最可能为错构瘤。

42. 患者女，35岁。咳嗽、低热1个月，行胸部CT发现：双肺弥漫大小不等的粟粒结节，密度不同，分布不均匀。最可能的诊断是
A. 急性粟粒性肺结核
B. 肺尘埃沉着症
C. 肺转移瘤
D. 亚急性粟粒性肺结核
E. 肺泡微结石症

答案：38. C　39. E　40. A　41. C　42. D

【解析】急性血行播散型肺结核表现为肺内弥漫分布的粟粒状结节影,结节大小基本一致,多数为1～3mm;亚急性或慢性血行播散型肺结核的粟粒结节大小不等,密度不同,分布不均匀。肺转移瘤常表现为两肺弥漫分布的类圆形实性结节影,边界清楚,边缘光整,可伴有浅分叶,患者有原发肿瘤病史。肺泡微结石症的小结节多位于肺门旁。肺尘埃沉着症患者一定有矽尘接触史,且小结节分布不均。

43. 患者男,45岁,禽类饲养厂工作人员。咳嗽2周。实验室检查均正常。行胸部CT检查显示:双肺多发大小不等的结节或肿块,部分结节周围见晕征,大多数位于胸膜下。对其最可能的诊断是
    A. 转移瘤　　　　B. 肺结核
    C. 肺曲霉病　　　D. 肺脓肿
    E. 肺隐球菌病
    【解析】患者为禽类饲养厂工作人员,可能有鸽子接触史,双肺多发结节或肿块,部分结节周围见晕征,大多数位于胸膜下,均符合肺隐球菌病的表现。

44. 患者男,26岁。因为高热2天到医院检查,体温最高39.6℃。行胸部CT检查发现:左肺下叶实变,实变区内可见充气支气管影。此患者最可能感染的致病原是
    A. 金黄色葡萄球菌
    B. 肺炎链球菌
    C. 肺炎克雷伯菌
    D. 支原体
    E. 新型冠状病毒
    【解析】青壮年、高热、肺实变、充气支气管征均提示患者很可能为大叶性肺炎,大叶性肺炎最常见的致病菌为肺炎链球菌。

45. 患者男,61岁。喜食生腌食物。主诉左侧胸闷、胸痛1个月余。胸部CT提示:左肺上叶多发斑片影,部分斑片影之间见条状高密度影,左侧胸膜广泛增厚伴左侧胸腔积液。对此患者最可能的诊断是
    A. 肺曲霉病　　　B. 肺结核
    C. 肺血吸虫病　　D. 肺吸虫病
    E. 肺隐球菌病
    【解析】肺吸虫病在流行区因生食、醉食含有活囊蚴的溪蟹、蝲蛄或饮用囊蚴污染的溪水而感染。组织破坏期CT表现为边缘模糊的斑片状阴影,密度不均,病灶部位随虫体移行而改变,可在斑片影之间出现隧道征表现。囊肿期表现以结节团块影为主,合并单囊或呈簇窟穴状的多房囊状改变、边界较清,可见条索影相连。由于虫体发育过程中返回胸膜腔,因此胸膜侵犯常见,表现为胸腔积液或胸膜增厚。此病例符合肺吸虫病的表现。

46. 患者男,29岁。体检胸部CT检查发现右肺上叶尖段一孤立性结节,长径约1.5cm,边缘光整,内见爆米花样钙化。最可能的诊断是
    A. 肺囊肿　　　　B. 寄生虫囊肿
    C. 错构瘤　　　　D. 结核球
    E. 周围型肺癌
    【解析】错构瘤的钙化呈爆米花样;周围型肺癌的钙化比较少见,可呈单发点状或不定形、云雾状的钙化;结核球钙化呈单发或多发斑点状,周围可见卫星灶;肺囊肿或寄生虫囊肿壁可发生弧形钙化或沿囊肿壁分布的不连续线样钙化。

47. 患者男,67岁。咳嗽、咳痰,痰中带血1周。CT检查发现左肺上叶空洞性病

答案: 43. E　44. B　45. D　46. C　47. E

变,洞壁厚薄不均,可见壁结节。对患者最可能的诊断为

A. 肺囊肿　　　　B. 肺脓肿
C. 肺曲霉球　　　D. 肺结核
E. 周围型肺癌

【解析】肺癌空洞壁厚薄不均、内缘凹凸不平,可见壁结节,外缘不规则或呈分叶状。肺结核以薄壁空洞多见,内壁多光整、无壁结节,周围有卫星灶。肺脓肿空洞内壁光滑,空洞内有液平,外缘有模糊不清的炎性病灶。肺囊肿属于空腔性病变。肺曲霉球表现为空洞或空腔内游离性球形无强化的内容物,伴有空气新月征或环形透亮影。

48. 患者女,57岁。体检CT提示两肺多发实性结节及空腔,部分钙化,见图5-1;

自诉无明显症状,既往无肿瘤病史。对其最可能的诊断为

A. 转移瘤　　　　B. 肺结核
C. 结节病　　　　D. 肺淀粉样变性
E. 多发性错构瘤

【解析】CT提示多发大小不一结节,边界清晰,可见分叶。患者无肿瘤病史,故不考虑转移瘤。肺结核可伴有低热、盗汗咳嗽、咯血等症状,好发于上叶及下叶背段,多种性质病变同时存在。结节病好发于20～50岁,CT常表现为肺门及纵隔淋巴结肿大和/或肺内多发小结节,肺内结节通常为小结节、呈间质分布。错构瘤可表现为实性结节,可见分叶,爆米花样钙化及脂肪成分为其特征性表现。

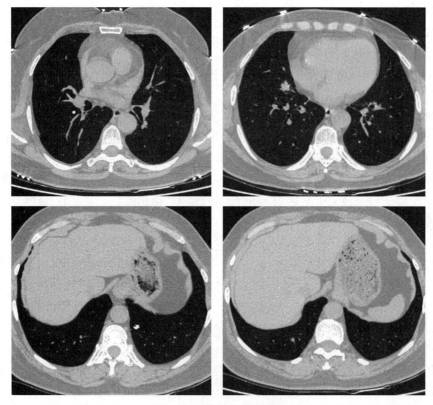

图5-1　患者肺部CT图像

答案:　48. D

49. 患者男，50 岁。有吸烟史。近 2 年进行
性呼吸困难，最近 5 天出现干咳和轻度
发热。CT 检查见图 5-2。对其最可能
的诊断为
A. 肺炎
B. 肺特发性纤维化
C. 肺泡蛋白沉积症
D. 肺淀粉样变
E. 肺恶性肿瘤
【解析】CT 提示小叶间隔增厚、磨玻璃
影及实变影，可见铺路石征；纵隔和肺门淋
巴结肿大。结合该患者症状的长期演变、有
吸烟史，表现为非特异性呼吸道症状，考虑
肺泡蛋白沉积症。

50. 患者男，52 岁。胸部 CT 见图 5-3，对其
最可能的诊断为

A. 食管源性肿瘤
B. 孤立性纤维性肿瘤
C. 淋巴瘤
D. 侵袭性纤维瘤病
E. 神经源性肿瘤
【解析】孤立性纤维性肿瘤多位于胸膜，
也可位于颅内、肺内、四肢、纵隔、腹盆腔、胃
肠道等。孤立性纤维性肿瘤体积较大，多数
肿瘤超过 10cm。当其较小时常表现为密度
均匀、界限分明的软组织肿块，紧靠胸膜表
面，并可能与相邻的胸膜表面形成钝角。强
化后可见迂曲杂乱葡萄样血管及地图样强化，
地图样强化可能与出血、坏死、囊变相关。

51. 患者男，33 岁。胸痛行胸部 CT，见图
5-4，既往无肿瘤病史，最可能的诊断为
A. 纤维肉瘤

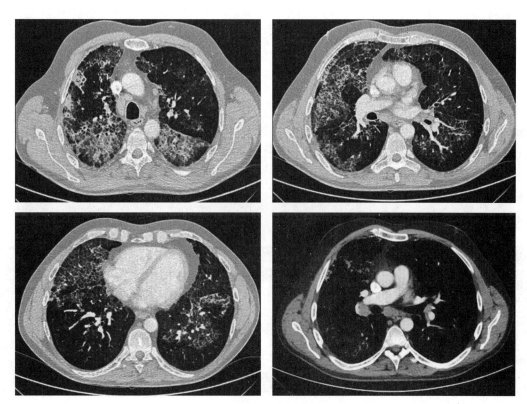

图 5-2　患者胸部 CT 图像

答案：　49. C　50. B　51. E

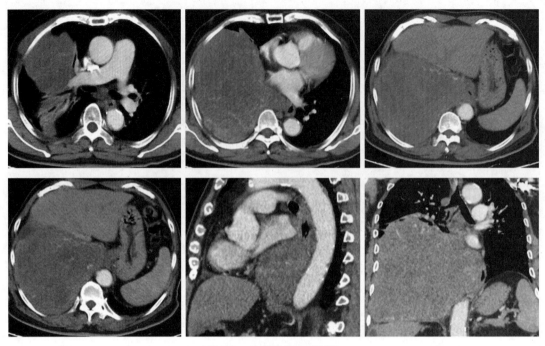

图 5-3 患者胸部 CT 图像

B. 软骨肉瘤

C. 侵袭性神经鞘瘤

D. 骨转移瘤

E. 侵袭性纤维瘤病

【解析】侵袭性纤维瘤病是一种肌肉骨骼纤维瘤病，患者平均年龄约为 40 岁。女性发病率略高于男性（男女比例为 1∶1.2）。侵袭性纤维瘤病具有侵袭性，可隐匿地生长并局部侵袭。病变可能会变得很大，并黏附到邻近的结构，例如神经血管束。CT 表现为软组织肿块，边界不清，增强后轻中度强化，可侵犯邻近骨质。手术后局部复发的可能性很高。

52. 患者男，53 岁。胸痛行胸部 CT，见图 5-5，既往无肿瘤病史，对其最可能的诊断为

A. 纤维肉瘤

B. 软骨肉瘤

C. 骨肉瘤

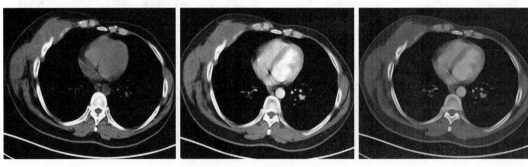

图 5-4 患者胸部 CT 图像

答案： 52. B

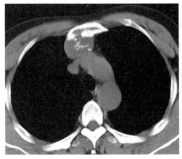 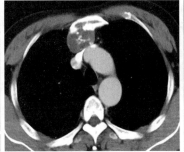 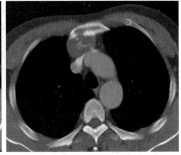

图5-5 患者胸部CT图像

D. 骨转移瘤

E. 侵袭性纤维瘤病

【解析】软骨肉瘤是常见的胸部恶性骨肿瘤之一。主要表现为溶骨性骨质破坏，瘤软骨钙化是最基本且具有特征性的表现。

53. 患者男，20岁。体检发现纵隔占位。胸部CT示右前纵隔软组织及右肺上叶囊实性肿块，增强检查不均匀强化，内见气液平及脂肪密度影，右侧胸腔少量积液。最可能的诊断是

A. 胸腺瘤

B. 淋巴瘤

C. 纵隔炎伴脓肿形成

D. 肺隔离症

E. 畸胎瘤破入胸腔

【解析】年轻男性患者常见为生殖源性肿瘤，生殖源性肿瘤常见为成熟囊性畸胎瘤，有自发破溃的倾向，可引起肺的继发感染，形成胸腔积液，本例CT显示病灶内有脂肪密度影，提示为畸胎瘤。

54. 患者女，61岁。偶有咳嗽、胸部不适等症状，近期出现胸闷、呼吸困难、午后睁眼无力等症状；胸部CT检查显示右前纵隔长椭圆形软组织密度肿块影，囊实性，边界清晰，凸向右肺野。对患者最有可能的诊断为

A. 纵隔畸胎瘤 　　B. 纵隔淋巴结

C. 支气管囊肿 　　D. 胸腺瘤

E. 淋巴瘤

【解析】胸腺瘤是最常见的前纵隔肿瘤，其特点为好发于40岁以上，约1/3的患者有局部症状，如咳嗽、胸痛、吞咽困难等，约1/3的患者表现为重症肌无力。影像学检查显示前纵隔类圆形或长椭圆形软组织密度结节或肿块影，边界清晰，呈中度强化。

二、多选题

1. 形成肺门的主要解剖结构有

A. 肺动脉 　　　　B. 上肺静脉

C. 下肺静脉 　　　D. 支气管

E. 淋巴结

2. 关于肺隔离症的描述，正确的是

A. 分为肺叶内隔离症和肺叶外隔离症

B. 肺叶外隔离症通常是先天性的

C. 肺叶外隔离症比肺叶内隔离症更容易发生感染

D. 两种类型均好发于下叶背段

E. 肺叶内隔离症常表现为囊性病变，伴或不伴有液体

答案： 53. E 　54. D

1. ABCDE 　2. ABE

【解析】肺隔离症分为肺叶内隔离症和肺叶外隔离症；肺叶外隔离症通常是先天性的，很少发生感染。两种类型均好发于下叶后基底段；肺叶内隔离症常表现为囊性病变，伴或不伴有液体；肺叶外隔离症常表现为均匀密度影。

3. 关于慢性支气管炎的描述，正确的是
    A. 连续2年每年2个月的慢性咳痰病史可作出诊断
    B. 单纯性慢性支气管炎患者肺功能检测可正常
    C. 慢性支气管炎平片表现没有特异性
    D. 高分辨率CT常见支气管壁增厚
    E. 常见病因是吸烟
    【解析】慢性支气管炎是依据连续2年每年3个月的慢性咳痰病史作出临床诊断，常见病因是吸烟。单纯性慢性支气管炎患者肺功能检测可正常，慢性支气管炎平片表现没有特异性，高分辨率CT常见支气管壁增厚，但这个表现没有特异性。

4. 关于气管软化症的描述，正确的是
    A. 气管软化症的病理特征为气管膜部扩张松弛，气管膜部及长轴弹性纤维萎缩
    B. 吸气-呼气相CT成像是诊断该疾病的首选方法
    C. 呼气相出现新月形皱眉征
    D. 获得性气管软化可发生在任何年龄段
    E. 早产儿可出现气管软化
    【解析】气管软化症的病理特征为气管膜部扩张松弛，管腔前后径变窄，气管膜部及长轴弹性纤维萎缩。可分为先天性和后天性，先天性气管软化症可能由软骨发育不全（如早产儿）、先天性气管食管瘘引起；获得性气管软化症可发生在任何年龄段。吸

气-呼气相CT成像是诊断该疾病的首选方法，呼气相出现新月形皱眉征，高度提示气管软化。

5. 支气管扩张症的相关病因有
    A. 囊性纤维化
    B. 巨大气管症
    C. 肺叶内肺隔离症
    D. 变态反应性支气管肺曲霉病
    E. 原发性纤毛运动障碍
    【解析】支气管扩张先天性的病因有囊性纤维化、巨大气管支气管症、肺叶内肺隔离症；另外相关病变有免疫缺陷性疾病，感染后、机械性气道阻塞，原发性或继发性纤毛运动障碍，变态反应性支气管肺曲霉病及其他相关疾病。

6. 关于小叶性肺炎，以下说法正确的是
    A. 好发于青壮年
    B. 常见致病菌为金黄色葡萄球菌和肺炎链球菌
    C. 两肺中下野内、中带散在片絮状、斑点状模糊阴影
    D. 容易演变为机化性肺炎
    E. 散在病变可融合成大片实变影，类似大叶性肺炎
    【解析】小叶性肺炎多发人群为婴幼儿、儿童、老年人、免疫力低下人群。抗感染治疗1～2周病灶可吸收消散。少数病例演变为机化性肺炎、肺脓肿。散在病变可融合成大片实变影，类似大叶性肺炎，但是密度不均匀。

7. 以下属于间质性肺炎特点的有
    A. 小叶间隔增厚
    B. 网格状高密度影
    C. 蜂窝影

答案：　3. BCDE　4. ABCDE　5. ABCDE　6. BCE　7. ABC

D. 肺气肿

E. 肺实变

【解析】间质性肺炎主要累及支气管壁及周围组织，有肺泡壁增生及间质水肿，肺泡较少受影响。所以特征性表现为小叶间隔增厚、网格状高密度影、蜂窝影。

8. 肺结核的传播途径有

A. 呼吸道传播

B. 进食患牛结核病的奶牛所产的奶制品

C. 性传播

D. 伤口感染

E. 垂直传播

【解析】肺结核的传播途径：①经呼吸道传染是最主要的传播途径，痰结核菌阳性患者是最重要的传染源，结核菌在空气不流通的室内可存活达4~5小时，与患者密切接触者可吸入后感染，其传染性大小取决于痰内菌量。②在贫穷落后的牧区仍可见牛型分枝杆菌淋巴结结核，可于进食患牛结核病的奶牛所产的牛奶或污染的奶制品后发病，导致肠系膜或颈部淋巴结肿大。③通过皮肤损伤或切口直接感染的传播途径极少见，仅发生于从事与结核菌接触的特殊工种的工作人员。④通过胎盘而发生的胎内感染偶有报道。

9. 与支气管内膜结核需要鉴别的疾病有

A. 中央型肺癌

B. 支气管扩张

C. 支气管腺瘤

D. 气管支气管骨化病

E. 支气管淀粉样变性

【解析】中央型肺癌、气管支气管骨化病、支气管淀粉样变性均可引起支气管壁的增厚及管腔狭窄，需与支气管内膜结核鉴别，而支气管扩张不一定伴有支气管壁增厚

及钙化，支气管腺瘤表现为局限性的支气管类圆形结节，无支气管节段性增厚。

10. 曲霉肺部感染包括

A. 过敏反应性曲霉病

B. 侵袭性曲霉病

C. 寄生性曲霉病

D. 慢性坏死性肺曲霉病

E. 变应性支气管肺曲霉病

【解析】曲霉肺部感染包括过敏反应性曲霉病、侵袭性曲霉病、寄生性曲霉病及慢性坏死性肺曲霉病。过敏反应性曲霉病包括变应性支气管肺曲霉病。

11. 关于变应性支气管肺曲霉病的描述，正确的是

A. 分支状"Y"形与"V"形阴影，主要累及肺上叶的中心区域

B. 指套征

C. 低密度黏液栓

D. 支气管扩张

E. 嗜酸性粒细胞升高

【解析】变应性支气管肺曲霉病（allergic bronchopulmonary aspergillosis, ABPA）是一种变态反应性肺部疾病，其特征为机体对寄生于支气管分支内的烟曲霉及其他真菌抗原呈现免疫应答，并引起肺浸润和近端支气管扩张。影像学表现为分支状"Y"形与"V"形（指套征）阴影，主要累及肺上叶的中心区域。HRCT示肺段或亚段支气管曲张或囊样扩张，壁增厚，呈印戒征或轨道征，并可见黏液栓塞和小叶中心结节。由于黏液栓中含有草酸钙，所以呈高密度。

12. 关于肺脓肿的描述，**不正确**的是

A. 中老年人多发

B. 急性期呈大片实变影

答案：　8. ABDE　9. ADE　10. ABCDE　11. ABDE　12. AE

C. 1 周后中央坏死形成厚壁空洞

D. 空洞壁内缘光整, 外缘模糊

E. 不会造成肺结构变形

【解析】肺脓肿的诊断要点：①中青年好发；②临床感染症状明显，咳脓臭痰；③急性期呈大片实变影，1 周后中央坏死形成厚壁空洞，壁内缘光整，外缘模糊，内见气液平；④慢性期病变周围明显纤维化，伴肺结构变形。

13. 以下属于结核球的影像学表现的是

A. 类圆形, 直径常 >2cm

B. 爆米花样钙化

C. 弥漫性点状或层状钙化

D. 边缘强化

E. 不强化

【解析】爆米花样钙化是肺错构瘤的特异性征象。结核球的 CT 表现为呈类圆形，直径常 >2cm，密度较高，多不均匀，可有弥漫性点状或层状钙化，增强扫描病变边缘强化或不强化，80% 以上的结核球周围见卫星灶。

14. 有关肺淋巴瘤的描述, 正确的有

A. 肺淋巴瘤可分为继发性及原发性

B. 继发性肺淋巴瘤以霍奇金淋巴瘤常见，常伴有纵隔及肺门淋巴结肿大

C. 肺原发性淋巴瘤以黏膜相关结外边缘区 B 细胞性淋巴瘤最为常见

D. 肺淋巴瘤可表现为一个或多个区域的肺实变，内可见空气支气管征

E. 未经治疗的霍奇金淋巴瘤患者出现肺部阴影，同时不伴纵隔及肺门淋巴结肿大，此时应首先考虑为淋巴瘤的肺部浸润

【解析】肺淋巴瘤影像学诊断常见的难题在于判断肺部阴影是淋巴组织浸润还是免疫力低下所致感染。霍奇金淋巴瘤通常从淋巴结区域开始蔓延，若患者出现肺部阴影而无肺门或纵隔淋巴结肿大，并且患者既往未曾接受过纵隔的放射治疗，此时则肺部阴影可能代表其他病变（如肺部感染）而非霍奇金淋巴瘤的肺部浸润。

15. 肺内病灶出现钙化阴影可见于

A. 错构瘤

B. 结核球

C. 转移性骨肉瘤

D. 硬化性肺泡细胞瘤

E. 肺癌

【解析】错构瘤、寄生虫病、结核、肺癌、转移性骨肉瘤、硬化性肺泡细胞瘤及畸胎瘤均可引起钙化，不同病变的钙化特点不同。

16. 周围型肺癌的 CT 图像可见的特征有

A. 空泡征

B. 胸膜凹陷征

C. 棘状突起

D. 分叶征

E. 同心圆状钙化

【解析】肺结节出现环形、同心圆、爆米花等形态钙化者多为结核球及错构瘤。空泡征是指结节内的小囊状透亮影，为肿瘤破坏肺泡所致，多见于早期周围型肺癌。胸膜凹陷征是肿瘤收缩牵拉邻近胸膜所致，分叶征为肿瘤生长不均质所致，均为周围型肺癌的常见征象。棘状突起是指结节或肿块边缘向外围伸展的比较粗长的尖角状突起，多数情况下棘状突起是肿瘤的直接延续。

17. 吸烟人群中相对多见的肺部疾病包括

A. 肺腺癌

B. 朗格汉斯细胞组织细胞增生症

C. 呼吸性细支气管炎

答案：　13. ACDE　14. ABCD　15. ABCDE　16. ABCD　17. BCD

D. 肺鳞癌

E. 淋巴管肌瘤病

【解析】与吸烟直接相关的疾病为呼吸性细支气管炎和朗格汉斯细胞组织细胞增生症。吸烟很大程度上为引发肺癌的主要危险因素，其中鳞癌与吸烟的相关性最强，而腺癌在吸烟人群中相对比较少见。淋巴管肌瘤病主要发生在育龄期女性，与吸烟无关。

18. 有关肺黏膜相关结外边缘区 B 细胞性淋巴瘤（MALT 淋巴瘤）的描述，正确的是

A. 可位于肺实质的中央或周围

B. 单发或多发的肺段样实变影伴空气支气管征

C. 单发或多发的圆形结节或肿块

D. 少数病变可表现为空洞及钙化

E. 增强后可见血管造影征

【解析】肺黏膜相关淋巴瘤影像表现多种多样，可表现为单发或多发结节或肿块，也可为肺炎型，表现为实变及磨玻璃密度，内可见支气管充气征，增强后可见血管造影征，可见小叶间隔增厚。少数病变可表现为空洞，但不会有钙化。

19. 成人肺转移瘤常见的原发肿瘤包括

A. 乳腺癌　　　B. 胃癌

C. 肾癌　　　D. 骨肉瘤

E. 鼻咽癌

【解析】成人肺转移瘤常来自乳腺、胃肠道、肾、睾丸、头颈部恶性肿瘤，以及不同类型骨肉瘤及软组织肉瘤等。

20. 容易出现癌性淋巴管炎的肿瘤有

A. 骨肉瘤　　　B. 乳腺癌

C. 支气管肺癌　　　D. 肝细胞癌

E. 胃癌

【解析】癌性淋巴管炎指肺淋巴管或邻近间质组织内肿瘤细胞浸润，最常见于支气管肺癌、乳腺癌、胃癌及前列腺癌。骨肉瘤肺转移主要为血行转移。肝细胞癌肺转移一般以血行转移及纵隔淋巴结转移为主。

21. 关于肉芽肿性血管炎（韦格纳肉芽肿）的特征，表述正确的是

A. 常累及上下呼吸道、肾脏、脾脏及鼻窦

B. 血清 C-ANCA 常为阳性

C. 最常见的影像学特征为肺结节或肿块

D. 结节或肿块可见空洞

E. 结节或肿块可出现晕征

【解析】肉芽肿性血管炎常累及上下呼吸道、肾脏及鼻窦，血清 C-ANCA 常为阳性，最常见的影像学特征为肺结节或肿块，结节或肿块可见空洞，结节或肿块周围可出现晕征。

22. 心源性肺水肿可出现的征象有

A. 小叶间隔增厚

B. 肺门蝴蝶征

C. 胸腔积液

D. 心影增大

E. 肺血管纹理模糊

【解析】心源性肺水肿的主要特点为肺血重新分布，肺血管纹理模糊，小叶间隔增厚（Kerley B 线），肺门蝴蝶征，胸腔积液，心影增大。

23. 高分辨率 CT 显示小叶中心结节和树芽征，可能的疾病为

A. 支原体肺炎

B. 病毒性肺炎

C. 结核分枝杆菌感染支气管播散

D. 硅沉着病

E. 真菌性肺炎

答案：18. ABCE　19. ABCDE　20. BCE　21. BCDE　22. ABCDE　23. ABCE

【解析】高分辨率 CT 显示小叶中心结节和树芽征，常见于感染性细支气管炎（病毒、支原体、细菌、真菌）、支气管肺炎、结核分枝杆菌感染支气管播散。

24. 关于结节病的特征，表述正确的是
    A. 以坏死性肉芽肿为特征
    B. 双侧对称性肺门淋巴结肿大
    C. 肺内结节样肉芽肿沿淋巴管周围分布
    D. 可见小叶间隔结节状增厚
    E. 可出现肺纤维化

【解析】结节病是一种以非坏死性肉芽肿为特征的全身性炎性疾病，影像表现为双侧对称性肺门淋巴结肿大，肺内结节样肉芽肿沿淋巴管周围分布，可见小叶间隔结节状增厚，可出现肺纤维化。

25. 高分辨率 CT 可出现网格影的病变有
    A. 特发性肺间质纤维化
    B. 慢性过敏性肺炎
    C. 肺结节病
    D. 非特异性间质性肺炎
    E. 石棉肺

【解析】高分辨率 CT 的网格影是由于不规则小叶内线状影分隔而形成，最常见于肺纤维化，网格影形成的常见原因包括特发性肺间质纤维化、非特异性间质性肺炎、慢性过敏性肺炎、肺结节病以及石棉肺。

26. 关于淋巴管平滑肌瘤病（LAM），表述正确的是
    A. 育龄期女性多见
    B. 临床表现常为呼吸困难
    C. 易出现气胸
    D. 胸腔积液常为乳糜性
    E. HRCT 表现为两肺囊腔，弥漫均匀分布

【解析】肺淋巴管平滑肌瘤病好发于 16～68 岁女性，尤其是育龄期女性。肺部最易受累。HRCT 表现为两肺囊腔，弥漫均匀分布。可伴有气胸、胸腔积液，胸腔积液常为乳糜性。

27. 以下关于肺泡蛋白沉积症，表述正确的是
    A. 肺泡蛋白沉积症很少见，青年和中年人（20～50 岁）多见，吸烟与病情相关
    B. 当疾病在 1 岁之前出现时，与胸腺淋巴发育不全有关
    C. 临床表现通常为非特异性呼吸道症状，如呼吸困难或轻度咳嗽；大约 1/3 的患者可能没有症状
    D. CT 多表现为铺路石征
    E. 可分为 3 类，即自身免疫性、继发性和先天性

28. 关于类风湿关节炎，下列说法正确的是
    A. 类风湿关节炎是一种病因不明的自身免疫性疾病，多见于中年女性
    B. 主要表现为对称性、慢性、进行性的多关节炎
    C. 肺部是 RA 常累及的器官
    D. 胸部常见表现包括间质性肺炎和纤维化、类风湿结节、气道病变、胸腔积液或胸膜增厚
    E. 可出现神经内分泌症状，如库欣综合征、甲状腺功能亢进等

【解析】类风湿关节炎（rheumatoid arthritis，RA）是一种病因不明的自身免疫性疾病，多见于中年女性，我国的患病率为 0.32%～0.36%。主要表现为对称性、慢性、进行性的多关节炎。关节滑膜的慢性炎症增生形成血管翳，侵犯关节软骨、软骨下骨、韧带和肌腱等，造成关节软骨、骨和关节囊破坏，最终导致关节畸形和功能丧失。

答案：　24. BCDE　25. ABCDE　26. ABCDE　27. ABCDE　28. ABCD

肺部也是 RA 常累及的器官,常见表现包括间质性肺炎和纤维化、类风湿结节、气道病变(支气管扩张、闭塞性细支气管炎、滤泡性细支气管炎)、胸腔积液或胸膜增厚。间质性肺炎和纤维化最常见,见于 40% 类风湿关节炎患者。X 线胸片在 RA 病例中能检出间质性病变者为 5%~10%,HRCT 的检出率为 30%~40%。约有 90% 的病例在发生肺纤维化前有关节炎的临床证据,90% 血清类风湿因子阳性。神经内分泌症状,如库欣综合征、甲状腺功能亢进等是类癌和小细胞肺癌的症状。

29. 以下关于弥漫性恶性胸膜间皮瘤的表述,正确的是
    A. 起源于胸膜间皮层的间皮细胞,主要见于脏层胸膜
    B. 胸膜厚度超过 10mm
    C. 多发性结节或肿块,肿块基底广泛相连
    D. 明显强化
    E. 常见胸腔积液

【解析】弥漫性恶性胸膜间皮瘤起源于胸膜间皮层的间皮细胞,主要见于壁层胸膜。最主要的 CT 表现为胸膜增厚,胸膜厚度常超过 10mm;多发性结节或肿块,单个肿块直径常超过 10mm,肿块基底广泛相连。增强后胸膜呈明显均匀强化,较大肿块可表现为不均匀强化。弥漫性恶性胸膜间皮瘤中胸腔积液的出现率仅次于胸膜增厚的征象。

30. 纵隔富血供强化的病变包括
    A. 胸内甲状腺肿
    B. 副神经节瘤
    C. 透明血管型 Castleman 病
    D. 孤立性纤维性肿瘤

E. 神经鞘瘤
【解析】以下病因具有富血供特点:胸内甲状腺肿、透明血管型 Castleman 病、孤立性纤维性肿瘤、副神经节瘤、神经鞘瘤、类癌、血管瘤、胸腺瘤异位及血管肉瘤。

31. 下列属于胸腺上皮性肿瘤的是
    A. 小细胞癌
    B. 鳞状细胞癌
    C. 透明细胞癌
    D. 滑膜肉瘤
    E. 孤立性纤维性肿瘤

【解析】胸腺上皮性肿瘤包括胸腺鳞状细胞癌、腺癌、小细胞癌及透明细胞癌等。滑膜肉瘤属于间叶来源的未分类肿瘤,孤立性纤维性肿瘤是来源于成纤维细胞和肌纤维母细胞性肿瘤。

32. 关于膈肌肿瘤,以下说法正确的是
    A. 膈肌肿瘤可分为原发性和转移性,前者多见
    B. 膈肌原发肿瘤多为间叶组织来源,大多起源于膈肌肌腱或前方肌层,良性多于恶性
    C. 胸部正侧位 X 线检查对膈肌肿瘤没有提示作用
    D. 膈肌继发性肿瘤可表现为膈肌局限性增厚或盘状隆起,表面凹凸不平
    E. MRI 可显示膈肌肿瘤瘤体内部成分,并观察肿瘤相邻组织受侵情况

【解析】膈肌肿瘤可分为原发性和转移性,以膈肌转移瘤多见,原发性膈肌肿瘤罕见。胸部正侧位 X 线检查可能发现较大病变,对膈肌病变有一定提示作用。膈肌肿瘤常常首先由 X 线胸片发现,然而 X 线胸片表现经常是非特异性的(如"膈抬高")。

答案: 29. BCDE 30. ABCDE 31. ABC 32. BDE

三、共用题干单选题

（1～3题共用题干）

患者男，25岁。既往体健，半小时前从约4米高处摔下，左胸疼痛，呼吸困难，急诊。神清、轻度发绀，左前胸壁10cm×10cm皮下淤血，胸壁浮动，可触及骨摩擦，两肺未闻及湿啰音，胸片见左侧第4、5、6肋各有两处骨折，肋膈角稍钝。

1. 以下**不属于**导致患者呼吸困难主要原因的是
   A. 胸壁软化
   B. 纵隔扑动
   C. 静脉血回心障碍
   D. 精神过度紧张
   E. 缺氧、二氧化碳潴留

【解析】多根多处肋骨骨折，使局部胸壁失去完整肋骨支撑而软化，出现反常呼吸运动，同时可以使伤侧肺受到塌陷胸壁的压迫，呼吸时两侧胸腔压力不均衡造成纵隔扑动，影响肺通气，导致体内缺氧和二氧化碳潴留，并影响静脉血回流，严重时可发生呼吸和循环衰竭。该患者为多发肋骨骨折，可出现选项A、B、C、E表现。

2. 此时应采取的急诊处理是
   A. 吸痰
   B. 气管切开
   C. 胸壁包扎固定、止疼
   D. 气管内插管
   E. 呼吸机辅助呼吸

【解析】胸壁软化时，需采取的紧急措施为解除反常呼吸，保证呼吸道通畅。

3. 2小时后，呼吸困难加重、咳嗽，颈、胸部出现皮下气肿，左侧呼吸音消失，胸片显示左肺被压缩约85%，未见液平面，此时应采取的处理措施是
   A. 立即开胸探查
   B. 行胸腔闭式引流
   C. 气管内插管
   D. 呼吸机辅助呼吸
   E. 气管切开

【解析】患者出现颈、胸部皮下气肿，左侧呼吸音消失，胸片显示左肺被压缩约85%，未见液平面，诊断为气胸，应紧急排气，行胸腔闭式引流。

（4～6题共用题干）

患者女，52岁。因"体检发现后纵隔占位1个月余"就诊。患者于1个月余前体检发现后纵隔巨大占位，无明显胸背痛，无腹痛，无恶心、呕吐，无发热、咳痰、声音嘶哑。无高血压病史，血常规及血肿瘤指标阴性。

4. 为了明确病情，最优选择的影像学检查是
   A. 食管造影检查
   B. 胸部CT检查
   C. 胸部MRI检查
   D. 超声心动图
   E. 核素扫描

【解析】患者系体检发现后纵隔巨大占位，所以最优选择胸部CT检查，以帮助了解病灶及周围组织结构情况。

5. 患者行胸部CT平扫及增强检查，如图5-6所示，所见影像学表现中表述**错误**的是
   A. 支气管局部管腔受压前移
   B. 邻近胸椎骨质破坏
   C. 病灶密度不均匀可见囊变
   D. 右侧纵隔旁见软组织肿块
   E. 病灶位于中纵隔

【解析】患者胸部CT增强检查主要表现为右后纵隔巨大肿块，邻近胸椎骨质破坏，

答案：1. D 2. C 3. B 4. B 5. E

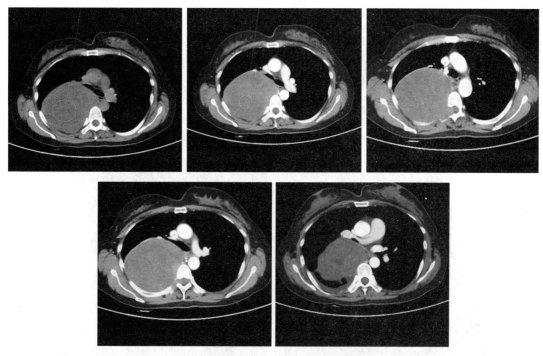

图5-6　患者胸部CT平扫及增强扫描图像

支气管局部食管受压前移，右侧纵隔旁见软组织影，病灶轻度强化并见囊变。

6. 对患者进行胸部MRI平扫及增强检查，如图5-7所示，下列描述**不正确**的是
   A. 病灶明显强化，可见囊变
   B. 病灶侧椎间孔扩大
   C. 病灶信号欠均匀
   D. 病灶TIC曲线呈平台型
   E. 病灶性质为恶性肿瘤

【解析】患者胸部MRI表现为T_1WI呈等低信号，T_2WI呈高信号，增强后明显均匀强化，TIC曲线为平台型，是良性肿瘤的表现。

（7～9题共用题干）

患者男，54岁。2个月前无明显诱因出现消瘦，体重近2个月内下降7.5kg。1.5个月前无明显诱因下出现发热，最高体温39℃，无咳嗽、咳痰、鼻塞、流涕、腹泻、腹痛、恶心、呕吐、头晕、头痛等。自行至药店购买"阿莫西林、连花清瘟胶囊"治疗后，仍反复发热。为进一步明确诊断而入院检查和治疗，行胸部CT平扫和增强检查，如图5-8所示。

7. 关于该患者CT图像，描述**错误**的是
   A. 双肺多发病灶，内可见空气支气管征及空泡征
   B. 病灶边缘毛糙并可见晕征及细长毛刺
   C. 纵隔及肺门未见增大淋巴结
   D. 病灶呈轻度不均匀强化
   E. 病灶内可见血管造影征

【解析】该患者行胸部CT平扫与增强检查，可见双肺多发软组织肿块影，内可见空气支气管及空泡影，边缘毛糙并可见磨玻璃影及长短不一毛刺，增强病灶轻度强化并可见血管影征；纵隔内及右肺门淋巴结肿大。

答案：6. E　7. C

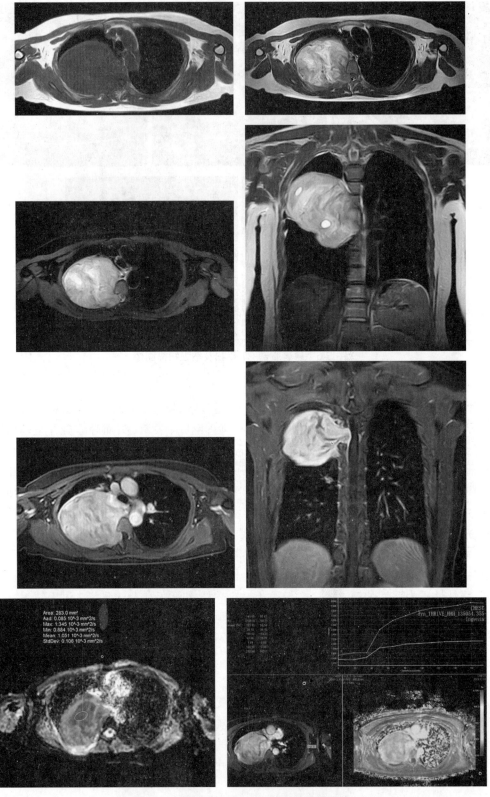

图 5-7　患者胸部 MRI 平扫及增强扫描图像

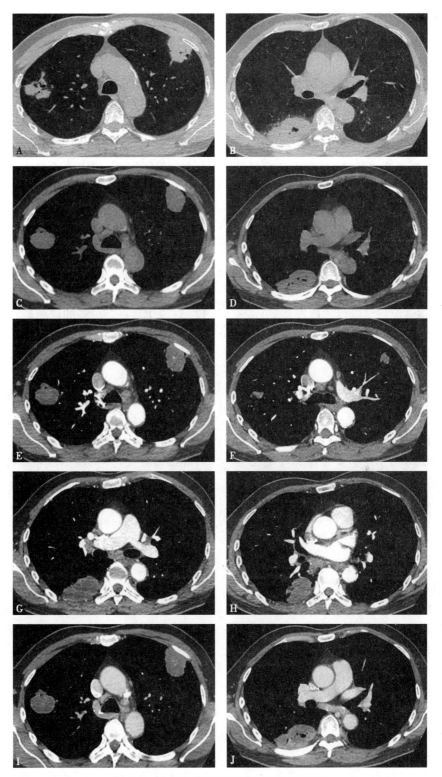

图 5-8　患者胸部 CT 平扫和增强扫描图像

A、B. 胸部 CT 平扫肺窗轴位影像；C、D. 胸部 CT 平扫软组织窗轴位影像；E～J. 胸部 CT 增强扫描软组织窗轴位影像。

8. 临床抗感染治疗 1 周后复查 CT,病变范围未见明显改变。此时应首先考虑的诊断是
   A. 肺脓肿　　　　　B. 肺结核
   C. 肺真菌感染　　　D. 肺淋巴瘤浸润
   E. Castleman 病

【解析】肺真菌感染具有多灶、多形、多变的特点,形态变化迅速,短期内可出现结节和空洞;肺脓肿随疾病进展可见脓腔及液气平面形成,治疗有效则逐渐缩小;而本例临床抗感染治疗 1 周后复查 CT 发现病变范围未见明显改变,结合纵隔及肺门淋巴肿大,应首先考虑肺淋巴瘤浸润可能。

9. 有助于该病组织学确诊的检查是
   A. 血液肿瘤标志物检测
   B. 胸部超声检查
   C. 胸部 MRI 检查
   D. 纤维支气管镜检查
   E. CT 引导穿刺活检

【解析】本题干的问题是"组织学确定诊断",以上选项中,能够获得组织学的检查方法仅有 CT 引导穿刺活检,而血液肿瘤标志物检测等仅能提示为恶性肿瘤,不能获得组织学诊断。

（10～12 题共用题干）

患者男,67 岁,从事石匠工作 30 年。因"咳嗽 1 年余,活动后呼吸困难 2 个月"就诊,患者无发热、咯血、消瘦等症状。

10. 为明确病情,对患者应优先选择的常规检查是
    A. 经皮穿刺肺活检
    B. 胸部 MRI 检查
    C. 胸部 CT 检查
    D. 纤维支气管镜检查
    E. PET/CT 检查

【解析】CT 是胸部疾病进一步检查时的首选方法。

11. 患者行胸部 CT 检查,如图 5-9 所示,下列征象**没有**在胸部 CT 图像中表现的是
    A. 弥漫分布小结节
    B. 肺结节边缘模糊,呈随机分布
    C. 纵隔和肺门淋巴结肿大
    D. 纵隔淋巴结部分钙化
    E. 胸膜下多发结节

【解析】两肺见弥漫分布小结节,结节边界清晰,小叶中心和胸膜下结节为主。纵隔和肺门淋巴结肿大,纵隔淋巴结部分钙化。

12. 对该患者最有可能的诊断是
    A. 结节病　　　　　B. 肺结核
    C. 硅沉着病　　　　D. 石棉肺
    E. 过敏性肺炎

【解析】患者职业为石匠,接触粉尘 30 年,两肺见弥漫分布小结节,结节边界清晰,小叶中心和胸膜下结节为主。纵隔和肺门淋巴结肿大,纵隔淋巴结部分钙化,胸部 CT 表现符合硅沉着病。

（13～15 题共用题干）

患者女,41 岁。因"发现纵隔肿物 2 周余"入院,患者血肿瘤指标正常。行胸部影像学检查,如图 5-10 所示。

13. 关于该患者 CT 图像,描述正确的是
    A. 病灶起源于前纵隔
    B. 病灶起源于肺
    C. 纵隔内可见增大淋巴结
    D. 病灶呈明显不均匀强化
    E. 病变侵及右前胸壁结构

【解析】该患者行胸部 CT 平扫与增强检查。可见该肿物位于前纵隔,与肺交界面可见压缩肺组织,与心包界限不清楚;纵隔

答案:　8. D　9. E　10. C　11. B　12. C　13. A

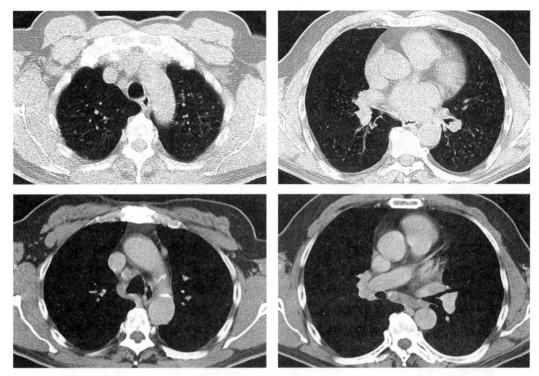

图 5-9　患者胸部 CT 图像

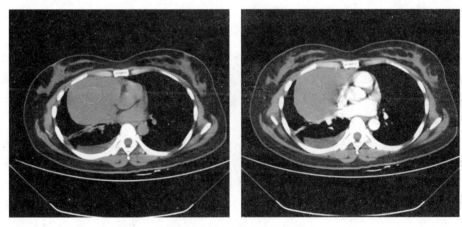

图 5-10　患者胸部 CT 图像

内未见增大淋巴结；增强时该病灶呈轻度强化，与胸骨脂肪间隙存在。

14. 患者进一步的其他层面影像如图 5-11 所示，关于该患者的影像征象，描述**错误**的是

A. 右肺可见肿物压迫改变

B. 肿物为囊实性占位

C. 肿物呈类圆形

D. 肿物与纵隔胸膜关系密切

E. 右侧心膈角明显肿大淋巴结

【解析】仔细观察该患者的胸部 CT 增

答案：　14. B

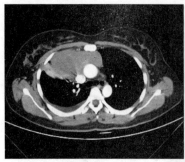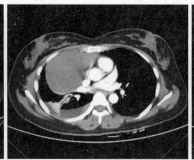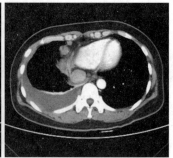

图 5-11　患者胸部 CT 增强扫描图像

强图像，可见病灶呈实性，类圆形，与纵隔胸膜关系密切，增强后实性成分可见均匀轻度强化，右侧心膈角淋巴结明显肿大。

15. 患者血生化检查提示乳酸脱氢酶 917U/L，依据该患者的临床病史和 CT 表现，最可能的诊断是
    A. 前纵隔胸腺瘤
    B. 前纵隔神经源性肿瘤
    C. 孤立性纤维性肿瘤
    D. 纵隔淋巴瘤
    E. 前纵隔型肺癌
    【解析】本题干中的问题是最可能的诊断，依据该患者的临床和 CT 征象，表现为前纵隔实性肿瘤的特点，病灶位于前纵隔，病灶内密度均匀，可见实性成分轻度强化，心膈角见肿大淋巴结，病灶为纵隔淋巴瘤的特点。患者乳酸脱氢酶明显升高，更增加该诊断的可能。

（16～19 题共用题干）
　　患者男，24 岁。胸片提示双肺下野多发斑片状高密度影。
16. 对患者需要优先做的进一步检查是
    A. 胸透　　　　　　B. 胸部 CT 平扫
    C. 胸部 MRI　　　　D. PET/CT
    E. 支气管镜检查

【解析】胸片提示双肺下叶病变，下一步首先应行的检查为胸部 CT 平扫，以明确病变的形态、分布与性质。

17. 若胸部 CT 显示双肺下叶多发磨玻璃影及实变影。追问病史，患者每年春季都会发作咳嗽及胸闷。最应该考虑的诊断是
    A. 肺孢子菌肺炎　　B. 小叶性肺炎
    C. 大叶性肺炎　　　D. 过敏性肺炎
    E. 病毒性肺炎
    【解析】患者每年春季都会发作咳嗽及胸闷，CT 显示双肺下叶多发磨玻璃影及实变影，符合花粉等过敏性肺炎的表现。

18. 若胸部 CT 显示双肺下叶弥漫性磨玻璃影，双肺下叶为主，呈地图样或铺路石征，并见数个肺气囊。追问病史，患者为 HIV 感染者，故最可能的诊断是
    A. 肺孢子菌肺炎　　B. 小叶性肺炎
    C. 大叶性肺炎　　　D. 过敏性肺炎
    E. 病毒性肺炎
    【解析】肺孢子菌肺炎是 HIV/AIDS 最常见的致死性的机遇性感染，70%～90% 的 HIV/AIDS 感染者可经历一次或多次肺孢子菌感染。肺孢子菌肺炎的典型改变为两肺对称的磨玻璃样阴影，可弥漫分布，或主要

答案：　15. D　16. B　17. D　18. A

位于肺门周围及中下肺野,一般不累及肺尖、肺底和肺外带。磨玻璃影中可见支气管血管束,伴支气管充气征。

19. 假如胸部 CT 显示双肺下叶见片状实变影,沿着肺段分布,边界尚清,其内见充气支气管影。追问病史,患者发热 4 天,伴寒战。故最可能的诊断是
    A. 肺孢子菌肺炎　　B. 小叶性肺炎
    C. 大叶性肺炎　　　D. 过敏性肺炎
    E. 病毒性肺炎
    【解析】青年患者,发热、寒战,胸部 CT 提示双肺下叶沿肺段分布的实变影,均提示为大叶性肺炎。

(20～23 题共用题干)
　　患者女,56 岁。近 3 个月时而发热、咳痰,伴乏力、体重减轻。行胸部 X 线检查提示左肺上野肿块,其内见空洞影。

20. 对患者需要优先进行的进一步检查是
    A. 痰涂片　　　　　B. 胸部 CT 平扫
    C. 胸部 MRI　　　　D. PET/CT
    E. 支气管镜检查
    【解析】因为胸部 X 线提示左肺上野肿块,故进一步首先应行的检查为胸部 CT 平扫,以仔细观察病变的形态学特征。

21. 以下最不可能的诊断是
    A. 肺脓肿　　　　　B. 肺结核
    C. 肺鳞癌　　　　　D. 肺淋巴瘤
    E. 肺隔离症
    【解析】肺脓肿、肺结核都是容易形成空洞的病变,肺鳞癌较大时,内部发生坏死亦可形成空洞,叶内型肺隔离症感染时病灶中常出现气液平面,从而形成空洞。肺淋巴瘤密度均匀,治疗前极少发生坏死。

22. 假如胸部 CT 平扫显示:左肺上叶尖后段见一厚壁空洞影,洞壁厚薄不均,其内未见气液平面,也无壁结节,邻近肺组织见多发纤维条索影及多发钙化影,局部肺组织肺气肿。最可能的诊断是
    A. 肺脓肿　　　　　B. 肺结核
    C. 肺鳞癌　　　　　D. 肺曲霉病
    E. 肺隔离症
    【解析】空洞周围有卫星病灶及多发陈旧灶,而且位于左肺上叶尖后段,都符合肺结核性空洞的表现。

23. 鉴别良恶性空洞的要点不包括
    A. 空洞的内壁
    B. 空洞的外壁
    C. 空洞壁的厚薄
    D. 空洞壁的强化情况
    E. 空洞的大小
    【解析】若空洞内壁不光整、有壁结节,则倾向恶性,内壁光整则倾向良性;空洞的外壁有分叶征、毛刺征、胸膜凹陷征等倾向恶性,外壁光整则倾向良性;空洞壁的厚薄均匀倾向良性,厚薄不均倾向恶性;空洞壁若无强化或明显强化,则倾向良性。空洞的大小无法鉴别空洞的良恶性。

(24～27 题共用题干)
　　患者男,66 岁。因"反复咳嗽、咳痰 7 个月余"就诊。听诊无异常发现。X 线提示右下肺可疑结节灶。

24. 为明确病情,对患者应优先选择的常规检查是
    A. PET/CT 检查
    B. 胸部 CT 检查
    C. 胸部 MRI 检查
    D. 纤维支气管镜检查
    E. 痰培养

答案: 19. C　20. B　21. D　22. B　23. E　24. B

【解析】患者X线片提示右下肺可疑结节,需进一步检查明确病情;而胸部CT是可疑肺部结节进一步检查应首选的方法。

25. 假如患者行胸部CT平扫显示:右肺下叶结节有分叶征,混杂磨玻璃密度结节,其内有空泡征,邻近叶间胸膜略牵拉凹陷,对该患者最有可能的诊断是
    A. 慢性纤维空洞型肺结核
    B. 肺炎性假瘤
    C. 周围型肺癌
    D. 中央型肺癌
    E. 肺隔离症

【解析】老年男性患者,有长期咳嗽、咳痰病史,CT示右肺下叶类圆形混杂磨玻璃结节,边界清楚,边缘可见分叶征,内部见空泡征,邻近叶间胸膜可见牵拉,应首先考虑周围型肺癌。

26. 如果患者混杂磨玻璃密度结节平均直径约为16mm,实性成分较少,基于以上诊断对该患者进一步的诊疗应选择的检查是
    A. 胸部CT增强   B. 超声内镜
    C. 纤维支气管镜   D. PET/CT
    E. 胸部MRI

【解析】根据肺结节诊治中国专家共识(2018年版),直径大于15mm的混杂磨玻璃结节可直接考虑进一步行PET/CT评估、非手术活检和/或手术切除。但由于结节实性成分相对较少,PET/CT的假阴性可能比较大,因此并不推荐行PET/CT检查。另外,结节位于肺外周,与邻近段支气管关系不密切,因此不推荐行纤维支气管镜检查。超声内镜主要用于明确淋巴结转移分期和不明原因的肺门和/或纵隔淋巴结肿大、纵隔肿瘤等,该病例不适用。胸部MRI检查

对肺内亚实性结节形态学特征的显示不及CT,故不建议再行胸部MRI检查。该病灶恶性征象典型,高度提示早期周围型肺腺癌,术前可行胸部CT增强检查,明确该病灶与靶肺叶、肺段肺血管及支气管的关系,为胸腔镜下肺结节切除术提供解剖学信息。

27. 假如患者行胸部CT显示右肺下叶背段结节为实性结节,边缘清晰光整,其内见粗大钙化,病灶周边见结节状、条索状高密度影,边界较清,增强后无明显强化,对该患者最有可能的诊断是
    A. 结核球   B. 肺炎性假瘤
    C. 周围型肺癌   D. 肺隐球菌病
    E. 肺隔离症

【解析】老年男性患者,CT示右肺下叶背段结节为实性结节,边缘清晰光整,其内见粗大钙化,病灶周边见卫星灶,增强后无明显强化,应首先考虑结核球。

(28～31题共用题干)
    患者女,41岁。因"体检发现左肺结节"就诊。患者无任何症状,精神、睡眠、胃纳可,大小便正常。实验室检查指标正常,胸部CT检查如图5-12所示。

28. 在胸部CT图像中,下列征象**未显示**的是
    A. 边缘光滑   B. 晕征
    C. 血供丰富   D. 血管贴边征
    E. 空气新月征

【解析】病变位于左肺下叶,平扫密度均匀,边缘光滑,周边可见晕征,增强扫描表现为病灶显著强化,周边可见血管影贴行。

29. 根据患者的临床病史和影像特征,应首先考虑的诊断是
    A. 周围型肺癌
    B. 类癌

答案: 25. C 26. A 27. A 28. E 29. C

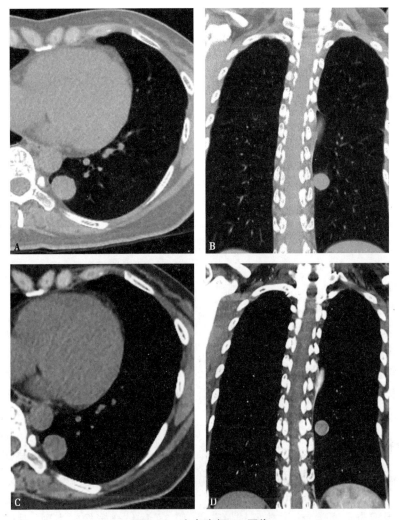

图 5-12 患者胸部 CT 图像

A. 胸部 CT 平扫肺窗轴位影像；B. 胸部 CT 平扫肺窗冠状位影像；C. 胸部 CT 平扫软组织窗轴位影像；D. 胸部 CT 增强扫描软组织窗冠状位影像。

C. 硬化性肺泡细胞瘤

D. 肺错构瘤

E. 结核瘤

【解析】病变影像特征以良性征象为主，边界清楚，边缘光整，血供丰富，周围可见晕征及血管贴边征；且患者为中年女性，无咳嗽、咳痰等病史，因此应首先考虑硬化性肺泡细胞瘤。

30. 假如肺内结节密度均匀，血供丰富，基本可以**排除**的病变是

A. 硬化性肺泡细胞瘤

B. 类癌

C. 肾细胞癌转移

D. 结核瘤

E. 炎性肌纤维母细胞瘤

【解析】一般认为，多数肺部恶性肿瘤血供丰富，其中类癌最为典型，肺腺癌、癌肉

答案： 30. D

瘤和胸膜肺母细胞瘤增强后也可见明显强化，但容易出现坏死；肾细胞癌血供丰富，因此，转移至肺肿瘤血供也较为丰富。硬化性肺泡细胞瘤是良性肿瘤中血供丰富的肿瘤之一。炎性肌纤维母细胞瘤也是一种血供相对丰富的间叶性肿瘤。

31. 对于硬化性肺泡细胞瘤常见的临床和影像特征，描述**错误**的是
    A. 女性多见
    B. 40～60 岁为发病高峰
    C. 晕征
    D. 分叶征
    E. 血管贴边征

【解析】硬化性肺泡细胞瘤以女性多见，40～60 岁为发病高峰，多无临床症状，多数为孤立结节或肿块，明显强化、周围出现磨玻璃密度（晕征）及血管贴边征被认为是本病的特征性征象。分叶征常提示恶性肿瘤，在硬化性肺泡细胞瘤并不常见。

四、案例分析题

【案例 1】患者男，50 岁。1 个月前无明显诱因出现咳嗽、咳痰、发热（39～40℃），夜晚加重。自行服用阿奇霉素治疗，发热好转，但仍咳白色黏痰，无胸闷、胸痛、咯血等。1 周前当地医院胸片提示右肺肿块。

第 1 问：为明确病情，对患者应优先选择进行的常规检查是
    A. 经皮穿刺肺活检
    B. 胸部 MRI 检查
    C. 胸部 CT 检查
    D. 纤维支气管镜检查
    E. PET/CT 检查
    F. 痰培养
    G. 血常规

【解析】患者胸片提示右肺肿块，需进一步检查明确病情；而 CT 是胸部疾病进一步检查时的首选方法。患者曾高热，且一直咳痰，故应常规行痰培养及血常规检查排除感染可能。

［提示］患者行胸部 CT 检查，如图 5-13 所示。

第 2 问：患者胸部 CT 可见的影像学表现有
    A. 边界模糊
    B. 毛刺征
    C. 邻近胸膜增厚
    D. 边缘光滑
    E. 支气管截断
    F. 部分边缘平直
    G. 病灶内局灶坏死
    H. 肿块周围炎性渗出

【解析】CT 示右肺下叶一软组织肿块影，边界清，边缘不光整，可见毛刺，部分层面边缘见分叶，部分层面边缘平直，其内未见支气管截断，邻近胸膜增厚，肿块周围见磨玻璃样渗出影，增强扫描后病灶内见局灶无强化坏死区，其余部分有强化。

第 3 问：结合影像学表现，对该病例需要考虑的诊断有
    A. 周围型肺癌
    B. 肺结核
    C. 肺脓肿
    D. 错构瘤
    E. 硬化性肺泡细胞瘤
    F. 大叶性肺炎

【解析】患者中年男性，发热、咳痰，且 CT 表现为右肺肿块，良性征象（部分边缘平直、病灶内局灶坏死、肿块周围炎性渗出、邻近胸膜增厚）及恶性征象（毛刺征、分叶

答案：31. D
【案例 1】　1. CFG　2. BCFGH　3. ABC

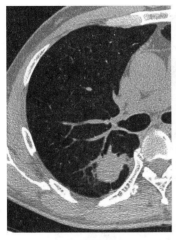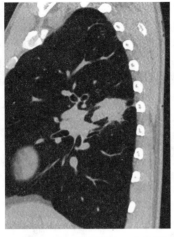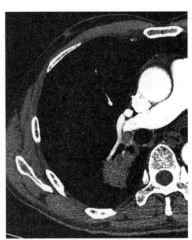

图5-13 患者胸部CT图像

征、病灶不均匀强化)都有,故需要考虑周围型肺癌、肺结核及肺脓肿。

第4问:纤维支气管镜提示右肺下叶气道少许炎性改变(部分管腔内可见少许黏液脓性痰液),则初步最可能的诊断是

A. 周围型肺癌

B. 肺结核

C. 肺脓肿

D. 错构瘤

E. 硬化性肺泡细胞瘤

F. 大叶性肺炎

【解析】纤维支气管镜显示部分管腔内可见少许黏液脓性痰液,结合患者的临床症状(高热、咳痰),大部分影像学表现也支持良性肿块的诊断,所以初步最可能的诊断即为肺脓肿,可建议对患者行抗感染治疗后复查排除其他病变。

【案例2】患者女,51岁。因"咳嗽1年余"就诊。患者1年前在当地医院行肺CT检查考虑左肺炎症,结核待排。当地医院涂片找抗酸杆菌(−),痰TB-RNA阴性,支气管肺泡灌洗液涂片找抗酸杆菌(−),支气管肺泡灌洗液 GENE Xpert:未检出结核分枝杆菌,支气管肺泡灌洗液 TB-RNA 阴性,痰及支气管肺泡灌洗液培养未见致病菌生长,诊断为肺部感染,入院后予"拉氧头孢"抗感染,行止咳化痰治疗,经治疗后咳嗽咳痰症状较前稍好转,但复查胸部CT示左肺病灶范围较前未见明显改变。门诊以"左肺阴影——感染? 肺结核? 肿瘤?"收入呼吸科。患者仍有咳嗽咳痰症状,精神、睡眠尚可,胃口一般,无饥饿感,大小便正常 。入院后CT扫描如图5-14所示。

第1问:此例患者胸部CT影像的阳性表现包括

A. 磨玻璃影

B. 实变影

C. 囊腔

D. 空气支气管征

E. 血管造影征

F. 左肺体积缩小

【解析】左肺可见混杂磨玻璃及实变影,内部可见大小不一囊腔及空气支气管征,左肺体积缩小并膈面抬高,增强可见实变影中血管穿行。

答案: 4. C 【案例2】 1. ABCDEF

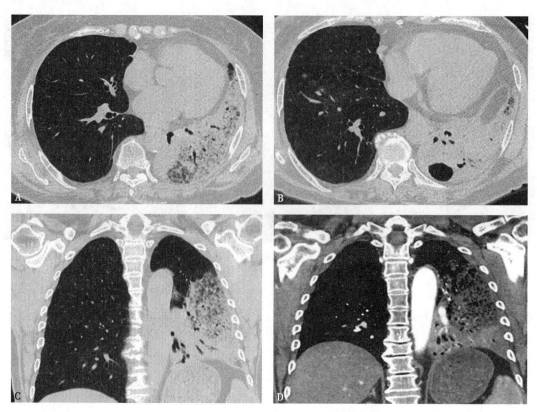

图 5-14　患者胸部 CT 图像

A、B. 胸部 CT 平扫肺窗轴位影像；C. 胸部 CT 平扫肺窗冠状位影像；D. 胸部 CT 增强扫描软组织窗冠状位影像。

第 2 问：需要鉴别的疾病包括

　　A. 大叶性肺炎

　　B. 病毒性感染

　　C. 弥漫型肺癌

　　D. 肺结核

　　E. 淋巴瘤

　　F. 肺脓肿

【解析】患者病程较长，抗感染治疗后病变无变化，因此肺炎和肺脓肿等感染性病变可以排除。临床检验肺结核各项检查为阴性，同时病灶位置及形态改变不符合肺结核多灶、多形的影像特征，因此不考虑肺结核。此例病变影像表现为左肺大片磨玻璃及实变，内部可见大小不一囊腔及空气支气管征，左肺体积缩小并膈面抬高，增强可见实变影中血管穿行。因此需要主要鉴别恶性肿瘤性病变。

第 3 问：结合患者临床病史和影像特征，首先需要考虑的诊断是

　　A. 大叶性肺炎

　　B. 病毒性感染

　　C. 弥漫型肺癌

　　D. 肺结核

　　E. 淋巴瘤

　　F. 肺脓肿

【解析】结合患者临床表现和影像学特征，考虑可能为弥漫型肺癌。淋巴瘤有时亦

答案：　2. CE　3. C

可表现为一个或多个区域的肺实变影,实变区内可见空气支气管征,但常见从肺门或纵隔呈放射状、非肺段分布,反映淋巴瘤肺浸润主要通过肺门或纵隔淋巴结直接蔓延所致,这一点与该病例表现不符。

第4问:为明确诊断,下一步需要进行的检查有

A. 血清肿瘤标志物检查

B. CT 引导肺活检

C. PET/CT

D. 支气管镜检

E. 手术治疗

F. 抗感染治疗后复查

【解析】患者疑为弥漫型肺癌,最直接的检查方法为支气管镜检或 CT 引导下肺组织活检获取病变样本行病理学诊断。弥漫型肺癌肿瘤标志物有可能阴性,PET/CT 也不一定高摄取(尤其是黏液型),手术治疗需要病理检查结果支持,但患者预后比较差。不考虑感染,因此不建议行抗感染治疗。

【案例3】患者女,39岁。1个月前体检行胸部 X 线检查发现肺内肿物(具体不详),期间偶有咳嗽、发热,咳嗽呈非连续性,偶有血丝咳出,无伴咳痰、头晕、气促等,曾至当地门诊,予止咳、解热等对症治疗,症状有好转,复查胸部 X 线片左下肺阴影与前相仿。现患者为进一步诊治于我院就诊,行胸部 CT 检查如图 5-15 所示。

第1问:患者病变的主要影像特征是

A. 支气管受压移位

B. 钙化

C. 边缘局部呈刀切样改变

D. 胸膜缘可见尖角样粘连带

E. 明显不均匀强化

F. 渐进性强化

【解析】患者 CT 显示左肺下叶近肺门处不规则软组织肿块影,内可见片状钙化影,边缘清晰并局部平直,可见尖角样粘连带与胸膜相连,邻近支气管受压移位,增强后病灶呈明显不均匀渐进性强化。

第2问:根据患者的临床病史和影像特征,应首先考虑的诊断是

A. 周围型肺癌

B. 类癌

C. 良性硬化性肺细胞瘤

D. 肺错构瘤

E. 结核瘤

F. 炎性肌纤维母细胞瘤

【解析】患者为年轻女性,临床症状较轻;病变虽然较大,但整体呈不规则软组织改变,与邻近胸膜呈宽基底,边缘相对比较清晰,并未突破胸膜向外侵犯,而是沿着胸膜生长,因此考虑应为良性 - 低度恶性的肿瘤性病变;病灶内粗大钙化、边缘刀切样改变及尖角样粘连带与胸膜相连、渐进性强化等特征提示为炎性肌纤维母细胞瘤。

第3问:炎性肌纤维母细胞瘤曾用名称为

A. 浆细胞肉芽肿

B. 巨淋巴结增生症

C. 炎性假瘤

D. 朗格汉斯细胞组织细胞增生症

E. 纤维组织细胞瘤

F. 纤维黄色肉芽肿

【解析】炎性肌纤维母细胞瘤(inflammatory myofibroblastic tumor, IMT)是以分化的肌纤维母细胞增生,伴有大量浆细胞(和 / 或淋巴细胞)为主要病理特征的软组织肿瘤。过去曾有多种名称,如炎性假瘤、浆细胞肉芽肿、纤维黄色肉芽肿、肌纤维母细胞瘤、黏液样错构瘤、假肉瘤、炎症性纤维肉瘤、纤维

答案: 4. BD 【案例3】 1. ABCDEF 2. F 3. ACEF

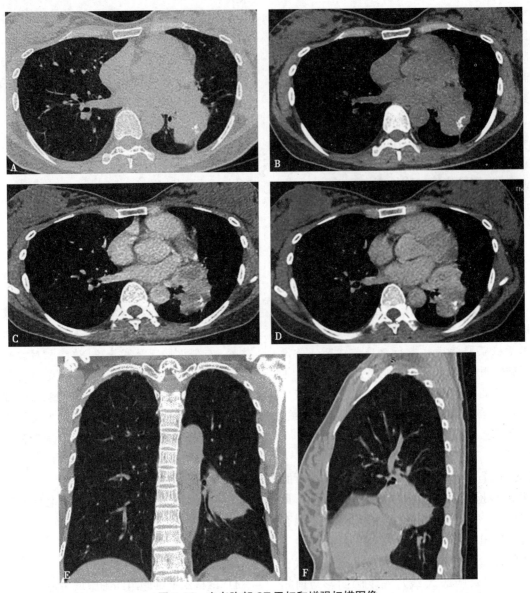

图 5-15 患者胸部 CT 平扫和增强扫描图像

A. 胸部 CT 平扫肺窗轴位影像；B. 胸部 CT 平扫软组织窗轴位影像；C、D. 胸部 CT 增强扫描软组织窗轴位影像；E. 胸部 CT 平扫肺窗冠状位影像；F. 胸部 CT 平扫肺窗矢状位影像。

组织细胞瘤、浆细胞瘤等，2002 年 WHO 分型标准将其定义为间叶组织肿瘤，是一种真性肿瘤。

第 4 问：有关炎性肌纤维母细胞瘤的描述中正确的是

A. 又名炎性假瘤，是一种间叶源性的炎性肉芽肿性病变，而非肿瘤性病变

B. 最常发病的部位为肺部，眼眶、腹部、四肢及其他软组织亦可出现

C. 通常表现为孤立性肺结节，但也可表现为局部浸润

答案：4. BCDEF

D. 可发生于任何年龄段,但以 40 岁以下较为多见

E. 病变通常为良性的,有时亦可具有一定的侵袭性

F. 病理学上主要由肌纤维母细胞性梭形细胞组成,常伴浆细胞或淋巴细胞浸润

【解析】2002 年 WHO 软组织肿瘤分类将其正式命名为炎性肌纤维母细胞瘤,定义为由分化的肌纤维母细胞性梭形细胞组成,常伴有大量浆细胞和 / 或淋巴细胞的一种真性肿瘤,并将其归为纤维母细胞 / 肌纤维母细胞肿瘤(中间型、少数可转移类)。

【案例 4】患者男,45 岁。因"咳嗽 1 年,体检胸片发现两侧肺门增大"就诊。患者无发热、咯血、胸痛。

第 1 问:为明确病情,对患者应优先选择的常规检查是

A. 经皮穿刺肺活检

B. 胸部 MRI 检查

C. 胸部 CT 平扫 + 增强扫描

D. 纤维支气管镜检查

E. PET/CT 检查

F. 痰培养

【解析】CT 是胸部疾病进一步检查时的首选方法。

［提示］对患者行胸部 CT 检查,如图 5-16 所示。

第 2 问:该患者 CT 图像可见的阳性表现为

A. 肺门和纵隔淋巴结肿大

B. 肺门淋巴结肿大为双侧对称性

C. 两肺弥漫性微小结节

D. 囊状透亮影形状规则,大小及肺内分布均匀

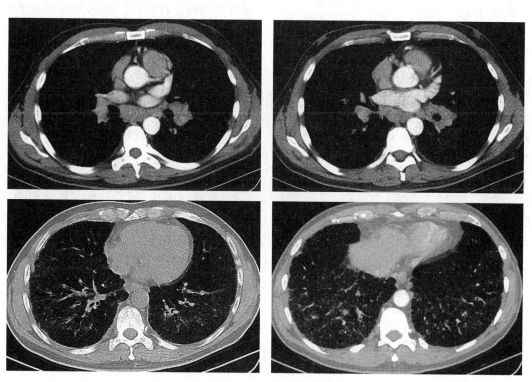

图 5-16　患者胸部 CT 图像

答案:【案例 4】 1. C　2. ABCEF

E. 小叶间隔结节状增厚

F. 结节沿淋巴管分布

第3问：可表现为两肺弥漫性微小结节的病变是

A. 急性血行播散性肺结核

B. 肺尘埃沉着病

C. 过敏性肺炎

D. 结节病

E. 硅沉着病

F. 病毒性肺炎

【解析】急性血行播散性肺结核、硅沉着病、肺尘埃沉着病、过敏性肺炎、结节病、病毒性肺炎均可表现为两肺弥漫性微小结节。

第4问：结合患者临床及CT表现，首先考虑诊断为

A. 急性血行播散性肺结核

B. 转移瘤

C. 过敏性肺炎

D. 结节病

E. 硅沉着病

F. 淋巴瘤

【解析】影像检查显示肺门和纵隔淋巴结肿大，肺门淋巴结肿大为双侧对称性，两肺多发微小结节，结节沿淋巴管分布，小叶间隔结节状增厚，首先考虑结节病。

【案例5】患者女，70岁。关节畸形10年，类风湿因子明显升高（56U/ml），抗核抗体（ANA）1∶2 560。

第1问：对该病例最可能的临床诊断是

A. 风湿性关节炎

B. 系统性红斑狼疮

C. 干燥综合征

D. 多肌炎和皮肌炎

E. 骨性关节炎

F. 类风湿关节炎

G. 强直性脊柱炎

【解析】本例患者关节畸形10年，类风湿因子明显升高（56U/ml），抗核抗体（ANA）1∶2 560，高度提示为类风湿关节炎。风湿性关节炎与A组乙型溶血性链球菌感染有关；系统性红斑狼疮偶见关节畸形；强直性脊柱炎主要表现为骶髂关节炎。

第2问：对患者下一步应进行的检查是

A. 胸部X线片

B. 胸部HRCT

C. 胸部CT增强

D. 胸部MRI平扫

E. 胸部MRI增强

F. 超声内镜

G. 立位腹平片

【解析】患者胸部X线片显示病变欠清，应行胸部高分辨率CT检查，观察病变及其形态、分布方式，以判断病变性质。

第3问：由于其病理改变复杂，因此胸部HRCT表现多样，下列说法正确的是

A. 类风湿关节炎患者CT检查的敏感性明显优于X线片，HRCT能更好显示病变细节

B. 无纤维化的支气管扩张

C. 纤维化表现（即牵拉性支气管和细支气管扩张、小叶内间质增厚、不规则小叶间隔增厚、不规则界面征等），蜂窝影较特发性肺间质纤维化少见

D. 磨玻璃影

E. 胸膜增厚或积液

F. 小叶中心性小结节（滤泡性细支气管炎）

G. 类风湿结节

H. 闭塞性细支气管炎表现（即空气潴留、马赛克灌注等）

答案： 3. ABCDEF 4. D 【案例5】 1. F 2. B 3. ABCDEFGHI

I. 纤维化和磨玻璃影主要分布于周围部和胸膜下,后、下肺部多见,有助于鉴别诊断

【解析】类风湿关节炎患者CT检查的敏感性明显优于X线片,HRCT能更好显示病变细节。由于其病理改变复杂,因此胸部HRCT表现多样:①无纤维化的支气管扩张;②纤维化表现(即牵拉性支气管和细支气管扩张、小叶内间质增厚、不规则小叶间隔增厚、不规则界面征等),蜂窝影较特发性肺间质纤维化少见;③磨玻璃影;④胸膜增厚或积液;⑤小叶中心性小结节(滤泡性细支气管炎);⑥类风湿结节;⑦闭塞性细支气管炎表现(即空气潴留、马赛克灌注等)。其中①~④项最为常见。纤维化和磨玻璃影主要分布于肺外围和胸膜下,后、下肺部多见,有助于鉴别诊断。

[提示]患者随后行胸部CT平扫检查,如图5-17所示。

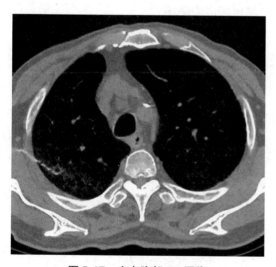

图5-17 患者胸部CT图像

第4问:关于诊断要点和鉴别诊断,下列说法正确的是

A. 类风湿关节炎主要依靠临床综合诊断,类风湿关节炎累及肺常见,但胸部影像学表现多种多样

B. 胸部最主要的表现是间质性改变和胸膜改变

C. 无论是X线片还是HRCT上,类风湿关节炎伴有的间质纤维化表现常与特发性肺间质纤维化无法区分

D. 小叶中心性结节位于胸膜下和支气管周围,直径1~4mm,偶尔可达10mm,可以考虑为滤泡细支气管炎

E. 类风湿关节炎中的大结节可能代表坏死性(类风湿)结节

F. 在诊断特发性肺间质纤维化时,需除外类风湿关节炎的肺部改变

【解析】类风湿关节炎主要依靠临床综合诊断,类风湿关节炎累及肺常见,但胸部影像学表现多种多样,最主要的表现是间质性改变(以普通型间质性肺炎和非特异性间质性肺炎为主)和胸膜改变(主要是少量胸腔积液和胸膜增厚)。无论是X线胸片还是HRCT上,类风湿关节炎伴有的间质纤维化表现常与特发性肺间质纤维化无法区分。但是类风湿关节炎病例在HRCT上可见到特发性肺间质纤维化患者少见的异常表现,如支气管扩张(21%)、实变影(6%),淋巴结肿大(9%)、胸膜异常(16%~33%)和主要分布在胸膜下区或小叶间隔旁的直径3mm至3cm大小的结节。小叶中心性结节位于胸膜下和支气管周围,直径1~4mm,偶尔可达10mm,可以考虑为滤泡细支气管炎。类风湿关节炎中的大结节可能代表坏死性(类风湿)结节。在诊断特发性肺纤维化时,需除外类风湿关节炎的肺部改变。

答案: 4. ABCDEF

第六篇 循 环 系 统

一、单选题

1. 临床评价冠状动脉解剖的最佳无创性影像学方法是
   A. X 线片
   B. 冠状动脉 CTA
   C. 冠状动脉 MRA
   D. 超声心动图
   E. 核素心肌灌注成像

【解析】冠状动脉 CTA 是目前临床最常用、最有效的无创性评价冠状动脉解剖的影像学方法,可对冠状动脉的狭窄部位、狭窄程度进行准确诊断;在管壁斑块成像方面,也有独特的优势,可帮助早期识别不稳定斑块。目前国内和国际专家共识及指南均推荐冠状动脉 CTA 作为中等风险、稳定型心绞痛患者首选的影像检查方法。

2. 下列血管**不属于**左冠状动脉分支的是
   A. 前降支   B. 间隔支
   C. 锐缘支   D. 回旋支
   E. 对角支

【解析】左冠状动脉分出前降支与回旋支。前降支的分支包括间隔支和对角支。回旋支的分支包括钝缘支。右冠状动脉的主要分支为圆锥支、锐缘支。后降支和左室后支根据不同的优势型,可分别起自右冠状动脉或回旋支。

3. 心肌桥最常见于
   A. 左主干   B. 前降支
   C. 对角支   D. 回旋支
   E. 右冠状动脉

【解析】心肌桥最常见于前降支,其次为对角支和钝缘支。

4. 以下影像学方法,能评价急性心肌梗死微循环梗阻的是
   A. X 线胸片
   B. 冠状动脉 CTA
   C. 心脏磁共振增强
   D. 超声心动图
   E. 核素心肌灌注成像

【解析】微循环梗阻发生于急性心肌梗死后,心肌细胞坏死、毛细血管网崩解,导致局部微循环血流中断。心脏磁共振增强是目前唯一能在体无创性评价微循环梗阻的影像学方法,表现为 LGE 图像上,延迟强化区域内出现无强化低信号区,该征象与较差的预后密切相关。

5. 以下属于缺血性心脏病导致心肌瘢痕的钆延迟增强(LGE)特征性表现的是
   A. 心内膜下延迟强化
   B. 心外膜下延迟强化
   C. 壁间延迟强化
   D. 非血管供血区分布延迟强化
   E. 无延迟强化

答案: 1. B 2. C 3. B 4. C 5. A

【解析】冠心病所致的心肌瘢痕，其特征性 LGE 表现为心内膜下延迟强化，且累及节段按血管供血区分布；当心肌瘢痕范围较大时，也可表现为透壁性延迟强化。心外膜下或壁间延迟强化多见于非缺血性心肌病所致的心肌纤维化。

6. 心脏磁共振显示左室前壁及心尖部心肌变薄、室壁运动减弱，提示病变的冠状动脉分支是

　　A. 左前降支　　　　B. 回旋支
　　C. 右冠状动脉　　　D. 钝缘支
　　E. 后降支

【解析】在右优势人群中，左室前壁及心尖部由前降支供血，侧壁由回旋支供血，下壁和室间隔基底部由右冠状动脉供血。在左优势人群中，下壁与侧壁均为回旋支供血。

7. 评估瓣膜性心脏病患者首选的影像学方法为

　　A. 超声心动图
　　B. X 线片
　　C. CT 心脏成像
　　D. 心脏磁共振成像
　　E. 心导管造影

【解析】经胸超声心动图检查是评估瓣膜性心脏病以及瓣膜病随访的首选影像学检查方法。

8. 下列**不属于**退行性变引起二尖瓣狭窄病理改变的是

　　A. 瓣叶增厚
　　B. 瓣叶交界处粘连，腱索粘连挛缩
　　C. 瓣叶钙化
　　D. 瓣叶增厚和钙化以瓣叶底部为主
　　E. 瓣口狭窄

【解析】退行性变引起的二尖瓣狭窄的病理改变为瓣叶增厚、钙化，以瓣叶底部为主，瓣口狭窄。瓣叶交界处粘连，腱索粘连挛缩为风湿性心脏病引起二尖瓣狭窄的病理表现，退行性变引起的二尖瓣狭窄无这一表现。

9. 对于二尖瓣狭窄的患者，CT 检查的意义**不包括**

　　A. 评价老年人冠状动脉情况，明确有无冠心病
　　B. 明确有无左心房血栓形成
　　C. 评价二尖瓣钙化严重程度
　　D. 显示肺内情况，评估有无肺淤血表现
　　E. 评估二尖瓣血流改变，明确二尖瓣狭窄程度

【解析】对于二尖瓣狭窄的患者，CT 检查的主要意义在于：①评价老年人冠状动脉情况，明确有无冠心病；②对心腔大小精确测量，并明确有无左心房血栓形成；③评价二尖瓣钙化严重程度；④显示肺内情况，评估有无肺淤血表现。超声心动图用于评估二尖瓣血流改变，明确二尖瓣狭窄程度。

10. 在我国引起二尖瓣关闭不全的主要病因是

　　A. 风湿热
　　B. 二尖瓣退行性变
　　C. 二尖瓣叶黏液样变性
　　D. 扩张型心肌病
　　E. 心肌梗死后腱索断裂

【解析】在我国引起二尖瓣关闭不全的最常见病因是风湿热；在西方发达国家，以二尖瓣黏液样变性和退行性变最为常见。扩张型心肌病和心肌梗死后腱索断裂都是继发性二尖瓣关闭不全的病因。

11. 关于 Bland-White-Garland 综合征，以下说法**错误**的是

答案：　6. A　7. A　8. B　9. E　10. A　11. B

A. 是一种冠状动脉异常起源的先天性心脏病

B. 临床最多见的是右冠状动脉异常起源于肺动脉

C. 可分为婴儿型及成人型

D. 成人型左右冠状动脉间侧支血管丰富

E. 超声心动图是该病的首选检查方法

【解析】冠状动脉异常起源于肺动脉是一种少见的先天性心脏病,其中左冠状动脉异常起源于肺动脉,临床最多见,约占80%;依据左右冠状动脉之间侧支循环建立的情况可分为婴儿型及成人型,婴儿型缺乏或有很少存在侧支血管,成人型左右冠状动脉间侧支血管丰富。超声心动图是该病首选检查方法,但在观察冠状动脉病变上易受声学窗及操作经验的限制。

12. 下列**不是**颈位主动脉弓 CT 表现的是

A. 主动脉顶部大约位于颈根部、锁骨内侧的上方

B. 连续层面观察其近心端与右颈总动脉连接,远心端与左颈总动脉连接

C. 左颈位主动脉弓位于脊柱左侧,右颈位主动脉弓位于脊柱右侧

D. 其两侧颈总动脉、锁骨下动脉通常分开,直接发自主动脉弓

E. 食管、气管可受压

【解析】颈位主动脉弓连续层面观察其一端与升主动脉连接,另一端与降主动脉连接。

13. 根据 2010 年欧洲心脏协会成年人先天性心血管病治疗指南,以下**不属于**室间隔缺损分型的是

A. 膜周部缺损

B. 肌部缺损

C. 漏斗部缺损

D. 隔瓣缺损

E. 房室通道型缺损

【解析】室间隔任何部位均可发生缺损,根据 2010 年欧洲心脏协会成年人先天性心血管病治疗指南,室间隔缺损分为以下 4 型:①膜周部室间隔缺损,最多见,缺损位于室间隔膜部及其周边肌部,缺损可扩展至流入部、小梁部或流出部。②肌部室间隔缺损,占 15%~20%,缺损位于室间隔肌部,多靠近心尖部,缺损边缘均为肌肉组织,常多发,自然闭合发生率较高。③双动脉下室间隔缺损,又称漏斗部缺损,缺损位于主动脉及肺动脉下方,缺损顶部由主动脉瓣与肺动脉瓣之间的纤维连续组成;由于合并有主动脉瓣脱垂(尤其是右冠瓣),故此型多伴有主动脉瓣反流。④房室通道型室间隔缺损,又称为隔瓣下缺损,缺损位于三尖瓣隔瓣下方并以三尖瓣环为界,通常发生于唐氏综合征患者。

14. 以下**不属于**法洛四联症 4 种畸形的是

A. 室间隔缺损   B. 主动脉骑跨

C. 左心室扩张   D. 肺动脉狭窄

E. 右心室壁肥厚

【解析】法洛四联症属于圆锥动脉干的发育畸形,为圆锥动脉干的分隔、旋转异常及圆锥间隔与窦部室间隔对合不良所致,包括 4 种畸形:肺动脉狭窄、室间隔缺损、主动脉骑跨及继发性的右心室壁肥厚。

15. 以下对肺动脉吊带,描述**错误**的是

A. 左肺动脉起源正常,右肺动脉起自左肺动脉后方,位于气管的左侧、右主支气管的上方

B. 走行异常的肺动脉对与其紧密接触的气管、支气管和食管产生不同程度的压迫是本病的病理基础

C. 本病常合并气管及支气管发育不良

答案: 12. B   13. D   14. C   15. A

D. 患者易出现阻塞性感染、阻塞性肺气肿

E. 根据肺动脉有无对气道、食管压迫产生症状决定是否行外科手术矫正

【解析】肺动脉吊带又名迷走左肺动脉，其右肺动脉起源正常，左肺动脉起自右肺动脉后方，位于气管的右侧、右主支气管的上方，呈半环形跨过右主支气管向左向后穿行于食管前和气管后到达左肺门。走行异常的左肺动脉对与其紧密接触的气管、支气管和食管产生不同程度的压迫是本病的病理基础。本病常合并气管及支气管发育不良。由于气管、左主支气管受压及发育不良常导致通气不良，支气管黏液引流不畅，易产生阻塞性感染、阻塞性肺气肿。临床根据左肺动脉有无对气道、食管压迫产生症状决定是否行外科手术矫正。

16. 以下对右心室双出口，描述**错误**的是

A. 主动脉和肺动脉全部或大部从右心室发出

B. 室间隔缺损是左心室唯一的出口

C. 典型右心室双出口两组半月瓣下均有圆锥部

D. 肺动脉瓣狭窄可有可无

E. 是少见的非发绀型先天性心脏病

【解析】右心室双出口指主动脉和肺动脉全部或大部从右心室发出，室间隔缺损是左心室唯一的出口。典型的右心室双出口两组半月瓣下均有圆锥部，与房室瓣皆无纤维连接，肺动脉瓣狭窄可有可无。右心室双出口是少见的发绀型先天性心脏病。

17. 关于永存第五对主动脉弓，说法**错误**的是

A. 胚胎时期第五对鳃动脉弓未退化、持续存在

B. 常与主动脉弓并存

C. A 型永存第五对主动脉弓需与主动脉双弓畸形鉴别

D. B 型永存第五对主动脉弓主要与主动脉离断鉴别

E. C 型永存第五对主动脉弓主要与永存动脉干鉴别

【解析】C 型永存第五对主动脉弓为体肺动脉连接型，永存第五对动脉弓的一端位于动脉导管或动脉韧带之前的上位动脉弓，另一端位于肺动脉。C 型永存第五对主动脉弓主要与动脉导管未闭鉴别。

18. 评价心肌纤维化的最佳影像学方法是

A. 冠状动脉造影

B. 冠状动脉 CTA

C. 心脏磁共振增强

D. 超声心动图

E. 核素心肌灌注成像

【解析】心脏磁共振的钆延迟增强（LGE）序列是目前在体评价心肌纤维化的金标准。心肌纤维化在 LGE 序列上表现为延迟强化区域，而周围正常心肌组织则表现为信号抑制区域。磁共振检出的心肌纤维化与心血管不良事件的发生密切相关。近年来随着磁共振成像技术的进展，定量参数成像方法，如 T_1 mapping 和细胞外容积分数（ECV）更提高了磁共振对弥漫性心肌纤维化的检出率。冠状动脉造影和冠状动脉 CTA 仅能显示血管解剖和 / 或斑块特征；超声心动图的优势在于可对心脏 / 瓣膜功能和形态进行评价；核素心肌灌注成像主要用于诊断心肌缺血。因此，心脏磁共振是评价心肌纤维化的最佳影像学方法。

19. 可导致二尖瓣前叶收缩期前移（SAM 征）的疾病是

A. 扩张型心肌病

B. 肥厚型心肌病

C. Fabry 病

D. 心肌炎

E. 左室心肌致密化不全

【解析】室间隔肥厚型心肌病由于室间隔基底部肥厚导致左室流出道变窄，心脏收缩使局部血流加速、狭窄远端压力降低，产生室壁引力，吸引拖拽二尖瓣前叶向间隔部移位，形成二尖瓣前叶收缩期前向运动，即 SAM 征。

20. 以下疾病会导致心肌 T_1 值减小的是

A. 扩张型心肌病

B. 肥厚型心肌病

C. Fabry 病

D. 心肌炎

E. 左室心肌致密化不全

【解析】Fabry 病是一种由 GLA 基因突变导致 α- 半乳糖苷酶缺乏，引起鞘糖脂类在组织器官中累积，这种脂类物质会引起组织 T_1 值减小。

21. 下列有关致心律失常性心肌病的特点，表述不正确的是

A. 病理特征为心肌被脂肪或 / 和纤维脂肪所替代

B. 左、右室均可受累

C. 心肌脂肪替代在磁共振 T_1WI 及 T_2WI 均为高信号

D. 右室流出道增宽

E. 主肺动脉增宽

【解析】致心律失常性心肌病病理特征为心肌被脂肪或 / 和纤维脂肪所替代，心肌脂肪替代在磁共振 T_1WI 及 T_2WI 均为高信号；可分为右室受累、左室受累及左右室均受累型，右室受累时可出现右室流出道增宽；不存在肺循环高压时主肺动脉无增宽。

22. 诊断心肌炎最有效的影像学方法是

A. 超声心动图

B. 心脏 MRI

C. X 线胸片

D. CT 心脏增强检查

E. PET/CT

【解析】心脏磁共振技术无电离辐射、可重复性好、观察者间一致性高，是一种无创性的检查，有较高的空间和时间分辨率，在评估心脏的形态和功能的同时，可定性、定量地评估心肌的组织学改变，是评价心肌组织学特性和心肌活性的金标准。欧洲心脏病学会在关于急性和慢性心力衰竭的指南中已经将评估心肌炎作为 CMR 的 I 类适应证。基于心脏磁共振的心肌炎诊断标准被称为"路易斯湖标准"。

23. 心脏磁共振增强检查提示心肌炎的特征性延迟强化模式为

A. 心内膜下线状延迟强化

B. 心内膜下环形延迟强化

C. 心外膜下线状或斑片状延迟强化

D. 心肌中层线状延迟强化

E. 心肌中层环形延迟强化

24. 图 6-1 中，属于缩窄性心包炎典型 X 线表现的是

A. 图 6-1A　　B. 图 6-1B

C. 图 6-1C　　D. 图 6-1D

E. 图 6-1E

【解析】缩窄性心包炎 50% 的病例在胸片上可见心包钙化，表现为沿心包走行的线状高密度，侧位 X 线片上高密度钙化勾勒出心脏边界，该患者曾行心脏手术，为缩窄性心包炎的常见病因之一。图 6-1A 为房间隔缺损，表现为左向右分流，肺动脉扩张，右心房和右心室扩大、肺血增多。图 6-1B 为法

答案：　20. C　21. E　22. B　23. C　24. C

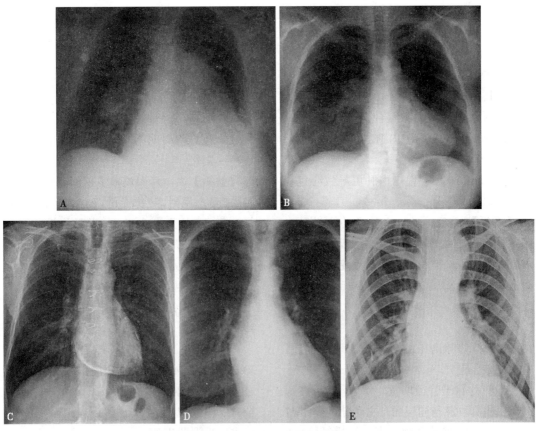

图6-1 患者X线检查图像

洛四联症,表现为典型"靴形心"。图6-1D为二尖瓣狭窄,表现为左心房、左心耳增大。图6-1E为高血压,表现为肺动脉段凹陷、心尖下移,主动脉结增宽,反映左心负荷或以其为主的心腔变化。

25. 有大量心包积液,X线最可能的发现是
    A. 左侧胸腔积液
    B. 左侧炎性片状模糊影
    C. 心影明显增大,呈烧瓶状
    D. 肺淤血、心影正常
    E. 左肺楔形实变
    【解析】大量心包积液的典型表现是:心脏轮廓明显扩大,两侧边缘下垂,呈烧瓶

状。少量心包积液在平片上常不可见。通常需要超过200ml的心包积液才能在X线片上表现出来。

26. 主动脉瘤最常见的病因是
    A. 动脉粥样硬化
    B. 感染
    C. 外伤
    D. 先天性
    E. 特发性
    【解析】动脉粥样硬化是主动脉瘤最常见的原因,内膜粥样硬化斑块可以发生溃疡、出血,中膜弹力纤维层变薄,在高流速血流冲击下,逐步发生瘤样膨凸。

答案: 25. C 26. A

27. 以下关于主动脉壁内血肿的说法，**错误**的是
    A. CT 平扫表现为新月形高密度影
    B. 增强可见内膜破口显示和假腔内对比剂充盈
    C. 属于急性主动脉综合征之一
    D. Stanford A 型壁内血肿易进展、预后较差
    E. Stanford A 型壁内血肿可导致心包积血、填塞

    【解析】主动脉壁内血肿多为主动脉中膜滋养血管自发性破裂导致中膜层出血，无内膜破口可见，平扫 CT 表现为连续多个层面出现的新月形高密度影，增强后无对比剂进入。

28. 关于肺动脉高压的影像学表现的描述，**错误**的是
    A. 肺动脉干管径增宽
    B. 主肺动脉与同层面升主动脉直径比≥1
    C. 肺段水平肺动脉与支气管横径比 >1
    D. 残根征
    E. 右心室短轴直径小于左心室

    【解析】肺动脉高压是指肺动脉压力超过一定界值（静息状态下，经右心导管监测平均动脉压力≥25mmHg）的血流动力学异常状态，可来源于肺血管自身病变，也可继发于其他心、肺或系统性疾病等。X 线片表现为肺动脉段突出，肺门增大，肺动脉主干及其二、三级分支扩张，远端外围分支纤细，即残根征。CT 表现：肺血管的直径征象为肺动脉干管径增宽，主肺动脉与同层面升主动脉直径比≥1，肺段水平肺动脉与支气管横径比值 >1，外周肺动脉狭窄或闭塞等；肺实质表现为马赛克征，出现小叶间隔增厚、中央小叶密度增高等；心脏改变主要表现为右心房、右心室增大，上下腔静脉扩张等。

29. 下列对鉴别左心房黏液瘤与血栓作用**不大**的是
    A. MRI 信号强度
    B. 强化方式
    C. 附着部位
    D. 形态、边缘
    E. 随心动周期不同相位形态、位置发生变化

    【解析】左心房黏液瘤多以细蒂附着于房间隔，形态规则，边缘光滑，随心动周期不同相位形态、位置发生变化，增强扫描可见轻度不均匀强化。左心房血栓多附着于左房耳或左房后侧壁，附着面宽，形态不规则，边缘欠光滑，不随心脏运动而活动，增强扫描多无明显强化，慢性血栓可有周边轻度强化。黏液瘤和血栓信号均多变，鉴别作用不大。

30. 最常见的心脏恶性肿瘤为
    A. 血管肉瘤
    B. 横纹肌肉瘤
    C. 平滑肌肉瘤
    D. 淋巴瘤
    E. 转移瘤

    【解析】最常见的心脏恶性肿瘤为心脏转移瘤，血管肉瘤为最常见的原发性心脏恶性肿瘤。

31. 患者女，18 岁。反复发作胸闷不适半年。冠状动脉 CTA 提示左右冠状动脉多发瘤样扩张，局部管腔内可见多处充盈缺损和管腔狭窄。其最有可能的诊断是
    A. 马方综合征
    B. IgG4 相关血管周围炎
    C. 冠状动脉粥样硬化性疾病
    D. 川崎病
    E. 白塞病

    【解析】川崎病又称皮肤黏膜淋巴结综

合征，好发于儿童和青少年。心血管系统的病理改变主要是免疫反应性血管炎，以累及中 - 小动脉，尤其是冠状动脉为主。炎性细胞浸润、破坏内弹力层和平滑肌细胞，导致血管瘤样扩张、动脉瘤内血流缓慢，易继发血栓形成。青少年患者冠状动脉 CTA 如显示多发冠状动脉瘤伴血栓，要首先考虑川崎病的可能。

32. 患者男，32 岁。胸闷不适 1 年余。该患者舒张期和收缩期的冠状动脉 CTA 图像如图 6-2 所示。对其诊断为
    A. 前降支中段非钙化斑块，管腔轻度狭窄
    B. 前降支中段非钙化斑块，管腔中度狭窄
    C. 前降支中段非钙化斑块，管腔重度狭窄
    D. 前降支中段心肌桥，管腔收缩期重度压迫
    E. 正常冠状动脉
    【解析】该患者冠状动脉 CTA 图像舒张期可见前降支中段血管表面为心肌组织所

覆盖，收缩期该段血管可见显著收缩压迫。余血管未见粥样硬化斑块征象。

33. 患者女，63 岁。近 2 年劳作后出现气促、心绞痛，突发晕厥入院。听诊于胸骨右缘第二肋间隙闻及 4/6 级粗糙、响亮的收缩期喷射性杂音，主动脉瓣区可触及震颤。行心脏 CTA 检查如图 6-3 所示。该患者的病因可能为
    A. 风湿热
    B. 主动脉瓣叶肥厚
    C. 先天性主动脉瓣二叶畸形伴主动脉瓣退行性变
    D. 主动脉瓣撕裂
    E. 大动脉炎累及主动脉瓣叶
    【解析】图示为典型主动脉瓣二叶畸形表现，瓣叶可见增厚、钙化，提示主动脉瓣退行性变。亦可见升主动脉扩张。引起主动脉瓣狭窄最常见的 3 种病因为：先天性主动脉瓣二叶畸形、主动脉瓣退行性变和风湿热。

34. 患者女，69 岁。平素体健，无明显症状。体检超声心动图发现舒张期主动脉瓣

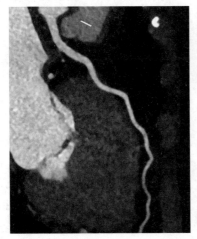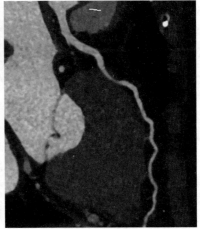

图 6-2　患者舒张期和收缩期的冠状动脉 CTA 图像

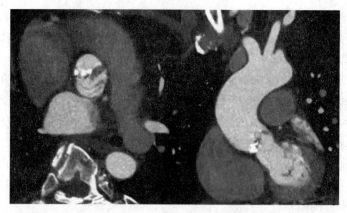

图 6-3　患者心脏 CTA 图像

区可见少许血流自主动脉反流至左心室，反流口宽度／左室流出道约 60%，反流颈宽度约 0.5cm，每次搏动反流量约 40ml，反流分数约 40%，有效反流口面积约 0.2cm^2。对该患者诊断为主动脉瓣关闭不全，其分期为

A. 风险期

B. 初始期

C. 进展期轻度

D. 进展期中度

E. 重度但无明显症状期

【解析】进展期中度主动脉瓣关闭不全的血流动力学改变包括：反流口宽度／左室流出道为 25%～64%；反流颈宽度为 0.3～0.6cm，每次搏动反流量为 30%～59%；反流分数为 30%～49%；有效反流口面积 0.1～0.29cm^2。

35. 患儿男，3 个月。呼吸急促、生长迟缓，查体发现心脏杂音。该患儿 CTA 图像如图 6-4 所示。对其主要诊断为

A. 右心室双出口

B. 动脉导管未闭

C. 主动脉发育不良

D. 永存动脉干

E. 主 - 肺动脉窗

【解析】永存动脉干又称共同动脉干，是由于胚胎期原始动脉干分隔为主动脉、肺动脉的发育过程中出现障碍，心脏仅发出单一动脉干，此动脉干再发出主动脉、肺动脉和冠状动脉，单一动脉干只有一组动脉瓣，即半月瓣，半月瓣骑跨于室间隔缺损上。主 - 肺动脉窗与永存动脉干血流动力学相似，但区别在于主 - 肺动脉窗的两组半月瓣都存在，且室间隔多完整。

36. 患儿女，8 个月。哭闹时口唇明显发绀、哭闹声音弱。CTA 图像如图 6-5 所示。对该患儿的诊断为

A. 肺动脉闭锁

B. 主动脉缩窄

C. 主动脉弓离断 A 型

D. 主动脉弓离断 B 型

E. 主动脉弓离断 C 型

【解析】主动脉弓离断是指主动脉弓与降主动脉间不连接、无血流通过的一种少见的先天性主动脉弓畸形。左心室与发育不良的升主动脉连接，右心室发出肺动脉通过未闭动脉导管与降主动脉连接。根据离断发生的部位将其分为 3 型：A 型（离断位于

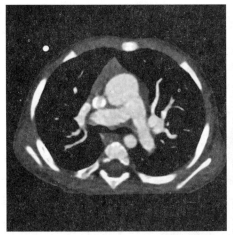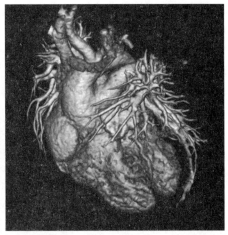

图 6-4 患儿心脏 CTA 图像

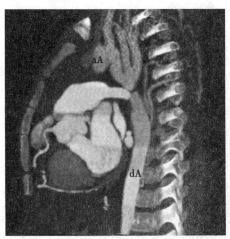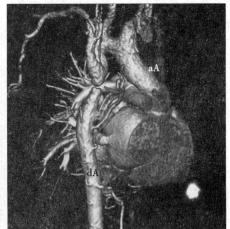

图 6-5 患儿心脏 CTA 图像

左锁骨下动脉以远）、B 型（离断位于左颈总动脉与左锁骨下动脉间）、C 型（离断位于头臂干与左颈总动脉间）。

37. 患者男，29 岁。体检心电图发现深 T 波倒置。超声心动图发现左室心尖部肥厚。进一步行心脏磁共振检查，提示左室心尖部舒张末期直径约 16mm，呈"黑桃尖样"改变，延迟增强心尖部可见灶状延迟强化。对该患者最有可能的诊断是

A. 心尖肥厚型心肌病
B. 应激性心肌病
C. 心肌炎
D. 心肌梗死
E. 心肌淀粉样变性

【解析】心尖肥厚型心肌病的磁共振表现为舒张末期最大室壁厚度≥15mm 或心尖段/基底段室壁厚度≥1.5，心尖部均匀性增厚导致心尖室腔变窄、呈"黑桃尖样"改变。延迟增强可见增厚心肌内延迟强化。

答案： 37. A

38. 患者女,45岁。情绪激动后突发心前区压榨性疼痛入院。超敏肌钙蛋白I升高。冠状动脉造影未见明显异常。心脏磁共振示:左室心尖部球形扩张、收缩运动显著减弱,延迟增强未见明显强化。对该患者最有可能的诊断是
   A. 心尖肥厚型心肌病
   B. 应激性心肌病
   C. 心肌炎
   D. 心肌梗死
   E. 心肌淀粉样变性

【解析】应激性心肌病又称为 Takotsubo 心肌病,多见于女性患者,为在严重的心理创伤后发生的类似急性心肌梗死表现的疾患。心脏磁共振可显示心尖部的室壁运动障碍,但延迟增强心尖部通常无延迟强化或仅为轻度延迟强化,可与急性心肌梗死鉴别。

39. 患者男,61岁。突发腹痛1小时,急诊腹部 CTA 提示在肾动脉以下的腹主动脉直径约为 5.4cm,局部腔内可见不规则附壁充盈缺损,平扫为等密度,增强后未见对比剂进入。主动脉边缘钙化环局部往左后方外凸,与邻近左侧腰大肌分界不清。平扫腹膜后可见少许条

状密度影,增强后未见对比剂外渗。根据上述影像学表现,对该患者的诊断为
   A. 腹主动脉夹层
   B. 腹主动脉瘤伴附壁血栓
   C. 腹主动脉粥样硬化
   D. 腹主动脉壁内血肿
   E. 腹主动脉瘤继发破裂

【解析】该患者 CTA 显示腹主动脉显著瘤样扩张,钙环连续性中断、往左后方外凸,提示动脉外膜完整性消失。与邻近左侧腰大肌分界不清为典型的主动脉披挂征表现,与腹膜后少许条状密度影均提示已有少量腹膜后血肿形成,是腹主动脉瘤破裂的特异性征象。

40. 患者男,34岁。因发热、咯血入院检查,CT 表现如图 6-6 所示。对其最有可能的诊断是
   A. 肺炎
   B. 肺隔离症
   C. 肺脓肿
   D. 肺癌
   E. 肺动静脉瘘

【解析】肺隔离症指在发育过程中肺动脉的发育异常,由主动脉分支供血,隔离肺

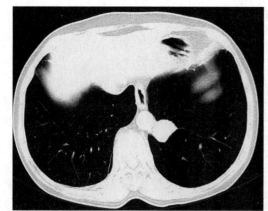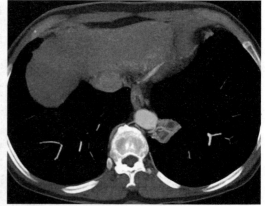

图 6-6　患者肺部 CT 图像

答案:　38. B　39. E　40. B

与支气管不通,形成无呼吸功能的失用性肺组织肿块,其中可有囊变,分为叶内型和叶外型。

41. 患者女,16 岁。因活动后气促、发绀入院,CTA 图像如图 6-7 所示。对该患者的诊断为
    A. 支原体肺炎　　B. 肺隔离症
    C. 肺脓肿　　　　D. 肺癌
    E. 肺动静脉瘘
    【解析】CT 表现为右下肺类圆形团块,边缘光滑,可见浅分叶,同时可见来自左下肺动脉的供血动脉及左肺下静脉的引流静脉与病灶相通,病灶强化程度与肺动脉一致。

42. 患者男,55 岁。有高血压和高脂血症史多年。间歇性跛行 2 年余,加重伴右侧小腿静息痛 1 年。查体:右足皮肤苍白、足背动脉搏动减弱。最可能的诊断是
    A. 动脉瘤
    B. 血栓闭塞性脉管炎
    C. 雷诺综合征
    D. 动脉硬化性闭塞症
    E. 原发性下肢深静脉瓣膜功能不全

【解析】动脉硬化性闭塞症多见于男性,发病多在 45 岁以上,可以发生在全身大、中动脉,既往高血压和高脂血症是高危因素。早期间歇性跛行,足背动脉搏动减弱,后期出现静息痛。注意与血栓闭塞性脉管炎鉴别:节段性、周期性发作,主要侵及四肢中小静脉,好发于青壮年男性,一般无高血压、高血脂、糖尿病及肥胖等高危因素。雷诺综合征常出现受累部位苍白及发冷、青紫及疼痛、潮红后复原的典型症状。

43. 患者男,36 岁。突发左下肢麻木、颜色苍白、体温下降伴疼痛、无脉。CTA 如图 6-8 所示。对患者最可能的诊断是
    A. 左下肢血栓性静脉炎
    B. 下肢静脉曲张
    C. 动脉硬化闭塞症
    D. 血栓闭塞性脉管炎
    E. 急性股动脉栓塞
    【解析】急性下肢动脉栓塞主要症状表现为肢体疼痛、行动不便、皮温降低及动脉搏动减弱。CT 平扫管腔呈相对高密度,管径增粗,周围脂肪间隙密度模糊,增强扫描主要表现为充盈缺损及漂浮血栓形成。

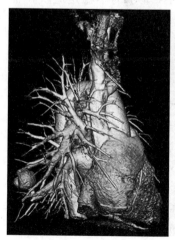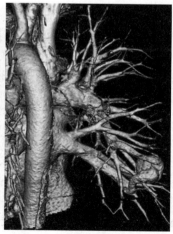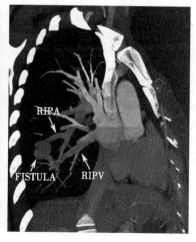

图 6-7　患者肺部 CTA 图像

答案:　41. E　42. D　43. E

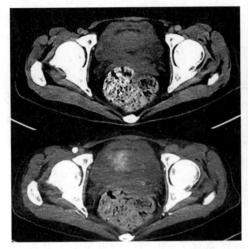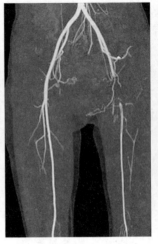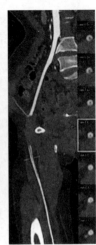

图 6-8　患者下肢 CTA 图像

80%～90% 的下肢动脉栓塞的栓子来源于心血管疾病。动脉硬化性闭塞症多见于男性，发病多在 45 岁以上，可以发生在全身大、中动脉，既往高血压和高脂血症是高危因素。早期间歇性跛行，足背动脉搏动减弱，后期出现静息痛。血栓闭塞性脉管炎呈节段性、周期性发作，主要侵及四肢中小静脉，好发于青壮年男性，一般无高血压、高血脂、糖尿病及肥胖等高危因素。

44. 患者男，21 岁。胸痛 1 个月余，行超声心动图检查发现左心室侧壁肿物，进一步行心脏磁共振检查如图 6-9 所示，对该患者最可能的诊断为
    A. 横纹肌瘤　　　　B. 血管瘤
    C. 脂肪瘤　　　　　D. 纤维瘤
    E. 畸胎瘤

【解析】患者为青年男性，肿瘤位于左心室侧壁，形态规则，边缘光整，信号均匀，边界清楚，邻近心肌未见明显异常，考虑为良性肿瘤。横纹肌瘤好发于婴幼儿，约 50% 的病例与结节性硬化相关，患儿常伴有典型

临床三联征，即智力低下、癫痫、面部皮脂腺瘤。脂肪瘤 T_1WI、T_2WI 均呈高信号，增强扫描无明显强化。纤维瘤 T_1WI、T_2WI 均呈低信号，增强扫描明显强化。畸胎瘤好发于婴幼儿，常发生于心包腔，信号混杂，增强扫描呈不均匀强化。该病例 T_1WI 呈等信号，T_2WI 呈稍高信号，增强扫描明显均匀强化，符合血管瘤表现。

二、多选题

1. 冠状动脉 CTA 显示的**不稳定**斑块特征包括
    A. 正性重构　　　　B. 点状钙化
    C. 低密度成分　　　D. 负性重构
    E. 餐巾环征

【解析】冠状动脉 CTA 可无创性显示血管壁及斑块解剖特征。目前经典的 CT 不稳定斑块特征包括 4 个：正性重构（重构指数≥1.1），点状钙化（在非钙化斑块内出现直径 <3mm 钙化成分），低密度成分（斑块内 CT 值 30Hu 以下的成分）和餐巾环征（非钙化斑块边缘的环形强化）。上述 CT

答案：　44. B
　　　　1. ABCE

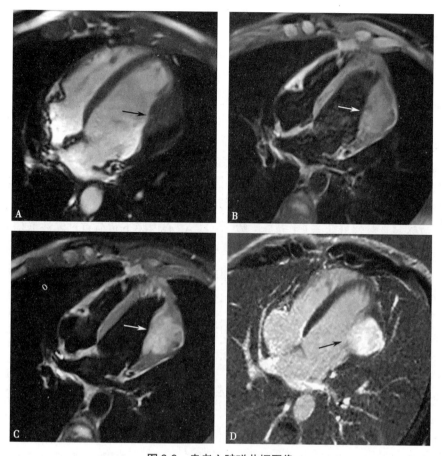

图 6-9　患者心脏磁共振图像
A. 四腔心电影；B. T₁WI；C. T₂WI；D. 延迟增强扫描。

不稳定斑块特征与心血管不良事件发生密切相关。

2. 可显著影响冠状动脉 CTA 诊断准确性的是
  A. 弥漫性钙化
  B. 直径＜3mm 的冠状动脉支架
  C. 心脏运动伪影
  D. 呼吸错层伪影
  E. 多支病变
【解析】冠状动脉弥漫性钙化和小管径支架（直径＜3mm）会引起较严重的硬化线束伪影，导致显示的管腔面积显著小于实际面积、对狭窄程度的高估。心脏运动引起的晕状伪影多见于右冠状动脉，呼吸运动错层伪影表现为阶梯状伪影、同层面胸壁结构亦可见错层。上述情况均会影响冠状动脉 CTA 的准确性。多支病变本身并不会影响 CTA 的诊断效能。

3. 以下可导致冠状动脉血流动力学改变的先天性畸形为
  A. 左冠状动脉起自肺动脉畸形（ALCAPA）
  B. 冠状动脉高位开口
  C. 冠状动脉起自对侧冠状窦（主动脉 - 肺动脉间型）

答案：　2. ABCD　3. ACE

D. 冠状动脉起自对侧冠状窦（主动脉后型）

E. 冠状动脉 - 心室瘘

【解析】左冠状动脉起自肺动脉畸形又称为 Bland-White-Garland 综合征，是一种罕见的先天性冠状动脉畸形，发生率约为 1/300 000。由于左冠状动脉开口于肺动脉干，出生后肺循环压力逐渐低于冠状动脉压力，左冠状动脉内血流逆向进入肺动脉，因此可引起左向右分流和显著的冠状动脉缺血。冠状动脉起自对侧冠状窦（主动脉 - 肺动脉间型）患者，变异侧冠状动脉开口多呈"裂隙状"改变，部分患者起始段可走行于主动脉壁间，导致冠状动脉开口狭窄和心肌缺血。此外，患侧冠状动脉近段走行于主动脉和肺动脉之间，也使其易受大血管压迫。冠状动脉 - 心室瘘属于高流量瘘，病变段冠状动脉多呈显著瘤样扩张改变，可产生明显的左向右分流，由于分流量大，会引起"冠状动脉窃血"，导致心肌缺血、充血性心力衰竭和继发血栓形成。冠状动脉高位开口和冠状动脉起自对侧冠状窦（主动脉后型）不引起异常的血流动力学改变。

4. 冠心病磁共振成像评价的必要序列包括

A. SSFP 电影序列

B. 负荷首过灌注

C. 相位对比电影序列

D. 钆延迟增强（LGE）

E. 4D Flow 序列

【解析】冠心病心脏磁共振成像的目的在于对心功能、心肌血流灌注和心肌活性进行功能学成像分析。SSFP 电影序列是目前应用最广泛的评价心功能序列，可对缺血性心脏病室壁运动受损情况进行评价。负荷首过灌注是冠心病心脏磁共振成像最重要的序列之一，通过使用血管扩张药物（腺

苷或 ATP），在最大充血状态下显示冠状动脉狭窄供血区的心肌缺血。钆延迟增强（LGE）是评价心肌瘢痕的无创性金标准，对诊断缺血心肌的活性具有重要价值。相位对比电影序列和 4D Flow 序列主要用于评价瓣膜病变的血流动力学改变，在冠心病评价中非必要序列。

5. 冠心病心肌缺血（存活心肌）的磁共振表现为

A. 心内膜下负荷首过灌注低信号

B. 心外膜下负荷首过灌注低信号

C. 灌注低信号区按血管供血节段分布

D. LGE 可见心内膜下延迟强化

E. LGE 可见心外膜下延迟强化

【解析】冠状动脉狭窄导致的心肌缺血首先累及心内膜下区域。因此，在负荷首过灌注序列上表现为心内膜下的灌注低信号。该缺血区域由于是心外膜血管狭窄所致，所以其受累节段符合血管供血区分布。对于存在缺血但仍存活的心肌，LGE 为延迟强化（-）。如 LGE（+），则提示存在心肌瘢痕或心肌纤维化。

6. 临床上根据发病情况及病程特点，将主动脉瓣关闭不全分为急性和慢性两大类。慢性主动脉瓣关闭不全的病因包括

A. 感染性心内膜炎

B. 风湿性心脏病

C. 胸部创伤

D. 马方综合征

E. 主动脉瓣退行性变或黏液样变性

【解析】慢性主动脉瓣关闭不全的病因主要包括风湿性心脏病、感染性心内膜炎、主动脉瓣退行性变或黏液样变性、马方综合征、梅毒性主动脉炎及其他结缔组织病累及主动脉瓣。急性主动脉瓣关闭不全的病因主要包

答案： 4. ABD 5. AC 6. ABDE

括感染性心内膜炎、胸部创伤引起主动脉根部和瓣叶破损或瓣叶脱垂、急性主动脉A型夹层累及主动脉根部、人工瓣膜撕裂等。

7. CT心脏成像可用于经皮主动脉瓣置换术的术前指导,需要观察和测量的有
   A. 主动脉瓣形态
   B. 主动脉瓣钙化
   C. 主动脉瓣瓣环及主动脉根部径线
   D. 主动脉瓣瓣环和冠状动脉开口的关系
   E. 主动脉和左心室长轴的位置

【解析】CT心脏成像在瓣膜性心脏病中的一个重要应用是经皮主动脉瓣置换术的术前指导,通过心电门控MDCT扫描高分辨容积数据,观察或测量主动脉瓣钙化、形态异常、瓣环及主动脉根部径线、瓣环和冠状动脉开口的关系、主动脉和左心室长轴的位置等重要信息,术前可以明确指导导管的路径,降低操作者可能承受的辐射,减少手术时间。

8. 继发孔型房间隔缺损包括的类型有
   A. 中央型
   B. 上腔静脉型
   C. 下腔静脉型
   D. 混合型
   E. 卵圆孔未闭

【解析】房间隔缺损分为:①原发孔型缺损:约占15%,缺损位于十字结构附近(房间隔下部),缺损常较大,常伴有房室瓣畸形引起不同程度的反流。②继发孔型缺损:最常见,约占80%,包括中央型、上腔静脉型、下腔静脉型和混合型。

9. 关于主动脉缩窄,下列说法正确的是
   A. 部分缩窄局部呈膜样或嵴状向腔内凸出
   B. 部分缩窄腔内无隔膜样结构
   C. 缩窄多位于左锁骨下动脉远端、动脉导管或动脉韧带附着处附近的主动脉弓降部
   D. 单纯型主动脉缩窄常伴发动脉导管未闭
   E. 主动脉缩窄的血流动力学变化取决于是否存在动脉导管未闭、缩窄的位置及程度和是否伴发心内畸形

【解析】主动脉缩窄是指主动脉有一局限性的狭窄,大多数缩窄局部呈膜样或嵴状向腔内凸出,部分缩窄腔内无隔膜样结构。缩窄部位多位于左锁骨下动脉远端、动脉导管或动脉韧带附着处附近的主动脉弓降部。一般将此病分为单纯型和复杂型。单纯型主动脉缩窄位于主动脉弓降部,不伴有动脉导管未闭及其他畸形。复杂型主动脉缩窄又分为2个亚型:①Ⅰ型合并动脉导管未闭、室间隔缺损等其他心血管畸形,不累及左锁骨下动脉及主动脉弓;②Ⅱ型并发主动脉弓发育不良,缩窄位于左锁骨下动脉开口近心端,或缩窄同时累及左锁骨下动脉开口。主动脉缩窄的血流动力学变化取决于是否存在动脉导管未闭、主动脉缩窄的位置及程度和是否伴发心内畸形。

10. 主动脉弓离断三联征包括
    A. 房间隔缺损
    B. 室间隔缺损
    C. 主动脉骑跨
    D. 主动脉弓离断
    E. 动脉导管未闭

【解析】主动脉弓离断是指主动脉弓与降主动脉间不连接、无血流通过的一种少见的先天性主动脉弓畸形。本病多合并室间隔缺损和动脉导管未闭,因此合称为主动脉弓离断三联征。

答案:　7. ABCDE　8. ABCD　9. ABCE　10. BDE

11. 在先天性心血管病各种成像方法中,CTA
    的优势包括
    A. 一次扫描可以同时观察心脏、主动
       脉、肺动脉及冠状动脉
    B. 通过多种后处理方法立体直观地显
       示心血管解剖及病变
    C. 需要注射碘对比剂
    D. 具有一定的辐射风险
    E. 无创性检查

【解析】CTA 为无创检查,一次扫描可
以同时观察心脏、主动脉、肺动脉及冠状动
脉,尤其对复杂的血管畸形及主、肺动脉远
端分支的发育情况的显示有明显的优势。
CTA 通过后处理软件进行多角度、多方位、
多种重组方法显示,可以更清晰、准确地显
示复杂解剖位置关系,立体直观地显示心血
管解剖及病变,为手术方案的制订提供详细
信息。需注射碘对比剂、具有一定的辐射风
险是 CTA 的缺点。

12. 根据病理解剖及血流动力学改变,动脉
    导管未闭的类型可分为
    A. 管型   B. 漏斗型
    C. 哑铃型   D. 动脉瘤型
    E. 窗型

【解析】根据病理解剖及血流动力学改
变,动脉导管未闭大致分为 5 型:①管型,
导管两端连接的主动脉与肺动脉直径大致
相等。②漏斗型,最多见,导管近主动脉侧
较粗大,至肺动脉侧管径逐渐变细,形似一
个漏斗。③哑铃型,导管形成中间细,两头
粗的形态。④动脉瘤型,导管呈瘤样扩张。
⑤窗型,导管较短,主动脉与肺动脉近乎紧
贴,是较为罕见的一种类型。

13. 室间隔肥厚型心肌病的常见影像学表
    现可包括

A. 室间隔肥厚
B. 室间隔右室插入点延迟强化
C. 左室流出道梗阻
D. 心外膜下心肌脂肪浸润
E. 收缩运动减弱

【解析】室间隔肥厚型心肌病是 HCM 的
一类亚型,表现为室间隔(尤其是基底部)
心肌的非对称性肥厚、二尖瓣前叶收缩期
前移、左室流出道梗阻。心肌纤维化在该
亚型中较为常见,多发生于室间隔右室插
入点处。肥厚型心肌病由于肥厚心肌的顺
应性降低,导致左室舒张功能障碍,收缩功
能仍保留。心肌脂肪浸润不发生于肥厚型
心肌病。

14. 以下可导致心肌肥厚的疾患或情况包括
    A. 肥厚型心肌病
    B. 运动员
    C. 高血压
    D. 主动脉瓣狭窄
    E. 心肌淀粉样变性

【解析】肥厚型心肌病是由于心肌细胞
肥大、心肌间质纤维化导致心肌肥厚。运动
员由于长期耗氧量处于高水平,导致心肌代
偿性肥厚。高血压和主动脉瓣狭窄引起左
心室后负荷增高,导致代偿性肥厚。心肌淀
粉样变性由于细胞外间质中异常纤维蛋白
沉积导致心肌肥厚。

15. 扩张型心肌病的心脏磁共振表现包括
    A. 左室扩大
    B. 左室收缩运动弥漫性减弱
    C. 室壁变薄
    D. 心内膜下灌注缺损
    E. 心肌壁内延迟强化

【解析】扩张型心肌病主要影像学表现
为心室腔扩大、心肌壁变薄、心室运动弱,

答案: 11. ABE   12. ABCDE   13. ABC   14. ABCDE   15. ABCE

伴或不伴有肌壁内延迟强化。心内膜下灌注缺损为缺血性心脏病改变。

16. 2018 年 JACC 专家小组更新的"路易斯湖诊断标准"与 2009 年白皮书相比，新增的主要诊断标准有
    A. T_2 加权成像（T_2WI）提示心肌局部或弥漫性信号增高
    B. T_2 mapping 成像提示心肌局部或弥漫性 T_2 弛豫时间延长
    C. 早期钆增强提示心肌局部或弥漫早期强化
    D. T_1 mapping 成像提示心肌局部或弥漫性 T_1 弛豫时间延长，细胞外间隙（ECV）值增高
    E. 晚期钆增强提示心肌局部延迟强化

【解析】2009 年，JACC 专家小组发表了 CMR 诊断心肌炎的"路易斯湖诊断标准"，即基于 T_2 加权成像、早期强化和延迟强化评估心肌水肿、心肌充血和心肌坏死或瘢痕，若同时出现 2 个或 2 个以上阳性表现，即可确诊心肌炎。近年来，随着 CMR 定量技术的发展，mapping 和 ECV（extracellular volume fraction）技术脱颖而出，已有许多研究证实心脏磁共振 mapping 技术可以提高 CMR 在评估心肌炎中的应用价值。因此，JACC 专家小组在 2018 年更新了临床疑似心肌炎症患者的 CMR 诊断标准，新的诊断标准去除了早期强化这一主要诊断标准，并将 mapping 技术和 ECV 纳入了主要诊断标准。新的"路易斯湖诊断标准"包括主要诊断标准和支持性诊断标准。主要诊断标准有两点。①以 T_2 为基础的心肌水肿指标：T_2 加权成像出现局限性或弥漫性信号增高（心肌与骨骼肌 SI 比值≥2.0），或 T_2 弛豫时间延长；②以 T_1 为基础的心肌损伤指标：T_1 弛豫时间延长、ECV 值增高，或出现按非缺

血性模式分布的 LGE。支持性诊断标准包括心包积液、心包 T_1 或 T_2 值增高、心包延迟强化和电影序列发现心功能不全。

17. 根据 2018 年"路易斯湖诊断标准"，提示心肌炎急性期心肌水肿的主要心脏磁共振表现为
    A. T_2 加权成像（T_2WI）出现心肌局部或弥漫性信号增高
    B. 早期钆增强出现心肌局部或弥漫性早期强化
    C. T_2 mapping 成像出现心肌局部或弥漫性 T_2 弛豫时间延长
    D. 电影图像显示心肌运动减弱
    E. 晚期钆增强出现心肌局部延迟强化

【解析】根据 2018 年更新的"路易斯湖诊断标准"，T_2 加权成像出现局限性或弥漫性信号增高（心肌与骨骼肌 SI 比值≥2.0），或 T_2 mapping 成像出现 T_2 弛豫时间延长，可提示心肌水肿，心肌水肿是心肌炎急性期主要病理表现。早期钆增强出现心肌局部或弥漫性早期强化为心肌充血及毛细血管渗漏的表现。2018 年更新的"路易斯湖诊断标准"中没有包括早期钆增强。晚期钆增强出现心肌局部延迟强化、T_1 mapping 成像出现心肌局部或弥漫性 T_1 弛豫时间延长，细胞外间隙（ECV）值增高也是心肌损伤的主要表现。

18. 缩窄性心包炎的病因包括
    A. 心脏手术
    B. 慢性肾衰竭
    C. 结缔组织病
    D. 结核等感染性疾病
    E. 放射治疗

【解析】缩窄性心包炎是由各种原因引起的心包增厚、粘连，纤维化和 / 或钙化，压迫心脏，导致心脏舒张期充盈受限而产生

答案：　16. BD　17. AC　18. ABCDE

的一系列循环障碍疾病,可伴或不伴心包积液。病因包括:结核、化脓等感染性疾病,外伤或心脏手术等创伤性疾病,胸部肿瘤患者放射治疗,尿毒症等慢性肾衰竭,风湿免疫性疾病等。

19. 以下关于白塞病血管病变,描述正确的是
    A. 冠状动脉瘤
    B. 肺动脉瘤
    C. 主动脉瘤
    D. 血栓性静脉炎
    E. 主动脉缩窄

【解析】白塞病累及心血管是患者的主要死亡原因,可直接侵犯大动脉和中动脉,以淋巴细胞、浆细胞浸润,弹力纤维破坏性动脉炎为特点,引起主动脉、冠状动脉、肺动脉多发游走性动脉瘤,也可并发血栓性静脉炎。

20. 主动脉瘤趋向破裂或破裂的 CT 影像学表现包括
    A. 腹膜后高密度渗出
    B. 主动脉附壁充盈缺损
    C. 主动脉披挂征
    D. 主动脉壁钙化环连续性中断
    E. 主动脉对比剂外渗

【解析】主动脉附壁充盈缺损可见于附壁血栓或粥样硬化斑块,非主动脉瘤趋向破裂或破裂征象。其余征象均提示主动脉周围血肿形成和主动脉外膜完整性中断,均为趋向破裂或破裂的影像学表现。

21. 患者男,51 岁。既往高血压 16 年,血压最高达 210/160mmHg。超声提示腹主动脉异常。DSA 如图 6-10 所示。下列描述与影像相符的有
    A. 腹主动脉瘤样扩张

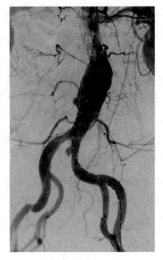

图 6-10　患者腹部血管造影图像

    B. 腹主动脉粥样硬化
    C. 双侧髂血管未见异常
    D. 双侧髂外动脉多发狭窄、局部闭塞
    E. 左侧髂总动脉起始部溃疡

【解析】血管造影显示肾下腹主动脉瘤样扩张,管壁凹凸不平,局部可见溃疡形成;右侧髂总动脉起始部可见溃疡形成,左髂总动脉起始部轻度狭窄,余双侧髂内外动脉充盈良好,未见明显狭窄及扩张征象。

22. 提示恶性心脏肿瘤的特征是
    A. 肿瘤基底为宽基底
    B. 肿瘤弥漫性生长,累及多个心腔
    C. 肿瘤多位于心腔,左心房多见
    D. 肿瘤信号混杂,可见囊变、出血信号
    E. 肿瘤明显强化,强化不均

【解析】良性心脏肿瘤病程缓慢,好发于心腔,左心房最多,多为局限性生长,可单发或多发,形态规则,基底窄或可见瘤蒂,MRI 呈均匀或高低混杂信号,增强扫描轻度或均匀强化,无浸润性。恶性心脏肿瘤进展迅速,好发部位无明显特异性,右心系统稍多,多弥漫性生长,累及多个心腔,肿

答案: 19. ABCD 20. ACDE 21. ABE 22. ABDE

瘤大,形态不规则,多为宽基底,MRI 信号混杂,常伴囊变、坏死,增强扫描呈明显不均匀强化,浸润性生长,易累及心脏瓣膜和大血管。

三、共用题干单选题

(1~3 题共用题干)

患者男,61 岁。劳累后胸痛 1 个月余。

1. 冠状动脉 CTA 图像如图 6-11 所示(由左至右依次为前降支和回旋支),对该患者的诊断为
   A. 冠状动脉粥样硬化,前降支中段、远段重度狭窄,回旋支多发轻度狭窄
   B. 冠状动脉粥样硬化,前降支中段、远段重度狭窄,回旋支多发中度狭窄
   C. 冠状动脉粥样硬化,前降支中段、远段中度狭窄,回旋支多发轻度狭窄
   D. 冠状动脉粥样硬化,前降支中段、远段中度狭窄,回旋支多发中度狭窄
   E. 冠状动脉粥样硬化,前降支中段、远段重度狭窄,回旋支远段完全闭塞
   【解析】该患者冠状动脉 CTA 显示前降支中段和远段多处非钙化斑块形成,管腔重

度狭窄(均 >70%),回旋支近段非钙化斑块伴轻度狭窄,远段管腔内未见对比剂充盈,提示完全闭塞。

2. 对该患者进一步行心脏磁共振增强检查,负荷首过灌注与钆延迟增强(LGE)图像如图 6-12 所示,该患者的影像学表现为
   A. 左室前壁心肌缺血,相应节段 LGE(+)
   B. 左室前壁心肌缺血,相应节段 LGE(-)
   C. 左室侧壁心肌缺血,相应节段 LGE(+)
   D. 左室侧壁心肌缺血,相应节段 LGE(-)
   E. 左室前壁及侧壁心肌缺血,相应节段 LGE(+)
   【解析】短轴位负荷首过灌注图像可见左室侧壁中间段低信号,提示心肌血流灌注降低。该节段在短轴位 LGE 图像上,可见高信号延迟强化区域,范围基本和缺血区相匹配。

3. 根据上述影像学表现,提示
   A. 前降支供血区心内膜下心肌梗死
   B. 前降支供血区透壁性心肌梗死
   C. 右冠状动脉供血区透壁性心肌梗死

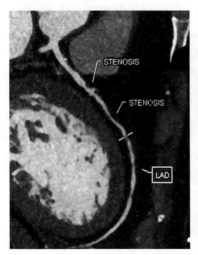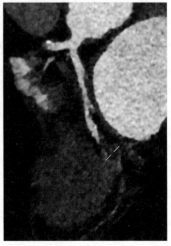

图 6-11 患者冠状动脉 CTA 图像

答案:1. E 2. C 3. D

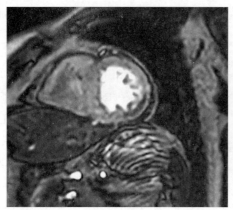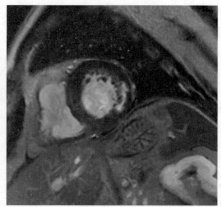

图 6-12　患者心脏负荷首过灌注与 LGE 图像

D. 回旋支供血区透壁性心肌梗死

E. 回旋支供血区心内膜下心肌梗死

【解析】LGE 阳性区位于左室侧壁,为回旋支供血区。LGE(+)提示存在心肌瘢痕,如延迟强化累及范围超过心肌厚度的 50%,则认为是透壁性心肌梗死,反之则为心内膜下心肌梗死。透壁性心肌梗死与远期心血管不良事件相关。

(4~6 题共用题干)

患者男,45 岁。近 3 个月明显感觉乏力、心绞痛、爬楼梯后呼吸困难。行超声心动图检查,发现二尖瓣瓣口面积约 1.0cm²,二尖瓣瓣叶粘连、增厚,主动脉瓣轻度增厚,收缩期二尖瓣区可见高速血流束,舒张期左室流出道可见少许血流回声。

4. 对该患者的诊断可能为

A. 二尖瓣狭窄

B. 主动脉瓣狭窄

C. 主动脉瓣关闭不全

D. 二尖瓣狭窄合并主动脉瓣狭窄

E. 二尖瓣狭窄合并主动脉关闭不全

【解析】患者慢性病程,超声心动图提示二尖瓣瓣口面积约 1.0cm²,二尖瓣瓣叶粘连、增厚,收缩期二尖瓣区可见高速血流

束,为典型二尖瓣狭窄表现;舒张期主动脉瓣区可见少许血流自主动脉反流至左心室,可诊断主动脉瓣关闭不全;因此该患者诊断为心脏联合瓣膜病:二尖瓣狭窄合并主动脉关闭不全。

5. 若对患者行后前位 X 线胸片检查,以下表现**最不可能**出现的是

A. 心尖圆隆上翘

B. 相反搏动点上移

C. 肺动脉段突出

D. 肺野透亮度降低,肋膈角区可见垂直于侧胸壁的横行短细线状影

E. 右心缘双房影

【解析】患者慢性病程,二尖瓣瓣口面积约 1.0cm²,提示重度二尖瓣狭窄,可出现:①左心房增大,表现为右心缘双房影,左心缘病理性第三弓以及气管开叉角增大;②右心室增大,表现为心尖圆隆上翘,右心缘突出,肺动脉段膨突;③肺静脉淤血,表现为双肺上叶纹理增粗而下叶纹理相对较细,血管影边缘不清或稍呈网格状;肺间质水肿表现为肺野透亮度降低,进一步发展可出现间隔线,最常见的为 Kerley B 线,为多见于肋膈角区的垂直于侧胸壁的横行短细

线状影。单独主动脉瓣关闭不全时易出现左心室增大,当合并二尖瓣狭窄时,左心室的扩张延缓,因此该患者最不可能出现的表现为左心室扩张,相反搏动点上移是左心室扩张的 X 线表现。

6. 若对该患者行人工瓣膜置换术后,常规进行超声心动图随访,评估的项目**不包括**

　　A. 人工瓣膜位置、形态

　　B. 瓣口血流情况

　　C. 心腔大小、形态及心功能

　　D. 左心房内有无血栓

　　E. 冠状动脉情况

【解析】超声心动图对冠状动脉评估价值不大。

　　(7～8 题共用题干)

　　患儿男,6 岁。呼吸急促,发育迟缓。CTA 图像如图 6-13 所示。

7. 对该患者的主要诊断为

　　A. 肺动脉狭窄

　　B. 肺动脉高压

　　C. 完全型肺静脉异位引流

　　D. 部分型肺静脉异位引流

　　E. 主动脉缩窄

【解析】肺静脉异位引流又称为肺静脉畸形连接,是指部分或所有肺静脉未能与左心房连接,而是直接或通过体静脉系统与右心房连接,分为部分型肺静脉异位引流和完全型肺静脉异位引流。本例患者左、右肺静脉共干通过垂直静脉汇入左头臂静脉,进而汇入上腔静脉、右心房,故为完全型肺静脉异位引流。

8. 根据图 6-13 所示,患者所属的病变分型是

　　A. 心内型　　　　　B. 心外型

　　C. 心上型　　　　　D. 心下型

　　E. 混合型

【解析】完全型肺静脉异位引流根据回流部位分为 4 型:①心上型,左、右肺静脉汇合成一支共干引流入垂直静脉,经左无名静脉、右上腔静脉至右心房,此型最多见;②心下型,左、右肺静脉共干经横膈引流入下腔静脉、肝门静脉或肝静脉,此型多因回流受阻致肺静脉高压;③心内型,左、右肺静脉全部直接引流至右心房或冠状静脉窦;④混合型,全部肺静脉引流入上腔静脉、下腔静脉和 / 或直接引流至右心房、冠状静脉窦。

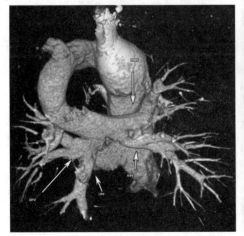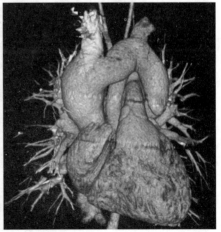

图 6-13　患者肺部 CTA 图像

答案: 6. E 7. C 8. C

（9～10题共用题干）

患者女，40岁。近1个月来出现进行性胸闷、气促就诊。查体发现心影向两侧扩大，心音减弱，脉压减小。

9. X线胸片如图6-14所示，对该患者首先考虑为

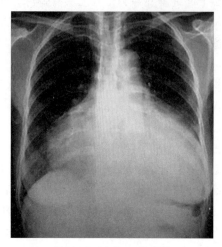

图6-14　患者X线胸片

A. 心脏肿瘤　　　　B. 纵隔肿瘤
C. 心包积液　　　　D. 风湿性心脏病
E. 先天性心脏病

【解析】心脏轮廓明显扩大，两侧边缘下垂，呈烧瓶状，是大量心包积液典型表现。少量心包积液在平片上常不可见。通常需要超过200ml的心包积液才能在X线片上表现出来。

10. 为利于确诊首先应做的检查是
　　A. 心电图　　　　　B. 胸部CT
　　C. 心包活检　　　　D. 胸腔穿刺
　　E. 超声心动图

【解析】超声心动图是诊断心包积液、评估液体量及积液对血流动力学影响的首选检查方法。当心包积液超过50ml时，经胸超声心动图即可识别心包层的无回声分离。患者呈仰卧位时，积液首先出现在后方。

（11～12题共用题干）

患者男，68岁。后背隐痛不适2周。

11. 主动脉CTA图像如图6-15所示，对该患者最有可能的诊断是
　　A. 主动脉瘤
　　B. 主动脉夹层
　　C. 主动脉壁内血肿

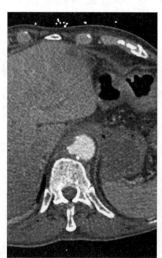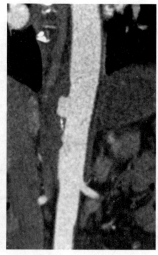

图6-15　患者主动脉CTA图像

答案：　9. C　10. E　11. D

D. 主动脉穿透性溃疡

E. 大动脉炎

【解析】该患者的 CTA 图像提示胸腹主动脉交界处管腔增宽，局部可见囊袋状对比剂充盈，向腔外凸出，呈"龛影"样改变，周围可见低密度粥样硬化斑块，是典型的主动脉穿透性溃疡表现。

12. 以下关于主动脉穿透性溃疡，描述**错误**的是

　　A. 主动脉穿透性溃疡侵蚀突破内膜和中膜弹力板

　　B. 主动脉穿透性溃疡可导致壁内血肿

　　C. 主动脉穿透性溃疡不会引起主动脉夹层

　　D. 急性主动脉综合征包括主动脉穿透性溃疡

　　E. 主动脉穿透性溃疡可继发假性动脉瘤

【解析】主动脉穿透性溃疡属于急性主动脉综合征其中之一，溃疡侵蚀突破内膜和中膜弹力板，可导致壁内血肿和主动脉夹层。如溃疡进一步穿透外膜，可引起假性动脉瘤和急性破溃出血。

（13～14 题共用题干）

患儿男，10 岁。因肺炎入院，入院后突发胸痛、咯血症状。

13. 进一步行 CTA 检查，如图 6-16 所示，应考虑的疾病是

　　A. 右肺炎

　　B. 肺隔离症

　　C. 肺脓肿

　　D. 右肺动脉栓塞

　　E. 右肺动静脉瘘

【解析】CTA 示右肺动脉部分分支内见低密度充盈缺损，诊断肺动脉栓塞，同时伴有左肺上叶炎症。

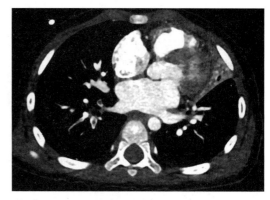

图 6-16　患者肺部 CTA 图像

14. 该疾病的 CT 直接征象**不包括**

　　A. 轨道征

　　B. 偏心性充盈缺损

　　C. 附壁环形充盈缺损

　　D. 残根征

　　E. 马赛克征

【解析】肺栓塞的 CT 直接征象包括肺动脉内充盈缺损，间接征象包括马赛克征、胸腔积液、心包积液等。

（15～16 题共用题干）

患者男，66 岁。因左侧腰痛就诊。患者 1 天前进行了左肾脏病变活检。图 6-17 分别为增强 CT 皮质期、实质期及排泄期图像。

15. 对该患者最可能的诊断是

　　A. 对比剂外渗　　B. 包膜下血肿

　　C. 假性动脉瘤　　D. 真性动脉瘤

　　E. 肾肿瘤

【解析】假性动脉瘤是由外伤、肿瘤或炎症侵蚀等引起血液流入血管壁外的空间，也可见于医源性损伤（如血管造影、经皮穿刺或引流等）。假性动脉瘤是因动脉壁部分破裂形成的由血管周围组织、血凝块、纤维化成分以及未完全破裂的血管壁组成的病变。假性动脉瘤与真性动脉瘤的区别在于真性动脉瘤三层血管壁完好无损，表现为

答案：　12. C　13. D　14. E　15. C

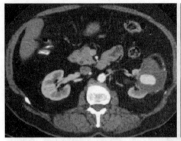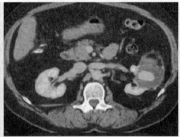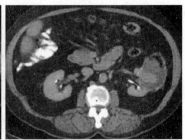

图6-17　患者肾脏增强CT皮质期、实质期及排泄期图像

梭形管腔扩张，瘤壁与邻近正常的动脉壁延续，而假性动脉瘤表现为动脉壁外软组织包绕。由于假性动脉瘤的动脉壁不完整，故破裂风险更大，因此，需要立即干预。内脏假性动脉瘤较内脏动脉瘤常见，尤其是有外伤或手术史的患者更常见。

16. 非创伤性腹部内脏动脉瘤常发生在
    A. 肝动脉
    B. 腹腔干
    C. 肠系膜上动脉
    D. 脾动脉
    E. 肾动脉
【解析】脾动脉瘤是最常见的腹部内脏动脉瘤，占腹部内脏动脉瘤的60%～80%，女性多于男性，比例为4∶1。病因为动脉硬化及感染，其形成与多次妊娠、门静脉高压及动脉纤维发育不良等因素有关。其次为腹腔干、肝动脉、肾动脉及肠系膜上动脉。

（17～18题共用题干）
患儿女，10个月。近1个月频繁哭闹，偶见抽搐，面部可见多发红斑。超声心动图检查发现室间隔增厚，心肌内可见多发结节状强回声团块，边界清楚，回声均匀，邻近心肌运动未见明显异常，未见心包积液。
17. 对该患儿最可能的诊断为
    A. 畸胎瘤

B. 黏液瘤
C. 脂肪瘤
D. 横纹肌瘤
E. 乳头状弹力纤维瘤
【解析】横纹肌瘤为婴幼儿最常见的良性肿瘤，好发于室间隔或心室肌壁，常表现为多发结节状占位。畸胎瘤多发生于心包腔内，回声不均，常伴有心包积液，心室腔受压缩小，舒张受限，收缩无力。黏液瘤好发于心腔，左心房最常见，为带蒂肿瘤，随心脏周期运动。脂肪瘤多发生于心包腔，为均匀低回声。乳头状弹力纤维瘤好发于中老年人，常发生于心脏瓣膜，带蒂附着于心脏瓣膜，随心动周期运动。

18. 对患儿完善腹部CT检查发现双肾可见多发大小不等的肿块，位于肾轮廓表面，局部突出于肾轮廓外，密度不均匀，内可见多发脂肪密度影及钙化灶，对该患者可诊断为
    A. 结节性硬化
    B. 多发性硬化
    C. 神经纤维瘤病
    D. VHL综合征
    E. Sturge-Weber综合征
【解析】结节性硬化是一种神经皮肤综合征，明确诊断需满足2个主要标准或1个主要和1个次要标准。主要标准包括：面

部血管纤维瘤、前额斑、甲下纤维瘤、≥3 个黑色素斑、绿皮斑、多发视网膜结节样错构瘤、皮层结节、室管膜下结节、巨细胞星形细胞瘤、心脏横纹肌瘤、淋巴管肌瘤、肾错构瘤。次要标准包括：牙釉质斑、错构瘤性直肠息肉、骨囊肿、脑白质放射状移行线（>3 个）、齿龈纤维瘤、非肾错构瘤、视网膜色素脱失斑、多发肾囊肿。该患儿腹部 CT 提示双肾多发错构瘤，满足 3 个主要标准，包括面部血管纤维瘤、心脏横纹肌瘤和多发肾错构瘤，可诊断为结节性硬化。

（19～22 题共用题干）

患者男，68 岁。胸闷气促 3 个月、加重 1 周。肌钙蛋白轻度升高，心电图提示窦性心动过速。超声心动图提示左心室扩大、整体收缩运动减弱。

19. 为排除缺血性心脏病导致的心功能不全，以下最应首先进行的检查为
    A. 胸部 X 线检查
    B. 冠状动脉 CTA
    C. 心脏磁共振增强
    D. 核素心肌灌注成像
    E. 冠状动脉造影

【解析】冠状动脉 CTA 是目前无创性影像学检查方法中最适合评价冠状动脉解剖的手段。与有创性造影相比，CTA 对排除阻塞性冠状动脉狭窄具有极高的阴性预测价值。

20. 对该患者行冠状动脉 CTA 检查后，未提示显著狭窄，则后续应进行的检查为
    A. 胸部 X 线检查
    B. 心脏磁共振平扫
    C. 心脏磁共振增强
    D. 核素心肌灌注成像
    E. 冠状动脉造影

【解析】患者以左心功能不全为主要表现，冠状动脉 CTA 未见显著狭窄则排除缺血性心脏病的病因。下一步需进行心脏磁共振增强检查，对心肌组织学特征进行评价，以明确心功能不全病因。

21. 假设对该患者行心脏磁共振增强，图像如图 6-18 所示，以下关于影像学表现，描述**错误**的是
    A. 左室壁整体变薄
    B. 左心室心腔扩大
    C. 心包少量积液
    D. 左室心肌广泛心内膜下延迟强化
    E. 左室心肌广泛心外膜下和壁间延迟强化

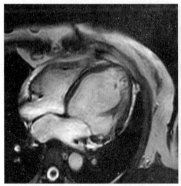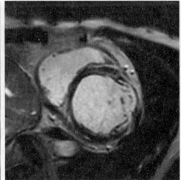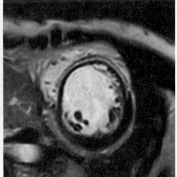

图 6-18 患者心脏磁共振增强扫描图像

答案： 19. B 20. C 21. D

【解析】该患者 SSFP 电影序列可见左心腔显著扩大、左室壁变薄,心包少量积液。LGE 序列可见左室心肌弥漫性心外膜下和壁间延迟强化,非血管供血节段分布。

22. 根据上述影像学表现,对该患者最有可能的诊断是
    A. 扩张型心肌病
    B. 缺血性心脏病
    C. Fabry 病
    D. 心肌淀粉样变性
    E. 应激性心肌病

【解析】扩张型心肌病的典型影像学表现为心室扩大、室壁变薄、运动减弱,延迟增强为心外膜下或中层线样强化,与冠状动脉多支病变导致的左心功能不全有区别(后者为心内膜下或透壁延迟强化)。

(23~26 题共用题干)
患者男,16 岁。2 周前因不洁饮食突发急性肠胃炎,治疗后好转。近 2 天出现心悸、胸痛等症状。心电图提示 ST 段抬高,T 波倒置,并可见病理性 Q 波。查心肌损伤标志物示血清肌钙蛋白轻度升高。

23. 该患者需排除心肌梗死导致的肌钙蛋白升高,应行的检查为
    A. 冠状动脉 CTA 检查
    B. 冠状动脉造影
    C. X 线胸片
    D. 心脏磁共振检查
    E. PET/CT 检查

【解析】冠状动脉 CTA 是目前无创性影像学检查方法中最适合评价冠状动脉解剖的手段。该患者为年轻男性,临床提示急性心肌炎可能、急性心肌梗死非首先考虑诊断,为排除后者,CTA 是最合适的影像学检查方法。

24. 对该患者行冠状动脉 CTA 检查未见明显异常,应进一步进行的检查是
    A. 心脏超声
    B. 心内膜心肌活检
    C. X 线胸片
    D. 心脏磁共振检查
    E. PET/CT 检查

【解析】患者为青少年男性,有急性胃肠道感染病史及心悸、胸痛等临床表现,心电图及心肌损伤标志物提示心肌损伤,符合临床可疑心肌炎诊断标准,建议行心脏磁共振检查对心肌组织学特征进行评估。心内膜心肌活检虽然是诊断心肌炎的金标准,但由于采样误差和可能出现心脏穿孔、心脏压塞、完全性房室传导阻滞甚至死亡等严重并发症,2013 年 ESC 指南推荐对病情稳定的可疑心肌炎患者先进行心脏磁共振检查,必要时再行心内膜心肌活检确诊;对于血流动力学不稳定或出现恶性心律失常的患者应优先行心内膜心肌活检确诊。

25. 假如对患者行心脏磁共振检查,T_2WI 示左心室基底段侧壁可见局部信号增高,晚期钆增强提示相应部位出现心外膜下斑片状延迟强化,以下情况最可能出现的是
    A. T_2WI 高信号范围与延迟强化范围相当
    B. T_2WI 高信号范围较延迟强化范围小
    C. T_2WI 高信号范围较延迟强化范围大
    D. 6 个月后心脏磁共振随访发现 T_2WI 高信号范围较前增大
    E. 6 个月后心脏磁共振随访发现延迟强化范围较前增大

【解析】T_2WI 示左心室基底段侧壁可见局部信号增高,提示心肌水肿;晚期钆增强提示相应部位出现心外膜下斑片状延迟强化,提示心肌损伤。一般来说,心肌损伤

的范围比心肌水肿的范围要小一些。该患者现处于心肌炎急性期，6个月后处于慢性期，心肌水肿较前吸收，T_2WI高信号范围较前缩小；心肌损伤分为可逆性和不可逆性损伤，若存在可逆性损伤，6个月后延迟强化范围可较前缩小。

26. 急性心肌炎的磁共振表现**不包括**
    A. T_2WI提示心肌水肿
    B. T_2 mapping 提示 T_2 值升高
    C. 左室收缩功能下降
    D. 心包积液
    E. 冠状动脉节段分布的心内膜下或透壁性延迟强化

【解析】急性心肌炎的磁共振表现包括心肌水肿（T_2WI信号增高、T_2 mapping 上 T_2 值升高）、左室收缩功能下降、肌壁间或心外膜下延迟强化、心包积液。冠状动脉节段分布的心内膜下或透壁性延迟强化提示急性心肌梗死。

（27～30题共用题干）
患者男，42岁。1个月前因咳嗽、咳痰入院行胸CT示支气管肺炎，治疗后好转，2天前出现胸痛、心悸、憋喘等症状，复查胸CT提示支气管肺炎较前好转。心电图示ST-T段改变，T波倒置。心肌损伤标志物示血清肌酸激酶同工酶及肌钙蛋白明显升高。

27. 对该患者下一步检查应首选
    A. 超声心动图
    B. 心血管造影
    C. 心脏磁共振
    D. PET/CT
    E. 主动脉CTA

【解析】由于超声心动图操作简单、快捷、价格低廉，可评估心脏形态、运动和功能，临床怀疑心血管疾病首选超声心动图检查。

28. 假设超声心动图提示间隔壁基底段至心尖段运动降低，左心室增大，左心室侧壁肌小梁增粗，左心功能降低，心包少量积液，应进一步进行的检查和排除的疾病分别是
    A. 心脏磁共振，扩张型心肌病
    B. 心脏磁共振，左心室心肌致密化不全
    C. 心脏磁共振，急性心肌梗死
    D. 冠状动脉CTA，急性心肌梗死
    E. PET/CT，急性心肌梗死

【解析】该患者为中青年男性，心电图及心肌损伤标志物均提示心肌损伤，根据临床路径，冠状动脉粥样硬化导致的急性心肌梗死为该年龄段较为常见的疾病，且冠状动脉CTA检查较心脏磁共振便宜、快捷，因此应行冠状动脉CTA检查除外由冠状动脉粥样硬化引起的急性心肌梗死。

29. 对该患者行冠状动脉CTA检查示冠状动脉未见明显异常，为明确诊断，首选的检查方法为
    A. 心脏磁共振
    B. PET/CT
    C. 心内膜心肌活检
    D. 主动脉CTA
    E. 心脏造影检查

【解析】心脏磁共振具有良好的组织学分辨率，可鉴别心肌炎和无冠状动脉阻塞引起的心肌梗死，因此应行心脏磁共振检查明确诊断。

30. 该患者明确为病毒性心肌炎诊断后，应采取的主要治疗方法**不包括**
    A. 对症治疗　　　B. 支持治疗
    C. 营养心肌治疗　　D. 抗病毒治疗
    E. 抗凝治疗

【解析】病毒性心肌炎没有特效疗法，

答案：26. E　27. A　28. D　29. A　30. E

临床上主要采用对症治疗和支持治疗，营养心肌治疗以增强患者自身抵抗力，确诊为病毒性心肌炎的患者可以进行抗病毒治疗。病毒性心肌炎的治疗方法不包括抗凝治疗。

四、案例分析题

【案例 1】患者男，56 岁。有高血压和高脂血症病史。活动后胸闷不适伴气促 2 个月余。心电图提示 ST 段压低。

第 1 问：对患者下一步应进行的检查是

  A. 胸部 X 线

  B. 胸部 CT 增强

  C. 冠状动脉 CTA

  D. 主动脉 CTA

  E. 肺动脉 CTA

  F. 心脏磁共振平扫

【解析】患者具有较为典型的稳定型心绞痛症状，且有多个冠心病相关危险因素。下一步需要明确有无冠状动脉阻塞性狭窄。冠状动脉 CTA 是目前评价心脏血管解剖的最佳无创性影像学方法，因此建议该患者行冠状动脉 CTA 检查。胸片、胸部 CT 增强无法对心脏血管进行诊断。该患者目前无肺动脉栓塞或急性主动脉综合征的临床表现，

不适合行肺动脉 CTA 和主动脉 CTA 检查。心脏磁共振平扫仅能评价心脏运动和大体形态，无法对心肌血流灌注作出诊断。

［提示］对患者行冠状动脉 CTA 检查，如图 6-19 所示。

第 2 问：根据冠状动脉 CTA 影像学表现，对该患者的诊断是

  A. 正常冠状动脉

  B. 右冠状动脉粥样硬化、近段轻微狭窄

  C. 右冠状动脉粥样硬化、近段轻度狭窄

  D. 右冠状动脉粥样硬化、近段中度狭窄

  E. 右冠状动脉粥样硬化、近段重度狭窄

  F. 右冠状动脉粥样硬化、近段闭塞

【解析】该患者右冠状动脉近段和中段可见多发非钙化和混合性斑块形成。根据狭窄程度的诊断标准，0%～24% 为轻微狭窄、25%～49% 为轻度狭窄、50%～69% 为中度狭窄、70%～99% 为重度狭窄、100% 为完全闭塞。该患者近段病变狭窄程度 >70%，因此为重度狭窄。

第 3 问：假设该患者的左冠状动脉无显著狭窄，则其 CAD-RADS 分级是

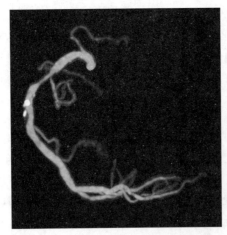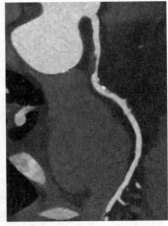

图 6-19　患者冠状动脉 CTA 图像

A. CAD-RADS 0

B. CAD-RADS 1

C. CAD-RADS 2

D. CAD-RADS 3

E. CAD-RADS 4A

F. CAD-RADS 4B

G. CAD-RADS 5

【解析】CAD-RADS 分级是以 3 支冠状动脉及其主要分支血管（直径≥1.5mm）中狭窄程度最重的病变作为评价标准，对患者的冠状动脉狭窄严重度进行基于患者的半定量评分。CAD-RADS 0 为正常冠状动脉；CAD-RADS 1 对应最重病变为轻微狭窄；CAD-RADS 2 对应最重病变为轻度狭窄；CAD-RADS 3 对应最重病变为中度狭窄；CAD-RADS 4A 对应最重病变为重度狭窄；CAD-RADS 4B 对应左主干中度及以上狭窄，或三支血管重度狭窄；CAD-RADS 5 对应最重病变为完全闭塞。

第 4 问：基于上述表现，以下说法正确的是

A. 对该患者应进一步行有创性冠状动脉造影检查

B. 该患者右冠状动脉近段斑块负荷重、存在正性重构，提示斑块具有不稳定性

C. 对该患者不必进行进一步检查

D. 该患者病变狭窄程度可能被冠状动脉CTA 高估

E. 该患者右冠状动脉近段病变以混合型斑块为主

F. 该患者胸痛症状与右冠状动脉近段狭窄相关可能大

【解析】该患者为右冠状动脉近段重度狭窄，且存在稳定型心绞痛症状，认为两者存在直接相关性可能大。CT 影像学表现提示病变为非钙化斑块，存在较明显的正性重构，且斑块负荷重，提示斑块具有不稳定

性。因此，对该患者需进一步行冠状动脉造影检查，以及再血管化治疗。非钙化斑块的狭窄程度分析，在 CT 和造影之间具有良好的一致性。弥漫性钙化病变易导致对狭窄程度的高估。

【案例 2】患者女，70 岁。1 年前因升主动脉瘤行主动脉瓣置换术，近 1 个月持续性发热，最高温度 38.5℃，伴寒战，突发胸痛、咯血及呼吸困难入院，查血提示 D- 二聚体明显升高，超声心动图检查提示人工瓣膜周围可见絮状赘生物。

第 1 问：对该患者完善胸部 CT 平扫检查如图 6-20 所示，应考虑的疾病是

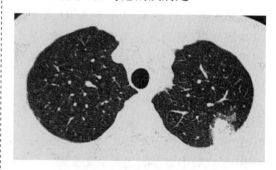

图 6-20　患者胸部 CT 平扫图像

A. 肺脓肿 　　　　B. 大叶性肺炎

C. 肺结核 　　　　D. 小叶性肺炎

E. 肺梗死 　　　　F. 肺癌

【解析】该患者 D- 二聚体明显升高，胸部 CT 平扫提示胸膜下楔形实变影，边界清楚，可见晕征，结合典型临床表现（胸痛、咯血及呼吸困难），高度提示肺动脉栓塞导致的肺梗死。

第 2 问：对该患者最可能的诊断为

A. 人工瓣膜开裂

B. 感染性心内膜炎

C. 二尖瓣关闭不全

D. 主动脉瓣关闭不全

E. 风湿性心脏病

F. 急性心肌炎

【解析】该患者有人工瓣膜置换史，满足1项主要诊断标准（超声心动图提示人工瓣膜周围可见絮状赘生物）及2项次要诊断标准（发热、寒战；肺动脉栓塞），因此该患者高度怀疑感染性心内膜炎。

第3问：为明确诊断，对该患者下一步应进行的检查是

A. 心脏 CT 增强　　B. 主动脉 CTA

C. 心脏 MRI　　　　D. 血培养

E. PET/CT　　　　　F. 心脏超声

【解析】血培养阳性为感染性心内膜炎的另一主要诊断标准。CT 和 MRI 主要是对心脏结构、瓣膜形态及有无赘生物、有无瓣周脓肿进行评估，主动脉 CTA 主要观察主动脉及其分支有无远端动脉栓塞。

第4问：关于肺梗死，以下说法正确的是

A. 多位于胸膜下

B. 呈胸膜面宽基底的楔形实变影

C. 以肺门旁分布为主

D. 早期可见驼峰征

E. 吸收期可见冰山融解征

F. 肺梗死灶往往持续存在、不易吸收

【解析】肺梗死表现为胸膜下楔形实变影，其底部宽基于胸膜面，呈"驼峰样"改变（Hampton 驼峰征），相应供血肺动脉内可见充盈缺损。驼峰征见于肺梗死引起的肺泡壁坏死伴肺泡出血的2天内。在吸收期，肺梗死灶可出现另一个征象，即冰山融解征（melting iceberg sign），表现为实变影周缘模糊，自外周起体积缩小，类似冰块融解。

【案例3】患儿女，8个月。哭闹后口唇明显发绀，查体发现心脏杂音。

第1问：对患儿应首选进行的影像学检查是

A. 胸部 X 线

B. 心脏超声

C. 冠状动脉 CTA

D. 心脏大血管 CTA

E. 心脏大血管 MRA

F. 核素心肌灌注成像

【解析】患儿哭闹后口唇明显发绀，查体发现心脏杂音，首先考虑先天性心脏病，心脏超声无创无辐射，结合多普勒技术，在显示心脏结构畸形方面，尤其是血流动力学方面具有极大优势，为先天性心血管病首选的检查方法。

第2问：对患儿行心脏检查后，发现同时存在心内结构、心外大血管结构异常，为进一步明确患者心外大血管及冠状动脉解剖情况，对患儿下一步应进行的影像学检查是

A. 胸部 X 线

B. 心脏超声

C. 心脏大血管 CTA

D. 心脏大血管 MRA

E. 核素心肌灌注成像

F. 冠状动脉造影

【解析】心脏超声因小儿透声窗的限制，对心外大血管畸形、冠状动脉及周围侧支循环的显示准确性受到一定影响；磁共振成像操作复杂，检查费时，对于婴幼儿多需要在麻醉状态下完成，且对患儿的心率及心律有较严格的要求，同时对小儿冠状动脉显示具有一定的局限性。心脏大血管 CTA 具有扫描时间短、扫描范围大、时间和空间分辨率高、无创、便捷等特点，可以同时显示心内外结构畸形，尤其对于心外大血管、冠状动脉及侧支循环的显示具有很大优势，故适合本例患者进一步的检查。

答案：　3. D　4. ABDE　【案例3】1. B　2. C

第3问：对该患儿行心脏大血管 CTA 检查后，图像显示如图 6-21 所示，患者的影像表现包括

A. 房间隔缺损

B. 主动脉骑跨

C. 肺动脉闭锁

D. 右室流出道狭窄

E. 室间隔缺损

F. 升主动脉瘤

【解析】左图显示室间隔缺损、主动脉骑跨、右心室壁肥厚；右图显示右室流出道狭窄。

第4问：对该患儿最终诊断为

A. 法洛四联症　　　B. 右室双出口

C. 永存动脉干　　　D. 肺动脉闭锁

E. 大动脉转位　　　F. 主动脉缩窄

【解析】肺动脉狭窄、室间隔缺损、主动脉骑跨及继发性右心室肥厚是法洛四症的四种畸形。

【案例4】患者男，36 岁。活动后胸闷、气短 4 年，既往晕厥 1 次。

第1问：对该患者行冠状动脉 CTA 检查，如图 6-22 所示，对其诊断为

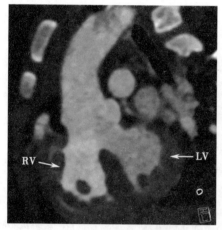
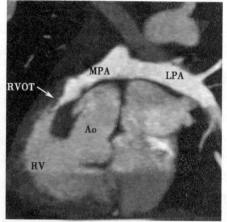

图 6-21　患者心脏大血管 CTA 图像

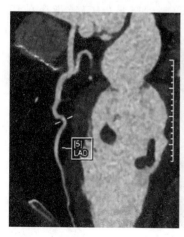
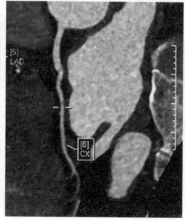
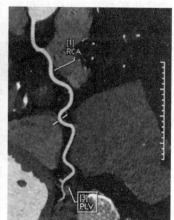

图 6-22　患者心脏大血管 CTA 图像

答案： 3. BDE　4. A 【案例4】1. A

A. 正常冠状动脉

B. 冠状动脉粥样硬化，前降支近段轻度狭窄

C. 冠状动脉粥样硬化，回旋支近段轻度狭窄

D. 冠状动脉粥样硬化，右冠状动脉近段轻度狭窄

E. 前降支中段心肌桥

F. CTA 图像伪影大、无法诊断

【解析】左右冠状动脉的曲面重建图像显示 3 支血管管壁光滑，未见明显粥样硬化斑块形成，管腔未见明显狭窄，未见明显起源或走行异常，为正常冠状动脉表现。

第 2 问：该患者超声心动图结果提示左心室心肌非对称性肥厚，左室流出道压差 36mmHg，二尖瓣反流。为进一步明确诊断，后续应首选的检查是

A. 胸部 X 线

B. 心脏磁共振平扫

C. 心脏磁共振增强

D. SPECT 心肌灌注成像

E. PET 心肌活性成像

F. 冠状动脉造影

【解析】当超声心动图提示室间隔心肌肥厚伴有左室流出道梗阻时，需要明确心肌

肥厚的组织学特征和病因。此时，心脏磁共振增强是非常有价值的辅助诊断手段，可对心功能、心肌血流灌注和心肌组织学特征进行定量分析，有助于明确病因，并指导治疗。

［提示］对患者进一步行心脏磁共振增强检查，如图 6-23 所示。

第 3 问：主要的影像学表现包括

A. 室间隔及心尖部心肌肥厚

B. 左心室扩大

C. 左室侧壁肥厚

D. 左侧前壁、室间隔壁间及心外膜下延迟强化

E. 左侧前壁、室间隔心内膜下延迟强化

F. 心包积液

【解析】SSFP 电影序列四腔心显示室间隔及心尖部心肌非对称性肥厚。短轴位 LGE 显示左侧前壁、室间隔壁间及心外膜下延迟强化，以右室插入点处为著。

第 4 问：根据上述影像学表现，对该患者最有可能的诊断是

A. 肥厚型心肌病　　B. 缺血性心脏病

C. Fabry 病　　　　D. 心肌淀粉样变性

E. 缩窄性心包炎　　F. 扩张型心肌病

【解析】肥厚型心肌病（HCM）指存在左

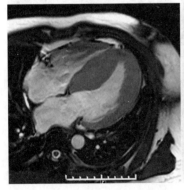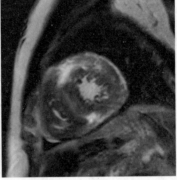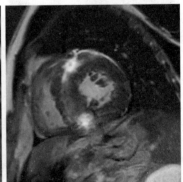

图 6-23　患者心脏磁共振增强图像

答案：2. C　3. AD　4. A

室壁肥厚（舒张末期厚度≥15mm），且排除其他可导致心肌肥厚（如高血压、主动脉瓣狭窄、心肌淀粉样变性等）的疾患。根据心肌肥厚的解剖特征，HCM 可分为室间隔型、中部型、心尖型和对称型。HCM 的心脏磁共振表现除心肌肥厚外，还可显示疾病的两大病理特征，即微循环障碍和心肌纤维化。前者表现为负荷首过灌注的低信号区，后者则表现为壁间为主或弥漫性的延迟强化区域。

【案例5】患者男，62 岁。有高血压病史。胸闷 1 年，呈持续性发作，运动后加剧，休息后缓解。经医生查体发现，患者颈静脉怒张，肝颈静脉回流征可疑阳性。心电图提示左室低电压。

第 1 问：对该患者目前诊断首选的影像学方法为

A. X 线胸片
B. 冠状动脉 CTA
C. 心脏磁共振增强
D. 超声心动图
E. 核素心肌灌注成像
F. 冠状动脉造影

【解析】该患者以心力衰竭为主要临床表现，根据目前国内与国际心力衰竭诊治专家共识推荐，首选超声心动图评价心脏功能。

第 2 问：患者行心脏超声检查提示双侧心房显著扩大，左室舒张功能减退。为明确诊断，后续应首选的检查是

A. 冠状动脉 CTA
B. 心脏磁共振平扫
C. 心脏磁共振增强
D. SPECT 心肌灌注成像
E. PET 心肌活性成像
F. 冠状动脉造影

【解析】当超声心动图无法明确心力衰竭的病因时，心脏磁共振增强是非常有价值的辅助诊断工具，可对心功能、心肌血流灌注和心肌组织学特征进行定量分析，有助于明确心力衰竭的病因，并指导治疗。

第 3 问：对患者进一步行心脏磁共振增强检查，如图 6-24 所示，则主要的影像学表现包括

A. 双侧心房扩大
B. 双侧心室扩大
C. 心包少量积液，双侧胸腔少量积液
D. 左室壁弥漫性粉尘样延迟强化
E. 右室壁延迟强化
F. 双侧心房壁延迟强化

【解析】SSFP 电影序列四腔心可见双侧心房显著扩大，双侧心室壁增厚，心包少量积液，双侧胸腔少量积液。LGE 短轴位可

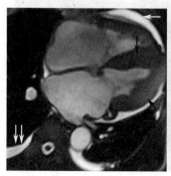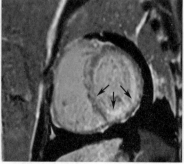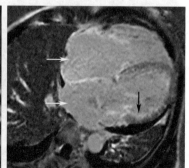

图 6-24 患者心脏磁共振增强图像

答案：【案例5】1. D 2. C 3. ACDEF

见左室壁弥漫性粉尘样延迟强化，LGE 四腔心可见延迟强化区域累及右心室及双侧心房。

第 4 问：根据上述影像学表现，对该患者最有可能的诊断是

    A. 肥厚型心肌病

    B. 缺血性心脏病

    C. Fabry 病

    D. 心肌淀粉样变性

    E. 缩窄性心包炎

    F. 扩张型心肌病

【解析】心肌淀粉样变性是由于不同类型的淀粉样蛋白物质沉积于心肌细胞外间质，其中免疫球蛋白轻链型最常见。由于心肌僵硬度增加、顺应性下降，临床症状表现为心室舒张功能不全为主的限制型心肌病，可见心室壁增厚、心房继发性扩大。心肌淀粉样变性具有特征性的 LGE 表现，可见左室心肌弥漫性粉尘样延迟强化，同时可累及右室壁和心房壁。

【案例 6】患者女，69 岁。突发胸背部撕裂样疼痛 2 小时。急诊心电图正常，心肌酶谱正常。

第 1 问：下一步应该进行的检查为

    A. 胸部 X 线

    B. 胸部 CT 平扫

    C. 主动脉 CTA

    D. 心脏磁共振增强

    E. 核素心肌灌注显像

    F. 冠状动脉造影

【解析】患者临床表现为典型的急性主动脉综合征，在排除心源性病因后，首先应行主动脉 CTA 明确是否存在主动脉病变。

第 2 问：对患者行主动脉 CTA 检查，如图 6-25 所示，对其诊断应为

    A. 主动脉夹层，Stanford A 型

    B. 主动脉夹层，Stanford B 型

    C. 主动脉壁内血肿，Stanford A 型

    D. 主动脉壁内血肿，Stanford B 型

    E. 主动脉粥样硬化

    F. 心包积血

【解析】该患者平扫图像可见升主动脉扩张、偏心性新月形高密度影，肺动脉干周围亦可见高密度影（提示心包隐窝内积血）。CTA 图像未显示明确的主动脉内膜破口、未见对比剂进入假腔内。

第 3 问：主动脉壁内血肿的临床转归包括

    A. 血肿吸收

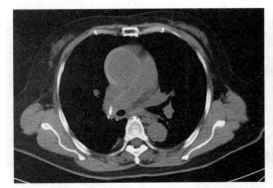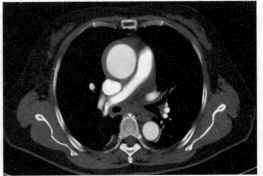

图 6-25　患者主动脉 CTA 图像

答案：　4. D　【案例 6】1. C　2. CF　3. ABCDE

B. 进展为主动脉夹层

C. 继发假性动脉瘤

D. 继发主动脉瘤破裂

E. 心脏压塞

F. 主动脉狭窄

【解析】主动脉壁内血肿的临床转归表现多样，对于 Stanford B 型的薄层血肿，保守治疗可观察到部分或完全吸收。反之，对于 Stanford A 型的血肿，或血肿厚度超过 12mm，是病变进展和较差预后的预测因子，可进展为主动脉夹层、假性动脉瘤、继发主动脉瘤破裂和心脏压塞。

[提示] 患者经保守治疗，1 个月后复查 CTA，如图 6-26 所示。

第 4 问：下列表述正确的是

A. 升主动脉瘤样扩张

B. 升主动脉假性动脉瘤形成

C. 升主动脉夹层

D. 升主动脉穿透性溃疡

E. 部分吸收

F. 完全吸收

【解析】该患者 CTA 图像提示原新月形高密度影范围有增厚，但密度降低，增强后可见升主动脉瘤样扩张，局部囊袋状腔外凸起，提示假性动脉瘤形成。这是由于原血肿导致中膜和外膜正常结构破坏、失去弹力，在升主动脉高速血流的冲击下，逐渐向外膨出，形成假性动脉瘤。

【案例 7】患者男，34 岁。间断胸闷憋气 23 天，休息后可缓解，加重 3 天。突发意识丧失入院，行超声心动图检查发现右心房腔内中等回声团块，约 55mm×44mm，附着于右房侧壁，与右房室环关系密切，中间可见片状无回声区，离下腔静脉较远，对上腔静脉无阻挡。心包中量积液，三尖瓣轻度反流。

第 1 问：为进一步明确肿块性质及组织学特征，下一步应进行的检查是

A. X 线胸片

B. 超声引导下穿刺活检

C. 心脏磁共振

D. 胸部 CT 平扫

E. 心脏造影

F. 冠状动脉造影

【解析】心脏磁共振检查可以任意平面显示肿块位置，组织学分辨率高，多序列、多模态磁共振扫描有助于分析心脏肿瘤组织学特征，明确肿块性质。

第 2 问：对该患者行心脏磁共振检查，结果如图 6-27 所示，下列描述正确的是

A. 肿块宽基底附着于右心房侧壁及右侧房室间沟

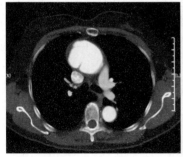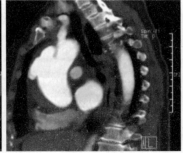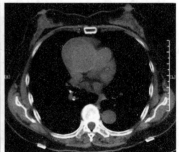

图 6-26　患者复查主动脉 CTA 图像

答案：　4. AB　【案例 7】1. C　2. ABCDEF

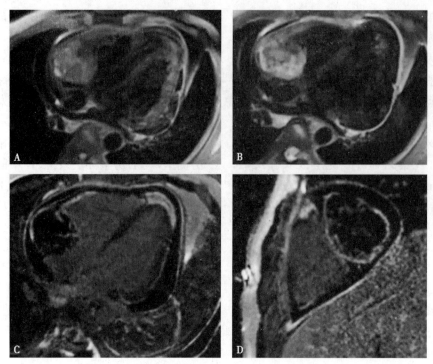

图 6-27　患者心脏磁共振图像
A. T$_1$WI；B. T$_2$WI；C. 延迟增强扫描四腔心；D. 延迟增强扫描两腔心。

B. 肿块信号不均匀
C. 右心房、右心室壁增厚，心包增厚
D. 增强扫描肿块不均匀强化
E. 心包积液
F. 肿块强化以边缘为主

第 3 问：对该患者最可能的诊断为
　　A. 黏液瘤　　　　　B. 纤维瘤
　　C. 淋巴瘤　　　　　D. 血管肉瘤
　　E. 畸胎瘤　　　　　F. 附壁血栓
【解析】患者为青年男性，病程进展迅速，肿块位于右心系统，宽基底，边界不清，信

号不均，邻近心肌及心包受侵，增强扫描不均匀强化，伴心包积液，提示恶性心脏肿瘤。黏液瘤、纤维瘤、畸胎瘤均为良性肿瘤。淋巴瘤亦常发生于右心系统，但其信号常较均匀，增强扫描呈轻中度均匀强化。

第 4 问：血管肉瘤为最常见的心脏原发恶性肿瘤，易发生转移，最常见的转移部位为
　　A. 肺　　　　　　　B. 骨
　　C. 肝　　　　　　　D. 胃肠道
　　E. 脑　　　　　　　F. 淋巴结

答案：3. D　4. A

第七篇 消 化 系 统

一、单选题

1. 下列**不属于**双对比造影检查要求的是
   A. 硫酸钡颗粒粗大
   B. 硫酸钡在黏膜附着性好
   C. 硫酸钡流动性好
   D. 需使用低张药物
   E. 需使用发泡剂或导管注入空气

   【解析】双对比造影检查对对比剂的要求比较严格，硫酸钡颗粒应细小而均匀；黏度适宜，要求硫酸钡在黏膜附着性好，且流动性好。

2. 下列**不属于**消化道造影检查前先进行胸腹部透视目的的是
   A. 了解心肺有无病变
   B. 观察有无不透X线异物
   C. 是否有结石
   D. 是否有穿孔
   E. 是否存在肠梗阻

   【解析】消化道造影检查前，先进行胸部透视，是为了了解心肺有无病变，观察有无不透X线异物等。腹部透视，是为了观察是否存在穿孔、肠梗阻等禁忌证。

3. 一般服钡剂后到达肠道的时间是
   A. 1小时可达肝曲，6小时可达脾曲，24～48小时排空
   B. 6小时可达肝曲，12小时可达脾曲，24～48小时排空

C. 4小时可达肝曲，6小时可达脾曲，24～48小时排空
   D. 8小时可达肝曲，24小时可达脾曲，48小时排空
   E. 4小时可达肝曲，8小时可达脾曲，48小时排空

   【解析】一般服钡剂后，2～4小时胃排空，6小时可达结肠肝曲，12小时可达脾曲，24～48小时排空。

4. 下列关于胃肠道管壁增厚的表述，**错误**的是
   A. 食管壁超过5mm为管壁增厚
   B. 胃壁超过10mm为管壁增厚
   C. 小肠壁超过5mm为管壁增厚
   D. 大肠壁超过5mm为可疑壁增厚
   E. 大肠壁超过8mm为确定的异常增厚

   【解析】大肠壁超过10mm为确定的异常增厚。

5. 空气灌肠可用于治疗
   A. 肠扭转
   B. 先天性肠扭转不良
   C. 肠梗阻
   D. 肠套叠
   E. 腹内疝

   【解析】空气灌肠主要可用于治疗小儿肠套叠。空气灌肠可有不适感，多可耐受，治疗过程很短，康复快。

答案： 1. A 2. C 3. B 4. E 5. D

6. 下列关于 MRCP 与 ERCP 的说法，**错误**的是
   A. MRCP 是一种无创检查，而 ERCP 是有创的检查
   B. MRCP 不需要注射对比剂即可显示胆道系统
   C. 碘过敏者不能进行 ERCP 检查
   D. MRCP 具有治疗作用而 ERCP 不能达到治疗作用
   E. 胆道感染者应优先选择 MRCP

   【解析】通过 ERCP 可以在内镜下放置鼻胆引流管治疗急性化脓性梗阻性胆管炎，以及行胆管支架引流术、胆总管结石取石术等微创治疗。随着影像技术的进步，MRCP 因其无创、无 X 线照射、不需对比剂等优点已逐步取代诊断性 ERCP，成为胰胆疾病首选的诊断方法，ERCP 逐渐转向对胰胆疾病的治疗。

7. 食管是一个连接下咽部与胃的肌肉管道，起于
   A. 第 5 颈椎水平与下咽部相连
   B. 第 6 颈椎水平与下咽部相连
   C. 第 7 颈椎水平与下咽部相连
   D. 第 1 胸椎水平与下咽部相连
   E. 第 2 胸椎水平与下咽部相连

   【解析】食管是一个连接下咽部与胃的肌肉管道，起于第 6 颈椎水平与下咽部相连。

8. 下列关于食管第三蠕动波，说法**错误**的是
   A. 是食管环状肌的局限性不规则收缩运动
   B. 会形成波浪状或锯齿状边缘
   C. 突然出现并迅速消失
   D. 是食管正常蠕动的一种类型
   E. 多发生于食管下段

   【解析】正常食管有两种蠕动，为第一蠕动波（原发性蠕动）和第二蠕动波（继发性蠕动）。食管第三蠕动波常见于老年人和食管贲门失弛缓症者。

9. **不属于**胃形状一般类型的是
   A. 牛角型　　　　　B. 钩型
   C. 瀑布型　　　　　D. 下垂型
   E. 长钩形

   【解析】胃的形状一般可分为 4 种类型：①牛角型；②钩型；③瀑布型；④长钩形。

10. 关于胃窦的说法，**错误**的是
    A. 胃窦没有蠕动波
    B. 整体向心性收缩
    C. 一般于服钡剂后 2～4 小时排空
    D. 胃窦收缩能将所有钡剂排入十二指肠
    E. 胃的排空受胃的张力、蠕动和精神状态影响

    【解析】不是每次胃窦收缩都有钡剂排入十二指肠，胃的排空受胃的张力、蠕动、幽门功能和精神状态等影响。

11. 根据大体病理，临床上食管癌可分为 4型，**不包括**
    A. 缩窄型　　　　　B. 髓质型
    C. 蕈伞型　　　　　D. 浸润型
    E. 溃疡型

    【解析】食管癌的大体病理分为 4 型：①髓质型，肿瘤向腔内外生长，管壁明显增厚，多累及周径大部或全部，肿瘤在腔内呈坡状隆起，表面有深浅不等的溃疡形成；②蕈伞型，肿瘤似蕈伞状或菜花状突入腔内，边界清，表面多有溃疡呈浅表性，伴坏死或炎性渗出物覆盖，管壁周径一部分或大部分受累；③溃疡型，指累及肌层或穿透肌层的深大溃疡，边缘不规则并隆起，食管狭窄不显著；④缩窄型，肿瘤在食管壁内浸

润,常累及食管全周,管腔呈环形狭窄,长度短于 3～5cm,壁硬,狭窄近端食管显著扩张。

12. 典型表现为食管造影检查所见环形征的疾病是
    A. 食管癌
    B. 食管平滑肌瘤
    C. 食管间质瘤
    D. 食管血管瘤
    E. 食管平滑肌肉瘤
    【解析】食管造影检查所见的环形征是食管平滑肌瘤的典型表现,当钡剂大部分通过后,肿瘤上、下方食管收缩,肿瘤处食管似被撑开,肿瘤周围钡剂环绕涂布,其上、下缘呈弓状或环形,称之为环形征。

13. 贲门失弛缓症的典型 X 线表现为
    A. 食管末端的鸟嘴状狭窄
    B. 食管壁向外突出的囊袋状影像
    C. 食管中下段串珠状或蚓状充盈缺损
    D. 食管中段局限性狭窄
    E. 食管轮廓线内较大的龛影
    【解析】贲门失弛缓症是食管下端及贲门部的神经肌肉功能障碍,以吞咽动作时弛缓不良、食管缺乏有力蠕动为特征性的病变。X 线造影检查食管下端自上而下逐渐狭窄呈漏斗状或鸟嘴状。

14. X 线检查观察食管,其前缘自上而下可见主动脉压迹、左主支气管压迹、左心房压迹。该拍摄体位为
    A. 前后位　　　B. 侧位
    C. 后前位　　　D. 左前斜位
    E. 右前斜位
    【解析】食管 X 线检查一般于右前斜位拍摄,在其前缘可见 3 个压迹,由上至下为

主动脉弓压迹、左主支气管压迹和左心房压迹。

15. 根据对消化道基本病变的理解,以下说法正确的是
    A. 龛影形态较为固定,无排空,内可有黏膜皱襞
    B. 憩室内可见黏膜伸入,没有收缩
    C. 食管壁及小肠壁超过 10mm 为管壁增厚
    D. 胃壁及大肠壁超过 10mm 为管壁增厚
    E. 正常成年人胃排空时间约为 3 小时
    【解析】龛影形态较为固定,无排空,内无黏膜皱襞。憩室内可见黏膜伸入,可有收缩。食管壁及小肠壁超过 5mm 为管壁增厚。胃壁及大肠壁超过 10mm 为管壁增厚。正常成年人胃排空时间约为 4 小时。

16. 关于胃癌 TNM 分期(AJCC 第 8 版),下列错误的是
    A. T_{1b} 期为肿瘤侵犯黏膜下层
    B. T_2 期为肿瘤侵犯固有肌层
    C. T_{4a} 期为肿瘤侵犯浆膜(脏层腹膜)
    D. N_1 期为 1～3 个区域淋巴结转移
    E. N_2 期为 3～6 个区域淋巴结转移
    【解析】N_1 期为 1～2 个区域淋巴结转移。

17. 关于十二指肠腺癌,以下描述不正确的是
    A. 是最常见的原发性十二指肠恶性肿瘤
    B. 多见于中老年人
    C. 影像学表现分为肿块型和缩窄型
    D. 临床有特异性表现
    E. 可出现双管征
    【解析】十二指肠腺癌临床无特异性表现,通常以上腹部疼痛、体重减轻较常见。晚期可表现为近端小肠梗阻、黄疸、黑便等。

答案: 12. B　13. A　14. E　15. D　16. D　17. D

18. 关于胃间质瘤的描述,**错误**的是
    A. 好发于 50～60 岁
    B. CD117 和 CD34 阳性具有重要诊断
       价值
    C. 好发于胃底部
    D. >5cm 趋向于高度恶性
    E. 可见囊变、坏死
    【解析】胃间质瘤多发生于胃体部,其次是胃底部,胃窦部较少见。

19. 以下关于高度恶性间质瘤的描述,正确的有
    A. 呈类圆形
    B. 直径 <5cm
    C. 突向腔内的软组织肿块
    D. 突向腔外的软组织肿块
    E. 钙化多见
    【解析】高度恶性间质瘤形态不规则,部分呈分叶状改变,直径 >5cm,多向腔外生长,囊变、坏死多见,钙化少见。

20. 下列关于十二指肠憩室描述**错误**的是
    A. 腔外型憩室多见
    B. 好发于十二指肠水平段
    C. 钡餐透视可确诊
    D. 表现为突出于肠腔的囊袋状、类圆形含钡影
    E. 当憩室内钡剂排空,可见黏膜
    【解析】十二指肠憩室好发于降段内侧,老年人多见。

21. 口服对比剂 CT 小肠造影成像**不适用**于
    A. 已知或怀疑克罗恩病的患者
    B. 不明原因的消化道出血患者
    C. 不明原因的腹泻患者
    D. 在门诊情况不明原因的腹痛患者
    E. 严重的小肠梗阻患者

【解析】严重的小肠梗阻患者因症状严重就诊急诊,一般进行腹部常规 CT 检查,可发现病变并行手术处理。

22. 关于磁共振小肠造影(magnetic resonance enterography, MRE),以下说法**错误**的是
    A. 双相肠对比剂,是目前应用最广泛、最常用的 MRE 对比剂,在 T_1 加权图像上产生低信号,在 T_2 加权图像上产生高信号
    B. 迄今为止,对于 MRE 所需的最佳口服对比剂容量还没有达成共识,在大多数情况下,容量在 1 350～1 500ml 就足够了
    C. 在摄入口服对比剂 40 分钟后进行单次采集是有效且实用的
    D. MRE 检查前完全不需要禁食
    E. 结合 DWI 和动态增强造影可以潜在地提高炎症性疾病的诊断特异性
    【解析】MRE 检查前需要禁食 4 小时,因为禁食可以减少食物或者肠腔碎屑的数量,这些食物残渣和碎屑可能被误诊为肿块病变或息肉。

23. 关于小肠肿瘤发病及分布的说法正确的是
    A. 小肠占胃肠道总长度的 75% 和黏膜表面的 90%,所以小肠肿瘤比较常见
    B. 小肠腺癌主要位于十二指肠和空肠近端
    C. 小肠类癌主要位于空肠,在小肠近端多见
    D. 小肠淋巴瘤主要发生在十二指肠
    E. 小肠肉瘤主要分布在回肠
    【解析】小肠占胃肠道总长度的 75% 和黏膜表面的 90%,但小肠肿瘤罕见,占所有胃肠道肿瘤的不到 5%。小肠腺癌主要位

答案: 18. C 19. D 20. B 21. E 22. D 23. B

于十二指肠和空肠近端,占癌症的30%~40%;类癌主要位于回肠,在小肠近端少见,占35%~42%;淋巴瘤主要发生在回肠和空肠,占15%~20%;肉瘤分布均匀,占10%~15%。

24. 关于克罗恩病肠系膜影像表现的描述,**错误**的是
    A. 在多数活动性炎性克罗恩病病例中,从肠系膜拱起并向小肠延伸的直动脉或直小血管扩张,被描述为梳状征
    B. 直小血管扩张在 CTE 或者 MRE 上呈短、平行、低衰减或信号强化的线性结构,平行于病变肠的肠长轴
    C. 直小血管扩张在对比增强 CTE 或者 T_1 加权上表现最好,为高强化线性结构
    D. 近50%的克罗恩病患者肠系膜纤维脂肪增生,是肠襻分离最常见的原因,纤维脂肪增生是血管周围炎症的结果
    E. 肠外水肿和炎症被认为是小肠受累部分附近肠系膜脂肪中增强的衰减(CT)或 T_2WI 高信号(MRI),在抑脂的 T_2 加权脉冲序列上更容易被识别

    【解析】直小血管扩张在 CTE 或者 MRE 上呈短、平行、低衰减或信号强化的线性结构,垂直于病变肠的肠长轴。

25. 下列属于结肠癌钡剂灌肠影像学分型的是
    A. 隆起型   B. 缩窄型
    C. 浅表型   D. 髓质型
    E. 浸润型

    【解析】结肠癌钡剂灌肠的影像学分型包括:肿块型、浸润型及溃疡型。隆起型和浅表型属于早期胃癌的影像学分型;髓质型和缩窄型属于中晚期食管癌的影像学分型。

26. 下列属于溃疡型结肠炎的影像学征象的是
    A. 项圈征   B. 铺路石征
    C. 跳跃征   D. 苹果核征
    E. 线样征

    【解析】项圈征为胃良性溃疡钡剂灌肠时龛影口部周围的透明带;铺路石征是克罗恩病的典型影像学表现;跳跃征是肠结核的典型影像学表现;苹果核征是溃疡型结肠癌的典型影像学表现;线样征为溃疡型结肠炎在急性期肠管痉挛激惹时的影像学表现。

27. 下列**不符合**结肠淋巴瘤影像学特点的是
    A. 肠壁环形不均匀增厚
    B. 病变段肠管呈动脉瘤样扩张征
    C. 病变多累及肠壁全程,但以黏膜下浸润为主
    D. 增强扫描中度均匀、持续强化
    E. 常伴肠梗阻

    【解析】结肠淋巴瘤主要与结肠癌鉴别,具有不同于结肠癌的一些特点,如肠管管壁增厚明显但肠腔狭窄程度较轻,无肠梗阻;动脉瘤样扩张征是本病的特征性表现,另外,病变均匀持续强化有别于结肠癌"快进快退"的强化方式,其强化程度亦低于结肠癌。

28. 腹膜折返以上直肠癌早期最常见的淋巴结转移途径是
    A. 向直肠上动脉旁淋巴结转移
    B. 向腹股沟淋巴结转移
    C. 向髂内淋巴结转移
    D. 向直肠下动脉旁淋巴结转移
    E. 向侧方淋巴结转移

    【解析】淋巴结转移是直肠癌扩散的主要途径,直肠癌以腹膜折返为界,分为上段和下段;上段直肠癌主要向上引流扩散,沿

直肠上动脉、肠系膜下动脉及腹主动脉周围淋巴结转移；而下段直肠癌主要向侧方和上方转移，如直肠下动脉旁淋巴结；腹股沟淋巴结转移见于齿状线附近的直肠癌。

29. 正常阑尾的大小是
    A. 长度 2～20cm 不等，一般长 5～10cm，直径 0.5～0.8cm
    B. 长度 2～20cm 不等，一般长 6～8cm，直径 0.5～0.7cm
    C. 长度 2～20cm 不等，一般长 5～8cm，直径 0.6～0.8cm
    D. 长度 2～20cm 不等，一般长 2～9cm，直径 0.5～0.8cm
    E. 长度 2～20cm 不等，一般长 6～9cm，直径 0.5～0.7cm

    【解析】阑尾位于右髂窝部，外形呈蚓蚯状，长度 2～20cm 不等，一般长 6～8cm，直径 0.5～0.7cm。

30. 关于阑尾黏液性肿瘤，下列说法**不正确**的是
    A. 阑尾肿瘤中最为常见的一种类型
    B. 2010 年 WHO 将其分为黏液性囊腺瘤（MA）、低级别黏液性肿瘤（LAMN）、黏液腺癌（MAC）
    C. CT 为首选检查方法
    D. 可有类癌综合征
    E. 常有急、慢性阑尾炎表现

    【解析】阑尾黏液性肿瘤为阑尾肿瘤中最为常见的一种类型，发病年龄多 >50 岁，女性多于男性，早期多以右下腹不适及右下腹包块为主要特征，亦常有急、慢性阑尾炎表现，术前诊断较为困难。病理上阑尾黏液性肿瘤是一组少见的肿瘤谱系，较少经血行和淋巴结转移，不同于胃肠道其他肿瘤。按 2010 年消化系统肿瘤 WHO 分类，阑尾黏液

性肿瘤分为黏液性囊腺瘤（MA）、低级别黏液性肿瘤（LAMN）、黏液腺癌（MAC）3 种病理类型，后 2 种可破裂或种植分别形成低级别与高级别腹膜假性黏液瘤（PMP）。CT 为阑尾黏液性肿瘤首选检查方法。阑尾黏液性肿瘤无类癌综合征表现。

31. 关于阑尾粪石在腹部平片的表现，正确的为
    A. 10%～30% 腹部 X 线片可显示阑尾粪石
    B. 阑尾粪石和腹痛可能发生穿孔
    C. 腹膜外脂肪线消失具有诊断意义
    D. 盲肠后位阑尾内积气，具有很高的诊断价值
    E. 平片具有很高的灵敏度

    【解析】仅 10% 阑尾石病在平片可以显示。阑尾石病有很高的概率发生穿孔。阑尾石病可见到腹膜外脂肪线消失但不特异。盲肠后位阑尾内积气是正常的。平片灵敏度不高。

32. 关于阑尾类癌，下列说法**不正确**的是
    A. 大多数是高度恶性的肿瘤，预后差
    B. 常出现转移
    C. 可有类癌综合征
    D. 早期出现症状
    E. 可与感染性病变有类似影像表现

    【解析】阑尾类癌高度恶性占 1/3。它们常位于小肠，多发、易转移。小肠类癌仅 7% 出现类癌综合征。胃肠道类癌占类癌的 80%，其中阑尾类癌占 60%，小肠类癌占 20%，直肠和胃少见，几乎不发生在食管。支气管类癌占 15%，大多数为中央型病灶。转移的概率依赖于原发肿瘤的部位。来源于小肠的原发肿瘤转移常见，但来源于阑尾的少见。转移也有赖于原发肿瘤的大小：

答案：　29. B　30. D　31. B　32. D

肿瘤直径 <1cm，转移概率 2%；1～2cm 转移概率 50%；>2cm 则达 85%。小肠是最常见的部位，胃肠道类癌可转移到淋巴结和肝脏。肝转移可出现类癌综合征，尽管大多数肝转移在临床上没有症状，于术前在图像上可见，或因其他原因发现。阑尾类癌早期无症状。可与感染性病变有类似影像表现。

33. 肝脏影像上表现出灯泡征和牛眼征的 2 种疾病分别是
    A. 原发性肝癌与血管瘤
    B. 肝血管瘤与肝转移瘤
    C. 原发性肝癌和肝囊肿
    D. 肝脓肿与原发性肝癌
    E. 原发性肝癌与肝脓肿

34. 典型肝脓肿的 CT 表现，除中央低密度脓腔外，脓肿壁可出现三层环状结构，从内至外分别代表
    A. 纤维肉芽组织、水肿带、炎性坏死组织
    B. 水肿带、炎性坏死组织、纤维肉芽组织
    C. 炎性坏死组织、水肿带、纤维肉芽组织
    D. 炎性坏死组织、纤维肉芽组织、水肿带
    E. 纤维肉芽组织、炎性坏死组织、水肿带

【解析】典型肝脓肿 CT 上脓肿壁的三层环状结构由内至外分别为炎性坏死组织、纤维肉芽组织、水肿带。

35. 关于肝局灶性结节增生（FNH），下列说法**错误**的是
    A. 多位于肝包膜下的良性肿瘤样病变，女性多见
    B. 肿块内主要由正常肝细胞和 Kupffer 细胞组成
    C. 多期增强扫描，中心瘢痕可有延迟强化
    D. 肿块可有包膜，星状瘢痕在 T_1WI 和 T_2WI 上都为低信号
    E. 为富血供病变

【解析】FNH 与周围肝组织分界清楚，多无纤维包膜，肿块内主要由正常肝细胞和 Kupffer 细胞组成；MRI 扫描 T_1WI 呈等信号或稍低信号，T_2WI 呈等信号或稍高信号，中心瘢痕在 T_1WI 上为低信号，T_2WI 上为高信号。

36. 下列有关肝硬化 CT 表现的描述，**不正确**的是
    A. 中晚期肝叶出现大小比例失调
    B. 肝脏边缘轮廓凹凸不平
    C. 门静脉高压可见门脉侧支循环形成、脾大等
    D. 肝脏密度均匀一致性降低
    E. 可合并有肝细胞癌

【解析】肝硬化 CT 主要表现为肝脏边缘轮廓凹凸不平，左右叶比例失调，肝裂增宽，门静脉高压，脾大，腹水，食管 - 胃底静脉曲张，肝硬化可合并肝细胞癌。

37. 胆总管重度扩张并在胰头下方截断，影像学检查可见双管征，考虑
    A. 胆总管炎症
    B. 胰头癌
    C. 慢性胰头炎
    D. 胆总管囊肿
    E. 十二指肠病变压迫

【解析】胰头癌间接征象常表现为胰管扩张及肿块上游的胆管扩张。

答案：　33. B　34. D　35. D　36. D　37. B

38. 在胆囊结石中,密度最低的结石为
    A. 胆固醇类结石
    B. 胆色素类结石
    C. 混合类结石
    D. 草酸钙结石
    E. 磷酸钙结石
    【解析】胆结石分为胆固醇类、色素类和混合类结石,其中胆固醇结石密度最低。

39. 胆囊癌在组织学上最多见的类型是
    A. 未分化癌　　　B. 腺鳞癌
    C. 腺癌　　　　　D. 鳞癌
    E. 透明细胞癌
    【解析】胆囊癌的病理组织学分型可分为 5 型:①腺癌,约占 87%;②未分化癌:约占 10%,恶性程度较高,预后差;③腺鳞癌,约占 3%,病理特点为腺癌组织中含有大量的鳞状细胞;④鳞癌,占 2%~3%;⑤其他罕见类型还包括类癌、肉瘤、癌肉瘤、黑色素瘤、透明细胞癌等。

40. 下列关于胆囊腺肌增生症的描述,**错误**的是
    A. 与慢性感染、先天性上皮 - 肌退行性改变等有关
    B. 属于胆囊炎症的一种,临床症状类似胆囊炎
    C. 胆囊壁增厚、囊腔缩小
    D. 胆囊壁内憩室形成,内可见小结石
    E. 胆囊壁明显强化,壁内小囊状未强化区与胆囊腔相连
    【解析】胆囊腺肌增生症是一种少见的胆囊壁增生性疾病,不属于炎症或肿瘤,临床症状类似胆囊炎、胆石症,也可无症状。

41. 胰腺钩突为胰头组成部分,其位置在
    A. 肠系膜上静脉和下腔静脉中间

B. 肠系膜上动脉和腹主动脉中间
    C. 肠系膜上静脉和腹主动脉中间
    D. 肠系膜上动脉和下腔静脉中间
    E. 腹主动脉和脾静脉中间
    【解析】胰腺钩突位于肠系膜上静脉和下腔静脉中间。

42. 关于胰腺 CT 断面解剖,论述**错误**的是
    A. 正常胰头宽径最大范围不应超过同层面上椎体的横径
    B. 胰体、胰尾层面低于胰头
    C. 胰腺位于腹膜后肾前间隙中,前为腹膜壁层,后为肾前筋膜
    D. 胰颈位于胰头、胰体之间,肠系膜动脉前方,前缘可见边缘凹入
    E. 胰头在十二指肠内侧呈圆形或分叶状,下腔静脉在其后方,这是确定胰头的标志
    【解析】胰体、胰尾层面高于胰头。

43. 下述关于胰腺囊腺瘤的特点,表述**不正确**的是
    A. 黏液性囊腺瘤一般呈单房或多房
    B. 黏液性囊腺瘤有潜在恶性可能
    C. 浆液性囊腺瘤一般有潜在恶性可能
    D. 浆液性囊腺瘤一般无恶变倾向
    E. 浆液性囊腺瘤一般呈囊实性,可有钙化
    【解析】胰腺浆液性囊腺瘤一般在临床被认为是一种良性肿瘤。

44. 胰腺病变一般首选的检查是
    A. CT　　　　　　B. B 超
    C. X 线　　　　　D. ERCP
    E. MRI
    【解析】CT 增强多期扫描是胰腺病变的首选检查方法。

答案: 38. A　39. C　40. B　41. A　42. B　43. C　44. A

45. 引起急性胰腺炎的最常见原因是
    A. 胆道梗阻疾病　　B. 酒精中毒
    C. 暴饮暴食　　　　D. 胰腺外伤
    E. 长期服用雌激素

【解析】引起急性胰腺炎最常见的病因是胆道梗阻，如胆管下端明显梗阻，胆道内压力甚高，高压的胆汁逆流入胰管，造成胰腺腺泡破裂，胰酶进入胰腺间质而发生胰腺炎。

46. 下列关于 Whipple 三联征的表述正确的是
    A. 禁食后出现儿茶酚胺释放征、血糖低于 2.8mmol/L、给予葡萄糖后症状缓解
    B. 禁食后出现精神症状、血糖低于 2.8mmol/L、给予葡萄糖后症状缓解
    C. 禁食后出现低血糖症状、血糖低于 2.8mmol/L、口服或静脉给予葡萄糖后症状缓解
    D. 禁食后出现低血糖症状、血糖低于 2.8mmol/L、静脉给予胰高血糖素后症状缓解
    E. 禁食后出现低血糖症状、血糖低于 2.8mmol/L、静脉给予胰岛素后症状缓解

【解析】Whipple 三联征表现为：禁食后出现低血糖症状、血糖低于 2.8mmol/L、口服或静脉给予葡萄糖后症状缓解。

47. 关于脾脏淋巴瘤，以下描述正确是
    A. 是最常见的脾脏良性肿瘤
    B. 原发性脾脏淋巴瘤多见
    C. CT 检查有特征性改变
    D. 病理上分为均质弥漫型、粟粒结节型、多发结节型和巨块型
    E. 临床表现具有特异性

【解析】淋巴瘤是脾脏最常见的恶性肿瘤，无特异性临床表现，常以继发性多见，CT 检查无明显特征性改变，病理大体可分为均质弥漫型、粟粒结节型、多发结节型和巨块型。

48. 关于脾脏原发性血管肉瘤，以下描述**错误**的是
    A. 发病率占脾脏恶性肿瘤的第 2 位
    B. 预后差
    C. 不容易发生转移
    D. 可见出血、坏死及钙化
    E. 病灶强化可呈逐步向中心填充样

【解析】脾脏原发性血管肉瘤发病率占脾脏恶性肿瘤的第 2 位，该病侵袭性强、预后差；其短期内即发生远处转移，好发部位依次为：肝脏、骨骼及淋巴结；CT 平扫可见出血、坏死，偶见钙化，增强后可呈向心性填充样强化。

49. 中弓韧带压迫综合征影像学检查的金标准方法是
    A. US　　　　　　　B. CTA
    C. DSA　　　　　　D. MRA
    E. PET/CT

【解析】DSA 为中弓韧带压迫综合征公认的诊断金标准，典型特征是侧位成像时呼气相腹腔动脉起始部偏心性狭窄，吸气相狭窄明显减轻或恢复正常；US 为筛查中弓韧带压迫综合征的最常用方法，但受医师的主观性和检查过程中的超声探头的角度、力度不同等限制；CTA 为最佳影像学诊断方法，但无法动态观察血流动力学改变，且对比剂过敏和肾功能不全者不宜接受该项检查；MRA 检查时间较长且受呼吸移动影响较大，腔内病变识别不如 CTA；PET/CT 无法诊断中弓韧带压迫综合征。

答案：　45. A　46. C　47. D　48. C　49. C

50. 以下关于中弓韧带压迫综合征 CTA 影像表现表述**错误**的是
    A. 腹腔干起始部前上方 V 形外压改变
    B. 腹腔干受压迫狭窄处远端扩张
    C. 韧带穿过腹腔干根部后方
    D. 矢状位重建是评估腹腔动脉起始部狭窄的最佳位置
    E. 肠系膜上动脉与腹腔干侧支循环建立
    【解析】韧带穿过腹腔干根部前方而不是后方。

51. 最常见的腹内疝为
    A. 十二指肠旁疝
    B. Winslow 孔疝（网膜孔疝）
    C. 盲肠周围疝
    D. 小肠系膜疝
    E. 乙状结肠系膜疝
    【解析】最常见的腹内疝是十二指肠旁疝（53%），其次分别是盲肠周围疝（13%）、网膜孔疝（8%）、小肠系膜疝（8%）等。

52. 肠系膜脂膜炎最典型的 CT 征象是
    A. 肠系膜脂肪密度增高，肠系膜血管被包围但不移位
    B. 弥漫性肠系膜增高并肠壁水肿
    C. 肠系膜密度不均并见结节状软组织肿块
    D. 肠系膜钙化性肿块
    E. 肠系膜星状辐射线，邻近肠壁增厚
    【解析】肠系膜脂膜炎是一种少见的以慢性炎症为主的肠系膜炎性病变，CT 是诊断肠系膜脂膜炎首选的检查方法，其典型的 CT 表现是肠系膜脂肪密度增高，肠系膜血管被包围但不移位。

53. 以下属于腹膜外位器官的是
    A. 胃
    B. 肝
    C. 十二指肠水平部
    D. 脾
    E. 胆囊
    【解析】腹部外位器官，只有一面包被腹膜，几乎不能活动，主要包括的器官有：胰腺、肾、肾上腺、输尿管、十二指肠降部及水平部、直肠中下段。

54. 关于腹膜的描述，以下**不正确**的是
    A. 是一层薄而光滑的浆膜
    B. 分为壁腹膜和脏腹膜
    C. 壁腹膜衬贴于腹、盆壁内面
    D. 脏腹膜覆盖于腹、盆腔脏器表面
    E. 壁腹膜与脏腹膜相互移行围成腹膜腔
    【解析】腹膜是一层薄而光滑的浆膜，分为壁腹膜和脏腹膜，壁腹膜衬贴于腹、盆内面，脏腹膜覆盖于腹、盆腔脏器表面，腹膜壁层与脏层之间的不规则腔隙为腹膜腔。

55. 患者女，35 岁。间断性进食困难半年就诊，胸骨后及中上腹疼痛，偶可有食物反流。经钡餐造影检查：显示食管两侧边缘呈现对称性波浪样变，下段有多个环形收缩，管壁光滑，黏膜未见异常。对其最可能的诊断为
    A. 念珠菌食管炎　　B. 食管静脉曲张
    C. 贲门失弛缓症　　D. 弥漫性食管痉挛
    E. 反流性食管炎
    【解析】弥漫性食管痉挛为食管运动功能紊乱导致食管暂时性狭窄，X 线造影显示钡剂通过延缓或受阻，典型表现是食管两侧边缘呈现对称性波浪样变，食管下段有多个环形收缩，食管管壁光滑，黏膜皱襞正常，有时可见中下段弥漫分布大小不一的充盈缺损样改变。

答案： 50. C　51. A　52. A　53. C　54. E　55. D

56. 患者男，50 岁。上腹痛、不易缓解。CT
显示腹腔软组织肿块，胃壁局限性增
厚，胃周脂肪层消失，腹腔淋巴结肿大。
对其最可能的诊断是
A. 早期胃癌
B. 中晚期胃癌
C. 胃淋巴瘤
D. GIST（胃肠道间质瘤）
E. 胃良性溃疡

【解析】CT 和 MRI 可以较为准确地了
解肿瘤的整体轮廓及与胃壁的关系，并可观
察胃外浸润、转移等情况，根据题目信息，
可以判断此病例非良性病变，且淋巴结可能
转移，故非早期胃癌表现，胃淋巴瘤则表现
为胃壁广泛增厚，腔外生长少；GIST 根据
瘤体和胃壁关系分黏膜下型、壁间型、浆膜
下型、胃肠道外型，多表现为跨越腔内外生
长的特点。

57. 患者女，35 岁。因"反复呕吐 5 天，呕吐
物为胃内容物，不含胆汁"入院。上消
化道气钡双重造影显示十二指肠球部
狭窄变形，并见点状龛影。最可能的诊
断为
A. 十二指肠球部憩室
B. 十二指肠球部腺瘤
C. 十二指肠球部腺癌
D. 十二指肠球部溃疡
E. 十二指肠异位胰腺

【解析】龛影为十二指肠溃疡钡餐特征
性的表现。

58. 患者男，23 岁。发现全身皮肤多发结节，
并腹痛就诊。腹部增强 CT 显示回肠远
端明显不对称增厚，系膜侧明显，似肿
块，相应肠腔狭窄。对其诊断可能为
A. 克罗恩病

B. 肠结核
C. 白塞病
D. 系统性红斑狼疮
E. 淋巴瘤

【解析】白塞病是一种小血管炎，通常
影响年轻男性（11～30 岁），其典型特征是
口腔和生殖器溃疡、眼部炎症、关节炎、皮
肤结节。这是一种罕见的不明原因的坏死
性血管炎，可累及多个器官，包括多达 50%
的病例累及胃肠道。胃肠道受累最常见的
2 个位置是回肠远端（包括回肠盲肠区）和
食管，累及肠道以严重溃疡为特征。

59. 患者女，30 岁。幼时出现过唇、颊黏膜
和手、脚掌侧表面色素斑，现以消化道
出血就诊。腹部增强 CT 显示空肠腔内
多发息肉，诊断可能为
A. Gardner 综合征
B. Turcot 综合征
C. Peutz-Jeghers 综合征
D. Cowden 病
E. Cronkhite-Canada 综合征

【解析】Peutz-Jeghers 综合征是一种少
见的常染色体显性遗传病，外显率可变，约
50% 的病例是家族性的，50% 是新的突变。
其特点是胃肠错构瘤息肉，黏膜黑色素沉
积，是多种恶性肿瘤的重要风险因素之一。
组织学上，Peutz-Jeghers 综合征息肉多为良
性错构瘤，含有增生平滑肌核。内衬正常肠
上皮，这些息肉在空肠比在回肠更常见，但
也可能发生在胃或结肠。

60. 患儿女，2 个月，顽固性便秘伴腹胀、呕
吐和营养不良。X 线钡剂灌肠检查见结
肠积气、扩张。对其首先考虑的诊断是
A. 坏死型结肠炎
B. 先天性巨结肠

答案：　56. B　57. D　58. C　59. C　60. B

C. 功能性便秘

D. 先天性肠旋转不良

E. 胎粪阻塞综合征

【解析】先天性巨结肠为婴幼儿较多见的消化道发育畸形，多在出生后出现便秘、腹胀、呕吐伴营养不良，X 线钡剂灌肠检查见结肠积气、扩张，甚至出现低位梗阻，结合临床症状可明确诊断。

61. 患者男，60 岁。造影见直肠右侧壁呈类圆形充盈缺损样改变，局部黏膜被推压但尚规整，管腔变窄。增强 CT 见直肠左侧壁类圆形肿物，边界清楚，内部呈不均匀明显强化，可见不规则坏死区。对其诊断应首先考虑

A. 直肠癌　　　　B. 直肠类癌

C. 黑色素瘤　　　D. 间质瘤

E. 直肠腺瘤

【解析】造影提示肿瘤位于黏膜下，CT 提示病变边界清楚，强化明显，内部出现坏死均为间质瘤的典型影像表现。

62. 患者男，63 岁。血压升高 1 年。实验室检查：C 反应蛋白 2.5mg/L，白细胞 6.8×10⁹/L，中性粒细胞绝对值 5.3×10⁹/L，中性粒细胞百分比 68%。腹部 CT 检查如

图 7-1 所示。对其最可能的诊断是

A. 阑尾炎　　　　B. 脂肪肉瘤

C. 肠脂垂炎　　　D. 憩室炎

E. 左位阑尾

【解析】患者以血压升高 1 年来诊，实验室炎性相关指标均正常，CT 示盲肠位于左下腹，升结肠区左下移行至右上肝区，阑尾位于左下腹，诊断：左位阑尾。CT 上患者阑尾未见明显增粗，管壁未见增厚，且实验室指标均正常，不考虑 A 选项。CT 上未见软组织肿块及憩室，不考虑 B、D 选项。肠脂垂未见增大及周围渗出表现，不考虑 C 选项。

63. 患者男，36 岁。右下腹痛 1 天，实验室检查：C 反应蛋白 106.06mg/L，白细胞 13.97×10⁹/L，中性粒细胞绝对值 12.52×10⁹/L，中性粒细胞百分比 89.6%。CT 示：右侧盲肠周围阑尾明显增粗并周围脂肪间隙模糊（图 7-2）。对其最可能的诊断是

A. 脂肪瘤　　　　B. 脂肪肉瘤

C. 肠脂垂炎　　　D. 憩室炎

E. 阑尾炎

【解析】急性右下腹疼痛，实验室炎性相关指标升高，CT 示阑尾形态增粗伴周围炎

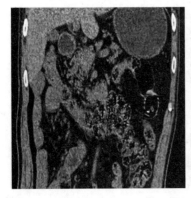
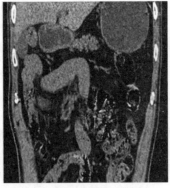
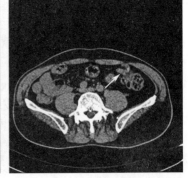

图 7-1　患者腹部 CT 图像

答案：　61. D　62. E　63. E

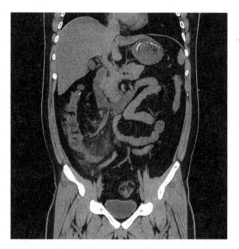

图7-2 患者腹部CT图像

性渗出，诊断：阑尾炎。CT上未见软组织肿块及憩室，不考虑A、B、D选项。肠脂垂未见增大及周围渗出表现，不考虑C选项。

64. 患者男，49岁。体检发现肝占位，CT平扫显示病灶边缘模糊，邻近肝包膜皱缩，增强扫描动脉期肿瘤边缘可见环形强化，门脉期及延迟期呈延迟强化，最可能的诊断是
    A. 肝细胞癌
    B. 肝脏淋巴瘤
    C. 胆管细胞癌
    D. 肝血管瘤
    E. 肝脏炎性肌纤维母细胞瘤
    【解析】胆管细胞癌的影像学特点主要表现为边缘环形强化，延迟强化，同时伴有肝包膜皱缩、肝叶萎缩及胆管扩张等。

65. 患者男，56岁。3年前行直肠癌手术。近来消瘦、食欲缺乏，右上腹疼痛。MRI示：肝实质多发大小不等结节状病灶，多数病灶中央坏死液化，对比增强结节边缘强化，少数外周有低密度环，形成牛眼征。对其诊断应为

A. 肝结节性硬化
B. 肝转移瘤
C. 多发性肝脓肿
D. 原发性肝癌
E. 肝多发性囊肿
【解析】肝转移瘤的特点是有临床肿瘤病史，主要表现为肝实质多发大小不等结节，增强扫描可见牛眼征表现。

66. 患儿男，4岁。体检超声发现肝门区囊性病灶与胆管关系密切。对该患儿最可能的诊断为
    A. 淋巴管囊肿
    B. 肝囊肿
    C. 肝包虫囊肿
    D. 先天性胆总管囊样扩张症
    E. 肝脓肿
    【解析】4岁儿童发现肝门区囊性病灶与胆管关系密切，首先考虑来源于胆道系统，故最常见的为先天性胆总管囊样扩张症，其他选项均与胆道无关，故排除。

67. 患者男，30岁。腹痛半年。CT示胰腺略小并见较多细小钙化灶，胰管轻度扩张，最可能的诊断是
    A. 胰腺结核   B. 慢性胰腺炎
    C. 急性胰腺炎   D. 胰腺癌
    E. 胰腺转移瘤
    【解析】慢性胰腺炎典型表现为胰腺系统缩小、胰管扩张、胰管结石或胰腺实质钙化和假性囊肿形成。

68. 患者中年男性，上腹隐痛4个月余就诊。CT示胰头肿大，密度尚均匀，肝外胆管无明显扩张。半年后随访，病灶无明显变化。对其最可能的诊断是
    A. 胆总管结石   B. 胰头癌

答案： 64. C 65. B 66. D 67. B 68. C

C. 胰头炎症　　　D. 胆管炎

E. 十二指肠憩室炎

【解析】患者有腹痛症状,CT 表现为胰头肿大,无明显占位征象,且随访无明显变化,首先考虑胰头炎症。

69. 患者男,31 岁。腹痛、呕吐。CT 示胰腺弥漫性增大,周围脂肪间隙模糊并有较多渗液,局部部分包裹,内可见少量气泡影,如图 7-3 所示。对该患者应诊断为

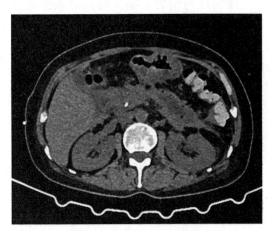

图 7-3　患者腹部 CT 图像

A. 急性水肿性胰腺炎

B. 急性坏死性胰腺炎

C. 急性胰腺炎,伴假性囊肿形成

D. 急性胰腺炎,伴脓肿形成

E. 急性胰腺炎,伴有出血

【解析】年轻男性,胰腺弥漫性增大并胰腺周围渗出,首先考虑急性胰腺炎,包裹性积液且其内可见气泡,考虑脓肿形成。

70. 患者女,20 岁。因腹痛、恶心、呕吐 5天,在当地诊断为急性胃炎,给予对症治疗,未见好转,转来我院,经检查拟诊为急性胰腺炎。为进一步明确诊断,首选的实验室检查是

A. 血尿淀粉酶测定

B. 血清淀粉酶测定

C. 血清正铁白蛋白测定

D. 血凝检查

E. 血清总胆红素测定

【解析】急性胰腺炎发病后,血清淀粉酶一般在起病后 6~12 小时开始升高,48小时后开始下降,持续 3~5 天。血清淀粉酶超过正常值 3 倍即可诊断为急性胰腺炎;而血尿淀粉酶测定一般用于发病后 1 周的诊断。

71. 患者女,28 岁。既往体健,因体检 CT发现脾脏单发占位,病灶内可见分隔,增强后分隔呈轻度渐进性强化。对该患者的诊断可能为

A. 囊肿

B. 淋巴管瘤

C. 血管瘤

D. 上皮样血管内皮瘤

E. 错构瘤

【解析】脾脏淋巴管瘤罕见,可单发或多发,分隔呈轻度渐进性强化是该病较具特征的表现。

72. 患者女,50 岁。卵巢癌术后 2 年,腹痛腹胀 10 余天。CT 示腹膜、网膜弥漫性增厚并多发结节,腹腔脂肪间隙浑浊并伴有少量腹水。对该患者的诊断考虑为

A. 结核性腹膜炎

B. 腹膜转移瘤

C. 恶性腹膜间皮瘤

D. 细菌性腹膜炎

E. 神经纤维瘤病

【解析】腹膜转移瘤是最常见的腹膜腔肿瘤,是癌细胞经血行或直接种植到腹膜、肠系膜和大网膜所致,多继发于消化道和卵

巢的恶性肿瘤，表现为腹膜不规则增厚、腹腔内结节或肿块，多伴有腹盆腔积液。

二、多选题

1. 下列关于双对比造影的说法，正确的是
   A. 双对比造影时，需用低张药物以抑制胃肠道蠕动
   B. 食管双对比造影为检查早期食管病变的重要方法之一
   C. 胃及十二指肠双对比造影检查时，发泡剂与对比剂可一同服入
   D. 小肠双对比造影，检查当日晨禁食、禁水
   E. 结肠双对比造影前均需灌肠进行肠道清洁

   【解析】结肠的双对比造影前，不用进行灌肠，而可以采用饮水、服用泻药等综合方法，达到清洁肠道的目的。与灌肠相比，可节约检查时间，更重要的是，这种方法使对比剂在黏膜面的附着更好，易于显示结肠黏膜的细微结构或微小病变。

2. 关于腹部肿瘤的血管造影表现，提示为恶性肿瘤的特点有
   A. 异常新生血管征
   B. 肿瘤染色征
   C. 对比剂漏出
   D. 血管浸润征
   E. 血管受压移位征

   【解析】恶性肿瘤的血管造影表现，主要有血管浸润征象、异常新生血管征象、肿瘤染色征象和静脉提前显影；血管受压移位多见于良性肿瘤。急性出血时，可见对比剂漏出。

3. 下列关于肠管黏膜皱襞及蠕动方式，说法正确的有

A. 十二指肠球部黏膜皱襞为纵行、彼此平行的条纹
B. 十二指肠降部以下黏膜皱襞的形态呈羽毛状
C. 十二指肠降升部的蠕动多呈波浪状向前推进
D. 空肠多为环状皱襞，蠕动活跃
E. 回肠肠管皱襞少而浅，蠕动不活跃

【解析】十二指肠球部黏膜皱襞为纵行、彼此平行的条纹，降部以下黏膜皱襞的形态呈羽毛状。十二指肠球部的运动为整体性收缩，可一次将钡剂排入降部。降、升部的蠕动多呈波浪状向前推进。空肠多为环状皱襞，蠕动活跃；回肠肠管皱襞少而浅，蠕动不活跃。

4. 下列关于 MRCP 技术的说法，正确的是
   A. 使用 TE 值低于组织的 T_2 值从而使水信号更加突出
   B. 采用重 T_2 加权技术突出自由水信号
   C. 使用流动补偿及呼吸补偿技术减少运动和呼吸伪影
   D. 在头 / 足侧使用图像预饱和脉冲技术可抑制动静脉血流信号
   E. 进行 MIP 重建可旋转以便从不同角度和方向观察

   【解析】MRCP 采用重 T_2 加权技术突出自由水信号，特长的 TE 值主要是为了将其他组织结构信号压低，从而突出水信号。

5. 下列关于食管前庭段的说法，正确的是
   A. 贲门上方 3~4cm 长的一段食管
   B. 从食管过渡到胃的区域
   C. 有特殊的神经支配和功能
   D. 是一段高压区
   E. 防止胃内容物反流

   【解析】贲门上方 3~4cm 长的一段食管，

答案：1. ABCD 2. ABD 3. ABCDE 4. BCDE 5. ABCDE

是从食管过渡到胃的区域,称为食管前庭段,具有特殊的神经支配和功能。此段是一高压区,有防止胃内容物反流的重要作用。

6. 关于长钩型胃的描述,**错误**的是
    A. 位置、张力较低
    B. 胃底宽大,胃体小,张力高
    C. 呈上宽下窄,胃角不明显
    D. 胃腔上窄下宽如水袋状
    E. 多见于老年人和婴幼儿
【解析】长钩型胃,又称为无力型胃,位置、张力均低,胃腔上窄下宽如水袋状,见于瘦长体型者。

7. 关于食管正常的钡餐造影表现,下列说法**错误**的是
    A. 食管吞钡充盈,轮廓光滑整齐
    B. 正位观察位于中线偏右,管壁柔软,伸缩自如
    C. 左前斜位是观察食管的常规位置
    D. 食管前缘可见 3 个压迹,为主动脉弓压迹、右主支气管压迹、右心房压迹
    E. 于主动脉弓压迹与右主支气管压迹之间,食管显示略膨出
【解析】食管充盈像示食管吞钡充盈,轮廓光滑整齐,宽度可达 2～3cm。正位观察位于中线偏左,胸上段更偏左,管壁柔软,伸缩自如。右前斜位是观察食管的常规位置,在其前缘可见 3 个压迹,从上至下为主动脉弓压迹、左主支气管压迹、左心房压迹。于主动脉弓压迹与左主支气管压迹之间,食管显示略膨出,注意不要误认为憩室。

8. 关于腐蚀性食管炎的 X 线表现,表述**错误**的是
    A. 钡餐造影食管黏膜皱襞破坏可见充盈缺损

B. 钡餐造影食管呈螺旋状,波浪样改变
    C. 钡餐造影食管黏膜呈串珠样改变
    D. 钡餐造影食管大部呈线性狭窄
    E. 钡餐造影食管缩短,狭窄部位以上扩张
【解析】钡餐造影食管黏膜皱襞破坏可见充盈缺损为中晚期食管癌影像表现;食管呈螺旋状,波浪样改变可见于食管痉挛;食管黏膜呈串珠样改变为食管静脉曲张;食管化学性烧伤钡餐造影可见食管黏膜不规整,管腔呈线性狭窄,范围较广;食管缩短,狭窄部位以上可见扩张。

9. 食管裂孔疝影像表现可分为
    A. 短食管型　　　B. 滑动型
    C. 食管旁型　　　D. 嵌顿型
    E. 混合型
【解析】食管裂孔疝分为 4 型:①短食管型,胃疝入胸腔,短食管直接与胃相连,无疝囊形成;②滑动型,发病率最高,多在俯卧右前斜位进行深吸气时出现,典型表现可在横膈上看到 3 个环形狭窄称为三环征;③食管旁型,食管胃接合部仍在膈下,但胃底在食管旁疝入胸腔;④混合型,食管胃接合部、胃底均疝入胸腔。

10. 下列关于晚期胃癌的特点,表述**错误**的是
    A. 浅表隆起型病灶隆出于黏膜面,高度小于 5mm
    B. 癌组织浸润至肌层或超过肌层,也称进展期癌
    C. 弥漫浸润型胃癌的癌组织在黏膜下各层广泛浸润,胃壁明显增厚为革囊胃
    D. 种植在卵巢上形成 Krukenberg 瘤
    E. 中晚期胃癌中,根据我国统计数据,Borrmann Ⅳ 型最为多见
【解析】浅表隆起型病灶隆出于黏膜面,

答案:　6. BCE　7. BCDE　8. ABC　9. ABCE　10. AE

高度小于 5mm 是早期胃癌的一种分型,并非中晚期胃癌的特点;中晚期胃癌中,根据我国统计数据,Borrmann Ⅲ型最为多见。

11. 以下关于胃间质瘤的描述,正确的有
　A. 胃镜和 X 线钡餐检查是常规的检查方法
　B. 根据病变生长方式可分为腔内型、腔外型、腔内外型及胃肠道外型
　C. 胃黏膜多数较完整
　D. 肝脏转移及淋巴结转移常见
　E. 有明显的临床症状
　【解析】胃镜和 X 线钡餐检查是胃间质瘤的常规检查方法,根据病变生长方式可分为腔内型、腔外型、腔内外型及胃肠道外型;胃黏膜多较为完整,增强后病变表面胃黏膜呈线样强化;但 GIST 临床无明显特征,常发生于肝脏、肺转移,但很少发生周围淋巴结转移。

12. 十二指肠炎的影像特征有
　A. 球部龛影
　B. 球部激惹征
　C. 球部变形
　D. 球部无明显变形
　E. 球部痉挛
　【解析】十二指肠炎可表现为球部激惹征及痉挛,通常球部无明显变形。

13. 十二指肠溃疡的间接 X 线征象是
　A. 激惹征　　　B. 龛影
　C. 病灶局部压痛　D. 幽门痉挛
　E. 球部变形

14. 小肠 CT 增强扫描的对比剂,根据密度可分为
　A. 中性对比剂
　B. 阴性对比剂
　C. 阳性对比剂
　D. 离子型对比剂
　E. 非离子型对比剂
　【解析】利用几种不同类型的小肠对比剂来适度扩张小肠,根据密度可将对比剂分为中性(密度和水相似,0～10Hu)、阳性对比剂(高密度,>100Hu)及阴性对比剂(低密度,<0Hu)三种。

15. 以下关于小肠克罗恩病影像描述正确的是
　A. 肠壁增厚,可见跳跃征
　B. 鹅卵石征
　C. 肠系膜脂肪线及梳征
　D. 假囊及假憩室形成
　E. 可伴有肠腔狭窄、肠瘘、窦道及脓肿形成
　【解析】诊断小肠克罗恩病的 2 个主要影像标准是黏膜增厚的程度及黏膜强化的方式(鹅卵石征表现为纵行、横行交错的深部溃疡,伴有插入突出水肿的黏膜),次要表现是异常改变小肠节段的部位及数目(跳跃征,即受累肠壁段可见正常的小肠),存在纤维脂肪增生(肠系膜脂肪密度增加至 20～60Hu),肠系膜血管充血(梳征),假囊及假憩室形成(纤维化及病变肠系膜收缩导致对侧正常肠壁明显扩张),淋巴结增生及出现肠道并发症(如肠腔狭窄、肠瘘、窦道及脓肿形成)。

16. 以下影像征象提示小肠克罗恩病处于活动期的是
　A. 肠壁明显增厚及分层强化
　B. 鹅卵石征及淋巴结肿大
　C. 肠系膜脂肪线及梳征
　D. 假囊及假憩室形成

答案: 11. ABC　12. BDE　13. ACDE　14. ABC　15. ABCDE　16. ACE

E. 肠瘘、窦道及脓肿形成

【解析】肠壁明显增厚及分层强化、肠系膜脂肪线及梳征、肠瘘、窦道及脓肿形成提示小肠克罗恩病的炎症处于活动期；假囊及假憩室形成提示炎症处于长期非活动期；而鹅卵石征及淋巴结肿大在炎症各期均可见。

17. 以下有关小肠肿瘤，描述正确的是
   A. 小肠原发肿瘤少见，腺癌是最常见的类型
   B. 脂肪瘤是最常见的良性息肉样病变
   C. 小肠腺癌形态多样，多位于远端小肠，表现为局部肠腔内肿块或肠壁增厚
   D. 腔外带蒂生长的肿块及动脉期富血供强化强烈提示胃肠道来源的间质瘤
   E. 腔外生长的肿块伴有区域淋巴结肿大及动脉期低强化强烈提示胃肠道来源的淋巴瘤

【解析】小肠原发肿瘤少见，仅占所有消化道肿瘤的3%左右，腺癌是最常见的类型，其次是类癌、淋巴瘤及胃肠道间质瘤。脂肪瘤是最常见的良性息肉样病变，其内含有脂肪密度的息肉，容易在MSCT上识别。小肠腺癌形态多样，可向腔内外生长，向腔内生长累及黏膜范围较广时，黏膜强化显著，多位于近端小肠。胃肠道间质瘤可表现为腔内外带蒂生长的肿块及动脉期明显强化。淋巴瘤常表现为肠壁弥漫性增厚，肠腔无明显狭窄，容易向腔外生长，常伴有区域淋巴结肿大，动脉期强化不显著。

18. 下列符合肠脂垂炎影像学征象的是
   A. 结肠旁卵圆形脂肪密度肿块
   B. 病变固定于结肠
   C. 肿块内血栓形成
   D. 增强扫描病灶边缘环形强化

E. 钡餐检查提示结肠局灶性外渗影

【解析】肠脂垂炎为肠脂垂发生扭转导致血运障碍或自发性引流静脉血栓形成引起的缺血性梗死，CT检查显示结肠四周见卵圆形低密度脂肪肿块，固定于结肠，外周见囊壁并强化明显，周围间隙混浊伴大片状渗出；钡餐检查显示结肠局灶性外渗影。

19. 下列符合家族性腺瘤性息肉病（FAP）的是
   A. 直肠出血、腹部肿块
   B. 结肠多发息肉性病变
   C. 全身多发骨瘤
   D. 皮肤软组织肿瘤
   E. 术后易复发

【解析】FAP有遗传性家族史，肿瘤并不局限在结肠，常表现为一组疾病群，可累及消化系统、中枢神经系统、骨肌系统等多个系统，术后易复发。

20. 患者女，31岁。3天前不洁饮食后出现中上疼痛、腹泻，腹泻频繁，呈黄色水样便，伴恶心、呕吐，入院后查白细胞计数明显升高。CT示阑尾管径约11.6mm，阑尾腔内粪石，阑尾腔内、外可见气体密度影，邻近腹膜增厚，周围脂肪间隙模糊（图7-4）。应考虑的疾病是
   A. 腹膜炎
   B. 单纯性阑尾炎
   C. 急性阑尾炎穿孔
   D. 肠系膜淋巴结炎
   E. 回盲部肿瘤

【解析】急性阑尾炎是最常见的急腹症之一，阑尾炎穿孔的发生率占19%～35%，穿孔通常在疼痛发作后24小时内发生；腹膜炎是阑尾炎的主要并发症，阑尾炎症播散周边的肠道大网膜等组织，可以引发局限

答案：17. ABDE 18. ABCDE 19. ABCDE 20. AC

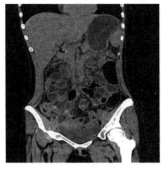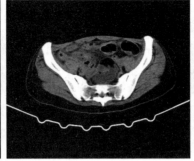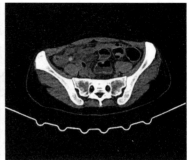

图 7-4　患者腹部 CT 图像

性腹膜炎，出现局部疼痛，甚至出现全身弥漫性腹膜炎的表现。单纯性阑尾炎依据 CT 检查可以排除；肠系膜淋巴结炎多见于 7 岁以下小儿，好发于冬春季节，常继发于上呼吸道感染或肠道炎症，有腹痛、发热、恶心、呕吐，腹泻或便秘。肠系膜淋巴结炎病变常累及回肠末端的一组淋巴结，故腹痛发生于脐周或右下腹，并有固定压痛点，无反跳痛及腹肌紧张，但偶可于右下腹扪及小结节样压痛肿块，为肿大的肠系膜淋巴结。肠系膜淋巴结炎无全身中毒症状，白细胞轻度升高，应与急性阑尾炎鉴别，无须手术，保守治疗后病情缓解可治愈。回盲部肿瘤多发生于老年人，临床症状常表现为便血、右下腹包块和疼痛，但一般不表现为明显感染征象。

21. 下列属于阑尾上皮来源病变的是
    A. 息肉
    B. 低级别黏液性肿瘤
    C. 腺癌
    D. 神经内分泌肿瘤
    E. 淋巴瘤

【解析】参考 2019 年第五版消化系统肿瘤 WHO 关于阑尾肿瘤分类，阑尾最常见肿瘤为上皮性和间叶性来源，阑尾上皮性肿瘤被分类为锯齿状病变和息肉、黏液性肿瘤、腺癌和神经内分泌肿瘤。阑尾的黏液性肿瘤是阑尾以特征性黏液上皮增生伴有细胞外黏液和推挤性肿瘤边缘为特征的肿瘤。组织学分级为低级别阑尾黏液性肿瘤、高级别阑尾黏液性肿瘤。

22. 患者男，35 岁。右下腹部肿块，有压痛并高热，白细胞计数明显升高并核左移，应考虑
    A. 阑尾周围脓肿
    B. 单纯性阑尾炎
    C. 髂窝脓肿
    D. 肠系膜淋巴结炎
    E. 回盲部肿瘤

【解析】阑尾周围脓肿指在阑尾急性炎症下，阑尾周围所形成的脓肿或炎性包块，位置可因阑尾位置而不同，最常见的部位是右下腹髂窝部。临床表现有腹胀、腹痛、腹膜刺激征象，压痛性包块和全身感染中毒症状等。本病发生率占急性阑尾炎的 4%～10%。而单纯性阑尾炎并没有包块形成；肠系膜淋巴结炎多见于 7 岁以下小儿，多发于冬春季节。常继发于上感或肠道炎症，有腹痛、发热、恶心、呕吐，腹泻或便秘。肠系膜淋巴结炎病变常累及回肠末端的一组淋巴结，故腹痛发生于脐周或右下腹，并有固定压痛点，无反跳痛及腹肌紧张，但偶可于右下腹扪及小结节样压痛肿块，为肿大的

答案：　21. ABCD　22. AC

肠系膜淋巴结。肠系膜淋巴结炎无全身中毒症状，白细胞轻度升高，应与急性阑尾炎鉴别，无须手术，保守治疗后病情缓解可治愈。回盲部肿瘤多发生于老年人，临床症状常表现为便血、右下腹包块和疼痛，但一般不表现为明显感染征象。

23. 阑尾常见位置及变异位置主要包括
    A. 盲肠前内位
    B. 盲肠内下位
    C. 盲肠后位
    D. 回肠前位
    E. 回肠后位
    【解析】阑尾的典型位置是在右下腹的麦氏点，阑尾的位置可以分为盲肠前内位、盲肠内下位、盲肠后位、回肠前位、回肠后位和盆位等。

24. 与肝细胞癌强化方式相仿的肝腺瘤病理类型可包括
    A. 炎症型
    B. HNF1α失活型
    C. β-catenin激活型
    D. 经典型
    E. 未分类型
    【解析】β-catenin激活型和未分类型肝腺瘤影像表现相似。CT、MRI根据瘤内出血、坏死情况不同而表现多样。增强扫描动脉期常表现明显强化，门脉期、延迟期强化程度不同程度下降，有时与肝细胞癌较难鉴别。

25. 肝脏淋巴瘤的影像学特点包括
    A. 可分为单发结节或肿块型、多发结节型、弥漫型
    B. 密度均匀，病灶内不会出现液化坏死区

    C. 动脉期强化不明显，仅表现为无或轻度强化
    D. 门脉期强化仍呈轻度强化，强化均匀，相对于肝实质边界更清楚
    E. 可出现血管漂浮征
    【解析】肝脏淋巴瘤根据病灶数量、形态可分为：单发结节或肿块型、多发结节型、弥漫型。多数病灶密度均匀，边界清楚；但病灶较大时，其内可出现液化坏死区，少数病灶内偶可见钙化灶（多出现在化疗后）。肝脏淋巴瘤为典型乏血供肿瘤，动脉期强化较弱，表现为无或轻度强化；门脉期强化仍不明显，相对于肝实质边界更清楚。由于淋巴瘤起源于肝脏间质，部分肿瘤内见肝固有血管，但血管形态相对正常，即血管漂浮征。

26. 肝血管平滑肌脂肪瘤的病理分型包括
    A. 脂肪瘤型　　B. 血管瘤型
    C. 肌瘤型　　　D. 平滑肌型
    E. 混合型
    【解析】根据病灶内脂肪含量的不同可分为4型：①脂肪瘤型，主要由分化成熟的脂肪细胞组成，脂肪含量≥70%；②血管瘤型，主要由大量的畸形血管及平滑肌细胞组成，脂肪含量较少；③肌瘤型，主要由平滑肌成分组成，脂肪含量≤10%；④混合型，以上3种成分均有。

27. 肝脓肿的特点有
    A. 好发于老年人或有糖尿病、脂肪肝的中青年
    B. 病原菌可分为：细菌性、结核性、真菌性和阿米巴性
    C. 常见的感染途径为胆道源性
    D. CT表现可出现双环征或三环征
    E. 影像上不需要与胆管细胞癌鉴别

答案：　23. ABCDE　24. CE　25. ACDE　26. ABCE　27. ABCD

【解析】肝脓肿好发于老年人或有糖尿病、脂肪肝的中青年等有基础疾病的患者；感染的病原菌可分为：细菌性、结核性、真菌性和阿米巴性。感染途径多种，包括胆源性、肝动脉源性、门静脉源性和肝外伤性等，以胆道源性最常见。肝脓肿在CT增强图像上可出现双环（代表脓肿壁＋周围水肿带）、三环（脓肿壁内侧坏死＋外层纤维肉芽组织＋周围水肿带）。早期不典型肝脓肿可出现对比剂外渗导致外周水肿带延迟强化，需与胆管细胞癌（富含纤维组织亦呈延迟强化）相鉴别。

28. 下列属于 Caroli 病典型征象的是
   A. 中心点征　　　B. 蝌蚪征
   C. 枯树藤征　　　D. 囊尾征
   E. 悬挂征

29. 下列说法符合 Mirizzi 综合征的有
   A. 其发病原因可能与嵌顿结石压迫胆管有关
   B. 超声上可发现扩张的胆囊管、肝总管和门静脉，呈三管征
   C. MRCP 可清楚显示胆囊管或颈部内结石呈无信号充盈缺损
   D. Csendes 分型法分为 5 型
   E. 表现为黄疸、胆绞痛、胆管炎等临床综合征

【解析】Mirizzi 综合征是指胆囊颈或胆囊管处结石嵌顿、合并炎症，甚至形成胆囊胆管瘘导致肝总管狭窄引起梗阻性黄疸、胆绞痛、胆管炎等症状的临床综合征。Csendes 分型分为 5 型，Nagakawa 分型分为 4 型。B 超上如发现扩张的胆囊管、肝总管和门静脉，呈三管征，应考虑 Mirizzi 综合征。CT 表现为胆囊颈增宽，胆囊结石伴邻近肝总管或胆总管受压，受压以上水

平胆管扩张；肝门区扩张的胆管壁增厚及肝门区各结构之间的脂肪间隙显示模糊或消失。

30. 急性出血坏死性胰腺炎的主要 CT 征象有
   A. 胰腺体积常有明显增大，且为弥漫性
   B. 胰腺密度改变与胰腺病理变化密切相关
   C. 胰腺周围的脂肪间隙消失，胰腺边界不清
   D. 胰周脂肪坏死和胰周或胰腺外积液
   E. 胰腺体积增大与临床严重程度一致

31. 关于胰腺的 MRI 检查，表述正确的是
   A. 十二指肠内 T_2WI 液体常表现为较高信号，构成胰头部的外侧缘
   B. 正常胰腺信号与肝的信号相似
   C. 脾静脉为无信号血管影，勾画出胰腺的后缘可作为识别胰腺的标志
   D. 在 T_1WI 和 T_2WI 上正常胰腺表现为均匀的较低信号结构
   E. 腹膜后脂肪组织为高信号，描绘出胰腺的前缘

【解析】由于胰腺腺体内含有丰富的黏液蛋白成分以及一定量的脂肪组织沉积在胰腺间质中，在 T_1WI 上，与肝脏相比，正常胰腺常呈略高信号的改变。只有在低磁场强（＜0.35T）的 MRI 上，正常胰腺信号才常与肝脏信号一致。在抑脂序列中，胰腺组织中含有大量的黏液蛋白成分，故 T_1WI 仍呈明显高信号。在 T_2WI 上，胰腺的信号强度则主要取决于 TE 的长短，但总的来说较肝脏和肌肉的信号高。正常胰腺在脂肪抑制 T_2WI 上呈相对高信号。随着年龄的增长，年老者胰腺组织可能发生纤维化的改变，导致信号强度降低而接近肝脏实质信号。

答案： 28. ABDE　29. ABCDE　30. ABCDE　31. ACE

32. 下列 CT 表现与胰头癌有关的是
    A. 胰头增大
    B. 胰腺密度不均匀
    C. 胰管扩张
    D. 胆管扩张
    E. 胆管壁增厚并强化

【解析】胰头癌典型影像表现:胰腺密度不均匀,胰头增大并肿块形成,双管征包括胰管及胆管扩张。

33. 下列属于脾脏恶性肿瘤的是
    A. 淋巴管瘤
    B. 淋巴瘤
    C. 血管瘤
    D. 上皮样血管内皮瘤
    E. 血管肉瘤

【解析】原发性脾脏肿瘤相对少见,良性者多为血管瘤、淋巴管瘤、错构瘤、纤维瘤、脂肪瘤等,恶性肿瘤多为淋巴瘤、血管肉瘤、纤维肉瘤、上皮样血管内皮瘤和转移瘤等。

34. 关于中弓韧带压迫综合征,描述正确的是
    A. 又称正中动脉压迫综合征
    B. 多见于 20~50 岁的女性
    C. 腹腔干近段局限性狭窄甚至闭塞
    D. 深吸气后屏气状态下行 CTA 检查出现血管狭窄更具诊断价值
    E. 冠状位重组是观察最佳位置

【解析】中弓韧带压迫综合征,又称正中动脉或腹腔干压迫综合征。各年龄段均可发病,以 40~50 岁女性多见。腹腔干起始部前上方"V"形外压凹陷导致局限性狭窄改变,狭窄远端扩张。呼吸运动会影响中弓状韧带对腹腔干近端的压迫程度,呼气时腹腔动脉向头侧移位,易产生中弓韧带对腹腔动脉的压迫;吸气时腹腔动脉向尾侧移

动,使腹腔动脉近端与中弓韧带距离增大,压迫消失或减轻。若能在吸气相观察到腹腔干受压时,更能提示中弓韧带压迫综合征的存在。矢状位 CT 重组是最佳观察位置。

35. 关于中弓韧带压迫综合征,描述**错误**的是
    A. 呼气末检查,腹腔干受压
    B. 可伴有近端、远端多发粥样斑块形成
    C. 肠系膜上动脉与腹腔干侧支循环建立
    D. 冠状位重建是评估腹腔动脉起始部狭窄的最佳位置
    E. 韧带穿过腹腔干根部前方

【解析】中弓韧带压迫综合征应该是在吸气末检查最为可靠,呼气相检查可出现假阳性的可能。中弓韧带压迫综合征由于呼气时膈肌抬高,上腹部脏器上升,腹腔干由于根部受中弓韧带压迫,随着腹腔脏器上移而远端上抬,形成"V"形的折角,加重狭窄。而吸气时膈肌下降,上腹部脏器下降,腹腔干略松弛,血管狭窄缓解,供血改善。文献报道约 15% 的患者在呼气相显示轻度受压,但是吸气相显示正常或明显改善,此类患者可通过随访观察而避免不必要的手术,因此只有在吸气相观察到腹腔干受压才是真正的压迫综合征,吸气相显示狭窄更能提示中弓韧带压迫综合征的存在。矢状位重建是评估腹腔动脉起始部狭窄的最佳位置。

36. 关于腹膜间皮瘤,以下说法正确的是
    A. 较少见,病理与胸膜间皮瘤一致
    B. 部分患者与接触石棉有关
    C. 病理上分为上皮型、肉瘤样型及混合型,以混合型多见
    D. 典型临床表现为体重减轻、厌食、腹胀腹痛、不明原因的发热等
    E. 腹水脱落细胞检查见大量间皮细胞基本可确诊

答案: 32. ABCD   33. BDE   34. ABCD   35. AD   36. ABDE

【解析】腹膜间皮瘤起源于腹膜表面间皮细胞,石棉是导致间皮瘤发病的主要原因;病理上腹膜间皮瘤与胸膜间皮瘤类似,病理类型分为纤维间皮瘤、上皮样间皮瘤及混合性间皮瘤;诊断腹膜间皮瘤主要依靠腹水脱落细胞检查、腹膜穿刺或组织检查以及剖腹探查。

37. 关于腹腔假性黏液瘤,以下说法正确的有
    A. 为卵巢癌、结肠黏液腺癌转移所致
    B. 腹膜腔原发肿瘤
    C. 表现为腹内囊样病变或腹水样病变
    D. 有分隔,密度略高于单纯腹水
    E. 增强扫描病灶边缘可有强化
    【解析】假性黏液瘤常为卵巢癌、结肠黏液腺癌转移所致,并非腹膜腔原发肿瘤,影像学表现为腹内囊样病变或腹水样病变,有分隔,密度略高于单纯腹水,增强扫描病灶边缘可有强化。

三、共用题干单选题

(1～3题共用题干)

患者女,40岁。吞咽困难2个月,平卧时加重,伴胸骨后疼痛,喜食流食。查体面部毛细血管扩张并见皮疹。X线钡餐造影显示食管蠕动减弱,张力低。

1. 对该患者最可能的诊断是
    A. 食管癌
    B. 消化性溃疡
    C. 食管贲门失弛缓症
    D. 食管硬皮病
    E. 食管良性狭窄
    【解析】硬皮病是一种全身结缔组织疾病,累及食管时多局限于食管下段,受累的平滑肌变性,呈均匀性硬化和萎缩,食管下层结缔组织增生,黏膜萎缩。该病好发于女

性,临床表现为吞咽困难,胸口后疼痛及烧灼感,全身皮肤萎缩硬化,色素沉着。

2. 该病**不可能**出现的X线表现为
    A. 食管显著扩张
    B. 食管远端狭窄
    C. 食管黏膜增粗,血管显现
    D. 食管黏膜增粗、中断
    E. 食管张力降低
    【解析】食管黏膜增粗、中断是食管癌的X线表现。

3. 关于该病,以下说法**错误**的是
    A. 该病会出现面具脸的表现
    B. 该病属于自身免疫系统疾病
    C. 胃出血是该病常见的并发症之一
    D. 该病不累及呼吸系统
    E. 该类患者可出现雷诺现象
    【解析】硬皮病又称系统性硬化症,是一种结缔组织病,是以局限性或弥漫性皮肤增厚和纤维化为特征的自身性免疫性疾病。因此,常伴发肺纤维化及肺动脉高压,胃出血、指端痉挛硬化及消化道症状。

(4～6题共用题干)

患者男,59岁。上腹部不适3个月余,CT检查如图7-5所示。

4. 最初诊断可能为
    A. 进展期胃癌　　B. 胃神经内分泌癌
    C. GIST　　　　　D. 胃淋巴瘤
    E. 慢性胃炎
    【解析】根据CT影像学表现,最初判定结果为进展期胃癌。

5. 若患者嗜铬素A(CgA)检查结果为阳性,则还需鉴别的疾病是

答案:　37. ACDE
　　　1. D　2. D　3. D　4. A　5. B

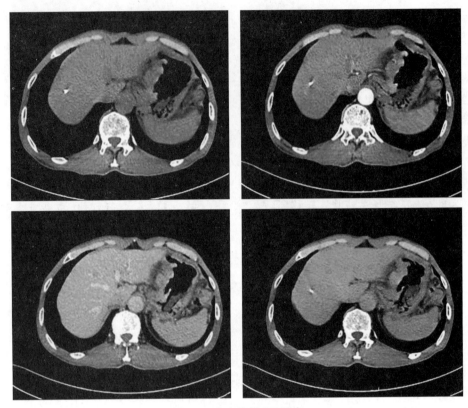

图 7-5　患者腹部 CT 图像

A. 进展期胃癌　　　B. 胃神经内分泌癌

C. GIST　　　　　　D. 胃淋巴瘤

E. 慢性胃炎

【解析】胃溃疡型肿物,形态学及免疫组织化学结果支持低分化神经内分泌癌。胃神经内分泌癌好发于中老年人,其中神经内分泌瘤好发于女性,而神经内分泌癌好发于男性;胃神经内分泌癌转移淋巴结以胃小弯侧、肝胃间隙及腹膜后好发,淋巴结通常较大呈串状分布,CT 征象为淋巴结肿大伴强化,淋巴结较大较多者可融合,中央可出现低密度坏死区,淋巴结强化程度及方式与肿瘤原发灶相关。

6. 若该病例证实为胃神经内分泌癌,则下列诊断依据**错误**的是

A. 胃小弯胃壁不均匀增厚并异常强化

B. 肝胃间隙多发肿大淋巴结

C. 淋巴结强化程度及方式与肿瘤原发灶相关

D. 病灶 > 2cm

E. 多发病灶

【解析】该病例依据影像学特点可诊断为胃神经内分泌癌Ⅲ型。其中Ⅲ型胃神经内分泌癌与一般腺癌 CT 表现相似,单发病灶,表现为菜花状、溃疡状肿物或管壁浸润性增厚,强化方式不一,多为中度强化,且大多均匀强化,比一般腺癌恶性程度更高,更容易发生转移,溃疡发生率较高,转移淋巴结及肝内转移灶亦在动脉期明显强化时高度提示Ⅲ型胃神经内分泌癌。

答案:　6. E

（7～8题共用题干）

患者男，58岁。上腹部不适，常出现餐后疼痛，偶出现黑便。

7. 对该患者应首先考虑
   A. 胃炎　　　　　B. 胃溃疡
   C. 十二指肠溃疡　D. 胃癌
   E. 十二指肠憩室

【解析】十二指肠溃疡表现为餐后疼痛，胃溃疡表现为进餐前疼痛。

8. 诊断为十二指肠球溃疡较可靠的X线征象是
   A. 激惹征　　　　B. 局部有压迹
   C. 黏膜皱襞不清　D. 呈三叶瓣形变形
   E. 球部充盈不佳

【解析】三叶瓣形变形是十二指肠球溃疡较可靠的征象。

（9～10题共用题干）

患者男，42岁。因上腹部饱胀行钡餐检查，发现十二指肠降段突出腔外的囊袋钡影，并可见黏膜伸入其中。

9. 根据题干所提供的线索，CT检查发现憩室壁增厚伴强化，需考虑的并发症是
   A. 炎症　　　　　B. 出血
   C. 穿孔　　　　　D. 十二指肠梗阻
   E. 胆、胰管梗阻

【解析】炎症及出血、穿孔、十二指肠梗阻及胆道梗阻为十二指肠憩室的并发症，CT提示憩室壁增厚伴强化，首先考虑为十二指肠憩室炎。

10. 若患者出现胆红素升高，应考虑出现的并发症是
    A. 炎症　　　　　B. 出血
    C. 穿孔　　　　　D. 十二指肠梗阻
    E. 胆、胰管梗阻

【解析】胆红素升高应考虑胆道梗阻。

（11～12题共用题干）

患者女，38岁。因腹痛进行内镜检查，发现小肠占位。

11. 需进行的下一步检查是
    A. B超　　　　　B. X线
    C. CT　　　　　D. MRI
    E. PET/CT

【解析】CT检查可发现占位与周围脏器的关系及转移情况。

12. 完善相关检查后诊断为小肠间质瘤，最需与其鉴别的疾病是
    A. 腺瘤
    B. 淋巴瘤
    C. 脂肪瘤
    D. 神经内分泌肿瘤
    E. 平滑肌瘤

【解析】神经内分泌肿瘤腔内生长，增强后明显强化，较大者可出现囊变、坏死，小肠间质瘤中、高度恶性时较难与神经内分泌肿瘤相鉴别。

（13～14题共用题干）

患者男，65岁。半月前无明显诱因出现反复黏液血便，为黄色成形大便，表面带有白色黏液及血丝，无明显恶心、呕吐及腹痛。CEA 3.5ng/ml，AFP 2.56IU/ml，CA199 12.1IU/ml。

13. CT检查发现直肠黏膜下见团块状不规则软组织密度影，内见斑片状低密度影，增强后不均匀明显强化。根据所提供的线索，首先考虑为
    A. 腺癌　　　　　B. 淋巴瘤
    C. 间质瘤　　　　D. 转移瘤
    E. 息肉

答案：7. C　8. D　9. A　10. E　11. C　12. D　13. C

【解析】间质瘤肿瘤标志物无特异性，CT 可见黏膜下病变囊变、坏死，增强后不均匀明显强化。

14. 假设患者病理结果提示核分裂象数为 12/50HPF，以下 CT 表现与该结果**不相符**的是
   A. 好发于直肠中下段
   B. 病灶呈分叶状
   C. 易发生出血、坏死、囊变
   D. 发生淋巴结转移
   E. 富血供表现
   【解析】间质瘤很少发生淋巴结转移。

（15～17 题共用题干）
患者成年男性，既往因结肠病变有手术史。现因阵发性腹痛、腹胀、呕吐、肠鸣音亢进而行临床检查，超声见肠管扩张，最宽径达 4.0cm，肠腔内充满液体，逆蠕动出现，肠间可见少量条状无回声。

15. 以下关于该病的叙述，**错误**的是
   A. 该病可由肠壁外病变、肠壁本身病变或肠腔内病变引起
   B. 病变类型可以是动力性、机械性或血运性的
   C. 病变部位可分为高位和低位
   D. 机械性梗阻是由神经抑制或毒素刺激引发肠壁肌肉运动紊乱所致
   E. 长时间的机械性梗阻也可导致肠管蠕动减弱或消失
   【解析】该患者符合急性肠梗阻临床表现。肠梗阻按病因分为机械性肠梗阻、动力性肠梗阻和血运性肠梗阻，机械性肠梗阻是由于肠内、肠壁和肠外各种不同机械性因素引起的肠内容物通过障碍。动力性肠梗阻是由肠壁肌肉运动功能失调所致，并无肠腔狭窄，又可分为麻痹性和痉挛性 2 种，前者

是因交感神经反射性兴奋或毒素刺激肠管而失去蠕动能力，以致肠内容物不能运行；后者系肠管副交感神经过度兴奋，肠壁肌肉过度收缩所致。血运性肠梗阻是由于肠系膜血管内血栓形成，血管栓塞，引起肠管血液循环障碍，导致肠蠕动功能丧失，使肠内容物停止运行。该患者有手术史，动力性、机械性或血运性肠梗阻均有可能，神经抑制或毒素刺激导致肠壁肌肉运动紊乱所致的为动力性肠梗阻。

16. 经 CT 扫描检查，于下腹部切口处皮下可见局部腹膜中断，并形成一 7cm×6cm 的囊性占位，其内可见肠管，肠壁增厚，则该患者梗阻原因最可能是
   A. 肠粘连   B. 嵌顿疝
   C. 肠道肿瘤   D. 肠穿孔
   E. 肠扭转
   【解析】腹部切口处形成含有肠管回声的囊性占位，是疝内容物为肠管的嵌顿疝，嵌顿疝是患者腹内压突然升高时，疝内容物强行扩张疝囊颈而突入疝囊，随后因疝囊颈弹性收缩，将疝内容物卡住而不能回纳腹腔的情况。此疝与绞窄性疝是同一疾病的不同阶段。两者的区别在于嵌顿疝尚未发生肠壁的缺血坏死。随着症状逐渐加重，如不及时处理，可进一步发展为绞窄疝。

17. 因腹腔积液渐进性增多，通过超声引导下穿刺抽出血性液体，考虑为
   A. 抽出由穿孔肠壁流到腹腔的肠内容物
   B. 穿刺刺破小毛细血管
   C. 肠管出血性炎性改变
   D. 肠肿瘤破裂出血
   E. 发生绞窄性肠梗阻
   【解析】绞窄疝是疝的最严重类型，由嵌顿疝发展而来，由于疝环压迫，疝内容物血

答案： 14. D 15. D 16. B 17. E

液循环受到很大影响，疝内容物产生肿胀、瘀血、微循环障碍，毛细血管通透性增加，组织渗出增多，甚至发生缺血坏死、穿孔、腹膜炎、肠瘘等。该患者抽出血性腹腔积液，应考虑切口处肠管绞窄导致的肠梗阻。

（18～20题共用题干）

患儿男，3岁。钡灌肠发现直肠局限性狭窄，近端肠管明显扩张。

18. 诊断应考虑为
    A. 先天性肛门闭锁
    B. 急性肠套叠
    C. 乙状结肠扭转
    D. 直肠癌
    E. 先天性巨结肠

【解析】先天性巨结肠是一种比较多见的消化道发育畸形，病变可自肛门口至盲肠，长度不一。基本病变为在纵肌与环肌之间的神经丛和黏膜下神经丛内神经节细胞先天性缺如和不足，而使病变段不能松弛，引起痉挛和蠕动消失，丧失推动力，产生一种非器质性的狭窄，造成功能性肠梗阻。久之，近端肠管（即神经节细胞分布正常的肠段）肌肉逐渐肥厚，肠管扩张而形成巨结肠的改变；本病多在出生后就有便秘，腹部逐渐膨大，要与特发性巨结肠及其他继发性巨结肠相鉴别。

19. 对确诊本病最有作用的检查方法是
    A. 超声检查　　　B. CT检查
    C. MRI检查　　　D. 直肠活检
    E. 钡剂灌肠

【解析】平片可于腹部四周或腹部左侧见积有大量粪块及气体影的扩大结肠，少数病例可显示有宽大的液平面，而钡剂灌肠为首选方法，钡剂灌肠典型表现为：狭窄段，狭窄段近段的扩大段，二者之间的移行段及

排便后24小时钡剂存留。利用X线钡剂灌肠造影及结合病史诊断不难。

20. 对该患者进行钡剂灌肠检查时，下列说法**错误**的是
    A. 钡剂最好用等渗液配制
    B. 先用肥皂水作清洁灌肠
    C. 肛管不宜插入过高
    D. 灌肠时钡剂量不宜过多
    E. 检查完毕后抽出钡剂

【解析】钡剂灌肠调制钡剂时，忌用肥皂水或普通水，以免发生水中毒，而应用等渗盐水进行调制。因狭窄段常发生在直肠下段，所以导管不宜插入太深，以免遗漏狭窄段。狭窄段常呈不规则的锯齿状，狭窄近端肠管明显扩张，袋形消失，扩张的肠管内可见有多量粪块所形成的充盈缺损。注入钡剂时应在透视下徐徐注入，发现狭窄及扩张段即停止注入钡剂，而且在明确诊断后还应立即将钡剂人工排出，以免引起肠梗阻等并发症。

（21～23题共用题干）

患儿男，2岁。间断腹痛3小时，以脐周痛为著，为阵发性，较剧烈，有红色果酱样便，触诊可见右上腹包块。超声检查提示：肝区肠管可见同心圆征。

21. 首先考虑的诊断是
    A. 急性阑尾炎　　B. 腹股沟疝
    C. 肠套叠　　　　D. 肠梗阻
    E. 腹部肿瘤

【解析】腹痛、腹部包块及红色果酱样便为肠套叠的典型三联征。

22. 对患者下一步首选的处理方法是
    A. 抗感染、胃肠减压
    B. 腹部CT检查

答案：　18. E　19. E　20. B　21. C　22. D

C. 腹部核磁检查

D. X 线透视下空气灌肠

E. 开腹探查

【解析】肠套叠可在 X 线透视下行空气灌肠复位，晚期患者及空气灌肠复位失败患者需行手术治疗。

23. 下列**不属于**该病常见的影像学征象的是

　　A. 靶征　　　　　B. 肾形征

　　C. 双肠管征　　　D. 彗星尾征

　　E. 鸟嘴征

【解析】靶征、肾形征、双肠管征和彗星尾征是肠套叠 CT 检查比较典型的直接征象，鸟嘴征为肠扭转的典型影像学征象。

（24～26题共用题干）

患者男，15 岁。半个月前无明显诱因下出现腹痛，为阵发性中下腹、右下腹胀痛，近 1 周来症状加重，伴发热，无寒战、恶心、呕吐、腹泻、黑便等。在当地医院行彩超检查：右下腹占位。查体示右中下腹可触及类圆形包块，边界触诊不清，触痛明显，余腹部压痛及反跳痛阴性，肠鸣音不亢，直肠肛管及外生殖器未见异常。

24. 对患者接下来应进行的检查是

　　A. 腹部立位平片　B. CT 平扫＋增强

　　C. 超声　　　　　D. 气钡灌肠

　　E. MRI 平扫

【解析】该患者超声及查体均提示右下腹占位性病变，且患者有阵发性腹痛，综合考虑应该行腹部 CT 平扫＋增强扫描检查，以全面评估病情，仅凭 CT 增强检查可能会缺乏平扫对比而不能客观评价病变强化特点，给鉴别诊断造成不必要的困难。

25. CT 检查结果提示中下腹偏右侧软组织密度肿块，病灶与回盲部肠管相连，边

界较清，大小约 12cm×11cm×9cm，其内密度欠均匀，以软组织密度为主，中心可见小斑片状低密度区，与周围肠系膜及回盲部肠管分界不清。肿瘤后上缘见蒂样结构与回盲部相连。增强后显示肿瘤右上缘条管状阑尾根部结构与回盲部相连，阑尾结构消失，肿块轻度不均匀强化，肿瘤内部见低密度无强化区，肿块周围间隙、心膈角区、肝胃间隙及腹主动脉旁见大小不等轻度强化淋巴结影。对该患者可能的诊断是

A. 阑尾神经外胚层肿瘤

B. 精原细胞瘤

C. 高级别阑尾黏液性肿瘤

D. 低级别阑尾黏液性肿瘤

E. 阑尾淋巴瘤

【解析】该例为男性青少年患者，CT 发现腹部肿块，患者外生殖器正常，无隐睾病史，基本排除开始考虑精原细胞瘤的可能性，排除选项 B。另外，神经外胚层肿瘤多见于青少年，肿块易囊变、出血、坏死，囊变区常位于病灶边缘，肿瘤实性部分增强后中度到显著强化，排除选项 A。该例病灶实性部分呈轻度强化，中心伴有无强化坏死区，并伴有腹腔多处多发淋巴结肿大，而胃肠道淋巴瘤常伴有肠系膜区及腹主动脉旁淋巴结增大，病灶有蒂样结构与回盲部相连，阑尾中远端无显示，蒂样结构为阑尾根部，肿块位于阑尾中远端走行区，肿块对周围脏器表现为推挤、压迫征象，界限较清楚，而对阑尾根部表现为"包埋、吞噬"，二者之间关联密切、无明确界限，阑尾无受压推挤改变、无边缘侵蚀征象，故考虑阑尾淋巴瘤。阑尾黏液性肿瘤病理上仅局限于黏膜层，且为非浸润性病变，因而肿瘤多位于右下腹，位置较固定，瘤灶边界较为清楚，囊壁光整，阑尾腔内充盈胶冻样黏液，因而 CT 表

答案：23. E　24. B　25. E

现为管状或类圆形囊性占位,囊液均匀,囊壁较光整,呈轻度均匀强化,部分可见囊壁弧形钙化,因此可排除C、D选项。

26. 关于阑尾淋巴瘤,表述**不正确**的是
    A. 是一种常见的恶性肿瘤
    B. 阑尾原发性淋巴瘤非常少见
    C. 常伴有肠系膜区及腹主动脉旁淋巴结增大
    D. 手术切除长期以来一直作为主要治疗手段
    E. 与EB病毒感染有关

【解析】阑尾原发性淋巴瘤非常少见,是与EB病毒感染和*c-myc*基因密切相关的成熟B细胞淋巴瘤,生发中心或生发中心后B细胞起源。起初被当成肿瘤性病变,长期以来手术切除一直作为主要治疗手段。然而很多亚临床病灶难以通过手术切除根除,手术治疗后迅速复发是Burkitt淋巴瘤的常见表现,故仅在以下情况适于采用手术治疗:①因病理诊断需要切取标本;②腹腔巨大肿块并发急腹症;③长期化疗后残留肿块无法消除。WHO将Burkitt淋巴瘤分为地方性、免疫缺陷相关性和散发性。

(27~29题共用题干)

患者女,81岁。腹痛,右下腹触及一肿物,质硬。超声提示右下腹肿物。甲胎蛋白(AFP)9.5IU/ml;白细胞7.06×10⁹/L;血红蛋白101g/L;中性粒细胞百分比54.6%,CT增强扫描如图7-6所示。

27. 图7-6D所属的图像重建技术期相是
    A. 动脉期矢状位
    B. 门脉期冠状位
    C. 延迟期冠状位
    D. 平衡期冠状位
    E. 门脉期矢状位

【解析】该患者接受腹部CT增强扫描检查,图7-6A、B、C分别为动脉期、门脉期及延迟期(也称平衡期)三期动态增强扫描,图7-6D为门脉期冠状位重建,依据是门静脉期密度最高。

28. 回盲部囊性肿物需要鉴别的疾病常**不包括**
    A. 肠重复畸形
    B. 肠系膜囊肿
    C. 阑尾潴留囊肿
    D. 阑尾黏液性肿瘤
    E. 回盲部结核

【解析】其他选项均为回盲部囊性占位性病变需要鉴别的肿瘤,而E选项回盲部结核往往表现为肠壁增厚伴干酪样坏死,周围肿大淋巴结常呈环状强化,该病例并未出现如此影像学表现。

29. 关于阑尾黏液性肿瘤,表述**不正确**的是
    A. 是一种常见的良性肿瘤
    B. 分为低级别黏液性肿瘤和高级别黏液性肿瘤
    C. 阑尾低级别黏液性肿瘤属于恶性肿瘤,容易造成扩散和复发
    D. 此病主要因肿瘤细胞和黏液侵犯黏膜下层,导致组织增生、阑尾腔变窄引起感染所致
    E. 阑尾黏液性肿瘤最好的治疗方法是手术治疗

【解析】阑尾黏液性肿瘤是一种比较少见的恶性肿瘤,是由于突破阑尾的腺体细胞进入到腹腔中,在腹腔内产生黏液,所以称为黏液性肿瘤。阑尾黏液性肿瘤根据上皮结构变化可分为低级别黏液性肿瘤和黏液腺瘤。阑尾低级别黏液性肿瘤属于恶性肿瘤,容易造成扩散和复发。此病主要因肿瘤

答案: 26. A 27. B 28. E 29. A

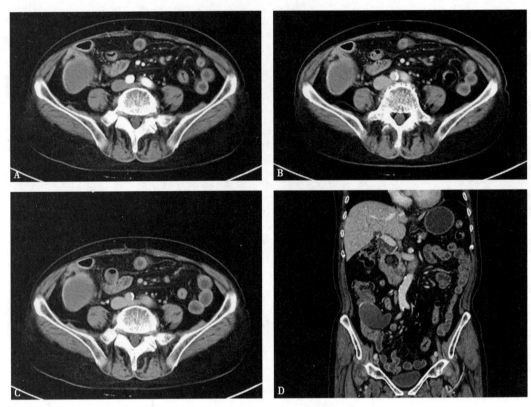

图 7-6　患者腹部 CT 增强扫描图像

细胞和黏液侵犯黏膜下层,导致组织增生、阑尾腔变窄引起感染所致。主要症状是右下腹痛,体表可触及周围无粘连的肿块。目前阑尾黏液性肿瘤最好的治疗方法是手术治疗,可以延长患者生存期。

（30～31 题共用题干）

患者女,动物饲养员。肝区隐痛、食欲不振 1 个月余。查体触诊肝脏饱满。实验室检查示白细胞 $1.4 \times 10^{10}/L$ 略增高。CT 平扫见肝脏多个囊性低密度病灶,大小不一,边界清晰,部分病灶内可见钙化。

30. 根据以上临床资料,最需要鉴别诊断的疾病是
    A. 肝细胞癌
    B. 肝脓肿
    C. 肝局灶性增生结节
    D. 肝棘球蚴病
    E. 肝腺瘤

31. 若出现以下影像学征象,对诊断肝包虫囊肿有极大帮助的是
    A. 囊肿直径 >5cm
    B. 注射对比剂后病灶明显强化
    C. 肝门区见多个肿大淋巴结
    D. 母囊内可见子囊
    E. 空洞形成
    【解析】肝棘球蚴病是一种肝脏寄生虫病,可分为囊性肝棘球蚴病和实性肝棘球蚴病。囊性肝棘球蚴病的 CT 影像学表现为肝内圆形、囊性、低密度影,主要表现为母囊覆盖子囊,即大囊覆盖小囊;而实性肝棘

球蚴病的 CT 影像学表现则为肝脏内的实性肿块，其特点是实性肿块内有较多的微小囊泡，实性肿块之间可观察到较多的颗粒状或无定形钙化，CT 表现为高密度影等现象。

（32～33 题共用题干）

患者男，47 岁。慢性乙肝 20 余年伴全身乏力、食欲缺乏、尿黄 1 年余。MRI 扫描肝左叶外侧段有一类圆形肿块，边界尚清，信号不均匀，T_1WI 呈稍低信号，T_2WI 呈稍高信号。增强后动脉期病灶呈不均匀斑片状强化，门脉期强化程度下降，延迟扫描病灶呈相对低信号。

32. 对患者最可能的诊断是
    A. 胆管细胞癌
    B. 肝细胞癌
    C. 肝转移瘤
    D. 肝脓肿
    E. 肝海绵状血管瘤

【解析】肝细胞癌病灶实性部分在磁共振 T_1 加权像上多为低信号，亦有等信号，少数呈高信号，在 T_2 加权像上，表现为稍高信号。增强扫描时，大多数病灶表现为动脉期明显强化，门脉期及以后病灶强化程度相对减弱，呈"快进快出"强化模式。

33. 肝肿瘤病灶中心见到 T_1 加权高信号灶，T_2 压脂序列也呈高信号，最常见的原因是
    A. 肿瘤钙化　　B. 肿瘤出血
    C. 脂肪变性　　D. 肿瘤坏死囊变
    E. 肿瘤纤维化

【解析】肝细胞癌肿块内容易出现脂肪变性、肿瘤内出血，信号混杂，T_1 加权均呈高信号灶，而脂肪变性在 T_2 压脂序列上呈低信号，出血灶仍为高信号，故考虑为肿瘤出血。

（34～36 题共用题干）

患者女，30 岁。肝外胆管结石 3 年，因右上腹痛 15 天，加重伴尿黄入院，继而出现寒战、高热、神志淡漠。

34. 最可能的诊断是
    A. 急性胆囊炎
    B. 急性胰腺炎
    C. 消化性溃疡穿孔
    D. 急性梗阻性化脓性胆管炎
    E. 肝脓肿

【解析】急性梗阻性化脓性胆管炎常发生于肝外胆管结石患者，突然右上腹绞痛，恶心、呕吐，继而出现寒战、高热、神志淡漠、嗜睡、脉快和休克（Reynolds 五联征表现）。

35. 首选的检查是
    A. PTC　　　　　B. CT
    C. ERCP　　　　D. 静脉胆道造影
    E. 腹部 B 超

【解析】超声可在床边进行，能及时了解胆道梗阻部位、肝内外胆管扩张情况及病变性质，对诊断很有帮助。

36. 最佳的处理措施是
    A. 输液非手术治疗
    B. 行 PTCD
    C. 紧急手术
    D. 胆管空肠吻合术
    E. 总胆管探查

【解析】急性梗阻性化脓性胆管炎的治疗原则是紧急手术解除胆道梗阻并引流，及早而有效地降低胆管内压力，中止胆汁或细菌向血液反流，阻断病情的恶化。

（37～38 题共用题干）

患者男，50 岁。饮酒后上腹痛，腹胀 8 小时。查体：血压 130/80mmHg，呼吸 18 次/min，

答案：　32. B　33. B　34. D　35. E　36. C

上腹明显压痛,肌紧张,反跳痛,血淀粉酶
>500单位。

37. CT检查如图7-7所示,考虑患者的疾
　　病是

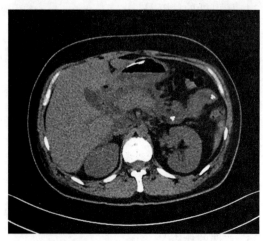

图7-7　患者腹部CT图像

A. 急性胰腺炎　　　B. 胃肠道穿孔
C. 急性胆囊炎　　　D. 急性胆管炎
E. 慢性胰腺炎

【解析】患者淀粉酶升高,CT平扫示胰
腺增大,周围脂肪间隙模糊并絮状渗出。

38. 下列措施**不适合**采取的是
A. 禁食
B. 胃肠减压
C. 应用质子泵抑制剂静脉滴注
D. 及早应用肾上腺糖皮质激素
E. 及早应用奥曲肽静脉滴注

【解析】患者是急性水肿性胰腺炎,肾
上腺糖皮质激素适用于出血坏死性胰腺炎
伴有休克或呼吸障碍的患者。

(39~40题共用题干)
　患者男,72岁。因发热伴上腹痛行CT
检查提示脾脏体积增大,密度不均,见多个
不规则低密度影,增强后边缘环形强化。

39. 对该患者首先考虑为
A. 脾血管瘤　　　B. 脾囊肿
C. 脾脓肿　　　　D. 淋巴瘤
E. 转移瘤

40. 关于脾脓肿,以下描述**错误**的是
A. 脾大
B. 增强扫描呈均匀环状强化
C. 部分病灶内部可见液气平面
D. 其内可含脂肪组织及团块状粗糙钙化
E. 可继发于脾外伤、脾梗死、脾动脉结
　　扎或栓塞术后等

【解析】脾脓肿多伴有发热、腹痛,白细
胞升高。影像学表现为脾脏体积增大,内部
伴有低密度灶,增强扫描脓肿壁呈均匀环状
强化,灶周可见水肿带为其特征性表现,典
型脓肿内部可见液平。内部含有脂肪组织
及团块状粗糙钙化是错构瘤的表现。

(41~42题共用题干)
　患者男,60岁。平扫CT发现脾门区见
一密度均匀结节影,大小约1.0cm×0.8cm。

41. 根据题干所提供的线索,若诊断考虑为
　　副脾,以下最支持该病诊断的是
A. 形态规则
B. 增强后环形强化
C. 增强后呈填充样强化
D. 增强后未见明显强化
E. 增强后均匀强化。

【解析】副脾是一种先天性异位脾组织,
最常位于脾门或邻近胰尾处(约80%),增
强后强化方式与脾脏相同,当病灶较小时呈
均匀强化。

42. 若脾脏体积增大,内见多发小结节状稍
　　低密度影,增强后轻度强化,可考虑为
A. 淋巴瘤　　　　B. 脾囊肿

答案：37. A　38. D　39. C　40. D　41. E　42. A

　　C. 血管瘤　　　　D. 错构瘤

　　E. 脾脓肿

【解析】脾脏体积增大,内见多发小结节低密度灶,增强后呈乏血供改变,考虑为淋巴瘤。

(43～45题共用题干)

　　患者男,50岁。排尿困难5年,右侧阴囊可复性肿物14年,不能还纳1天,伴呕吐,停止排气、排便。查体:HR 108次/min,BP 150/100mmHg,右侧阴囊肿大,压痛明显,腹膨隆,肠鸣音亢进,白细胞计数 14×10^9/L,中性粒细胞百分比85%。

43. 对该患者的最佳处理措施是

　　A. 立即剖腹探查

　　B. 急诊室留观

　　C. 止痛、抗炎治疗

　　D. 急行腹股沟手术,并作肠切除准备

　　E. 胃肠减压,择期行修补术

【解析】右侧阴囊可复性肿物14年,不能还纳1天,伴呕吐,停止排气、排便,说明腹股沟斜疝嵌顿,腹膨隆,肠鸣音亢进,说明嵌顿物为肠管可能性大;不能还纳1天,且出现腹膜刺激症,说明嵌顿的肠管已出现绞窄及坏死,因此,治疗首先考虑急行腹股沟手术,并作肠切除准备。

44. 绞窄性斜疝局部有感染者,应选择的手术方式是

　　A. 疝囊高位结扎术

　　B. Bassini法修补术

　　C. Halsted法修补术

　　D. McVay法修补术

　　E. Ferguson法修补术

【解析】绞窄性斜疝因肠坏死而局部有严重感染,通常采取单纯疝囊高位结扎,应避免实行修补术,因感染常使修补失败。

45. 此患者经手术将小肠还纳并作疝修补术,术后第2天患者觉得腹痛较前加重,T 38.8℃,腹部压痛、反跳痛、肌紧张,WBC 18×10^9/L,最可能的原因是

　　A. 术中腹腔感染

　　B. 术中损伤肠管

　　C. 缺血性肠病发作

　　D. 术中遗漏坏死肠祥

　　E. 切开血肿并感染

【解析】嵌顿的腹股沟疝,如嵌顿的肠祥较多,应特别注意警惕逆行性嵌顿的可能,术中不仅要检查疝囊内肠祥的活力,还应检查位于腹腔内的中间肠祥是否坏死,此患者出现腹膜刺激征,最有可能是遗漏的坏死肠祥在术后穿孔引起的腹膜炎。

(46～49题共用题干)

　　患者男,78岁。进行性吞咽困难、消瘦2个月,现只能进食流质。经上消化道钡餐造影提示食管下段黏膜紊乱、管壁僵硬,管腔狭窄。

46. 对该患者可能的诊断为

　　A. 食管炎

　　B. 食管静脉曲张

　　C. 食管癌

　　D. 食管平滑肌瘤

　　E. 贲门失弛缓症

【解析】老年男性,进行性吞咽困难。食管下段黏膜紊乱、管壁僵硬,管腔狭窄是食管癌的典型X线征象。

47. 为明确诊断,下一步应做的检查是

　　A. 胸部X线　　　　B. 胃镜

　　C. 胸部CT　　　　D. 食管吞钡造影

　　E. 核磁共振

【解析】胃镜可对食管及胃壁黏膜下病变进行诊断,并可通过活检明确病变性质。

―――

答案: 43. D　44. A　45. D　46. C　47. B

48. 若患者明确诊断为食管癌,其典型 X 线征象**不包括**
    A. 管壁僵硬
    B. 黏膜皱襞消失、中断、破坏
    C. 管壁蠕动不对称或消失
    D. 管腔内不规则的充盈缺损
    E. 食管黏膜呈串珠样改变

【解析】食管癌在消化道造影中可见食管壁充盈缺损、管腔狭窄、食管黏膜连续性中断,管壁僵硬。食管黏膜呈串珠样改变是食管静脉曲张的典型 X 线表现。

49. 假设该患者为食管胸下段鳞癌,长 6cm,患者有刺激性干咳,纤维支气管镜检查发现气管隆突部黏膜失去正常光泽且咳嗽时固定不动,最合理的治疗方案是
    A. 食管癌切除,弓上或颈部吻合
    B. 食管癌切除,隆突切除成形
    C. 先化疗再手术治疗
    D. 先放化疗再手术治疗
    E. 手术治疗

【解析】食管癌侵犯气管属于 T_{4b},局部晚期,无法根治性切除肿瘤,强行手术还有可能加速肿瘤扩散,故不能直接手术切除。而放疗可使肿瘤缩小,提高手术切除率,从而提高远期生存率,是目前除手术治疗外最常用于食管癌的治疗措施,故可经放射治疗和化疗待瘤体缩小时重新评估分期,决定是否有手术机会再决定手术。

（50～53 题共用题干）

患者女,73 岁。自述胃部不适,恶心、呕吐 1 个月。

50. 应进行的检查**不包括**
    A. X 线平片　　　B. CT
    C. MRI　　　　　D. 血常规
    E. 胃镜

【解析】MRI 一般不用于胃部病变的显示和定性。

51. 假如对患者行 CT 检查如图 7-8 所示,最可能的诊断是
    A. 进展期胃癌
    B. 胃淋巴瘤
    C. 胃溃疡
    D. 早期胃癌
    E. 胃神经内分泌癌

【解析】高级别胃淋巴瘤表现为浸润性、息肉状、溃疡或结节状肿块,钡剂检查或 CT 常见皱襞结节状增大,胃壁僵硬,胃腔狭窄或扩张形成革囊胃,CT 表现为均匀软组织密度,极少数患者为低密度,组织学检查提示肿瘤具有侵袭性;高级别和进展期淋巴瘤常有胃周、网膜、腹膜后淋巴结肿大,单纯依靠影像检查很难鉴别胃淋巴瘤和胃癌,CT 检查发现胃壁明显增厚 >4cm、淋巴结显著肿大,达肾门水平以下,提示淋巴瘤诊断。

52. 下列关于诊断依据的表述,**错误**的是
    A. 贲门部、胃底及胃体大弯侧胃壁明显增厚
    B. 肝胃间隙、腹腔内、脾门、腹膜后多发肿大淋巴结
    C. 左侧肾上腺受侵
    D. 淋巴结部分融合,与腹主动脉分界不清
    E. 腹腔积液

【解析】病灶位于贲门部、胃底及胃体小弯侧胃壁。

53. 对该病例一般的鉴别诊断**不包括**
    A. 胃癌
    B. 胃溃疡

答案： 48. E　49. D　50. C　51. B　52. A　53. B

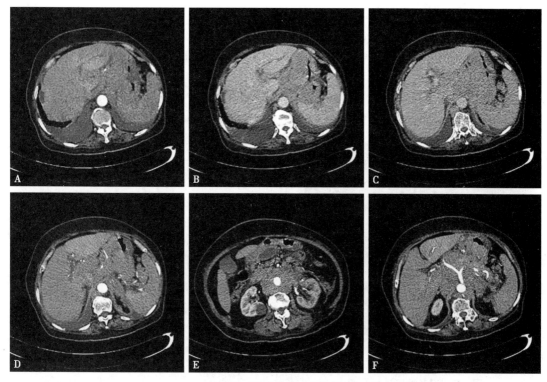

图 7-8 患者腹部 CT 图像
A. 动脉期；B. 静脉期；C. 延迟期；D~F. 不同层面动脉期。

C. 胃间质瘤

D. 胃神经内分泌肿瘤

E. 胃神经鞘瘤

【解析】胃淋巴瘤应与胃癌、胃间质瘤、胃神经鞘瘤、胃神经内分泌肿瘤（GNEN）相鉴别。胃淋巴瘤 CT 典型表现为节段性或弥漫性胃壁增厚，并可伴有腹膜后肾门下淋巴结肿大。胃淋巴瘤具有累及范围大、胃壁增厚且不均匀的显著特征。淋巴瘤常伴有局部淋巴结转移，而腺癌在晚期可出现局部淋巴结转移，因此淋巴瘤较常伴有局部肿大淋巴结。胃间质瘤（GIST）表现为壁内肿物边缘光滑完整；较大的间质瘤可见囊性变、黏液样变、出血坏死，但包膜相对完整，CT 表现为较大向外生长的肿物，肿块中心可坏死或钙化。GIST 较少出现淋巴结转移。胃神经鞘瘤多表现为圆形或卵圆形，无坏死和囊变的匀质性肿块，强化程度可轻度强化，也可中等或明显强化。当肿瘤 CT 检查表现为动脉期黏膜显著强化，静脉期强化程度降低，肝内转移灶、腹腔及腹膜后淋巴结动脉期也显著强化时则高度提示 G3 级胃神经内分泌肿瘤。

（54~57 题共用题干）

患者女，59 岁。腹痛、呕吐 3 天入院。自述呕吐咖啡色胃内容物，量约 25ml。有排便、排气，无黑便、鲜血便，无发热等症状。

54. 根据患者症状，患者**不可能**的病因是

A. 肠结核   B. 克罗恩病

C. 泌尿系结石   D. 肠道肿瘤

E. 急性胰腺炎

答案： 54. C

【解析】患者腹痛并呕吐咖啡色胃内容物，提示为消化系统疾病可能；泌尿系结石多表现为腰痛及尿血等征象，与题干不符。

55. 患者入院后急诊 X 线拍片，如图 7-9 所示，最可能的诊断是

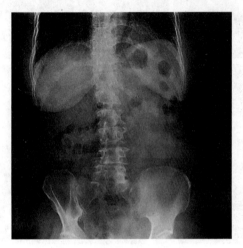

图 7-9　患者腹部 X 线图像

A. 气腹

B. 肠梗阻

C. 肾 / 输尿管结石

D. 正常腹平片

E. 肠扭转

【解析】气腹表现为膈下游离气体影；肠梗阻表现为腹部多发气液平面并肠管扩张；泌尿系结石表现为泌尿系走行区致密影；肠扭转多表现为腹部马蹄状扩张，肠曲处并可见鸟嘴征。

56. 为进一步明确腹痛原因，对患者行全腹 CT 平扫及增强扫描，如图 7-10 所示，诊断最可能的疾病是

A. 小肠腺癌　　　B. 克罗恩病

C. 小肠淋巴瘤　　D. 小肠间质瘤

E. 肠憩室

【解析】小肠淋巴瘤表现为局部肠壁增

厚，强化均匀，管腔多无狭窄，腹腔、腹膜后多发肿大淋巴结，符合图 7-10 所示；腺癌表现为肠腔内局限性占位并肠壁增厚，多不均匀强化，多伴有肠腔狭窄或肠梗阻征象，易转移；克罗恩病多见于年轻患者，表现为多发节段性病灶；间质瘤表现为局限性偏侧黏膜下占位，强化明显，肠梗阻征象不明显；肠憩室肠壁呈囊袋状局限性突出，外壁光整，内可见"气液平"。

57. 假如患者确诊为高侵袭性 B 细胞淋巴瘤。在全面制定治疗方案前，应该进一步完善的检查是

A. 全腹 MRI 检查

B. 超声引导下的穿刺活检

C. PET/CT 检查

D. 胶囊内镜检查

E. 胃肠镜检查

【解析】PET/CT 可发现全身各受累淋巴结、结外病灶等以进行分期、评分，便于制定治疗方案。全腹 MRI 检查相对局限；病灶无须再次活检；胶囊内镜、胃肠镜检查不符合题目要求。

（58～61 题共用题干）

患儿女，14 岁，学生。1 年前无明显诱因出现腹泻，3～4 次 /d，排黄色稀烂便，无腹痛、腹胀，无便血，无恶心呕吐，无夜间盗汗。近半年患者出现腹痛，为右下腹钝痛，持续 3～4 分钟可自行缓解。近 1 年来体重减轻约 10kg。

58. 根据患者症状分析，患者**不可能**的病因是

A. 肠结核　　　　B. 克罗恩病

C. 胆结石　　　　D. 肠癌

E. 溃疡性结肠炎

【解析】胆结石多不伴长期腹泻等症状。

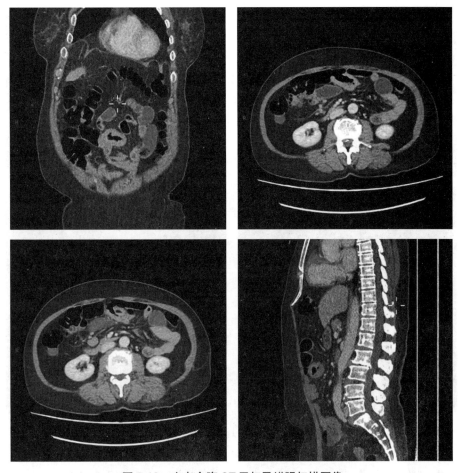

图 7-10 患者全腹 CT 平扫及增强扫描图像

59. 患者入院后应完善的相关检查**不包括**
    A. 胃肠镜　　　　　B. 全腹 CT
    C. 胶囊镜　　　　　D. 大便常规
    E. IVP
【解析】IVP 为静脉肾盂造影,为泌尿系疾病的检查项目,与题干不符。

60. 为进一步明确腹泻、腹痛的原因,对患者行全腹 CT 平扫及增强检查,如图 7-11 所示,患者最可能罹患的疾病是
    A. 肠腺癌　　　　　B. 克罗恩病
    C. 肠淋巴瘤　　　　D. 肠间质瘤
    E. 肠憩室

【解析】克罗恩病多见于年轻患者,表现为长期腹痛、腹泻,影像表现为多发节段性肠壁增厚,肠壁呈环形强化,并肠系膜血管呈梳状征,与题干及图 7-11 相符;腺癌表现为肠腔内局限性占位并肠壁不均匀增厚、不均匀强化,多伴有肠腔狭窄或肠梗阻征象,易转移;肠淋巴瘤多表现为肠壁弥漫均匀增厚,强化均匀,管腔无狭窄,周围脂肪间隙清晰,伴有腹腔、腹膜后多发肿大淋巴结并包绕血管;间质瘤表现为局限性偏侧黏膜下占位,强化明显,多合并出血、坏死;肠憩室表现为肠壁囊袋状局限性突出,外壁较光整,多合并气液平面。

答案: 59. E　60. B

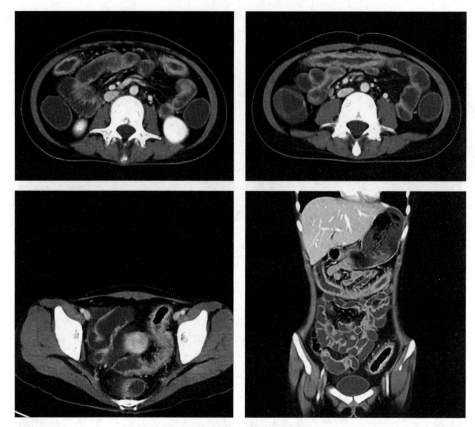

图 7-11　患者全腹 CT 平扫及增强扫描图像

61. 假如患者有肺结核病史，为排除肠结核，需要进一步完善的检查是
　　A. 全腹 MRI 检查
　　B. 内镜活检
　　C. PET/CT 检查
　　D. 胶囊内镜检查
　　E. 胸片 X 线检查

【解析】全腹 MRI 只能观察描述肠管的病变情况，并不能完全排除肠结核可能；PET/CT 观察全身受累情况，对排除肠结核作用不大；胶囊内镜只能观察肠管管腔情况，并不能排除肠结核可能；胸片阴性征象也不能完全排除肠结核可能。

（62～65 题共用题干）

　　患者男，56 岁。既往体健。近 3 年内无明显诱因出现腹部不适并排便习惯改变，偶有大便表面带血，自觉乏力，体重减轻。

62. 首选的影像学检查方法是
　　A. CT 增强检查
　　B. X 线钡剂灌肠
　　C. 磁共振增强检查
　　D. 超声内镜检查
　　E. PET/CT

【解析】X 线钡剂灌肠又称结肠气钡双重造影，是经肛门灌注入钡剂或对比剂，并注入适量气体在 X 线透视下诊断结肠及直肠疾病的检查方法，能够详细了解大肠形态、功能以及肠腔的扩张或狭窄情况及病理状态。

答案：　61. B　62. B

63. 为明确诊断应选择的检查方法是
    A. CT增强检查　　B. 结肠镜检查
    C. 超声检查　　　D. 磁共振检查
    E. X线钡餐造影
    【解析】结肠镜活检是诊断结直肠病变的金标准。

64. 患者行影像检查后报告提示：肿瘤生长浸润直肠壁全层，并延续到直肠周围脂肪组织，未累及腹膜反折及邻近组织，盆腔内可见 5～6 枚淋巴结，短径均大于 5mm，未见明确远处转移征象，该患者的 TNM 分期为
    A. $T_2N_2M_0$　　　B. $T_3N_1M_0$
    C. $T_3N_2M_0$　　　D. $T_3N_0M_0$
    E. $T_4N_2M_0$
    【解析】T 分期：T_1 和 T_2 期肿瘤仅局限于直肠壁，T_3 期肿瘤生长浸润直肠壁全层，并延续到直肠周围脂肪组织，T_4 期肿瘤累及腹膜反折及邻近组织；N 分期：N_0 为无可疑恶性淋巴结，N_1 为 1～3 枚可疑恶性淋巴结，N_2 为 4 枚及以上可疑恶性淋巴结；M 分期：M_0 为无远处转移，M_1 为有远处转移。

65. 假如磁共振检查矢状位 T_2 加权像显示肿瘤下缘距离肛缘小于 5cm，提示肿瘤位置为
    A. 低位直肠癌　　B. 低中位直肠癌
    C. 中位直肠癌　　D. 高位直肠癌
    E. 中高位直肠癌
    【解析】低位直肠癌：肿瘤下缘距肛缘小于 5cm；中位直肠癌：肿瘤下缘距肛缘 5～10cm；高位直肠癌：肿瘤下缘距肛缘大于 10cm。

（66～69题共用题干）
患者男，43 岁。1 年前无明显诱因出现右下腹疼痛，自行口服药物治疗后缓解。其后数月，上述症状数次出现并加重。5 天前上述症状再次出现，门诊以"慢性阑尾炎"收入院。患者精神可，体力、食欲、睡眠正常，体重无明显变化，大便及排尿正常。查体：腹平坦，未见胃肠型及蠕动波，右下腹压痛，无反跳痛，移动性浊音阴性，肠鸣音减弱。实验室检查：生化全检（全血）未见明显异常。

66. 超声提示右下腹阑尾区可见范围约为 40mm × 16mm 的偏低回声团，壁厚 2.2mm，内回声欠均匀，探头加压其内容物未见明显蠕动。下列诊断**最不可能**的是
    A. 阑尾黏液囊肿
    B. 阑尾炎并阑尾脓肿
    C. 黏液性囊腺瘤
    D. 黏液性囊腺癌
    E. 单纯性阑尾炎

67. 为进一步明确病情，对患者行 CT 检查，结果提示：CT 示阑尾形态失常，于回盲部见软组织团块影，浅分叶，向腔外生长，部分突向肠腔内；病变内密度欠均匀，病变与回盲瓣及回肠远端界限欠清，周围脂肪间隙显示欠清，周围可见多发肿大淋巴结，增强扫描病灶明显强化。最可能的诊断考虑为
    A. 阑尾炎并阑尾脓肿
    B. 阑尾黏液囊肿
    C. 阑尾腺癌
    D. 阑尾神经内分泌肿瘤
    E. 阑尾黏液性囊腺瘤
    【解析】阑尾形态失常，回盲部浅分叶异常强化软组织团块影，向腔外生长，部分突向肠腔内；病变内密度欠均匀，病变与回盲瓣及回肠远端界限欠清，周围脂肪间隙显

答案：　63. B　64. C　65. A　66. E　67. C

示欠清,周围可见多发肿大淋巴结,结合上述信息,诊断为阑尾腺癌。

68. 下列关于阑尾腺癌,说法正确的是

A. 多发生于 40 岁以上

B. 女性多见

C. 为常见阑尾疾病

D. 与炎性反应的反复发作无关

E. 发病率占胃肠道肿瘤的 4%~6%

【解析】原发性阑尾腺癌为一种罕见的阑尾疾病,由 Berger(1882)首先报道,本病无典型的症状和体征,大部分患者在术中或术后被发现,少数发现时已属晚期。原发性阑尾腺癌的发生原因尚不明确,有认为与炎性反应的反复发作及上皮再生有关,还有认为是在绒毛样腺瘤基础上发生,或者可能与大肠癌的发生类似,发生部位多位于近段、中段。阑尾腺癌发病率低,其占胃肠道肿瘤的 0.2%~0.5%,占原发性阑尾恶性肿瘤的 4%~6%,占阑尾切除标本的 0.08%~0.2%。阑尾腺癌分黏膜型和结肠型,转移途径主要有淋巴转移、血液转移、直接浸润和种植。其主要临床表现为右下腹痛或右下腹包块,肿瘤可使阑尾根部狭窄、闭塞,导致阑尾腔内分泌物不易排出,黏液积聚,并发感染,增加腔内压力,出现类似于阑尾炎的表现,部分病变被大网膜包裹后,与周围组织粘连形成包块。其不仅侵及阑尾局部及其周围组织,还可向远处转移,男性多见,多发生于 40 岁以上,发病高峰年龄为 50~60 岁。对年龄 40 岁以上,长期右下腹痛或无痛性包块,经抗炎、对症治疗后,没有好转或缩小,甚至加重或增大者,要着重考虑阑尾恶性病变的可能。

69. 关于阑尾腺癌的分型,正确的是

A. 黏液型和肿块型

B. 黏膜型和结肠型

C. 黏液型和黏膜型

D. 黏液型和结肠型

E. 黏膜型和肿块型

【解析】阑尾腺癌分黏膜型和结肠型,转移途径主要有淋巴转移、血液转移、直接浸润和种植。

（70~73 题共用题干）

患者男,65 岁。主动脉夹层术后复查,无特殊不适及实验室检查,主动脉 CTA 示升结肠后方见一细管状结构向上延伸至肝脏下缘,下端与回盲部关系密切,见图 7-12。

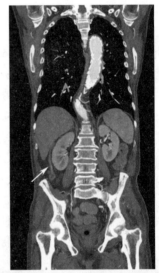

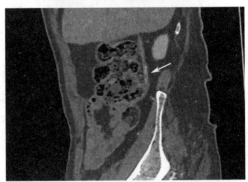

图 7-12　患者主动脉 CTA 图像

70. 主动脉全程 CTA 扫描的范围向下应到的水平是
    A. 骨盆入口水平
    B. 前列腺水平
    C. 直肠下段水平
    D. 耻骨联合水平
    E. 回盲部水平
    【解析】主动脉全程 CTA 扫描应选择定位标志清晰且包含手术入路（股动脉）的耻骨联合水平。

71. 图 7-12 右侧髂嵴内上细管状结构考虑为
    A. 未充盈的小肠
    B. 腹腔蛔虫
    C. 术后纱布残留
    D. 肝下阑尾
    E. 静脉变异
    【解析】细管状结构下段与盲肠关系密切，斜矢状位重建使该结构与盲肠相连，内见稍高密度粪石，向上延伸至肝脏下缘，考虑为肝下阑尾。肝下阑尾也称高位阑尾，盲肠和阑尾异位于肝下易误诊且手术存在一定难度，临床上病例很少见。

72. 假设该患者长期反复右侧腹部隐痛，口服头孢类抗生素可缓解，超声探查未发现阑尾，需进行的影像学检查是
    A. 全腹部 CT 平扫
    B. 盆腔 CT 平扫
    C. 下腹部 CT 扫描
    D. 全腹部 MRI 检查
    E. PET/CT 检查
    【解析】超声未见阑尾，可能存在阑尾位置变异，常规盆腔 CT 扫描和下腹部 CT 扫描可能漏查，需行全腹部 CT 平扫。为查找变异阑尾而全腹部 MRI 和 PET/CT 并没有必要，且 MRI 常规扫描因层厚较厚可能对阑尾显示效果不佳。

73. 主要目的为对该患者进行主动脉支架术后评估，对于阑尾位置变异是否需要在报告内描述，下列说法正确的是
    A. 没必要，只要报告主动脉支架情况即可
    B. 有必要，患者存在慢性阑尾炎病史，有复发可能，需要给临床提示
    C. 没必要，只需要报告临床关心的疾病信息即可
    D. 有必要，影像科医生应根据影像及临床出具出院诊断
    E. 没必要，阑尾变异不是临床关心的问题
    【解析】患者长期反复右侧腹部隐痛，口服头孢类抗生素可缓解，提示有慢性阑尾炎，有急性发作可能，未来可能需要阑尾手术，为给临床手术切口提供参考，有必要在报告中给予关于阑尾位置的提示信息。

(74～77 题共用题干)
    患者女，44 岁。B 超发现肝占位性病变半月余。肿瘤指标(-)，余无特殊。上腹部 CT 平扫及增强关键图像如图 7-13 所示。

74. 肝脏病变位于的解剖节段是
    A. S4   B. S5   C. S6
    D. S7   E. S8
    【解析】肝右叶前上段为 S8，后界为肝右静脉。

75. 关于 CT 平扫及增强表现，以下说法正确的是
    A. 平扫显示病灶含有脂肪，可排除肝细胞癌
    B. 动脉期瘤体大部显著均匀强化，可排除海绵状血管瘤

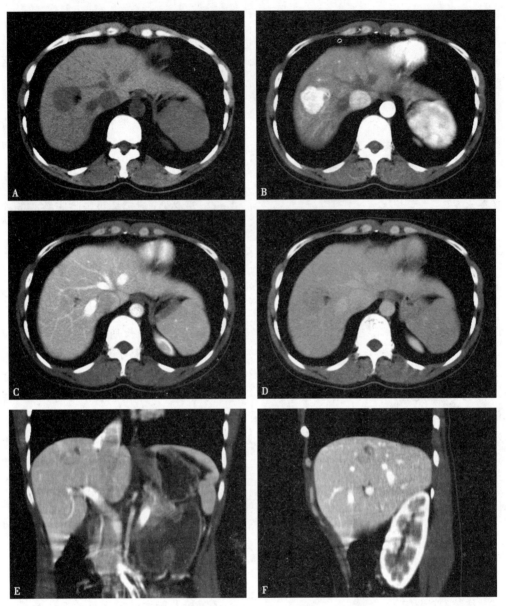

图7-13　患者上腹部CT平扫及增强扫描图像
A. 平扫；B. 动脉期；C. 门脉期；D. 平衡期；E. 门脉期冠状位；F. 门脉期矢状位。

C. 动脉期瘤体大部显著均匀强化，可排除胆管细胞癌

D. 门脉期瘤体大部与周围肝实质呈等密度，可排除肝细胞癌

E. 平衡期未见中央瘢痕延迟强化，可排除局灶性结节性增生

【解析】胆管细胞癌一般表现为渐进性延迟强化，动脉期瘤体大部显著均匀强化，可排除胆管细胞癌。肝细胞癌可发生脂肪变，A选项错误；海绵状血管瘤动脉期可表现为大部显著均匀强化，B选项错误；肝细胞癌门脉期或延迟期对比剂退出，D选项错误；局灶性结节性增生门脉期中央瘢痕延迟强化并非唯一特异性征象，E选项错误。

76. 根据 CT 表现，最可能的诊断是
    A. 上皮样血管平滑肌脂肪瘤
    B. 海绵状血管瘤
    C. 局灶性结节性增生
    D. 炎性肌纤维母细胞瘤
    E. 肝细胞癌

【解析】CT 表现符合上皮样血管平滑肌脂肪瘤；海绵状血管瘤不含脂肪，较大病灶动脉期为边缘结节状强化逐渐向内填充；局灶性结节性增生不含脂肪，平扫呈稍低或等密度；炎性肌纤维母细胞瘤边界稍模糊，多呈不均匀渐进性强化；肝细胞癌呈"快进快出"表现，动脉期强化多不均匀。

77. 假设该患者穿刺病理证实为上皮样血管平滑肌脂肪瘤。关于上皮样血管平滑肌脂肪瘤，以下说法**错误**的是
    A. 女性多见
    B. 具有低至中度恶性潜能
    C. 大部分患者有乙肝病史
    D. 为富血供肿瘤
    E. 对放疗和化疗不敏感

【解析】上皮样血管平滑肌脂肪瘤女性多见，具有低至中度恶性潜能，患者合并乙肝者较少。为富血供肿瘤，对放疗和化疗不敏感。

(78～81题共用题干)
患者女，81 岁。因"进行性无痛性皮肤巩膜黄染 1 个月"入院。

78. 首选的影像学检查方法是
    A. CT　　　　B. MRI
    C. 消化道内镜　　D. 消化道造影
    E. 腹部超声

【解析】患者因黄疸入院，腹部超声检查简单易行，常作为首选。

79. 假如影像学检查发现患者肝门部软组织肿块，边界不清，肝内胆管扩张，增强扫描肝门区病灶呈轻至中度延迟期强化，最可能的诊断为
    A. 胆管内结石及胆管扩张
    B. 胆囊癌
    C. 肝门胆管癌
    D. 胆管内囊腺瘤
    E. 胆管内乳头状瘤

【解析】综合患者临床表现及 CT 强化形式，考虑为肝门胆管癌。

80. 关于本例所诊断疾病，下列说法正确的是
    A. 可分为肝内型、肝外型、混合型
    B. 常见的病理类型为未分化癌
    C. 病变很少伴发邻近肝叶萎缩
    D. 常发生肝门区及腹膜后淋巴结转移
    E. 浸润狭窄型门脉期强化明显，外生型动脉期强化明显

【解析】肝门胆管癌常可引起肝门部胆道梗阻继发肝内胆管扩张，可分为肝内型、肝外型及肝门型，95% 以上的病理类型为腺癌。肿瘤强化形式为轻至中度延迟强化，常发生肝门区及腹膜后淋巴结转移，浸润狭窄型胆管癌动脉期强化明显，外生型门脉期强化明显。

81. 确诊后，针对该患者拟选择的处理方案是
    A. 解除胆道梗阻
    B. 根治病灶
    C. 姑息治疗
    D. 化疗
    E. 放疗

【解析】患者为老年女性，肿瘤位于肝门部，已为晚期，故最佳的处理方案是解除胆道梗阻，保证患者的生存质量，其他方案均不适用于该患者。

答案：　76. A　77. C　78. E　79. C　80. D　81. C

（82～85题共用题干）

患者男,上腹隐痛1个月余,向腰背部放射,并进行性黄疸。CT平扫发现胰头体积增大,形态失常,并可见低密度肿块影,肝内外胆管扩张,胆囊体积增大。

82. 根据以上病史,最有可能的诊断是

    A. 慢性胰腺炎　　B. 胰腺癌

    C. 胰岛细胞瘤　　D. 胰腺囊腺瘤

    E. 急性胰腺炎

【解析】患者发病时间短,进展快,结合影像学表现,考虑胰腺癌。

83. 假设考虑为胰腺癌,则以下影像学表现**最不可能**出现的是

    A. 上消化道造影见十二指肠降部反3字征

    B. 胰管扩张

    C. 增强扫描早期病变可见明显均匀强化

    D. 增强扫描早期病变强化程度低于正常胰腺

    E. 周围血管被病灶包绕

【解析】胰腺癌为乏血供肿瘤,增强扫描强化程度低于胰腺实质。

84. 胰腺癌的好发部位是

    A. 胰头、颈部　　B. 胰头、尾部

    C. 胰体、尾部　　D. 胰颈、尾部

    E. 胰体部

【解析】胰腺癌发生于胰头、颈部最常见。

85. 关于胰腺癌的治疗预后,表述**错误**的是

    A. 早期诊断对治疗预后很重要

    B. 目前治疗仍以手术根治为主

    C. 晚期或手术前后均可进行化疗、放疗和对症支持治疗

    D. 随着放疗技术的进展,放疗可延长患者的存活期

    E. 本病预后较好,在症状出现后平均寿命为2年

【解析】胰腺癌预后较差,生存期短。余叙述正确。

（86～89题共用题干）

患者女,57岁。腹痛、腹胀1个月余。查体:腹部膨隆,肝脾不大,未见颈静脉怒张。

86. 为明确腹水性质,应该进行的检查是

    A. 腹部超声

    B. 腹水细胞学检查

    C. CT平扫及增强

    D. MRI平扫及增强

    E. 腹部立位片

【解析】腹水细胞学检查不仅可以明确腹水是良性的还是恶性的,还能够明确引发腹水的原因。

87. 若该患者大便隐血,血常规提示重度贫血,贫血的原因可能为

    A. 营养不良　　B. 吸收障碍

    C. 消化性溃疡　　D. 肠道钩虫病

    E. 胃肠道肿瘤

【解析】胃肠道肿瘤往往大便潜血试验阳性,中晚期患者伴有中至重度贫血。

88. 该患者入院后腹部超声未发现实质脏器病变,则接下来需进行的检查是

    A. 腹盆腔CT平扫及增强

    B. 腹部MRI平扫

    C. 腹部超声

    D. PET/CT

    E. 腹部立位片

【解析】女性患者腹痛腹胀,伴有腹水,超声提示实质脏器未见明显异常,此时需行腹盆腔CT平扫及增强进一步排查消化道及腹膜腔病变。

答案：82. B　83. C　84. A　85. E　86. B　87. E　88. A

89. 假如该患者 CT 检查示胃窦壁不均匀增厚，强化不均，胃腔变窄，大网膜、盆底腹膜多发结节，两侧卵巢不均匀强化的肿块，提示对该患者可能的诊断为
   A. 原发性腹膜癌
   B. 卵巢癌伴胃、腹膜转移
   C. 胃窦癌伴腹膜、网膜及卵巢种植转移
   D. 腹膜恶性间皮瘤
   E. 卵泡膜纤维瘤

【解析】患者 CT 示胃窦部壁厚，不均匀强化，胃腔狭窄，符合胃癌改变，大网膜、盆底腹膜多发结节及两侧卵巢肿块，考虑为胃癌转移所致，卵巢癌胃转移概率很低，选项中其他疾病出现胃类似改变可能性很小，故不考虑。

四、案例分析题

【案例1】患者男，45 岁。3 小时前呕大量鲜血 1 次，自觉头晕、乏力。查体：心率 120 次 /min，四肢湿冷，面色苍白，巩膜轻度黄染，肝掌，超声提示腹水。

第1问：该患者最可能的出血原因是
   A. 食管癌
   B. 消化性溃疡
   C. 食管贲门黏膜撕裂
   D. 急性胃黏膜病变
   E. 食管胃底静脉曲张
   F. 胃穿孔
   G. 支气管扩张
   H. 肺出血

【解析】肝硬化门静脉高压最常见的并发症是食管胃底静脉曲张导致的上消化道出血，因曲张的静脉壁较薄，弹性较弱，受异物或食物挤压时易破裂出血。

第2问：该患者**禁忌**的检查包括
   A. 胸部 CT 平扫
   B. 上消化道造影
   C. 胸部 X 线
   D. 胸部 MRI 检查
   E. 胸部 CT 平扫及增强扫描
   F. 胃镜

【解析】上消化道造影的禁忌证包括消化道出血、消化道穿孔及肠梗阻等。

第3问：该患者可能出现的影像学表现为
   A. 肝脏边缘不整、呈波浪样改变
   B. 食管内多发结节状低密度影，门脉期明显强化
   C. X 线吞钡食管黏膜皱襞增宽，见串珠状充盈缺损
   D. 食管吞钡显示黏膜扭曲、中断
   E. 钡剂排空延迟
   F. 门静脉海绵样变性

【解析】对该患者最可能的诊断为因食管静脉曲张引起的上消化道出血，患者出现巩膜轻度黄染、肝掌考虑病因为肝硬化。食管吞钡显示黏膜扭曲、中断是食管癌的典型征象，选项 A、F 是肝硬化合并门静脉高压可能出现的影像表现，选项 B 是食管静脉曲张的 CT 增强表现，选项 C、E 是食管静脉曲张典型的 X 线吞钡表现。

第4问：对该患者首选的治疗措施是
   A. 内镜止血
   B. 扩充血容量
   C. 应用三腔双囊管
   D. 急诊手术
   E. 静脉滴注止血药物
   F. 介入治疗

【解析】患者面色苍白，四肢湿冷，脉细速，出血量大，考虑出现休克，首先应扩充血容量。

答案： 89. C

【案例1】 1. E　2. B　3. ABCEF　4. B

【案例2】患者，55岁。上腹部不适2个月。外院腹部CT平扫提示胃壁可疑增厚。

第1问：为了进一步诊断，对患者可能进行的检查包括

    A. B超　　　　　　B. MRI
    C. X线平片　　　　D. 钡餐
    E. 腹部CT增强　　　F. 胃镜
    G. 血常规　　　　　H. 肿瘤标志物

【解析】B超、X线平片、MRI一般不用于胃部病变的显示和定性。

第2问：对患者行腹部增强CT，见图7-14，首先考虑的疾病是

    A. 进展期胃癌　　　B. 早期胃癌
    C. 胃淋巴瘤　　　　D. GIST
    E. 胃溃疡　　　　　F. 胃神经鞘瘤

【解析】此病例为进展期胃癌伴肝转移，CT显示胃体小弯侧胃壁明显增厚并强化，且突破浆膜面；肝内多发环形强化病灶，考虑转移；肝胃间隙多发淋巴结肿大，考虑转移。

第3问：关于CT诊断胃癌的依据，描述正确的是

    A. 胃体小弯侧胃壁明显增厚
    B. 肝内多发环形强化病灶
    C. 肝胃间隙多发淋巴结肿大
    D. 肝S6异常灌注结节
    E. 增厚胃壁未突破浆膜面
    F. 胃体小弯侧增厚胃壁未强化

【解析】选项B不能直接作为胃癌的诊断依据；选项D虽然为图像中所有的征象，肝S6血管瘤，但与胃癌的发生发展无关，为无关选项；图中增厚胃壁已突破浆膜面，选项E错误；图中胃体小弯侧增厚胃壁明显强化，选项F错误。

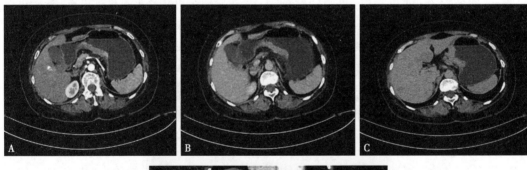

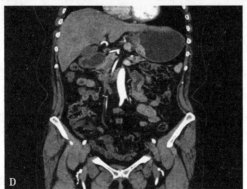

图7-14　患者腹部增强CT图像
A. 动脉期；B. 静脉期；C. 延迟期；D. 动脉期冠状位重建。

答案：【案例2】1. DEFGH　2. A　3. AC

第4问：最终患者确诊为进展期胃癌，下一步应采取的治疗措施可以有

　　A. 分子靶向治疗
　　B. 化疗
　　C. 新辅助治疗
　　D. 手术治疗
　　E. 中医药治疗
　　F. 肝转移切除术

【解析】胃癌出现肝转移，如果患者没有严重的消化道梗阻、出血等症状，建议术前进行化疗，或配合分子靶向治疗；如果肝转移数目少且位于肝表面，腹腔没有其他转移病灶，转移灶可行手术切除，但此例患者肝内及肝表面转移灶较多，故排除手术治疗；中医药治疗可起辅助作用。

【案例3】患者男，62岁。因"腹痛1个月余"就诊。查体发现左上腹肿块。MRI扫描见胃大弯侧肿块影，信号欠均匀。

第1问：对该患者可能的诊断包括

　　A. 胃癌　　　　　　B. 胃淋巴瘤
　　C. 胃间质瘤　　　　D. 胃肝样腺癌
　　E. 胃异位胰腺　　　F. 胃平滑肌瘤

【解析】该患者为老年男性，主诉腹痛1个月，CT扫描示胃大弯侧肿块，密度均匀，选

项A、B、C、D都有可能，异位胰腺及平滑肌肌瘤密度均匀，故不符合。

　　［提示］患者行腹部MRI检查，如图7-15所示。

第2问：结合MRI检查所见，对该患者的诊断为

　　A. 胃癌　　　　　　B. 胃淋巴瘤
　　C. 胃间质瘤　　　　D. 胃肝样腺癌
　　E. 胃异位胰腺　　　F. 胃平滑肌瘤

【解析】胃大弯侧见突向腔外生长的肿块影，信号不均匀，内见囊变，增强后边缘明显强化，故应考虑腔外型间质瘤。

第3问：以下检查方式对该病的诊断具有帮助的是

　　A. X线　　　　　　B. CT
　　C. MRI　　　　　　D. PET/CT
　　E. 胃镜　　　　　　F. 超声胃镜

【解析】A、B、C、D、E、F选项对该病的诊断均具有帮助，其中CT扫描是最常用的检查方式。

第4问：该患者可能出现的伴随征象有

　　A. 可伴坏死出血

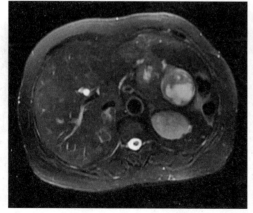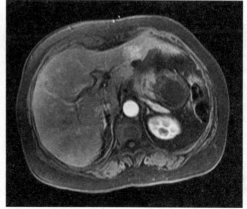

图7-15　患者腹部MRI检查图像

答案：　4. ABCE　【案例3】1. ABCD　2. C　3. ABCDEF　4. ABCD

B. 可伴钙化

C. 可伴肝转移

D. 可伴肺转移

E. 可伴腹腔积液

F. 可伴淋巴结转移

【解析】体积较大的间质瘤可见出血、坏死，偶见钙化；最易发生肝脏转移，其次是肺转移，很少发生周围淋巴结转移和腹腔积液。

【案例4】患者女，68岁。因皮肤黄染入院。

第1问：患者入院后应常规选择的检查有

A. 胸部 X 线片

B. 上消化道气钡双重造影

C. 腹部 CT

D. PET/CT

E. 血常规

F. 肝肾功能

【解析】PET/CT 非常规选择的检查方法，适用于进一步检查。

[提示] 患者行上腹部 CT 扫描，如图 7-16 所示。

第2问：患者既往体健，无特殊病史，结合图像首先考虑的诊断为

A. 十二指肠腺瘤

B. 十二指肠息肉

C. 十二指肠腺癌

D. 十二指肠异位胰腺

E. 十二指肠神经内分泌肿瘤

F. 十二指肠间质瘤

【解析】平扫十二指肠降段见软组织密度影，增强后不均匀明显强化，应首先考虑十二指肠腺癌。十二指肠神经内分泌肿瘤增强后强化更明显；异位胰腺强化方式与胰腺相仿；十二指肠间质瘤较少见，体积较小时，密度较均匀。

第3问：关于上述诊断，以下描述**不正确**的是

A. 是最常见的原发性十二指肠恶性肿瘤

B. 多见于中老年人

C. 临床表现无特异性

D. 50% 的患者发现时即伴有转移

E. 可出现梗阻症状

F. 容易与十二指肠间质瘤鉴别

第4问：以下影像学描述，正确的有

A. 肿块型表现为息肉状软组织或菜花状团块影

B. 体积小时密度均匀，边界清晰

C. 体积较大时可突破浆膜面累及肠周脂肪间隙

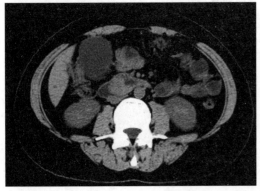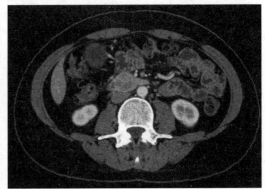

图 7-16　患者上腹部 CT 扫描图像

答案：【案例4】 1. ABCEF　2. C　3. ABCDEF　4. ABDF

D. MRI 多为 T_1WI 等低信号、T_2WI 等稍
　高信号

E. 不易出现占位效应

F. 可伴有肠壁水肿增厚

【解析】十二指肠腺癌可伴有占位效应及邻近器官受累。

【案例 5】患者男，21 岁。既往有地中海贫血 5 年。下腹痛 5 年，排便后缓解，伴恶心呕吐。

第 1 问：建议患者首先进行的检查有

A. 内镜检查　　　　B. CT

C. MRI　　　　　　D. 钡剂灌肠

E. 超声　　　　　　F. PET/CT

【解析】年轻患者，下腹痛 5 年，病程较慢，肠道炎性疾病可能性大，优先选择内镜检查和 CT。内镜检查可对肠道疾病进行定性评估并引导活检。CT 可对疾病进行定位、定性和定量诊断，并可评估病灶严重程度、范围、病灶周围受累情况等。MRI、PET/CT 由于费用昂贵，可作为进一步评估肠道疾病的诊断工具。钡剂灌肠主要用于怀疑结肠、直肠、乙状结肠存在病变，根据患者病史，难以确定病变位于哪个部位，因此，不推荐首先进行钡剂灌肠检查。超声受限于肠道气体的干扰，对肠道疾病的诊断作用有限。

［提示］患者入院后首先进行 CT 检查，如图 7-17 所示。

第 2 问：根据以上 CT 结果，首先考虑的疾病是

A. 溃疡性结肠炎

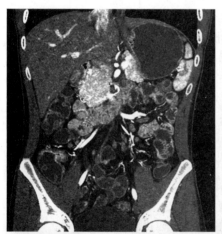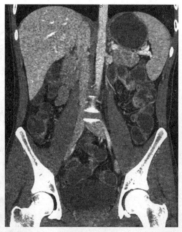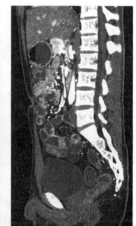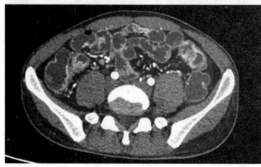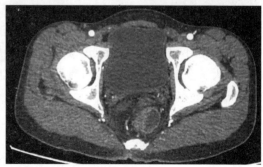

图 7-17　患者上腹部 CT 图像

答案：【案例 5】　1. AB　2. B

B. 克罗恩病

C. 慢性阑尾炎

D. 直肠癌

E. 肠结核

F. 肠套叠

【解析】年轻患者，下腹痛 5 年，病程长；CT 可见回肠末段、空回肠、直肠多发肠壁增厚，明显强化，小肠壁系膜侧增厚较明显，肠系膜旁多发肿大淋巴结，首先考虑肠道克罗恩病。

第 3 问：关于肠道克罗恩病，以下描述正确的是

A. MRI 比 CT 更容易识别克罗恩病肠壁的 3 层改变

B. 处于活动性炎症期的肠道克罗恩病不会出现肠道的纤维化狭窄

C. CT 对窦道、瘘管等合并症的诊断价值高于钡剂造影

D. 黏膜皱襞对称性增厚只出现在疾病早期

E. MRI 是评估克罗恩病患者最实用的方法

F. CT 增强检查时可见梳样征

【解析】肠道克罗恩病活动性炎症通常与狭窄形成并存。克罗恩病黏膜皱襞对称性增厚是一个少见的表现，并只在疾病早期被发现。MRI 可评估克罗恩病的严重程度、范围及炎性活动，并确定肠外可能需要手术干预的并发症。CT 增强扫描时可见病变肠管系膜内直小动脉增多、扭曲、扩张，相互间距增大呈多个直管状，扭曲的阴影排列呈梳齿状（梳样征）。

第 4 问：提示活动性克罗恩病的特异性影像特征有

A. 肠系膜淋巴结强化

B. 直小血管扩张（梳状征）

C. 门静脉血栓形成

D. 肠壁增厚

E. 瘘管形成

F. 肠壁分层强化

【解析】活动性炎性克罗恩病的影像征象有肠系膜淋巴结强化、直小血管扩张、肠壁分层强化。肠壁增厚可出现在活动性炎症期，也可出现于晚期肠壁因纤维化和炎性浸润而增厚。门静脉血栓形成、瘘管形成为非特异性影像特征。

第 5 问：克罗恩病的肠外表现有

A. 骶髂关节炎

B. 原发性硬化性胆管炎

C. 肠系膜上静脉血栓

D. 肾结石

E. 胆囊结石

F. 股骨头缺血性坏死

【解析】克罗恩病的肠外表现可以有骶髂关节炎、原发性硬化性胆管炎、静脉血栓形成、胆结石、肾结石和缺血性坏死（通常发生在股骨头）。

【案例 6】患者女，26 岁。右下腹隐痛 1 个月余、伴腹泻，每日 3～5 次，大便呈糊状，无黏液及脓血便。腹部未触及肿块。

第 1 问：患者需要进行的检查有

A. 血沉

B. X 线胃肠钡餐造影

C. 结肠镜检查

D. 胸部 X 线摄影

E. 腹部 CT

F. 结核菌素试验

【解析】根据病史，首先考虑的是消化道疾病，如肠结核、克罗恩病、肠道肿瘤病变等，需要进行相关的上述检查。

答案：　3. ACDEF　4. ABF　5. ABCDEF　【案例 6】1. ABCDEF

第2问:胸片检查未见异常。小肠造影发现回盲部和盲肠、升结肠痉挛收缩,肠黏膜皱襞紊乱,钡剂抵达病变区时,不能在该区滞留而迅速被驱向远侧肠管。应考虑的疾病是

A. 溃疡性结肠炎

B. 克罗恩病

C. 肠结核

D. 阑尾炎

E. 淋巴瘤

F. 肠白塞病

【解析】年轻患者,肠管痉挛,蠕动加速,出现典型的跳跃征,为溃疡型肠结核的典型表现。

第3问:关于溃疡型肠结核的病理改变,下列描述正确的是

A. 病变的发展过程是渗出性病变—干酪性坏死—溃疡

B. 病变侵犯肠壁的集合淋巴组织和孤立淋巴滤泡

C. 病变可深达肌层及浆膜层

D. 可有大量结核肉芽肿和纤维组织增生

E. 可累及周围腹膜或邻近肠系膜淋巴结

F. 基底闭塞性动脉内膜炎常见,故易引起出血

【解析】大量结核肉芽肿和纤维组织增生是增殖型肠结核的主要病理表现,使局部肠壁增厚,亦可见瘤样肿块突入肠腔,上述改变可使肠腔变窄,容易引起肠梗阻,不符合溃疡型肠结核的病理改变。

第4问:下列关于肠结核的描述,正确的是

A. 常见于青少年,女性多于男性

B. 绝大多数继发于肺结核

C. 肠结核大体病理分为3型,即溃疡型、增殖型和混合型

D. 回盲部是好发部位

E. 溃疡常沿着与肠管长轴平行的方向分布

F. 病变有节段性分布的特征,多表现为裂隙状溃疡

【解析】肠结核常见于青少年,女性多于男性。绝大多数继发于肺结核。肠结核大体病理分为3型,即溃疡型、增殖型和混合型。由于肠壁内的淋巴管大多是沿着肠壁短轴向肠系膜侧引流,因此溃疡面多沿着与肠管长轴相垂直的方向分布。肠结核和溃疡性结肠炎同样具有病变节段性分布的特征,但肠结核多表现为横行溃疡,溃疡性结肠炎多表现为纵向的裂隙状溃疡。

【案例7】患者男,37岁。4天前无明显诱因出现右下腹胀痛不适,呈间歇性,无放射痛,与进食无关,伴恶心、呕吐数次,无腹胀、腹泻,无寒战、发热。自服头孢类药物(具体不详),效果欠佳,急诊入院就诊,查血常规:白细胞计数 $9.34 \times 10^9/L$,中性粒细胞比例0.73。右下腹B超未见明显异常。1年前因阑尾炎行腹腔镜下阑尾切除术,术后恢复后顺利出院,遂以"腹痛待查"收入院。

第1问:患者下一步应进行的检查是

A. 腹部平片　　　　B. 腹部平扫CT

C. 腹部增强CT　　　D. 腹部MRI

E. 腹部ECT　　　　F. 超声内镜

G. 立位腹平片

【解析】患者超声检查右下腹未发现明显异常,患者有感染的临床症状,应行腹部CT平扫检查,寻找临床支持证据。

[提示]患者行腹部CT发现,回肠末端及右侧升结肠局部肠壁可见增厚,肠周围脂肪间隙模糊。

第2问:首先考虑的疾病是

A. 克罗恩病　　　　B. 盲肠炎

答案:　2. C　3. ABCEF　4. ABCD　【案例7】1. B　2. ABCDEF

C. 阑尾残株癌   D. 阑尾残株炎

E. 溃疡性结肠炎   F. 肠结核

第3问：CT检查结果如图7-18所示，考虑正确的诊断是

A. 盲肠癌   B. 盲肠炎

C. 阑尾残株癌   D. 阑尾残株炎

E. 肠结核   F. 克罗恩病

第4问：最终患者确诊为阑尾残株炎，下一步应采取的治疗有

A. 定期随诊   B. 口服药物治疗

C. 手术治疗   D. 输液治疗

E. 放弃治疗   F. 手术＋输液治疗

【解析】阑尾残株炎最有效的治疗措施为手术＋输液治疗。

【案例8】患者女，42岁。有异位妊娠史。腹痛1周余，自服抗生素后症状略缓解，食用辛辣食物后突发右下腹剧烈疼痛。腹部超声发现右下腹低回声包块，建议进一步检查。

第1问：对患者下一步应进行的检查是

A. 腹部平片   B. 腹部平扫CT

C. 腹部增强CT   D. 腹部MRI

E. 腹部ECT   F. 超声内镜

G. 立位腹平片

【解析】患者超声检查发现低回声包块，说明有实性成分，应行腹部增强CT检查，发现病变及其强化方式，以判断病变性质。MRI为进一步的影像学检查。

［提示］患者行腹部增强CT发现，回盲部有3.5cm×5cm的囊实性肿块，边界不清，实性成分增强可见强化，回盲部肠系膜淋巴结肿大。

第2问：需要考虑的疾病有

A. 阑尾周围脓肿

B. 阑尾黏液性肿瘤

C. 卵巢囊腺癌

D. 卵巢Krukenberg瘤

E. 异位妊娠

F. 盲肠癌

第3问：下一步需要补充的资料和检查有

A. 追问既往史

B. 完善现病史

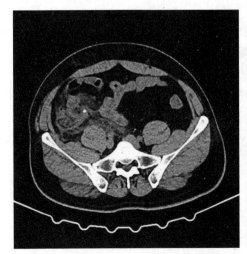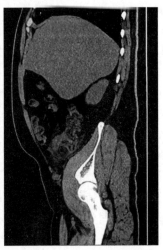

图7-18　患者腹部CT图像

答案： 3. D 4. F 【案例8】 1. C 2. ABCDEF 3. ABCDEF

C. 完善肿瘤标志物检查

D. 必要时行全身 PET/CT 检查

E. 完善血常规和 HCG 检查

F. 结肠镜检查

【解析】超声发现右下腹包块，需考虑鉴别异位妊娠、感染性病变和肿瘤性病变，有必要进一步完善血常规和 HCG 检查、肿瘤标志物检查，追问既往史并完善现病史采集，尤其是跟生殖系统和消化系统相关的病史，必要时行全身 PET/CT 检查，积极明确是否存在原发恶性肿瘤引起的卵巢转移可能。结肠镜检查可提供直观信息和穿刺活检。

第 4 问：最终患者确诊为阑尾周围脓肿，下一步应采取的治疗措施有

A. 定期随诊

B. 手术治疗

C. 输液治疗

D. 放弃治疗

E. 手术 + 输液治疗

F. 放化疗

【解析】针对阑尾周围脓肿最有效的治疗措施为手术 + 输液治疗。

【案例 9】患者女，30 岁。体检 B 超发现肝占位 1 周。

第 1 问：根据上述临床表现，可能的疾病有

A. 肝血管瘤

B. 肝局灶性结节增生

C. 肝细胞腺瘤

D. 错构瘤

E. 肝细胞癌

F. 胆管细胞癌

【解析】肝脏占位，良性肿瘤包括肝血管瘤、局灶性结节增生、肝细胞腺瘤、错构瘤等，恶性肿瘤包括肝细胞癌、胆管细胞癌等。

第 2 问：为进一步明确诊断，对患者还应该进行的检查有

A. CT　　　　　B. MRI

C. 超声　　　　D. DSA

E. ECT　　　　F. 检测甲胎蛋白

【解析】为进一步明确诊断，应进行 CT 和 MRI 增强检查，临床实验室指标应查甲胎蛋白，有助于明确检查，DSA 和 ECT 有创且费用较高，不建议作为明确诊断检查手段。超声造影对定性有帮助，但对多病灶存在漏诊可能，而常规超声并不能定性，故而不推荐超声。

第 3 问：对患者进行 MRI 平扫和增强检查，见图 7-19，应考虑的疾病为

A. 肝血管瘤

B. 肝局灶性结节增生

C. 肝细胞腺瘤

D. 错构瘤

E. 肝细胞癌

F. 胆管细胞癌

【解析】病灶位于肝 S2～S3 段，平扫 T_1WI 呈低信号，T_2WI 呈明显高信号，呈灯泡征，ADC 值不降低，提示弥散不受限，增强扫描动脉期边缘结节状强化，门脉期强化进一步向中央推进，延迟期病灶填充呈稍高信号，符合血管瘤表现。

第 4 问：诊断依据有

A. 年轻女性，体检发现占位

B. T_2WI 呈高信号

C. 增强扫描呈"快进慢出"，延迟强化

D. 增强扫描呈"快进快退"，强化峰值短

E. 动脉期呈非环形高强化

F. 弥散受限

【解析】肝血管瘤是一种肝脏内大量的动静脉血管畸形构成的团块状结构，是最常

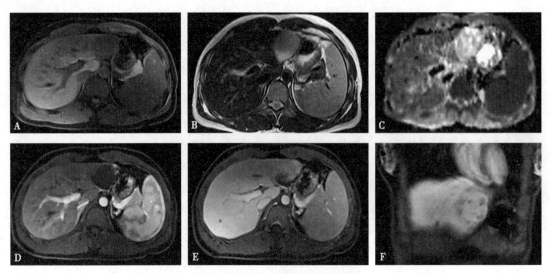

图 7-19 患者 MRI 平扫和增强图像
A. T_1WI；B. T_2WI；C. ADC；D. 动脉期；E. 门脉期；F. 静脉期。

见的肝脏原发性良性肿瘤，临床上以海绵状血管瘤最多见。患者多无明显不适症状，T_2WI 呈明显高信号，呈灯泡征，ADC 值不降低，提示弥散不受限，增强扫描动脉期边缘结节状强化，门脉期强化进一步向中央推进，延迟期病灶填充呈稍高信号。

第 5 问：肝脏血管瘤按病理类型分为
　A. 海绵状血管瘤
　B. 巨大血管瘤
　C. 血管内皮细胞瘤
　D. 毛细血管瘤
　E. 硬化性血管瘤
　F. 特大血管瘤
【解析】肝血管瘤按病理可分为 4 型：①海绵状血管瘤（最常见）；②硬化性血管瘤；③血管内皮细胞瘤；④毛细血管瘤。

第 6 问：关于肝血管瘤，下列说法正确的是
　A. 肝血管瘤是最为常见的肝细胞来源的良性肿瘤
　B. 大于 3cm 者被称为巨大血管瘤

　C. 大多数肝血管瘤患者没有症状，预后很好，血管瘤较大的患者可能出现症状，最常见的是腹痛和右上腹不适或满胀感
　D. 儿童时期巨大血管瘤可能出现高输出量性心力衰竭和甲状腺功能减退症表现
　E. 血管瘤诊断主要依靠 B 超、CT 或 MRI 等影像学检查
　F. 目前治疗肝血管瘤的外科手术方法有肝切除、剜除术、肝动脉结扎术、肝脏移植及放疗
【解析】肝血管瘤是最为常见的肝脏间叶组织良性肿瘤，并非肝细胞来源，大于 5cm 者被称为巨大血管瘤，放疗不属于外科手术。

【案例 10】患者女，75 岁。右上腹痛 2 个月，再发伴皮肤眼白黄 1 天。查体：皮肤巩膜黄染，肿瘤标志物 CA19-9 为 200U/ml，白细胞、中性粒细胞升高。
第 1 问：对该患者首选的影像学检查方法是
　A. CT　　　　　　　　B. MRI

答案：　5. ACDE　6. CDE　【案例 10】1. C

C. 超声   D. MRCP

E. 腹平片   F. 钡餐造影

G. PET/CT

【解析】超声检查简便易行,且无辐射,为右上腹痛并黄疸患者首选影像学检查方法。

[提示] 经 CT 平扫及增强检查发现该患者胆囊体积增大,囊壁增厚,局部可见低密度,黏膜强化明显。

第2问:最可能的诊断为

A. 胆囊结石

B. 胆囊息肉

C. 胆囊腺肌症

D. 黄色肉芽肿性胆囊炎

E. 胆囊癌

F. 胆囊乳头状瘤

【解析】黄色肉芽肿性胆囊炎是一种以慢性炎症为基础,伴黄色肉芽肿形成、重度增生性纤维化以及泡沫状组织细胞为特征的炎性病变,易合并胆囊结石,典型 CT 表现为胆囊壁弥漫性增厚、呈分层样强化形似"夹心饼样"改变,囊壁内见低密度结节及多发无强化的罗-阿窦。

第3问:符合该病特征性影像学表现的有

A. 增厚的胆囊壁内见多发无强化的罗-阿窦

B. 增强扫描胆囊壁呈分层样强化,形似"夹心饼样"改变

C. 胆囊窝区脂肪间隙浑浊

D. 胆囊壁增厚形成肿块,凸向腔内生长

E. 胆囊壁增厚但胆囊黏膜线连续

F. 严重的可累及肝实质,与胃肠等形成致密粘连,分界不清,甚至形成内瘘

【解析】黄色肉芽肿性胆囊炎典型 CT 表现为胆囊壁弥漫性增厚、呈分层样强化形似"夹心饼样"改变,囊壁内见低密度结节及

多发无强化的罗-阿窦,胆囊窝区脂肪间隙浑浊,邻近肝组织可见浸润。

第4问:CT 所见低密度无强化结节的病理基础有

A. 炎症肉芽肿   B. 扩大的罗-阿窦

C. 胆汁淤积   D. 小脓肿

E. 胆固醇结晶   F. 血肿

【解析】黄色肉芽肿性胆囊炎是一种以慢性炎症为基础,伴黄色肉芽肿形成、重度增生性纤维化以及泡沫状组织细胞为特征的炎性病变,易合并胆囊结石,其低密度无强化结节的病理基础由炎症肉芽肿、扩大的罗-阿窦、胆汁淤积、小脓肿、胆固醇结晶、血肿等组成。

第5问:关于该病,以下说法正确的是

A. 镜下以泡沫细胞为特征

B. 该病属于良性病变,但可出现邻近肝脏组织浸润

C. 该病常伴发胆囊结石,严重时可引起胆囊穿孔

D. 对该病首选手术治疗

E. 低密度无强化结节为肿瘤的液化坏死区

F. 大部分可见完整的黏膜线

【解析】黄色肉芽肿性胆囊炎是一种以慢性炎症为基础,伴黄色肉芽肿形成、重度增生性纤维化以及泡沫状组织细胞为特征的炎性病变,易合并胆囊结石,严重时引起胆囊穿孔。CT 增强扫描显示黏膜线完整。对黄色肉芽肿性胆囊炎的治疗首选胆囊切除。

【案例11】患者男,38岁。因腹胀、腹痛、呕吐2天入院,患者发病前曾与朋友就餐饮酒,呕吐物为宿食。查体:上腹局部稍硬,上腹明显压痛。有轻微反跳痛,有十二指肠

答案: 2. D   3. ABCEF   4. ABCDEF   5. ABCDF

溃疡病史。门诊血常规：Hb 109g/L，WBC 11.2×10^{12}/L，N 70%，淋巴细胞30%。

第1问：对该患者可能的诊断为

A. 急性胰腺炎
B. 急性食物中毒
C. 急性胃炎
D. 急性肠梗阻
E. 胃十二指肠穿孔
F. 急性胆囊炎

【解析】患者急性起病，有饮酒史，出现腹胀、腹痛、呕吐，血常规显示白细胞增高，有腹膜刺激征，急性胰腺炎、急性胃炎、急性肠梗阻及急性胆囊炎均不能排除；有十二指肠溃疡病史，体征上有局部腹膜炎表现，故也不能排除胃十二指肠穿孔。

第2问：入院后应进行的影像学检查包括

A. 血、尿淀粉酶
B. 胰腺B超
C. 腹部立位片
D. 上腹部CT
E. 上腹部MRI
F. 上消化道钡餐

【解析】胃十二指肠穿孔腹部立位片表现为膈下新月形游离气体，急性胰腺炎时，血、尿淀粉酶增高，胰腺B超和CT、MRI检查均可发现胰腺的改变。但MRI检查时间长，不是胰腺炎的首选影像学检查方法。胰腺炎患者，不宜进行钡餐检查，以免加重病情。

第3问：该患者检查后被诊断为急性胰腺炎，该病的CT表现可为

A. 胰腺弥漫性肿大、轮廓模糊
B. 胰腺密度不均，可见片状低密度区
C. 肾前筋膜增厚
D. 胰周积液
E. 假性囊肿

F. 胰腺内囊实性肿块

【解析】选项A、B、C、D都为急性胰腺炎的CT表现，但假性囊肿为亚急性期和慢性期的表现。

第4问：5年后，该患者因腹痛、腹胀再次入院，如考虑慢性胰腺炎急性发作，CT可表现为

A. 胰腺增大
B. 胰管呈串珠状扩张
C. 胰腺内高密度钙化影
D. 假性囊肿
E. 胰腺表面不光滑
F. 胰头增大，增强扫描可见强化低于胰腺实质的低密度肿块，胰管及胆总管扩张

【解析】胰头增大，增强扫描可见强化低于胰腺实质的低密度肿块，胰管及胆总管扩张是胰头癌的表现。

【案例12】患者男，34岁。发现左上腹包块1个月。

第1问：对该患者应首选的检查是

A. B超   B. CT
C. MRI   D. PET/CT
E. 结肠镜   F. 腹腔镜探查

【解析】脾脏、胃、结肠、胰腺等部位病变均可引起左上腹痛，B超是腹部实性脏器病变首选的影像学检查方法。

[提示] 对患者行B超检查，发现脾脏占位。

第2问：下一步最佳的诊疗方案是

A. 定期随访   B. 经皮穿刺活检
C. 直接手术切除   D. CT
E. MRI   F. PET/CT

【解析】该患者B超发现脾脏占位，应进

答案：【案例11】1. ACDEF 2. ABCD 3. ABCD 4. ABCDE 【案例12】1. A 2. E

一步明确病灶性质来确定治疗方案，MRI 动态增强为最有效的检查方法。

［提示］对患者行 MRI 扫描，如图 7-20 所示。

第 3 问：对 MRI 图像描述正确的是

   A. T_2WI 呈不均匀信号

   B. 病灶动脉期边缘部分强化

   C. 病灶延迟期强化退出

   D. 病灶延迟期向心性强化

   E. 病灶边界清晰

   F. 脾血管被病灶侵犯

【解析】病灶 T_2WI 呈信号不均匀，病灶边界清晰；增强动脉期边缘强化，延迟期呈向心填充样强化；未见明显脾血管受侵。

第 4 问：考虑患者的疾病为

   A. 脾结核   B. 脾脓肿

   C. 脾血管瘤   D. 脾血管肉瘤

   E. 脾淋巴管瘤   F. 脾淋巴瘤

【解析】脾脏形态规则，未见明显肿大；病灶边界清晰，未见邻近的血管受侵，增强后呈向心填充样强化，故考虑血管瘤。淋巴管瘤强化方式不符合；感染性病变可累及邻近脏器，结核多表现为粟粒样病灶，强化不明显，脓肿增强后呈环形强化，可见邻近

系膜密度增高、条索影等渗出征象，临床感染症状明显，可排除。

【案例 13】患者女，31 岁。有剖宫产史，主诉左下腹壁肿物 1 个月余。

第 1 问：对该患者首选的影像学检查是

   A. 腹部平片   B. 腹部平扫 CT

   C. 腹部增强 CT   D. 腹部 MRI

   E. 腹部增强 MRI   F. 体表超声

   G. 腹部立位平片

【解析】患者发现腹壁肿物，超声检查简便易行，因此可作为首选检查方法。

［提示］患者在行超声检查时病灶为均匀低回声肿块，CT 显示左腹壁实性肿块，增强扫描呈渐进性均匀强化。

第 2 问：根据以上信息，以下**最不可能**的疾病是

   A. 腹壁韧带样纤维瘤

   B. 腹壁子宫内膜异位症

   C. 腹壁转移瘤

   D. 腹壁血肿

   E. 腹壁肉瘤

   F. 孤立性纤维瘤

【解析】腹壁血肿原因大多为外伤、凝血功能障碍等，表现为腹壁梭形或椭圆形高密

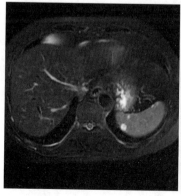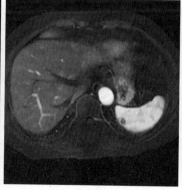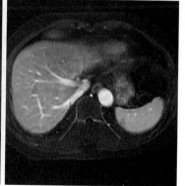

图 7-20 患者腹部 MRI 图像

答案： 3. ABDE   4. C 【案例 13】1. F   2. D

度灶，增强扫描后通常不强化，或亚急性期及慢性期血肿壁可见环形强化。

第3问：最终患者确诊为腹壁韧带样纤维瘤，下一步应采取的治疗有
- A. 定期随诊
- B. 手术治疗
- C. 放疗
- D. 化疗
- E. 放化疗
- F. 放弃治疗
- G. 手术＋术后放化疗
- H. 先放化疗后手术治疗

【解析】韧带样纤维瘤属于交界性肿瘤，但局部具有侵袭性，腹壁韧带样纤维瘤首选手术切除，没有数据支持在完全切除后辅助放疗的益处，通常不推荐放疗。

第4问：关于韧带样纤维瘤，以下描述正确的有
- A. 韧带样纤维瘤一般分为腹内型、腹壁型和腹外型
- B. 腹内型主要累及肠系膜、腹膜后和盆腔
- C. 腹壁型主要累及腹壁肌肉
- D. 腹外型主要累及颈、肩、四肢等骨骼肌
- E. 属于恶性肿瘤，容易发生转移
- F. 属于交界性肿瘤，但有局部侵袭性
- G. 术后不易复发

【解析】韧带样纤维瘤一般分为腹内型、腹壁型和腹外型，腹内型主要累及肠系膜、腹膜后和盆腔；腹壁型主要累及腹壁肌肉；腹外型主要累及颈、肩、四肢等骨骼肌；韧带样纤维瘤属于交界性肿瘤，局部有侵袭性，不容易发生转移，但术后易复发。

答案： 3. B 4. ABCDF

第八篇 泌尿生殖系统

一、单选题

1. 关于重复肾,下列说法**错误**的是
   A. 重复肾为一个肾脏分为上下两部,上下两部体积多相等
   B. 重复的输尿管向下走行时可相互汇合,也可分别汇入膀胱
   C. 异位输尿管口可发生细窄,导致上方肾盂、输尿管积水
   D. 排泄性尿路造影和CTU表现类似,显示同一侧肾区有两套肾盂肾盏及输尿管
   E. 合并有上方肾盂输尿管积水时,排泄性尿路造影可不显影

【解析】肾盂输尿管重复畸形即重复肾,较为常见,重复肾为一个肾脏分为上下两部,各有一套肾盂和输尿管。上下两部多不相等,上部多较小而下部一般较大。重复的输尿管向下走行时可相互汇合,也可分别汇入膀胱,其中与下方肾盂相连的输尿管在膀胱开口的位置正常,而与上方肾盂相连的输尿管常为异位开口。异位输尿管口可发生细窄,导致上方肾盂、输尿管积水。排泄性尿路造影和CTU表现类似,显示同一侧肾区有两套肾盂肾盏及输尿管。然而,合并有上方肾盂输尿管积水时,排泄性尿路造影难以显示,CT和MRU检查可明确诊断。

2. 输尿管结石的并发征象**不包括**
   A. 近端输尿管可有梗阻、扩张
   B. 远端输尿管通常不扩张
   C. 输尿管壁环形增厚,管壁外可见索条影
   D. 输尿管壁局限性增厚,管壁外可见索条结节影
   E. 多位于输尿管生理性狭窄处

【解析】输尿管结石绝大多数由肾结石下移而来,且易停留在输尿管生理性狭窄处,近端输尿管可有梗阻、扩张,远端输尿管通常不扩张,输尿管壁环形增厚,管壁外可见索条影。

3. 在泌尿系统X线平片上,以下关于肾结石的描述正确的是
   A. 90%肾结石为双侧性
   B. 绝大多数肾结石为阴性结石
   C. 类圆形和三角形高密度影为肾结石典型表现
   D. 分层、桑葚和鹿角状高密度影为肾结石典型表现
   E. 侧位片上,肾结石位于脊柱前方

【解析】肾结石在泌尿系结石中居首位,通常为单侧性,约10%为双侧。以往认为90%的尿路结石为阳性结石。肾结石的形态可为类圆、类方、三角形、鹿角形或珊瑚状及桑葚形,其中,分层、桑葚及鹿角状高密度影为肾结石的典型表现。侧位片上,肾结石的高密度影与脊柱重合,借此可与胆囊结石、淋巴结钙化及腹内容物相鉴别。

答案: 1. A 2. D 3. D

4. 关于输卵管非特异性感染的 CT 表现，表述正确的是
   A. 早期即有特征性的表现
   B. 形成包裹积液时，可见管道样液体影
   C. 包裹积液没有壁
   D. 边界清晰
   E. 增强扫描壁可均匀强化

【解析】输卵管非特异性感染 CT 表现为输尿管管壁局限性环形增厚，一般为渐进性均匀增厚，少数表现为偏心性增厚，并形成腔内软组织结节，增厚的输尿管管壁及腔内软组织结节均呈等密度，增强扫描呈环形强化，形成包裹积液时，可见管道样液体影。

5. 以下关于输尿管结核的描述，**错误**的是
   A. 输尿管结核多为膀胱结核的逆行感染，因而肾脏影像学表现常无异常
   B. 输尿管结核的早期，发生黏膜破坏，形成溃疡，管径可以扩大
   C. 输尿管结核的晚期，发生管壁增厚、僵直，管腔狭窄甚至闭塞
   D. CT 检查，早期输尿管结核常无异常表现或仅呈轻度扩张
   E. 尿路造影呈现串珠状、软木塞钻状和笔杆状表现

【解析】输尿管结核多由同侧肾结核向下蔓延所致，也可为膀胱结核分枝杆菌随尿液反流所发生的逆行感染。病变早期，输尿管黏膜破坏，形成溃疡，管径可以扩大；后期因结核性肉芽组织形成，发生管壁增厚、僵直，管腔狭窄甚至闭塞。尿路造影显示：病变早期输尿管全程扩张和管壁轻微不规则。病程进展，管壁僵直，蠕动消失，出现多发不规则狭窄与扩张而呈"串珠状"改变；输尿管外形也可极不规则，呈扭曲状犹如"软木塞钻"表现；严重者输尿管管壁硬化、短缩和管腔狭窄，形似笔杆。CT 检查早期

常无异常表现或仅呈轻度扩张，后期输尿管管壁较弥漫性增厚，管腔呈多发不规则狭窄与扩张，可累及输尿管全程。

6. 在肾脓肿成熟期，CT 最具特征的表现是
   A. 低密度肿块，不强化
   B. 水样低密度病变及周边环状明显强化
   C. 病变延伸至肾周间隙
   D. 肾周脂肪密度增高
   E. 肾筋膜增厚

【解析】肾脓肿表现因病期而异。早期炎症期，脓肿尚未局限化，表现为肾实质内略低密度肿块，增强检查可有轻度不规则强化；脓肿成熟期，显示为类圆形均一水样低密度病变，增强检查病变周边呈环状明显强化，代表脓肿壁，而中心低密度区无强化，为脓腔。

7. 泌尿系肿瘤最主要的临床特点是
   A. 无痛性全程血尿
   B. 尿频、尿急和尿痛
   C. 排尿困难
   D. 腹部肿块
   E. 尿失禁

【解析】泌尿系肿瘤最主要的临床特点为无痛性全程血尿。

8. 下列关于肾癌的影像表现，**不正确**的是
   A. 肾影局限性增大
   B. IVP 正常也不能完全除外肾癌
   C. 肾盂、肾盏移位
   D. 均有肾盂积水、肾功能降低
   E. 肾盂内可有充盈缺损

【解析】肾癌常见的临床表现为无痛性血尿、腹痛和腹部包块，但患者同时具有 3 种临床表现的概率不足 10%，当出现肾盂积水等症状时提示病情分期较晚，预后较差。肾癌的 X 线平片可见点状或弧线状钙

化和肾影局限性增大,局部肾轮廓外突;IVP 显示肾盂内可有充盈缺损,邻近肾盏拉长、狭窄和受压变形,也可表现为相邻肾盂、肾盏移位,正常也不能完全除外肾癌。

9. 关于肾盂癌,下列要点正确的是
    A. 以鳞癌居多
    B. 动脉期扫描肿瘤强化明显
    C. 常同时有输尿管、膀胱肿瘤
    D. 合并肾盂结石的,多为移行细胞癌
    E. 移行细胞癌比鳞癌转移早

【解析】肾盂癌病理上属于尿路上皮细胞肿瘤,其中移行细胞癌占 80%～90%,有多发倾向,可顺行种植于输尿管、膀胱。CT 增强扫描患肾强化可延迟,肾窦肿块呈轻、中度强化。

10. 关于膀胱及其恶性肿瘤 MRI 表现,描述正确的是
    A. MRI 诊断膀胱原位癌价值较高
    B. 正常膀胱壁在 T_2WI 上呈环形高信号
    C. MRI 可清楚显示膀胱各层结构
    D. 膀胱癌在 T_1WI 上等于或高于肌肉信号强度
    E. 膀胱癌在 T_2WI 上低于邻近肌肉信号强度

【解析】正常膀胱壁表现为厚度一致的薄壁环状影,与肌肉信号类似,在 T_1WI 上高于腔内尿液信号,T_2WI 上则低于尿液信号,膀胱及其恶性肿瘤的 MRI 表现为:T_1WI 上等于或高于肌肉信号强度,T_2WI 上高于邻近肌肉信号强度。

11. 膀胱癌最好发于
    A. 三角区　　　　B. 膀胱底
    C. 膀胱颈　　　　D. 顶部
    E. 侧壁

12. 关于前列腺癌,描述**不正确**的是
    A. 前列腺癌是男性最常见的恶性肿瘤之一
    B. T_2WI 上表现为高信号的周围带内出现低信号或混杂信号区
    C. 精囊受侵犯 T_2WI 上呈低信号
    D. 增强检查可以确诊前列腺癌
    E. 淋巴结转移首先累及闭孔内肌和髂内动脉旁淋巴结

【解析】前列腺癌是男性最常见的恶性肿瘤之一,确诊前列腺癌需要做前列腺组织的穿刺活检。在 T_2WI 上,前列腺癌典型表现为高信号的周围带中内出现较低信号结节或混杂信号影。精囊由卷曲的细管构成,其内充有液体,在 T_1WI 上精囊呈均一低信号,T_2WI 上则呈高信号,其壁为低信号,当精囊受侵犯时,可造成精囊不对称、精囊角消失和受累侧精囊增大,并在 T_2WI 上呈低信号;CT 与 MRI 可发现盆腔淋巴结转移及远隔器官或骨转移,淋巴结转移首先累及闭孔内肌和髂内动脉旁淋巴结。

13. 关于正常前列腺的 MRI 表现,下列**不正确**的是
    A. 横断面上呈横置椭圆形
    B. T_1WI 上呈均一较低信号
    C. T_2WI 上中心部呈较低信号
    D. T_2WI 上外围部呈较低信号
    E. T_2WI 上周边的环状低信号影代表前列腺被膜

【解析】正常的前列腺紧邻膀胱底部,在横断面上呈横置椭圆形,矢状面上为倒锥形。前列腺由移行带、中央带、周围带与前纤维肌基质组成。由于各解剖带组织结构和含水量不同,在 T_1WI 上无法识别各解剖带,表现为均一低密度;而在 T_2WI 上显示为不同信号:位于中心部的移行区和中

答案: 9. C　10. D　11. A　12. D　13. D

央区含有较多纤维基质和平滑肌组织,在 T_2WI 上呈较低信号,并且不能分辨两区;位于外围部的周围区是由疏松结缔组织和富含水的腺泡构成,在 T_2WI 上呈较高信号; T_2WI 上周边的环状低信号影代表前列腺被膜。

14. 下列卵巢肿瘤中,属于生殖细胞肿瘤的是
    A. 内胚窦瘤(卵黄囊瘤)
    B. 卵泡膜纤维瘤
    C. 子宫内膜癌
    D. 卵巢癌
    E. 颗粒细胞瘤
    【解析】内胚窦瘤为生殖细胞瘤,卵泡膜纤维瘤与颗粒细胞瘤属于性索-间质肿瘤,卵巢癌和子宫内膜癌属于上皮性肿瘤。

15. 下述征象不支持卵巢囊性畸胎瘤诊断的是
    A. 囊壁弧线状钙化
    B. 脂肪密度
    C. 密度均匀囊性肿物
    D. 囊内钙化结节
    E. 可见脂液平面
    【解析】卵巢囊性畸胎瘤为边界清楚的混杂密度囊性肿块,其内可见脂肪、骨、牙齿、软组织和液体成分,有时可见脂液平面,囊壁较厚,内含皮脂样物质,并可有浆液、牙齿或骨组织,可见弧线状钙化。

16. 关于卵巢癌的描述,不正确的是
    A. 浆液性囊腺癌是最为常见的一种类型
    B. 卵巢癌血行转移多见
    C. 增强检查,肿瘤的间隔、囊壁和实体部分显著强化
    D. 实性肿瘤区可见坏死灶,在 T_2WI 为明亮的高信号

    E. MRI 表现为盆腔内不规则肿块,往往与子宫分界不清
    【解析】卵巢癌主要为浆液性囊腺癌和黏液性囊腺癌,其他类型卵巢癌少见,其中浆液性囊腺癌最为多见。卵巢癌的进展包括局部侵犯、腹膜腔的直接种植和淋巴转移,而血行转移较为少见。增强检查,肿瘤的间隔、囊壁和实体部分显著强化。卵巢癌 MRI 表现为盆腔内不规则肿块,往往与子宫分界不清,实性肿瘤区可见坏死灶,在 T_2WI 为明亮的高信号。

17. 关于子宫内膜癌的描述,错误的是
    A. 是子宫内膜最常见的恶性肿瘤
    B. 多为腺癌
    C. CT 是子宫内膜癌主要的诊断方法
    D. 发病高峰年龄为 55~56 岁
    E. 宫颈可不对称增大
    【解析】子宫内膜癌是子宫内膜最常见的恶性肿瘤,其发病的峰值年龄为 55~56 岁,在病理上腺癌占绝大多数。肿瘤最初位于子宫内膜,可发生溃疡和坏死,其后向外侵犯子宫肌,并可向下延伸侵犯宫颈,当病变侵及宫颈时,表现为宫颈不对称增大。在各种影像学检查方法中,MRI 最具有价值,其不仅能显示子宫内膜癌的某些特征,如 Gd-DTPA 增强 T_1WI 检查可显示子宫内膜癌的强化程度低于子宫肌,还能准确估计肿瘤范围和侵犯深度,从而提示诊断。而 CT 检查仅对晚期子宫内膜癌有意义,可显示晚期肿瘤侵及的范围及发现淋巴结和远处转移。

18. 肾上腺腺瘤的 CT 表现多为低密度,主要原因是其内含有
    A. 液体   B. 脂质
    C. 空气   D. 蛋白质
    E. 坏死

答案: 14. A 15. C 16. B 17. C 18. B

19. Conn 腺瘤的 CT 检查**不可见**的征象是
    A. 单侧肾上腺孤立性小肿块
    B. 肿块呈类圆形或椭圆形,边界清楚
    C. 病变常较大,直径在 5cm 以上
    D. 密度均一,近于水样密度
    E. 增强检查肿块呈轻度强化

【解析】Conn 腺瘤指分泌醛固酮的肾上腺皮质腺瘤,病理上 Conn 腺瘤大多为单发,偶为多发或双侧性。瘤体通常较小,直径多为 1~2cm。包膜完整,切面为橘黄色,含有丰富的脂类物质,因此 CT 表现为单侧肾上腺孤立性小结节,呈类圆形或椭圆形,与肾上腺侧枝相连或位于两侧枝之间,边界清楚。病变较小,结节密度均一,由于富含脂质常接近水样密度,增强检查,肿块呈轻度强化,动态增强表现为快速强化和迅速廓清。

20. 肾上腺双侧性肿块,**不常见**于
    A. 肾上腺转移瘤　　B. 肾上腺腺瘤
    C. 嗜铬细胞瘤　　　D. 肾上腺结核
    E. 肾上腺皮质癌

【解析】肾上腺皮质癌多为单侧。

21. 患者男,50 岁。体检时 CT 发现左肾上极占位。进一步行 MRI 检查,T_1WI 为高信号,T_2WI 也为高信号,边缘光滑,增强后无强化。最可能的疾病是
    A. 肾癌
    B. 肾血管平滑肌脂肪瘤
    C. 肾单纯囊肿
    D. 肾复杂囊肿
    E. 肾脓肿

【解析】肾单纯囊肿一般表现为 T_1WI 低信号,T_2WI 高信号;肾复杂囊肿因含出血成分,T_1WI 可呈高信号;肾脓肿增强扫描一般呈环形强化;肾癌增强扫描表现为明显强化;肾血管平滑肌脂肪瘤在 MRI 上呈混杂信号。

22. 患者女,30 岁。超声检查考虑输卵管脓肿,进一步行 MRI 检查,最可能的 MRI 信号特点是
    A. T_1WI 高,T_2WI 高,DWI 高,ADC 高
    B. T_1WI 低,T_2WI 高,DWI 高,ADC 高
    C. T_1WI 低,T_2WI 高,DWI 高,ADC 低
    D. T_1WI 高,T_2WI 高,DWI 高,ADC 低
    E. T_1WI 高,T_2WI 低,DWI 高,ADC 低

【解析】脓液是高度黏稠的液体,在 T_1WI 呈低信号,T_2WI 上呈高信号,因为脓液比较黏稠,扩散受限,所以 DWI 呈高信号,ADC 呈低信号。

23. 患者男,45 岁。CT 检查两肾位置较低,肾轴由外上斜向内下,肾盂位于腹侧,而肾盏指向背侧,两肾下极相互融合,最可能的诊断是
    A. 肾结核
    B. 肾癌
    C. 双肾盂、双输尿管畸形
    D. 马蹄肾
    E. 异位肾

【解析】CT 两肾下极相互融合首先考虑马蹄肾可能。马蹄肾是指两侧肾脏的上极或下极相融合,马蹄肾发生在胚胎早期第 4~6 周,是两侧肾脏胚胎在脐动脉之间被紧挤而融合的结果,许多因素均可引起下极的融合。

24. 患者男,69 岁。咳嗽,右胸痛,痰中带血丝 1 周。胸部后前位片示:右肺门影增大,右上肺片状致密影,水平裂呈反"S"样改变。进一步腹部 CT 检查发现右侧肾上腺不规则混杂密度肿块,直径约 3cm,不均匀持续强化。最先应考虑的诊断是
    A. 肾上腺皮质腺瘤

B. 肾上腺转移瘤

C. 嗜铬细胞瘤

D. 干酪期肾上腺结核

E. 肾上腺囊肿

【解析】右肺门影增大,右上肺片状致密影,水平裂呈反"S"样改变提示患者可能为中央型肺癌,肺癌容易发生转移,转移部位主要是肝脏、肾上腺、骨质以及头部。此时患者CT检查见双侧肾上腺不规则混杂密度肿块,应当首先考虑肾上腺转移瘤。

25. 患者,老年男性。进行性排尿困难5年,近期加重半年伴有夜间脊柱和骨盆区剧痛。血清PSA升高。T_2WI显示前列腺右侧周围带低信号,呈结节状突出,包膜不完整,髂骨、坐骨骨质破坏。关于该病例,下列说法**错误**的是

A. 首先考虑前列腺癌

B. 骨转移

C. 属于早期前列腺癌

D. 磁共振波谱表现为Cit峰降低

E. 有必要行全身骨扫描

【解析】血清PSA是前腺癌的特异性标志物,血清PSA升高提示可能是前列腺癌,并且患者T_2WI显示右侧周围带低信号,呈结节状突出,包膜不完整,髂骨、坐骨骨质破坏,首先考虑前列腺癌伴骨转移,属于晚期前列腺癌。枸橼酸盐(citrate, Cit)是前列腺波谱检查中最易观察到的代谢物及最有价值的指标,正常和增生的前列腺组织有分泌和浓缩Cit的能力,因此Cit含量较高,而前列腺癌组织分泌和浓缩Cit的能力减少或丧失,因此Cit含量降低。由于患者髂骨、坐骨骨质破坏,故有必要行全身骨扫描以评估前列腺癌骨转移的情况。

26. 患者女,60岁。胃癌切除术后9个月。CT扫描发现盆腔内双侧肿块和腹腔积液,最可能的诊断是

A. 阑尾炎伴腹腔积液

B. Krukenberg瘤

C. 巧克力囊肿

D. 子宫内膜癌

E. 卵巢囊肿

【解析】该患者有明确的胃癌手术史,并且CT检出盆腔内肿块和腹腔积液,最可能为Krukenberg瘤。此例中Krukenberg瘤恶性程度高,是由于胃癌(由胃黏膜上皮和腺上皮发生的恶性肿瘤),特别是胃黏液癌细胞浸润至胃浆膜表面时,经过种植性转移至双侧卵巢形成的转移性黏液癌。

27. 患者男,67岁。临床表现为尿频、尿急、尿流中断和排尿不尽。直肠指检示前列腺增大,质韧,边缘清楚,未触及不规则硬结。血清PSA为9.5ng/ml。对该患者最可能的诊断是

A. 先天性前列腺囊肿

B. 前列腺增生

C. 前列腺癌

D. 泌尿系结石

E. 膀胱癌

【解析】患者老年男性,有尿频、尿急、尿流中断和排尿不尽症状,直肠指检示前列腺增大,质韧,边缘清楚,未触及不规则硬结,首先应该考虑为前列腺病变,故暂不考虑D、E选项。前列腺特异抗原的正常值范围是0～4ng/ml,如果PSA超过4ng/ml,则有可能诊断为前列腺癌。如果PSA在4～10ng/ml之间,还要结合其他的检查来进一步确诊。如果PSA超过10ng/ml建议患者做前列腺穿刺活检,诊断为前列腺癌的可能性会进一步升高。前列腺增生直肠指检,腺

答案: 25. C 26. B 27. B

体增大，但表面光滑，质地较均匀，硬度适中，周围界线清晰；前列腺癌直肠指检可发现前列腺不均匀增大，表面高低不平，质地坚硬，还可触及结节。因为患者血清 PSA 为 9.5ng/ml，结合直肠指检的结果判断为前列腺增生。

28. 患者男，68 岁。因阵发性高血压，发作性头晕、恶心，发作时测得血压 180/90mmHg。CT 检查为右侧肾上腺类圆形软组织密度肿块，增强扫描不均匀强化，中央低密度无强化。对该患者可能的诊断为
   A. 肾上腺非功能性皮质腺瘤
   B. 肾上腺皮质癌
   C. 肾上腺转移瘤
   D. 肾上腺神经节细胞瘤
   E. 肾上腺嗜铬细胞瘤

【解析】肾上腺嗜铬细胞瘤主要临床表现为阵发性高血压，CT 表现为肾上腺占位，密度不均匀，出血坏死常见，增强扫描显示明显不均匀强化。

29. 患者女，38 岁。因继发性痛经呈进行性加重就诊。CT 扫描显示右侧附件区囊性混杂密度影，囊内见液 - 液平面。对该患者最可能的诊断为
   A. 卵巢转移瘤　　　B. 宫颈囊肿
   C. 巧克力囊肿　　　D. 子宫内膜癌
   E. 卵巢畸胎瘤

【解析】患者中青年女性，以继发性痛经呈进行性加重入院，首先应考虑子宫内膜异位症（巧克力囊肿）或子宫腺肌病可能。卵巢巧克力囊肿多数边缘欠清，囊内密度不均匀较高，或可见液平面，增强扫描不强化，故应考虑 C 选项。因未提供关于子宫

方面信息，暂不考虑 B、D 选项。巧克力囊肿由于出血时间不同而有不同的 CT 密度，既可为水样密度，也可表现为高密度，故巧克力囊肿容易形成液 - 液平面。卵巢转移瘤多来源于胃肠道肿瘤，以胃癌最为常见，其 CT 表现以实性为主或为囊实混合性，卵巢转移瘤以双侧多见。畸胎瘤 CT 表现为盆腔内边界清的混杂密度囊性肿块，内含脂肪、软组织密度成分和钙化，有时肿块内可见脂肪 - 液体平面，偶可在界面处见漂浮物，代表毛发团。

30. 患者男，63 岁。间断性血尿 2 个月，伴尿频、尿急 1 周。超声见膀胱内菜花状强回声影。尿常规红细胞（++），白细胞（+）。进一步行 MRI 检查，膀胱内可见分叶状软组织肿块，T_1WI 上表现为类似膀胱壁信号，T_2WI 上表现为高于膀胱壁信号，该肿瘤最常见的细胞类型为
   A. 鳞状细胞癌　　　B. 腺癌
   C. 移行细胞癌　　　D. 未分化癌
   E. 混合癌

【解析】膀胱癌的主要症状为无痛性肉眼血尿，常伴尿频、尿急和尿痛等膀胱刺激症状。如血块阻塞膀胱出口，则出现排尿困难。超声表现为菜花状强回声影，MRI 在 T_1WI 上表现为类似膀胱壁信号，在 T_2WI 上表现为高于正常膀胱壁信号，故患者可能诊断为膀胱癌。膀胱癌组织学类型特点最常见的为移行细胞癌。

二、多选题

1. 有关肾上腺皮质癌的 MRI 表现，表述**错误**的是
   A. 均无功能
   B. 一般无明显强化

答案：　28. E　29. C　30. C
　　　　 1. ABDE

C. 在反向位上信号可不均匀

D. 多见下腔静脉癌栓

E. 淋巴结转移较少

【解析】无功能性肾上腺皮质癌仅占肾上腺皮质癌的40%。肾上腺皮质癌增强早期呈明显强化。MRI反向位图像主要用来检测病灶中的脂质成分,当病灶在反向位信号较同向位弥漫性或局限性降低,提示病灶内脂肪和水成分呈混合形式存在,因皮质癌细胞内常含一些脂质成分,所以在反向位上表现为信号下降,信号可不均匀。肾上腺皮质癌通常在肿瘤体积大时向周围浸润,侵犯下腔静脉时可见癌栓,较为少见。肾上腺皮质癌可通过浸润周围淋巴管形成淋巴结转移,较为常见。

2. 关于肾透明细胞癌的影像学检查,说法正确的是

A. CT平扫表现为肾实质肿块,增强扫描早期一过性明显强化

B. CT增强检查与肾乳头状细胞癌、嫌色细胞癌表现不同

C. MRI检查 T_1WI 呈等或低信号,T_2WI 呈混杂信号,周围可有假包膜

D. 可侵及肾静脉及下腔静脉,形成瘤栓

E. MRI检查肾实质与肿瘤交界面可见劈裂征或杯口征

【解析】肾透明细胞癌CT平扫通常表现为肾实质内单发肿块,少数多发,呈类圆形或分叶状;CT增强检查中皮质期肿块实性部分明显强化,程度类似肾皮质,并于实质期强化程度迅速降低,呈所谓"快进快出"型,而乳头状或嫌色细胞癌在皮质期,肿块实性成分强化程度较低,明显低于肾皮质,且其后各期强化程度有增高趋势,呈"缓慢升高"型,此外嫌色细胞癌的强化相对均一。肾透明细胞癌在 T_1WI 上信号强度常等于或低于肾皮质,T_2WI 上则多为混杂高信号,有时肿块周边可见低信号环,代表肿瘤的假性包膜,具有一定特征。进展期肾透明细胞癌常侵犯邻近组织器官,可侵及肾静脉及下腔静脉,形成瘤栓,表现为血管管径增粗,皮质期瘤栓血管呈不规则点、线状强化,实质期表现为充盈缺损。劈裂征是指肿瘤肾内部分与肾实质交界平直,形似劈裂;杯口征指肾实质与肿瘤交界像杯口样隆起,这两种征象均属于良性征象,通常出现在肾血管平滑肌脂肪瘤的CT或MRI检查中。

3. 膀胱癌CT检查可显示的有

A. 突入膀胱内的肿瘤

B. 输尿管开口肿瘤阻塞

C. 膀胱壁局部浸润增厚

D. 肿瘤侵入黏膜或黏膜下层的深度

E. 精囊、前列腺和盆腔内邻近组织受侵

【解析】CT不能清楚显示膀胱黏膜,所以不能显示肿瘤侵入黏膜或黏膜下层的深度,如需观察肿瘤侵入黏膜或黏膜下层的深度应行MRI检查。

4. 关于急性肾盂肾炎的诱发因素,下列表述正确的是

A. 尿路梗阻　　　　B. 膀胱输尿管反流

C. 尿路结石　　　　D. 妊娠

E. 长期卧床

【解析】急性肾盂肾炎是由各种病原微生物侵犯肾盂及肾实质引起的炎症,常见的诱发因素包括尿路梗阻、膀胱输尿管反流、尿路结石、妊娠和长期卧床等。妊娠期相对低水平的雌激素可使血钙升高,尿钙排出随之增加;妊娠期孕激素水平升高可使输尿管扩张,同时蠕动减弱;在妊娠中晚期,输尿管受增大的子宫压迫,出现扭曲可诱发结石;上述因素可使晶体形成增多,导致结石

答案:　2. ABCD　3. ABCE　4. ABCDE

形成。输尿管结石引起梗阻,即可诱发急性肾盂肾炎。患者长期卧床,导致尿液动力学发生改变,尿液对泌尿道的冲刷作用减弱,细菌定植上行,同时结石的发生率明显增加,感染与结石互为因果,增加尿路感染的机会。

5. 下列肾脏病变在 CT 平扫上**不表现**为"软组织密度"的有
　A. 肾盂癌
　B. 黄色肉芽肿性肾盂肾炎
　C. 肾脓肿
　D. 肾腺瘤
　E. 肾囊肿
　【解析】肾囊肿在 CT 平扫上表现为囊性低密度;肾脓肿早期表现为实质内略低密度肿块,成熟期表现为类圆形均一低密度灶。

6. 关于肾上腺腺瘤的 CT 特点,表述正确的有
　A. 类圆形或椭圆形,密度均匀,可含脂质成分
　B. 动态增强表现为迅速强化,快速廓清
　C. 醛固酮腺瘤直径多小于 2cm
　D. 库欣腺瘤多为 2～3cm
　E. 无功能腺瘤多小于 3cm
　【解析】肾上腺腺瘤 CT 表现为肾上腺类圆形或椭圆形肿块,密度类似或低于肾实质,可含脂质成分;动态增强扫描,肿块快速强化和快速廓清。肾上腺腺瘤按其分泌功能分为醛固酮腺瘤、库欣腺瘤、无功能腺瘤,其中无功能腺瘤的体积最大,通常大于 3cm。

7. 关于卵巢癌 MRI 表现的描述,正确的是
　A. 盆腔内不规则肿块,与子宫分界不清
　B. 实性肿瘤于 T_1WI 呈略低或中等信号,T_2WI 呈高信号

　C. 肿瘤内部有坏死或出血时,病灶信号可不均匀
　D. 卵巢癌囊性部分的壁常厚薄不均,可见结节状或菜花状突起
　E. 增强扫描时,肿瘤实性成分无明显强化
　【解析】卵巢癌是卵巢最常见的恶性肿瘤,MRI 检查通常表现为盆腔内不规则肿块影,肿块直径不超过 4cm,与子宫分界不清。肿块可呈实性、囊性或囊实性,可伴有"棉絮样"钙化斑块。实性肿瘤于 T_1WI 呈略低或中等信号,T_2WI 呈高信号,含囊性成分肿块的囊液视其内容在 T_1WI 上可表现为低至高信号,T_2WI 上均表现为高信号,当肿瘤内部有坏死或出血时,病灶信号可不均匀。卵巢癌囊内隔和囊壁形态不规则,厚薄不均,可见结节状或菜花状突起。卵巢癌 MRI 增强扫描实性成分通常呈明显强化,囊液无强化。

8. 在 CT 平扫中,肾血管平滑肌脂肪瘤可表现为
　A. 脂肪密度　　　　B. 气体样密度
　C. 混杂密度　　　　D. 软组织密度
　E. 均匀高密度
　【解析】肾血管平滑肌脂肪瘤又称肾错构瘤,是由不同比例平滑肌和脂肪及异常血管所组成的肾脏良性肿瘤,组成成分含量存在较大差异,以脂肪为主,少数以平滑肌为主。在 CT 平扫中,肾血管平滑肌脂肪瘤可以表现为脂肪密度、混杂密度、软组织密度。

9. 膀胱结石的主要临床表现有
　A. 排尿疼痛
　B. 尿流间歇中断
　C. 痛性血尿
　D. 改变体位排尿中断症状消失
　E. 无痛性血尿

答案:　5. CE　6. ABCD　7. ABCD　8. ACD　9. ABCD

【解析】膀胱结石可以表现为：①下腹痛，排尿时疼痛最明显。②排尿困难，尿路间歇性中断，排尿中断的情况是因为结石随着尿流往下滑的过程中，嵌顿在膀胱颈或者尿道狭窄的部位阻断了尿液的通路。随着体位的改变，尿流中断症状可以消失。③痛性血尿，通常表现为终末血尿。④反复尿道感染。

10. 下列病变在平片上常表现为肾影增大的有
    A. 肾结石伴肾盂积水
    B. 肾肿瘤
    C. 慢性肾盂肾炎
    D. 肾动脉狭窄
    E. 肾脏下垂

【解析】肾结石伴肾盂积水时，由于肾盂内的积水，导致肾脏体积增大，在平片下可表现为肾影增大；当肾脏有肿瘤等占位性病变时，也可导致肾影增大。慢性肾盂肾炎，腹部平片可见一侧或双侧肾脏缩小，且不规则。有时可见尿路结石。尿路造影可发现慢性肾盂肾炎的特征性表现，如肾盂扩张，以及其表面肾实质瘢痕形成或萎缩，肾实质变形，对比剂显影不良和显影延迟。肾动脉狭窄而使肾前性的灌注不足，出现肾脏发育障碍，体积比正常小。肾下垂是指肾脏位置过于降低，正常的肾脏位于脊柱两侧，上限是 T_{11} 或者 T_{12}，下限是 L_3 或 L_4 椎体。如果超过了这个值的下限线，就是肾脏下垂，肾脏下垂一般不会导致肾脏增大。

11. 卵巢癌的主要 CT 表现有
    A. 多为囊、实性成分并存
    B. 腹腔内多可见液性密度积液
    C. 囊变卵巢癌囊壁可厚薄不均
    D. 增强扫描病灶的实性部分明显强化

    E. 可发现盆腔、腹膜后和腹股沟淋巴结转移

【解析】卵巢癌的主要 CT 表现有：多为囊实性并存，腹腔内可有液性低密度腹水。腹水形成的机制主要有：①卵巢发生肿瘤后，其转移方式主要是种植转移，其次是淋巴转移。腹膜被肿瘤浸润后，刺激毛细血管，使其通透性增加，大量的液体及蛋白质渗出到腹腔，形成腹水；②卵巢癌压迫静脉或淋巴管，使血液回流或淋巴回流受阻，形成腹水；③卵巢肿瘤形成后，卵巢表面的腹膜面积增大，肿瘤表面也易形成水肿，细胞间的液体易渗透到腹腔中形成腹水；④由于恶性肿瘤的消耗，患者呈营养下降的状态，血液中蛋白渗出，血浆渗透压下降，促进腹水形成。囊变卵巢癌囊壁厚薄不均、不规则，增强扫描实体部分可明显强化。对卵巢癌进行 CT 检查时，可发现肝内转移、盆腔、腹膜后和腹股沟淋巴结转移。

12. 关于肾细胞癌的 X 线表现，表述正确的是
    A. 尿路造影可见肾盏受压拉长现象
    B. 平片可显示点状或弧线状钙化
    C. 尿路造影检查可表现为相邻肾盏聚集或分离
    D. 选择性肾动脉造影，实质期可见到肿瘤染色
    E. 平片可见肾轮廓局限性外突

【解析】肾癌 X 线表现主要有以下 4 种：①平片可见肾外形增大；②偶见点状钙化；③造影可见肾盂、肾盏不规则变形、拉长、狭窄、充盈缺损；④有时不显影。当肿瘤压迫肾盏时，尿路造影可出现肾盏受压拉长现象，边缘可不规则。选择性肾动脉造影下，由于对比剂进入肿瘤的供血血管，在实质期可见肿瘤染色。

答案： 10. AB 11. ABCDE 12. ABCDE

13. 患者疑为肾结石,适宜采取的检查方法为
    A. CT 扫描　　　　B. MRI
    C. B 超　　　　　　D. 腹部平片
    E. ECT
    【解析】肾结石可以通过 CT、B 超、腹部平片显示。在 CT 扫描下肾结石多呈高密度影,但有部分肾结石,如尿酸结石或胱氨酸结石,X 线可穿透这些成分,致其在 CT 扫描下呈低密度影,这类结石被称为阴性结石。在 B 超下肾结石多表现为高回声。肾结石在腹部平片下也多表现为高密度影。MRI 对于结石的辨识度不如 CT 扫描,如果怀疑有肾结石,建议首选泌尿系 B 超检查,B 超检查并没有辐射,而且费用较为低廉。ECT 是一种发射型的电子计算机断层扫描仪,是一种利用放射性核素检查的方法。ECT 将放射性的药物引入人体,经过机体代谢后,在病变部位和正常组织之间形成放射性的浓度差异,将探测到的这些差异,通过高能的电子计算机处理后再成像,用于临床诊断,主要用于甲状腺癌、骨骼等部分肿瘤的检查。由于其价格高昂,一般不将 ECT 用作肾结石的常规检查。

14. 关于子宫肌瘤和 MRI 的说法,正确的是
    A. MRI 是发现和诊断子宫肌瘤最敏感的方法
    B. MRI 有助于判断子宫肌瘤的大小、数目和位置
    C. 典型的肌瘤在 T_2WI 上呈明显高信号
    D. MRI 可以检出小至 3mm 的肌瘤
    E. T_2WI 上肌瘤周围有时可见高信号环状影
    【解析】对于子宫肌瘤患者,完善 MRI 检查可清楚观察到肌瘤位置、大小与周围结构的关系,是发现和诊断子宫肌瘤最敏感

的一种方法,MRI 可以检出小至 3mm 的肌瘤。在 T_1WI 上,子宫肌瘤信号强度类似子宫肌,在 T_2WI 上典型肌瘤呈明显低信号,边界清楚,与周围子宫肌形成鲜明对比。在 T_2WI 上肌瘤周围有时可见高信号环状影,代表扩张的淋巴管、静脉或水肿。

15. 前列腺增生症,尿道可能发生的形态改变是
    A. 尿道内口移位
    B. 后尿道拉长超过 3cm
    C. 后尿道曲度改变
    D. 排尿期尿道腔变细或不规则
    E. 尿道出血
    【解析】前列腺增生症是常见的泌尿外科疾病,前列腺增生后,由于膀胱流出通道梗阻,使膀胱、上尿路及肾出现一系列病理生理变化。①膀胱流出通道梗阻:前列腺增生造成尿道前列腺部狭窄、延长和迂曲;②膀胱及后尿道形态异常:前列腺增生时,后尿道延长及曲度改变,尿道内口移位、精阜下移。前列腺增生症可能会引起尿道出血,但尿道出血不是形态改变。

16. 肾结核的钙化形状可以是
    A. 多发囊状钙化
    B. 片状钙化
    C. 弧线形钙化
    D. 斑点状钙化
    E. 斑片云朵状钙化
    【解析】肾结核钙化通常由于结核杆菌在肾脏内发生炎症反应,当局部病变逐渐恢复后可形成钙化灶,在相关影像学检查上表现为肾脏内高密度影。肾结核钙化可以表现为多种形态,如多发囊状钙化、片状钙化、弧线形钙化、斑点状钙化、斑片云朵状钙化等。

答案: 13. ACD　14. ABDE　15. ABCD　16. ABCDE

17. 先天子宫发育畸形包括
    A. 鞍状子宫 　　B. 残角子宫
    C. 双角子宫 　　D. 单角子宫
    E. 纵隔子宫

【解析】女性生殖器官形成、分化过程中，由于某些内源性因素（如生殖细胞染色体不分离、嵌合体、核型异常等）或外源性因素（如性激素药物的使用等）影响，原始性腺的分化、发育、内生殖器始基的融合、管道腔化和发育可能发生改变，导致各种发育异常，而副中肾管衍生物发育不全所致异常，就会发生子宫和输卵管发育异常，如无子宫、无阴道、始基子宫、子宫发育不良、单角子宫等，而副中肾管衍生物融合障碍，则会导致双子宫、双角子宫、残角子宫、鞍状子宫和纵隔子宫等发育异常。

18. 关于输卵管非特异性感染的 CT 表现，表述**错误**的是
    A. 早期可有特征性的表现
    B. 形成包裹积液时，可见管道样液体影
    C. 包裹积液没有壁
    D. 增强扫描壁呈不均匀强化
    E. 边界清晰

【解析】输卵管感染早期 CT 征象不明显，无特异性表现；当输卵管感染形成包裹积液时，可见管道样液体影，可以有薄壁或厚壁，边界早期一般不清晰，炎症有所吸收后，边界可清晰；增强扫描壁呈不均匀强化。

19. 下列关于膀胱癌的影像表现，叙述正确的有
    A. 膀胱壁突入腔内的软组织密度肿块
    B. 肿块大小不等呈结节、分叶、菜花状
    C. 肿块密度均匀，少数可见点状钙化
    D. 膀胱癌都有明确肿块

E. 增强延迟期扫描表现为对比剂充盈缺损

【解析】膀胱癌影像学表现为膀胱壁局部增厚或向腔内突出的肿块，肿块形态多种多样，常表现为乳头状、菜花状和不规则形；肿块密度不均匀、表面光滑多向腔内突出，侵犯外壁时略显毛糙，较大肿块内偶可见沙粒状钙化影或坏死，膀胱内血凝块可随体位改变而改变。如果膀胱癌为少数原位癌，也就是膀胱肿瘤不向膀胱内生长，仅仅发生在膀胱黏膜上，可能表现为局部膀胱壁增厚，并不表现为明确的肿块。

20. 关于男性生殖系统的 CT 表现，描述正确的有
    A. 精囊位于膀胱底前方
    B. 两侧精囊于中线处汇合
    C. 前列腺紧邻膀胱下缘
    D. 前列腺呈圆形或横置椭圆形软组织密度影
    E. 前列腺大小随年龄增大而缩小

【解析】精囊在前列腺底的后上方，也就是输精管壶腹的外侧，两侧精囊于中线处汇合，前列腺紧邻膀胱下缘，呈圆形或横置椭圆形软组织密度影，边缘光滑，前列腺大小随年龄而增大。

三、共用题干单选题

（1～3 题共用题干）

患者女，41 岁。下腹部坠胀 1 个月余，略有痛经，月经量稍增多。B 超提示盆腔占位。行盆腔增强 MRI 检查，如图 8-1 所示。
1. 该盆腔病灶定位在
    A. 子宫腔内
    B. 子宫肌层内
    C. 来源于肌层，但突入宫腔

答案： 17. ABCDE　18. ACE　19. ABCE　20. BCD
1. B

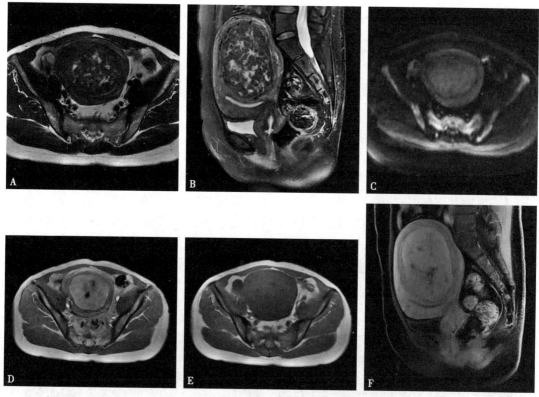

图 8-1　患者盆腔 MRI 增强扫描图像
A、B. T_2WI；C. DWI；D. T_1WI；E. T_1WI+C；F. T_1WI+C(FS)。

D. 来源于肌层，但外生于宫体

E. 来源于附件

【解析】T_2WI 矢状位图像子宫宫腔结构显示清楚，宫腔形态如常，病灶位于子宫后壁肌层内，且主体均位于肌层内。

2. 关于该病例的影像描述，下列表述**错误**的是

   A. T_2WI 呈稍低信号，其内多发斑片状高信号

   B. T_1WI 呈等高信号，边界清

   C. 压脂序列信号降低

   D. 增强扫描强化程度大致与子宫肌层相同，强化不均匀

   E. DWI 呈稍高信号

【解析】该病灶内没有脂肪信号，因此压脂序列信号不会降低。

3. 结合临床及影像特征，对该病例最可能的诊断为

   A. 子宫肉瘤

   B. 子宫肌瘤

   C. 子宫腺肌症

   D. 子宫滋养细胞肿瘤

   E. 子宫体癌

【解析】该病例为典型的子宫肌瘤伴坏死，包膜可见显示。一般子宫肉瘤病灶 T_2WI 信号较肌瘤要更高并混杂，同时 DWI 信号更高，当肌瘤变性明显时，难以与肉瘤相鉴别。子宫腺肌症病灶弥漫，边界不清，通常

T_1WI 可见多发斑点状高信号。妊娠滋养细胞肿瘤病灶边界不清，由内膜向肌层生长，无假包膜，T_2WI 信号不均匀，可见数量不等囊性信号，周围可见流空信号，增强后明显强化。子宫体癌即为子宫内膜癌，是发生在子宫内膜的恶性肿瘤性病变，该病例子宫内膜及宫腔形态未见明显异常，病灶定位于后壁肌层内。

（4～6题共用题干）

患者女，67岁。体检发现肾上腺占位，行CT增强检查如图8-2所示。

4. 下述关于该病例影像特征的说法，**错误**的是

A. 右肾上腺占位

B. 病灶内含脂

C. 病灶内可见出血坏死

D. 病灶可见强化

E. 病灶边界清晰

【解析】该病例平扫密度较低。出血为稍高密度，囊变为更低密度，此病灶均未出现。

5. 为进一步明确诊断，对该患者进行MRI检查。根据CT影像特征，该患者的 T_1 双回波序列最可能的表现为

A. 同相位呈高信号，反相位信号不变

B. 同相位呈等信号，反相位信号不变

C. 同相位呈等信号，反相位信号降低

D. 同相位呈低信号，反相位信号不变

E. 同相位呈低信号，反相位信号升高

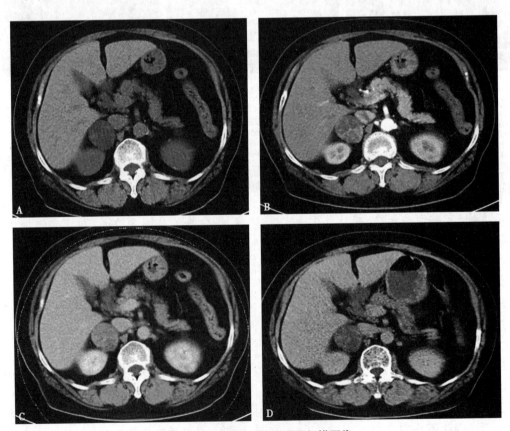

图8-2 患者肾上腺CT增强扫描图像

A. 平扫；B. 动脉期；C. 静脉期；D. 延迟期。

答案： 4. C 5. C

【解析】病灶 CT 平扫密度较低，考虑其内含脂肪变性，T_1 反相位上信号降低为其特征性表现。

6. 综上考虑，对患者最可能的诊断为

 A. 肾上腺增生

 B. 肾上腺腺瘤

 C. 肾上腺嗜铬细胞瘤

 D. 肾上腺皮质癌

 E. 肾上腺转移瘤

【解析】病变定位在右侧肾上腺，病灶边界清楚，平扫密度较低，呈含脂密度，增强早期轻中度强化，延迟期廓清，呈"快进快出"型，为典型腺瘤的 CT 影像表现。肾上腺增生一般为肾上腺弥漫增粗或多发结节状增粗。嗜铬细胞瘤一般较腺瘤大，常出现出血、坏死、囊变，增强后可见中等至显著持续强化，延迟期强化程度仍较高，可与腺瘤相鉴别。皮质癌为恶性病变，一般肿块较大，易出现出血、坏死，易穿破包膜累及周围结构，增强后实性部分可强化，廓清缓慢。转移瘤可为单侧或双侧，一般呈软组织密度，平扫密度高于腺瘤，增强后可均匀或不均匀强化，延迟期仍呈持续强化，且患者多有原发肿瘤病史。

（7～9 题共用题干）

患者男，77 岁。间断肉眼血尿 7 个月，PSA 升高。MRI 图像如图 8-3 所示。

7. 通过观察该患者 MRI 图像，最可能的影像诊断为

 A. 前列腺增生

 B. 前列腺癌

 C. 前列腺炎

 D. 前列腺局灶性萎缩后增生

 E. 前列腺未见明显异常

【解析】病灶位于前列腺左侧外周带，DWI 信号增高伴 ADC 明显降低，增强后可见早

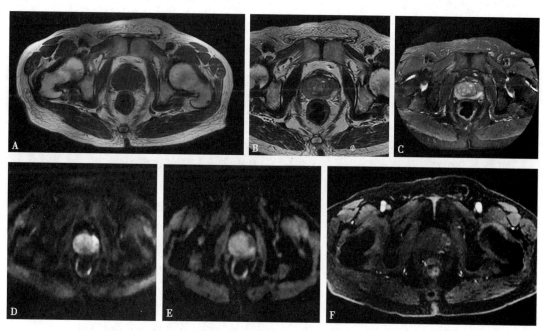

图 8-3　患者前列腺 MRI 图像

A. T_1WI；B. T_2WI；C. T_2WI（FS）；D. DWI；E. ADC；F. T_1WI+C。

答案：　6. B　7. B

期强化，同时患者为老年男性，伴 PSA 升高，均提示前列腺癌诊断。前列腺增生主要发生在移行带及中央带。前列腺炎成年男性常见，外周带多见，移行带可见，弥散轻中度受限，急性可伴淋巴结肿大，结合临床症状可除外。前列腺局灶性萎缩或萎缩后增生好发于外周带，T_2WI 低信号，DWI 重度弥散受限，中度强化，其弥散受限及强化程度较前列腺癌低。

8. 下述关于该诊断的说法，**错误**的是
   A. 多发生在外周带
   B. 最常见的病理类型为腺泡腺癌
   C. DWI 呈高信号，ADC 值明显降低
   D. 增强曲线呈快进快出或平台型
   E. 多发生溶骨性骨转移
   【解析】前列腺癌多发生成骨性转移。

9. 为进一步明确患者全身骨骼系统情况，首选的影像检查为
   A. 胸腹盆 CT　　　　B. 胸腹盆 MRI
   C. SPECT　　　　　D. X 线平片
   E. PET/CT
   【解析】SPECT（骨扫描）为评价前列腺癌骨转移的临床首选检查方法。

（10～14 题共用题干）
　　患者女，69 岁。绝经后阴道流血 1 年，无明显诱因下腹痛进行性加重 1 个月，超声发现盆腔肿物 3 周。为明确盆腔肿物性质，进一步行 MRI 检查，如图 8-4 所示。

10. 关于该肿物，下列描述**错误**的是
    A. 形态不规则实性占位
    B. DWI 高信号
    C. ADC 值降低
    D. T_2WI 等高 / 高信号
    E. 混杂强化

【解析】该病变为囊实性占位，实性病灶前方可见 T_1WI、T_2WI 高信号，提示出血。

11. 该病灶的可能来源是
    A. 子宫　　　　　　B. 右侧卵巢
    C. 左侧卵巢　　　　D. 乙状结肠
    E. 腹膜
    【解析】盆腔内囊实性病灶最常见来源于卵巢，病灶主体位于盆腔略左侧，伴有巧克力囊肿信号，因此最可能来源为左侧卵巢。

12. 除该病变以外，图中另可见的异常有
    A. 肠梗阻　　　　　B. 盆壁肿大淋巴结
    C. 膀胱潴留　　　　D. 盆腔积液
    E. 髂骨转移灶
    【解析】T_2WI 轴位及 T_2WI 压脂矢状位图像均显示盆腔内游离积液，呈 T_2WI 高信号。

13. 仔细观察图像，发现患者子宫有异常，下列描述**错误**的是
    A. 宫腔内可见低强化占位
    B. 子宫肌层可见受累
    C. 病灶超出宫颈外缘累及左侧宫旁组织
    D. 宫颈基质可见低强化占位
    E. 病变内可见小片状坏死
    【解析】T_1WI 增强轴位及矢状位图像均显示宫颈外缘光滑，宫颈旁脂肪信号清晰，因此病灶未超出宫颈外缘。

14. 追问患者病史，发现存在子宫内膜异位症病史，则最可能的诊断为
    A. 卵巢癌累及子宫
    B. 结肠癌累及子宫
    C. 宫颈癌合并盆腔种植转移
    D. 子宫及卵巢子宫内膜样癌
    E. 子宫内膜癌合并卵巢种植转移
    【解析】有子宫内膜异位症病史的患者，

答案：　8. E　9. C　10. A　11. C　12. D　13. C　14. D

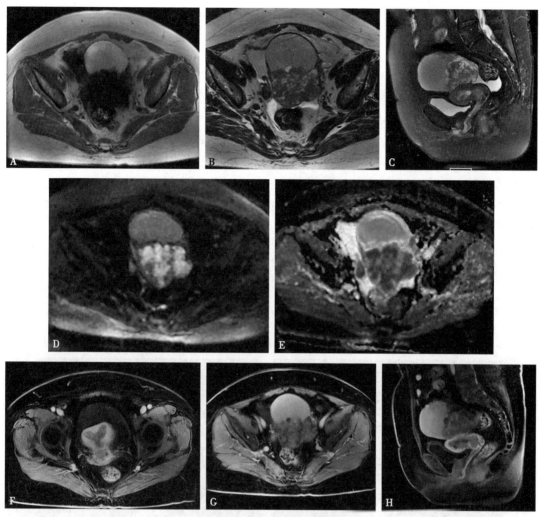

图 8-4　患者盆腔 MRI 图像

A. T_1WI；B. T_2WI；C. $T_2WI(FS)$；D. DWI；E. ADC；F～H. T_1WI+C。

如子宫内膜及卵巢同时出现恶性占位病变，高度提示子宫内膜样癌的诊断。

（15～19 题共用题干）

患者男，61 岁。超声发现右肾囊性占位 6 年，近 2 个月出现右腰部阵发性针刺样疼痛，NRS 2 分，伴尿色加深。

15. 为进一步明确诊断，最优的影像学检查为

A. 腹部平片

B. CTU

C. 腹部平扫 MRI

D. SPECT

E. PET/CT

【解析】CTU 为泌尿系占位病变的首选检查方法，平片可提供的信息有限，当 CT 不能提供有效信息时，MRI 可用于进一步检查，SPECT 为评估骨骼系统的检查方法，PET/CT 用于评估全身情况。

16. 患者选择进行 CTU 检查，关于右肾囊性占位的 CT 强化特征（图 8-5），下述描述正确的是
    A. 囊性病变伴囊内钙化
    B. 囊性病变伴囊内乳头状实性结节
    C. 增强扫描病灶无明显强化
    D. 囊内合并出血
    E. 囊内可见多发细丝样分隔

【解析】右肾占位以囊性为主体，靠近肾侧囊壁可见多发内凸乳头状结节，呈实性软组织密度。增强后实性结节可见明显强化。平扫囊内密度较低，未见明显钙化密度，亦未见明显囊内分隔。

17. 所示右肾囊性占位的 Bosniak 分型应为
    A. Bosniak Ⅰ型　　B. Bosniak Ⅱ型
    C. Bosniak Ⅱf型　　D. Bosniak Ⅲ型
    E. Bosniak Ⅳ型

18. 对该病例最可能的诊断为
    A. 肾盂旁囊肿
    B. 肾盂囊性错构瘤
    C. 肾透明细胞癌伴囊变
    D. 多房囊性肾癌
    E. 混合性上皮间质肿瘤

【解析】该占位定位于肾实质，以囊性成分为主、伴有实性可强化壁结节，结节强化呈"快进快出"，按照 Bosniak 分型为Ⅳ型，提示肾细胞来源恶性肿瘤可能性大，该类病变中以肾透明细胞癌为最多见。多房囊性肾癌为多房囊性肿物，不均匀间隔增厚，可有附壁结节，一般小于 5mm。混合性上皮

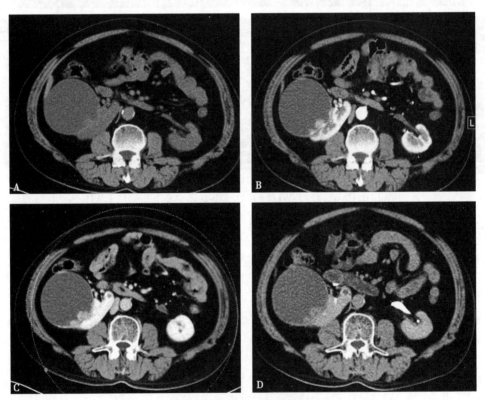

图 8-5　患者 CTU 检查图像
A. 平扫；B. 动脉期；C. 静脉期；D. 延迟期。

答案：16. B　17. E　18. C

间质肿瘤罕见，多见于女性患者，一般为圆形或椭圆形单发病灶，包膜完整，病灶内多发大小不等囊腔，囊壁光滑，无壁结节，增强后呈中等强化，并延迟强化，可与肾癌的"快进快出"强化相鉴别。

19. 如果增强图像发现右肾静脉及下腔静脉增粗伴其内不均匀低强化软组织密度影，则该病例 TNM 分期中的 T 分期应为

A. Ⅰ期   B. Ⅱ期
C. Ⅲ期   D. Ⅳ期
E. Ⅴ期

【解析】熟悉肾癌的 TNM 分期，如出现深静脉或下腔静脉内癌栓，则 T 分期应考虑为Ⅲ期。

四、案例分析题

【案例1】患者男，55 岁。排尿困难半年余，查总前列腺抗原 233.783ng/ml，游离前列腺抗原 > 30.000ng/ml，行 MRI 检查如图 8-6 所示。

第 1 问：根据该病例 MRI，病变位于

A. 精囊腺
B. 直肠
C. 膀胱
D. 前列腺移行带
E. 前列腺外周带和移行带
F. 前列腺中央带
G. 射精管

【解析】前列腺 MRI 影像可分为外周带、

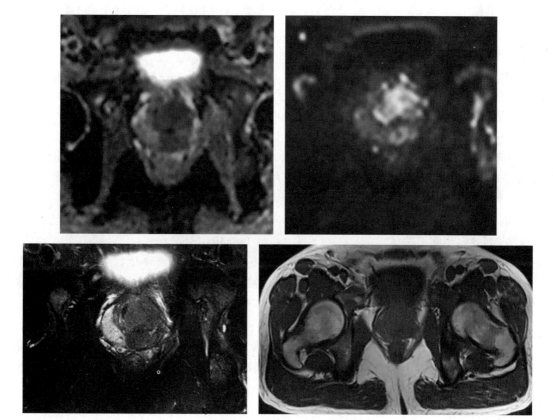

图 8-6　患者前列腺 MRI 图像

答案：19. C
【案例1】1. E

中央带、移行带、前纤维肌基质，病灶多位于前列腺外周带和移行带。

第 2 问：对该疾病首选的检查方法是

 A. 常规 X 线   B. CT 平扫

 C. CT 增强   D. 超声

 E. SPECT   F. MRI 扫描

【解析】前列腺癌的影像学检查首选 MRI 平扫及弥散成像，有助于观察病灶及盆部的淋巴结、周围脏器、骨盆骨质等。

第 3 问：关于该病例 MRI 表现，表述正确的是

 A. T_2WI 呈正常较高信号的外周带内低信号结节

 B. T_2WI 呈正常较低信号的外周带内高信号结节

 C. T_2WI 呈正常混杂信号的移行带内高信号结节

 D. DWI 呈以低信号为主的混杂信号

 E. 可见出血信号

 F. 可见坏死信号

【解析】前列腺外周带在 T_2WI 呈较高信号，外周带前列腺癌在 T_2WI 呈正常较高信号的外周带内低信号结节。

第 4 问：对该病例最可能的诊断为

 A. 前列腺癌局限于腺体

 B. 前列腺增生

 C. 前列腺癌伴淋巴结转移

 D. 前列腺癌伴骨转移

 E. 早期直肠癌

 F. 前列腺炎

 G. 精囊炎

【解析】对该病例最可能的诊断为前列腺癌，双侧髋臼骨质异常，T_1WI 呈低信号，T_2WI 呈高信号，DWI 呈高信号，ADC 呈低信号，考虑为骨转移。

第 5 问：关于该疾病的影像特征，表述正确的是

 A. 多发生于外周带

 B. T_2WI 上高信号

 C. ADC 呈低信号

 D. 早期明显强化

 E. 延迟强化

 F. DWI 呈低信号

 G. T_1WI 呈高信号

【解析】前列腺癌的典型特征包括：①多发生于外周带；②T_2WI 呈正常较高信号的外周带内低信号结节；③ ADC 呈低信号；④早期明显强化。

【案例2】患者女，54 岁。不规则阴道流血 1 年余，行 MRI 检查，如图 8-7 所示。

第 1 问：根据该病例 MRI 图像，病变位于

 A. 阴道   B. 直肠

 C. 膀胱   D. 宫颈

 E. 子宫体   F. 尿道

 G. 卵巢

第 2 问：评估宫旁浸润，首选的影像学检查是

 A. 常规 X 线   B. CT 平扫

 C. CT 增强   D. 超声

 E. PET/CT   F. 输卵管造影

 G. MRI 扫描

【解析】宫颈癌评估宫旁浸润时的影像学检查首选 MRI 平扫及弥散成像，CT 增强不作为首选推荐，其他检查无法准确评估。

第 3 问：评估盆腔及腹主动脉旁淋巴结受累情况，**不建议**选择的检查方法是

 A. 常规 X 线   B. 胸部 CT

 C. 上下腹 CT 增强 D. PET/CT

 E. MRI 扫描   F. 输卵管造影

答案：　2. F　3. A　4. D　5. ACD　【案例2】1. D　2. G　3. ABF

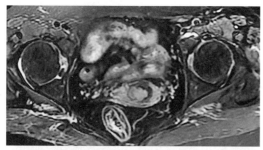

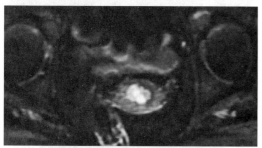

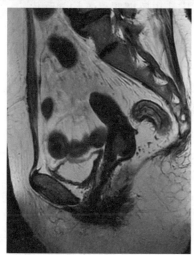

图 8-7 患者 MRI 图像

第 4 问：该病例中宫颈癌浸润程度最可能为

    A. 仅局限于子宫颈（最大浸润深度≤3.0mm）

    B. 未扩散至阴道下 1/3 或骨盆壁

    C. 病灶最大径线 >4.0cm

    D. 扩散至骨盆壁

    E. 累及直肠

    F. 转移至远处器官

【解析】参考 FIGO 分期 2018 版：A 选项为ⅠA1 期；B 选项为Ⅱ期；C 选项为ⅠB3 或ⅡA2 期；D 选项为ⅢC 期；E 选项为Ⅳ1 期；F 选项为Ⅳ2 期。

第 5 问：对该患者的治疗**不推荐**

    A. 手术　　　　　B. 放疗

    C. 化疗　　　　　D. 局部病灶刮除

    E. 宫颈锥切术　　F. 靶向药物

【解析】宫颈锥切术用于ⅠA1 期患者。靶向药物在ⅣB 期患者中广泛应用。局部病灶刮除不适用于宫颈癌患者的治疗，上述其余治疗手段均不适用于该患者。

【案例 3】患者男，44 岁。间断肉眼血尿伴排尿疼痛 5 个月余。行 MRI 检查，如图 8-8 所示。

第 1 问：有关该 MRI 检查，下列叙述正确的是

    A. 膀胱壁局部增厚

    B. 膀胱壁均匀增厚

    C. 直肠占位性病变

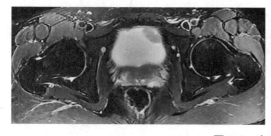
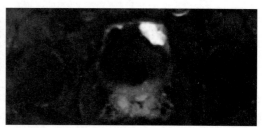

图 8-8 患者 MRI 图像

答案： 4. B　5. DEF 【案例 3】1. A

D. 肛管病变

E. 前列腺病变

F. 脐尿管占位

【解析】该病例的病灶位于膀胱壁，表现为膀胱壁局部增厚。

第2问：对该病例最可能的诊断为

A. 前列腺癌　　　B. 膀胱炎

C. 膀胱癌　　　　D. 直肠癌

E. 梗阻性膀胱　　F. 直肠炎

【解析】该病例的影像学表现为 T_2WI 相对稍低信号，DWI 明显弥散受限，最可能诊断为膀胱癌。

第3问：关于该疾病的影像学诊断，叙述正确的是

A. 该病变侵及前列腺

B. 该病变侵及精囊腺

C. 该病变发生于膀胱三角区

D. 该病变侵及固有肌层

E. 该病变未侵及固有肌层

F. 该病变伴左侧髋臼转移

【解析】该病灶侵及膀胱前壁固有肌层，未侵及膀胱三角区，未累及前列腺、精囊腺，扫及双侧髋臼骨质未见明显异常信号。

第4问：关于该病正确的说法有

A. 常见于老年人

B. 临床表现为上腹痛

C. 可伴膀胱刺激症状

D. 男性多见

E. 多继发于结核

F. 可自愈

【解析】前列腺癌常见于老年男性，临床表现可伴膀胱刺激症状。与结核无明显相关性。如确诊为前列腺癌，病灶不能自愈，需要进行治疗。

第5问：关于该病的分期，说法正确的有

A. 该病变局限于黏膜层

B. 该病变突破膀胱壁

C. 该病变累及盆壁

D. 该病变侵及固有肌层

E. 病变为单发

F. 病变为多发

【解析】该病变侵及膀胱固有肌层，为多发，未突破膀胱壁。

【案例4】患者男，49 岁。体检发现右肾占位 4 天。CT 及 MRI 图像如图 8-9 所示。

第1问：有关该CT检查，下列叙述正确的是

A. 病灶皮质期均匀强化

B. 病灶皮质期明显不均匀强化

C. 病灶实质期强化不均匀

D. 病灶排泄期强化降低

E. 肾盂受累、强化

F. 右肾重度积水

【解析】CT 增强后肾脏病灶于皮质期及实质期可见明显不均匀强化，排泄期强化降低，未见明确肾盂受累，未见明显肾积水。

第2问：有关该 MRI 检查，下列叙述正确的是

A. 病灶 T_2WI 上呈均匀明显高信号

B. 病灶 T_2WI 上呈不均匀稍高信号

C. 病灶 T_2WI 上呈不均匀明显低信号

D. 病灶 ADC 大部分呈不均匀低信号

E. 病灶 ADC 呈均匀低信号

F. 病灶 ADC 大部分呈不均匀高信号

【解析】右肾病灶在 T_2WI 上呈不均匀稍高信号，ADC 大部分呈不均匀低信号，提示为恶性肿瘤。

第3问：对该病灶首先考虑的诊断是

A. 右肾结核

答案：　2. C　3. D　4. CD　5. DF 【案例4】1. BCD　2. BD　3. C

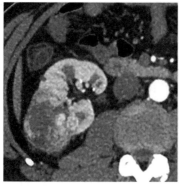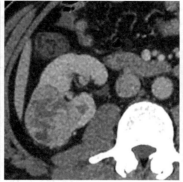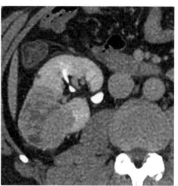

图 8-9　患者病灶的 CT 及 MRI 图像

B. 右肾血管平滑肌脂肪瘤

C. 右肾透明细胞癌

D. 右肾嗜酸细胞瘤

E. 右肾复杂囊肿

F. 右肾黄色肉芽肿性肾盂肾炎

【解析】根据该病灶的 CT 及 MRI 检查的表现,首先考虑右肾透明细胞癌。

第 4 问:该类疾病临床症状可表现为

A. 无症状

B. 无痛性肉眼血尿

C. 转移性脐周疼痛

D. 潜血阳性

E. 胁腹部包块

F. 尿频尿急

【解析】肾透明细胞癌临床表现可无症状,也可表现为无痛性肉眼血尿、潜血阳性、下腹部包块。转移性脐周疼痛、胸闷一般与肾透明细胞癌无直接相关性。

第 5 问:有关该疾病在 AJCC 第 8 版中的 T 分期正确的是

A. T_1 期:肿瘤局限于肾脏,长径≤7cm

B. T_2 期:肿瘤长径>7cm,局限于肾脏

C. T_3 期:肿瘤长径>10cm,局限于肾脏

D. T_4 期:肿瘤侵犯 Gerota 筋膜外(包括连续延伸至同侧肾上腺)

E. T_5 期:已有远处转移

F. T_6 期:有脑部转移

【解析】AJCC 第 8 版中关于肾癌 T 分期(详细版)见表 8-1。T 分期中无 T_5 及 T_6 期。

表 8-1　AJCC 第 8 版中肾癌 T 分期(详细版)

分期	描述
T_1	肿瘤局限于肾脏,最大径≤7cm
T_{1a}	肿瘤最大径<4cm
T_{1b}	4cm<肿瘤最大径≤7cm
T_2	肿瘤局限于肾脏,最大径>7cm
T_{2a}	7cm<肿瘤最大径≤10cm
T_{2b}	肿瘤最大径>10cm
T_3	肿瘤侵犯肾静脉或除同侧肾上腺外的肾周围组织,但未超过肾周筋膜
T_{3a}	肿瘤侵犯肾静脉或侵犯肾静脉分支的肾段静脉或侵犯肾周脂肪或肾窦脂肪,但未超过肾周筋膜
T_{3b}	肿瘤侵犯横膈下的下腔静脉
T_{3c}	肿瘤侵犯横膈上的下腔静脉或侵及下腔静脉壁
T_4	肿瘤侵透肾周筋膜,包括侵及邻近肿瘤的同侧肾上腺

第九篇　骨关节系统

一、单选题

1. 诊断骨髓病变的首选影像学检查方法是
   A. MRI　　　　　　B. CT
   C. X 线片　　　　　D. PET
   E. ECT
   【解析】MRI 以其无创伤性、可直接显示骨髓、具有检测异常骨髓的能力而成为评价骨髓病变的首选影像学检查方法，能较早发现骨髓水肿、骨侵蚀和脂肪浸润等病变。

2. 关于关节影像学检查，下列说法**不正确**的是
   A. X 线平片对关节结构的观察有较大的限度，临床常用关节造影进行观察
   B. 关节造影可以了解普通 X 线难以显示的关节软骨、韧带损伤、关节囊病变
   C. X 线不能显示关节软骨、关节囊结构，其所见关节间隙包括关节软骨及其真正微小间隙和少量滑液
   D. X 线平片空间分辨率高，显示关节软骨、韧带损伤、关节囊病变不及 MRI
   E. MRI 能较好地显示关节的各种结构，但对骨皮质、骨小梁结构、钙化及骨化显示较差
   【解析】X 线平片是骨关节影像检查的基本方法，常作为首选的关节影像学检查手段，显示骨结构较为清晰，但对软组织病变缺乏对比。关节造影可以显示关节软骨、韧带及关节囊病变，但属于创伤性检查，其诊断价值和敏感性明显不如 MRI，现已较少应用。

3. 下列**不属于**骨关节金属植入物 MRI 金属伪影抑制技术的是
   A. 视角倾斜技术
   B. 层面编码金属伪影矫正技术
   C. 多采集与可变谐图像结合技术
   D. 脂肪抑制序列
   E. 优化参数如降低带宽、减少层厚等
   【解析】层面激发和信号读出的带宽与图像伪影大小成反比。

4. Madelung 畸形的发病机制是
   A. 桡骨远端背外侧骨骺发育障碍
   B. 桡骨远端背内侧骨骺发育障碍
   C. 桡骨远端掌内侧骨骺发育障碍
   D. 桡骨远端掌外侧骨骺发育障碍
   E. 桡骨近端骨骺发育障碍
   【解析】桡骨远端掌内侧骨骺发育障碍导致桡骨弯曲、桡骨远端关节面倾斜、月骨下移形成 Madelung 畸形。

5. 二分髌骨与髌骨骨折的鉴别点在于
   A. 多为单侧
   B. 软组织肿胀
   C. 游离骨块与主髌骨间透亮线较宽，边缘无硬化带

答案：1. A　2. A　3. E　4. C　5. D

D. 游离骨块与主髌骨间透亮线较宽,边
　　缘可见硬化带

E. 出现髌骨骨髓水肿

【解析】二分髌骨多为双侧,不伴髌骨骨髓水肿和软组织肿胀;主副髌骨间较宽的透亮线,边缘硬化。

6. 肩峰下撞击综合征的特异性 X 线征象为

A. 肩峰前下缘较大骨赘形成

B. 钩状或弧线状肩峰

C. 肱骨大结节增生、硬化

D. 肩锁关节增生

E. 肩峰倾斜度下降

【解析】肩峰下撞击综合征是造成肩关节疼痛的最主要原因之一,特异性的 X 线征象是肩峰前下缘较大骨赘形成,但多出现在晚期。该骨赘发生在喙肩韧带的肩峰附着处,从肩峰前下缘伸出,朝着喙突,向内侧并略偏下的方向延伸,长度一般大于 0.5cm。其余 X 线征象包括钩状或弧线状肩峰、大结节增生硬化、肩锁关节增生和肩峰倾斜度下降等,但均无特异性。

7. 盂肱关节不稳最常见的类型为

A. 盂肱关节后脱位

B. 外伤性盂肱关节前脱位

C. 盂肱关节多向性不稳

D. 盂肱关节半脱位

E. 非外伤性盂肱关节脱位

【解析】根据病因,盂肱关节不稳定分为外伤性、非外伤性;根据脱位方向,可分为前脱位、后脱位和多向性不稳,临床上,以外伤性盂肱关节前脱位最常见,占肩关节脱位的90%及以上。

8. 根据距骨移位的情况,关于踝关节脱位类型,以下说法**错误**的是

A. 踝关节前脱位

B. 踝关节后脱位

C. 踝关节上脱位

D. 踝关节下脱位

E. 踝关节侧脱位

【解析】根据距骨移位的情况,踝关节脱位可分为踝关节前脱位、踝关节后脱位、踝关节上脱位、踝关节侧脱位,没有踝关节下脱位。

9. 关于不同类型骨结核的描述,**错误**的是

A. 椎体结核可以分为中心型、边缘型及韧带下型

B. 扁骨结核呈囊性骨质破坏

C. 短状骨结核易产生骨气鼓征

D. 关节滑膜结核首先见到的是承重部分的骨质破坏

E. 骨关节结核可以分为干酪样坏死型和增生型,前者多见

【解析】骨关节结核可以分为干酪样坏死型和增生型,前者多见。骨气臌征指短管状骨结核,局部囊状骨质破坏,骨质变薄,骨干膨胀,骨膜新生骨较明显。关节滑膜结核首先发生于滑膜附着处,一般位于关节的非承重部位。

10. 下列关于骨髓炎的描述,正确的是

A. 慢性硬化性骨髓炎亦称 Garré 骨髓炎

B. 骨髓炎发病 7～10 天内,X 线骨质改变明显

C. 与 X 线相比,CT 较易发现薄层的骨膜新生骨

D. 在显示骨髓水肿和软组织肿胀上,CT 优于 MRI

E. 慢性硬化性骨髓炎好发于长骨干骺端

【解析】骨髓炎发病 7～10 天内,骨质改变常不明显。与 X 线相比,CT 更易发现骨

答案:　6. A　7. B　8. D　9. D　10. A

内小的侵蚀破坏和骨周软组织肿胀或脓肿形成,但常难以发现薄层骨膜新生骨。在显示骨髓水肿和软组织肿胀上,MRI 明显优于 X 线和 CT,可显示骨质破坏前的早期感染。慢性硬化性骨髓炎好发于长骨骨干如胫骨、腓骨、尺骨等处。

11. 下述关于骨肉瘤的描述中,正确的是
    A. 多发性硬化型骨肉瘤患者的发病年龄较大,多大于 50 岁
    B. 骨旁骨肉瘤又称为骨肉瘤病
    C. 骨破坏区和软组织肿块内的肿瘤骨是骨肉瘤诊断的关键
    D. 骨膜新生骨和 Codman 三角是骨肉瘤的特异性表现
    E. 骨肉瘤好发于长骨的骨端
    【解析】多发性硬化型骨肉瘤又称为骨肉瘤病,少见,发病年龄小,大多于 1～10 岁发病。骨破坏区和软组织肿块内的肿瘤骨是骨肉瘤诊断的关键。骨膜新生骨和 Codman 三角,两者虽是骨肉瘤常见而重要的征象,但并非特异,也可见于其他骨肿瘤和非肿瘤性病变。骨肉瘤好发于长骨干骺端。

12. 骨样骨瘤的典型影像学征象为
    A. 瘤巢   B. 膨胀性骨质破坏
    C. 骨膜反应   D. 骨嵴
    E. 软组织肿块
    【解析】骨样骨瘤的典型影像学表现为瘤巢,即骨质破坏区内不规则钙化和骨化影,周边密度较低,为肿瘤未钙化的部分。

13. 显示脊柱血管瘤最佳的影像学方法是
    A. X 线   B. CT
    C. MRI   D. 骨扫描
    E. DSA
    【解析】X 线虽然是骨肌系统首选的影

像学检查方法,但因重叠较多,在脊柱等解剖结构复杂的部位中的应用受到限制。CT 可清楚显示脊柱血管瘤的"栅栏状"改变,但对较小的血管瘤显示受限。MRI 不仅可以清楚显示栅栏状低信号影,还可以观察到特征性 T_2WI 高信号,故 MRI 是显示脊柱血管瘤最好的影像学方法。大多数无症状血管瘤都是通过行 MRI 检查才发现的。

14. 关于动脉瘤样骨囊肿,描述**错误**的是
    A. 多发年龄为 20～40 岁
    B. 分为原发性和继发性两种
    C. 好发于长骨干骺端
    D. CT 上病变多呈囊状膨胀性骨质破坏
    E. MRI 上病变可观察到多个液 - 液平面
    【解析】动脉瘤样骨囊肿各个年龄均可发病,但多发年龄为 10～20 岁。动脉瘤样骨囊肿可分为原发性和继发性 2 种类型。好发于长骨干骺端,CT 上病变多呈囊状膨胀性骨质破坏,MRI 上病变可观察到多个液 - 液平面,为其特征性影像学表现。

15. 可见骨片陷落征的肿瘤是
    A. 纤维性骨皮质缺损
    B. 骨囊肿
    C. 动脉瘤样骨囊肿
    D. 骨巨细胞瘤
    E. 骨纤维异常增殖症
    【解析】骨囊肿常出现病理骨折,表现为骨皮质断裂,骨折碎片可插入囊腔内,即骨片陷落征。

16. Albright 综合征包括
    A. 骨纤维异常增殖症、皮肤色素沉着、性早熟
    B. 非骨化性纤维瘤、皮肤色素沉着、性早熟

答案: 11. C   12. A   13. C   14. A   15. B   16. A

C. 骨纤维异常增殖症、咖啡牛奶斑

D. 神经纤维瘤、咖啡牛奶斑

E. 非骨化性纤维瘤、咖啡牛奶斑

【解析】Albright 综合征包括骨纤维异常增殖症、皮肤色素沉着、性早熟。

17. 患儿女，12 岁。临床检查发现臀、肩和肘部软组织肿块并部分钙化，钙化呈多小叶状。下列最有可能的病因是

A. 肿瘤样钙质沉着症

B. 皮肌炎

C. Lesch-Nyhan 综合征

D. 进行性骨化性肌炎

E. 风湿性多肌痛

【解析】①肿瘤样钙质沉着症（tumoral calcinosis，TC）的临床表现为关节周围的软组织肿块，不累及关节滑膜。肿块主要由钙磷沉着形成，可导致关节功能受限，其病程缓慢、渐进。TC 皮肤表现为皮下丘疹或结节，局部皮肤变硬，可形成窦道，皮肤开口处可流出白垩样物质。大多数 TC 病例可通过影像学特征结合血清生化检查与其他类型的软组织钙化相鉴别，包括全身性钙质沉着、钙化性肌腱炎、滑膜骨软骨瘤病、滑膜肉瘤、骨肉瘤、骨化性肌炎、痛风等。②MRI 是诊断皮肌炎（DM）患者肌肉病变的影像学首选方法，结合多种序列可早期观察到皮下组织和筋膜水肿及斑片状、羽毛状肌肉炎症，减少侵入性肌肉活检率，同时能够定位活检部位，提高诊断的阳性率。对查体怀疑有皮肤钙沉着的患者，建议将 X 线作为钙沉着的首选影像学检查。部分患者伴大量钙沉积物或关节受累，建议行 CT 精确评估。除四肢近端骨骼肌受累外，DM 可累及鼻咽肌、环咽肌、食管括约肌甚至呼吸肌，临床表现为声嘶、构音障碍、吞咽困难甚至呼吸困难。③Lesch-Nyhan 综合征（Lesch-Nyhan syndrome）也称为自毁容貌症，是 X- 连锁隐性遗传的先天性嘌呤代谢缺陷病，源于次黄嘌呤 - 鸟嘌呤磷酸核糖转移酶（HGPRT）缺失。缺乏该酶使得次黄嘌呤和鸟嘌呤不能转换为 IMP 和 GMP，而是降解为尿酸，高尿酸盐血症引起早期肾脏结石，逐渐出现痛风症状。患者智力低下，有特征性的强迫性自身毁伤行为。④进行性骨化性肌炎（MOP）又称为进行性骨化性纤维发育不良（FOP），是一种罕见的遗传性、进行性结缔组织疾患，以先天性拇指畸形和进行性横纹肌骨化为特征，国外发病率为 1/200 万，国内报道发病率男性略多于女性。X 线片显示肿物的软组织当中有分散钙化影，过一段时间，急性期的症状和体征消失后，肿物变小，钙化影也缩小，但密度增高，X 线片上可见柱状或不规则形态的团块状不同密度的骨化阴影，可与骨骼相连，也可完全游离，骨骼呈现失用性萎缩。⑤风湿性多肌痛（PMR）为一种和其他诊断明确的风湿性疾病、感染以及肿瘤无关的疼痛性疾病，常见于老年人，伴有血沉增快。PMR 是一种以四肢及躯干近端肌肉疼痛为特点的临床综合征，常表现为颈、肩胛带及骨盆带肌中 2 个或 2 个以上部位的疼痛及僵硬，持续 30 分钟或更长时间，不少于 1 个月时间，患者年龄大于 50 岁。X 线检查、放射性核素扫描、MRI 以及超声检查对于确定 PMR 的关节受累有一定的价值。

18. 糖尿病足发生急性滑膜炎和蜂窝织炎（临床红肿热痛；X 线片正常；MRI 显示滑膜炎和 / 或多灶性斑片状骨髓水肿），Levin 分期为

A. 0 期

B. 1 期

C. 2 期

D. 3 期

E. 4 期

答案：　17. A　18. B

【解析】Brodsky 和 Schon 已经发布了用于分类足部糖尿病神经 - 骨关节病位置的分类系统（Levin 分类系统）：①1 期，急性阶段（发红、肿胀和过热）；②2 期，关节改变和骨折；③3 期，足部畸形；④4 期，足底病变（溃疡）。

19. 下列属于焦磷酸钙沉积病特征的是
    A. 好发于髌股关节间隙
    B. 肋骨软骨钙化
    C. 椎间盘髓核钙化
    D. 关节间隙保存
    E. 和肝豆状核变性有关

【解析】焦磷酸钙沉积病是一种累及关节及其他运动系统与二水焦磷酸钙（CPPS）晶体沉积有关的晶体性关节病，因此，又称之为焦磷酸关节病。临床上好发于老年人，急性期以急性自限性的滑膜炎（假性痛风）最为常见，慢性关节炎表现则与骨关节炎有着密切的联系，以累及全身大关节如膝、腕、肩、髋等关节为主，在膝关节好发于髌股关节间隙，关节间隙受累。

20. 关于痛风，下列描述**错误**的是
    A. 和尿酸产生过多相比，痛风更多见于尿酸排泄障碍者
    B. 女性比男性更常见
    C. 最常影响第 1 跖趾关节间隙
    D. 早期关节间隙无狭窄改变
    E. 尺骨鹰嘴两侧积液

【解析】痛风男性多于女性，男女比例为 20∶1。

21. 痛风与类风湿关节炎的鉴别点是
    A. 边缘侵蚀
    B. 关节旁软组织肿胀
    C. 软组织钙化

D. 累及多个关节
E. 关节面下囊性改变

【解析】痛风的特征为皮下软组织钙化，又称痛风石，而类风湿关节炎一般无皮下组织钙化。

22. 患儿男，10 岁。出现膝关节疼痛，T_2WI 示髌韧带近端高信号。最可能的诊断是
    A. 胫骨结节骨软骨病
    B. 跳跃膝
    C. 髌骨套袖状撕脱性骨折
    D. 髌骨脱位
    E. Sinding-Larsen-Johansson 综合征

【解析】跳跃膝（jumper's knee, JK）是指股四头肌肌腱髌骨附着处、伸膝装置胫骨止点以及髌腱髌骨止点处的疼痛综合征，亦称为髌腱末端病。Sinding-Larsen-Johansson 综合征，又叫髌骨缺血性坏死，这是一种慢性牵拉性损伤，它是髌韧带近端未成熟骨腱连接处的一种慢性牵引性损伤，矢状位 PDWI（FS）上显示髌骨下极水肿。胫骨结节骨软骨病或 Osgood-Schlatter 病是一种慢性撕脱伤，被认为是由于髌腱在胫骨结节附着处，重复性微创伤和牵引造成的，通常见于喜欢运动的青少年，特别是参与膝盖剧烈活动的运动，在撕脱点产生骨髓水肿可以作为诊断的重要线索。该病例中，在髌韧带近端的 T_2WI 高信号，发生于需要跳跃的球类运动青少年中，最可能的诊断是跳跃膝。

23. 鹅足的肌肉组成是
    A. 缝匠肌、股薄肌、股直肌
    B. 缝匠肌、半腱肌、半膜肌
    C. 缝匠肌、股薄肌、半腱肌
    D. 股薄肌、半腱肌、半膜肌
    E. 半膜肌、二头肌、四头肌

答案：　19. A　20. B　21. C　22. B　23. C

【解析】鹅足指止于胫骨近端内侧面胫骨结节内下处的 3 条肌肉，即缝匠肌、股薄肌、半腱肌的联合腱，膝内侧副韧带胫骨止点位于其深层。

24. 色素绒毛结节性滑膜炎最好发于
    A. 肩关节　　　B. 肘关节
    C. 膝关节　　　D. 距小腿关节
    E. 髋关节

【解析】一般色素绒毛结节性滑膜炎多发生于膝关节、髋关节、踝关节，肘关节部位也会发病，弥漫型以膝关节最为多见，一般单关节发病，较少累及多关节。

25. 高转化性肾性骨病的病因是
    A. 长期维持性血液透析
    B. 高龄
    C. 糖尿病
    D. 铝中毒
    E. 过度应用活性维生素 D_3

【解析】高转化性肾性骨病，又叫囊性纤维性骨炎，病因是长期维持性血液透析，活性维生素 D_3 合成减少。

26. 以下关于肾性骨病，按照常见的顺序排列是
    A. 纤维囊性骨炎、肾性骨硬化症、肾性骨软化症、骨质疏松
    B. 纤维囊性骨炎、肾性骨软化症、骨质疏松、肾性骨质硬化症
    C. 骨质疏松、纤维囊性骨炎、肾性骨硬化症、肾性骨软化症
    D. 肾性骨硬化症、肾性骨软化症、骨质疏松症、纤维囊性骨炎
    E. 肾性骨软化症、纤维囊性骨炎、骨质疏松症、肾性骨硬化症

27. 导致肾性骨营养不良（肾性骨病）的最主要原因是
    A. 低血钙、高血磷、继发性甲状旁腺亢进
    B. 铝中毒
    C. 活性维生素 A 缺乏
    D. 原发性甲状旁腺功能亢进
    E. 营养不良

28. 下列关于肾性骨病的颌面部影像学表现的描述，正确的是
    A. 颅骨内、外板影像模糊、板障增宽、盐和胡椒征改变
    B. 骨密度弥漫性增高
    C. 骨皮质增厚
    D. 牙周骨硬板增厚
    E. 全口牙根周围高密度伴间隙变窄

【解析】肾性骨病的颌面部影像学表现包括：颅骨内、外板影像模糊、板障增宽、盐和胡椒征改变。

29. 以下关于糖尿病足的描述，正确的是
    A. 好发于脚底负重区域
    B. 好发于脚底非负重区域
    C. Armstrong 分类方案 A：灌注不良、没有感染
    D. Wagner 分类方案 2：离散型坏疽
    E. 葡萄糖分解产物是导致周围神经可逆损伤的原因

【解析】糖尿病足好发于脚底负重区域。Armstrong 分类系统描述糖尿病足如下：A 为灌注佳，没有感染；B 为灌注佳，感染；C 为灌注差，没有感染；D 为灌注差，感染。Wagner 分类糖尿病足溃疡深度包括：0 为足变形和角化过度；1 为只有皮肤上的溃疡；2 为溃疡累及肌腱和关节；3 为延伸到骨的溃疡；4 为离散型坏疽；5 为坏疽累及整个足。葡

葡糖分解产物是导致周围神经不可逆损伤
的原因。

30. 除糖尿病外,其他会导致神经病变并伴
　　有显著骨骼改变的疾病**不包括**
　　A. 营养性或药物中毒
　　B. 脊髓空洞症
　　C. 脊膜脊髓膨出
　　D. 疱疹
　　E. 腓骨肌萎缩
　　【解析】除糖尿病外,营养性或药物中
毒、脊髓空洞症、脊膜脊髓膨出和腓骨肌萎
缩均会导致神经病变,并伴有显著的骨骼
改变。

31. 股骨头缺血坏死的双线征见于
　　A. CT 平扫　　　B. CT 增强
　　C. T_1WI　　　　D. T_2WI
　　E. T_1WI 增强
　　【解析】双线征见于 T_2WI 的 SE 序列,表
现为外侧低信号的骨硬化带和内侧高信号
的肉芽组织。

32. 关于股骨头骨骺缺血坏死,下列说法**错
　　误**的是
　　A. 坏死骨骺扁平、节裂
　　B. 治疗及时,股骨头骨骺的大小、密度
　　　及结构可恢复正常
　　C. 治疗不当可出现髋内翻
　　D. 可出现骨骺线早期闭合
　　E. 髋关节间隙变窄
　　【解析】股骨头骨骺缺血坏死,髋关节
间隙增宽或正常。

33. 下列病变边缘呈地图样改变的是
　　A. 骨梗死
　　B. 内生软骨瘤

C. 非骨化性纤维瘤
D. 化脓性骨髓炎
E. 骨结核
【解析】骨梗死的典型征象为地图样边界。

34. 下列关于月骨缺血性坏死的说法,**错误**
　　的是
　　A. 好发于手工操作者
　　B. 可见于月骨骨折、脱位之后
　　C. 多单侧发病
　　D. 可自愈
　　E. 即使晚期,周围骨质亦无异常
　　【解析】月骨坏死,周围骨质可出现骨
质疏松,晚期出现骨性关节炎。

35. 关于骨软骨损伤,下列说法**错误**的是
　　A. 激素为主要发病原因
　　B. 好发于股骨内外侧髁、肱骨小头、距
　　　骨滑车等处
　　C. 关节软骨下致密骨块周围低密度带
　　D. 致密骨块可形成关节游离体
　　E. MRI 增强扫描可见坏死骨块周围带
　　　状强化,若坏死骨块强化,提示骨块
　　　尚有血供,可采取保守治疗
　　【解析】骨软骨损伤主要由创伤导致。

36. 急性重型再生障碍性贫血,椎体骨髓的
　　典型征象为
　　A. T_1WI 呈均匀高信号,T_2WI 呈等信
　　　号,T_2WI 脂肪抑制呈低信号
　　B. T_1WI、T_2WI 均呈低信号
　　C. T_1WI 显示椎体有盐和胡椒征
　　D. 骨质密度增高
　　E. 骨质疏松
　　【解析】急性重型再生障碍性贫血表现
为椎体黄骨髓化,骨髓脂肪含量增加,MRI
脂肪抑制序列信号减低。

答案:　30. D　31. D　32. E　33. A　34. E　35. A　36. A

37. 关于骨髓纤维化可出现的 CT 表现，表述正确的是
    A. 骨质密度增高
    B. 骨皮质变薄
    C. 骨质密度降低
    D. 溶骨性骨质破坏
    E. 骨小梁稀疏

【解析】骨髓纤维化，由于纤维组织化生，骨小梁增粗，骨质增生硬化，骨质密度增高，骨髓腔狭窄甚至闭塞。

38. 关于孤立性浆细胞瘤的表述，正确的是
    A. 贫血
    B. 肾功能损害
    C. 高血钙
    D. 可转化为多发性骨髓瘤
    E. 好发年龄高于多发性骨髓瘤

【解析】孤立性浆细胞瘤的好发年龄稍低于多发性骨髓瘤，部分孤立性浆细胞瘤会在3～5年内转化为多发性骨髓瘤，孤立性浆细胞瘤无贫血、高血钙、肾功能损害等多发性骨髓瘤的临床表现，较少出现本周蛋白尿。

39. 患者女，26岁。系统性红斑狼疮，双侧髋关节痛。MRI 检查发现双侧股骨头关节面下不规则环状灶，T_1WI 呈低信号，T_2WI 呈高信号，T_2WI 脂肪抑制呈较高信号。最有可能的诊断是
    A. 系统性红斑狼疮累及双侧髋关节
    B. 双侧股骨头缺血坏死
    C. 双侧髋关节骨性关节炎
    D. 双侧扁平髋
    E. 双侧髋关节结核

【解析】系统性红斑狼疮需要长期激素治疗，容易导致股骨头缺血坏死。

40. 患者男，40岁。双侧髋臼浅，双侧髋臼及股骨头关节面下骨质硬化，内见多发囊变，双侧髋关节间隙变窄。最有可能的诊断是
    A. 双侧股骨头缺血坏死
    B. 双侧扁平髋
    C. 双侧髋关节化脓性炎症
    D. 双侧髋关节结核
    E. 双侧髋关节发育不良继发骨性关节炎

【解析】轻度的髋关节发育不良没有髋关节脱位，但是髋臼浅，容易早期出现骨性关节炎。

41. 患者女，60岁。全身性骨骼疼痛10余天，实验室检查显示本周蛋白尿，MRI T_1WI 显示椎体盐和胡椒征，最有可能的诊断是
    A. 骨髓增生异常综合征
    B. 白血病
    C. 椎体淋巴瘤
    D. 多发性骨髓瘤
    E. 骨髓纤维化

【解析】多发性骨髓瘤常出现本周蛋白尿，弥漫性多发性骨髓瘤，病变组织在 T_1WI 为低信号，骨髓组织呈高信号，呈现盐和胡椒征。

42. 患儿男，12岁。肝脏、脾脏、椎体 T_1WI、T_2WI 信号均见明显降低，胸椎椎旁软组织肿块，骨髓腔扩大，骨小梁增粗，颅骨板障出现放射状骨针。其最有可能的诊断是
    A. 再生障碍性贫血
    B. 骨髓纤维化
    C. 白血病
    D. 地中海贫血
    E. 真性红细胞增多症

答案：37. A　38. D　39. B　40. E　41. D　42. D

【解析】地中海贫血由于溶血及输血，出现骨髓、肝脏、脾脏铁超载，表现为 T_1WI、T_2WI 信号明显降低。由于贫血，骨髓造血旺盛，出现骨髓腔增宽，骨小梁粗大，最典型的征象为颅骨板障增宽并放射状骨针。

43. 患儿男，6岁。出生后发育差，四肢短小，躯干正常，智力正常。X线检查：骨盆骶坐切迹变窄，髋臼顶变平，双侧股骨远端干骺端扩张呈喇叭状，干骺端中央出现"V"形切迹，下腰椎椎弓根间距缩小。对其诊断可能为
    A. 软骨发育不全
    B. 假性软骨发育不全
    C. 点状软骨发育不良
    D. 干骺端软骨发育不良
    E. 脊柱干骺端发育不良

【解析】①软骨发育不全为一种全身对称性软骨发育异常，出生后即见异常。主要临床特点：短肢型侏儒症，四肢对称性缩短，躯干骨长度正常，四肢短小以近端为著，手指短粗，第3、4指常自然分开，形如三叉状；头颅短、头型增大，头大呈舟状，额部前凸，鼻梁低，面部较正常人小；智力与性功能正常。长骨骨干增粗，干骺端增宽，使长骨呈哑铃形。股骨远侧干骺端和胫骨的干骺端凹陷，形成"V"形切迹；骨骺小，其生长板面呈楔形，陷入"V"形切迹中。股骨颈短，颈干角加大，形成髋外翻。下腰椎椎弓根间距缩小是关键性X线征象。②假性软骨发育不全患儿出生时头面部正常，无三叉手畸形，短肢表现不明显。2岁后明显，以四肢为主，短肢型侏儒。与软骨发育不全鉴别点：头面部正常；椎体后缘不凹；下腰椎椎弓根间距不缩小。③点状软骨发育不良又称点状钙化性软骨发育异常，2/3病例有非对称性根性短肢。X线表现：四肢

大骨骺增大，轮廓不规则。骨骺内见簇状钙化点或不规则块状钙化。新生儿骨骺呈簇状钙化点，到三四岁时，点状钙化逐渐融合。除长骨骨骺呈点状钙化外，手、足、脊椎、骨盆骨、髂骨附近和关节周围组织也可出现点状钙化。股骨和肱骨短粗双侧不对称。④干骺端软骨发育不良是一组以干骺端发育异常为主畸形，骨骺、头颅和躯干发育基本正常。特点是两侧对称性干骺端杯口状增宽、缺损和不规则钙化。⑤脊柱干骺端发育不良，主要临床特点是短躯干型侏儒症。患儿在2岁左右出现生长缓慢，身材矮小。X线主要表现为扁平椎和长骨干骺端软骨骨化异常。普遍性扁平椎表现为椎体高度缩小，前后径和宽径加大。侧位上，椎体前缘呈舌状前伸。前后位上，椎弓根间距增宽，以胸椎较为明显。椎体终板不规则，有时伴有程度不同的脊柱侧弯和后凸畸形。长骨干骺端骨化异常表现为干骺端增宽而不规则。先期钙化带模糊不清，其下方骨化不均匀，有横带状硬化，以股骨颈表现为最明显。

44. 患者女，46岁。10天前无明显诱因反复出现右侧膝关节胀痛，自诉与天气无明显关系，久行久坐时疼痛加重。行右侧膝关节MRI检查，发现右侧髌软骨局部变薄，髌软骨内见局限性 T_2WI 高信号，病变直径约1cm。对该患者的诊断可能为
    A. 髌骨软化症0级
    B. 髌骨软化症Ⅰ级
    C. 髌骨软化症Ⅱ级
    D. 髌骨软化症Ⅲ级
    E. 髌骨软化症Ⅳ级

【解析】髌骨软化症的MRI表现分为5级。0级：为正常的髌骨软骨，表面光滑，在

T_1WI 上表现为带状的中等信号，信号强度略高于水，亦高于髌骨下骨。在 T_2WI 上呈中等信号，信号强度低于水，稍高于软骨下骨。Ⅰ级：髌软骨内局限性或表面局限性隆起异常信号，T_1WI、PDWI 表现为不均匀低信号，T_2WI、STIR 为不均匀高信号，软骨厚度可正常或局灶性增厚，表面光滑。Ⅱ级：髌软骨局部变薄，但病变直径小于 1.3cm，可有或无局灶性信号异常。Ⅲ级：髌软骨明显不规则，变薄或出现直径大于 1.3cm 病变，软骨下骨有或无小囊状改变。Ⅳ级：软骨全层缺如，软骨下骨质暴露，范围大于 1cm，软骨下骨有硬化和囊变。

45. 患者女，47 岁。2 天前患者不慎摔伤后出现左踝持续疼痛，活动后加重，休息后缓解。行左侧踝关节 MRI 检查，发现左距骨关节面下见斑片状 T_2WI 高信号，关节软骨面完整。对该患者的诊断可能为
A. 左距骨软骨损伤 1 期
B. 左距骨软骨损伤 2 期
C. 左距骨软骨损伤 3 期
D. 左距骨软骨损伤 4 期
E. 左距骨软骨损伤 5 期
【解析】距骨软骨损伤 MRI 分期如下：0 期，正常；1 期，关节软骨面保持完整但在 T_2WI 上呈高信号；2 期，关节面纤维形成或有裂隙，但未累及软骨下骨质；3 期，软骨片悬垂或软骨下骨质暴露；4 期，有松弛、无移位的骨碎片；5 期，有移位的骨碎片。

46. 患者男，70 岁。腰背部疼痛活动受限 1 个月余。CT 可见 $L_{3\sim4}$ 椎间隙变窄，椎体终板缘骨质破坏，周围软组织肿胀。对该患者首先考虑的诊断是
A. 转移瘤　　　　B. 骨髓瘤

C. 骨巨细胞瘤　　D. 骨肉瘤
E. 结核
【解析】脊柱结核（椎间型）常见于腰椎，椎体缘骨质首先破坏，再向椎体和椎间盘侵蚀蔓延，椎间隙变窄是其特点之一，脊柱肿瘤一般不引起椎间隙狭窄。

47. 患者男，22 岁。体检发现胸背部肿块，CT 可见 T_{11} 右侧附件区膨胀性骨质破坏，边界不清，破坏区内可见环形及半环形钙化，周围见软组织肿块。对该患者首先考虑的诊断是
A. 转移瘤　　　　B. 骨髓瘤
C. 软骨肉瘤　　　D. 骨肉瘤
E. 骨巨细胞瘤
【解析】软骨源性肿瘤的特点是骨质钙化区内出现环形或半环形钙化，这是软骨源性肿瘤的典型特征，患者骨质破坏区周围有软组织肿块，考虑恶性可能性大，综上所述，首先考虑诊断为软骨肉瘤。

48. 患者男，30 岁。左下肢缩短、跛行、疼痛。X 线示左胫骨轻度弯曲变形，骨干可见囊状膨胀性透亮区，边界清晰伴硬化边，皮质变薄，内可见多发磨玻璃样密度影。对该患者的诊断可能为
A. 畸形性骨炎
B. 骨巨细胞瘤
C. 骨囊肿
D. 骨纤维异常增殖症
E. 骨髓瘤
【解析】骨纤维异常增殖症的 X 线表现为囊状膨胀性改变、磨玻璃样改变、丝瓜瓤状改变、地图样改变，这 4 种改变可并存或单独存在，与畸形性骨炎的鉴别点为本病无骨质软化和镶嵌状结构。

答案：　45. A　46. E　47. C　48. D

49. 患者女，56 岁。腰痛。血常规示血红蛋白 70g/L，本周蛋白尿。腰椎 MRI 示弥漫多发斑点状 T_1WI 低信号 T_2WI 稍高信号影，T_2WI 压脂序列呈高信号。对该患者的诊断可能为
    A. 骨髓瘤
    B. 转移瘤
    C. 骨质疏松
    D. 甲状旁腺功能亢进
    E. 淋巴瘤

【解析】骨髓瘤早期症状是与创伤无关的骨痛，此外还会有反复感染、贫血等症状。本周蛋白尿约占 50%。影像表现为广泛骨质疏松，为多发穿凿状、鼠咬状骨质破坏，当病灶呈多发斑点状浸润时，在 T_1WI 上呈特征性的盐和胡椒征改变。

二、多选题

1. 下列关于关节髋臼发育不良测量方法，说法正确的是
    A. 骨性髋臼指数适用于儿童
    B. 骨性髋臼指数适用于成人
    C. Sharp 角适用于大龄儿童及成人
    D. 中心边缘角适用于 5 岁以下儿童
    E. 中心边缘角不适用于 5 岁以下儿童

【解析】测量髋臼发育不良程度的方法包括：①骨性髋臼指数（osseous acetabular index，OAI）。髋臼外上缘与髋臼的髂骨下外侧点之间的直线与 H 线（Hilgenreiner 线，即双侧髂骨下缘连线、双侧 Y 形软骨中心连线）相交形成的锐角为 OAI，适用于儿童。1 岁以下儿童 OAI < 30°，1~3 岁 OAI < 25°，4 岁以上 OAI < 21°。OAI 可用于评估髋关节发育不良的程度，OAI ≤ 21° 为正常，22°~24° 为轻度发育不良，OAI ≥ 27° 为重度发育不良。② Sharp 角，为双侧泪滴下缘与髋臼

外缘连线的夹角，用于 Y 形软骨闭合的大龄儿童（10 岁及以上）及成人。Sharp 角在 10 岁时平均值为 46.72°，18 岁时降为 39.10°。③中心边缘角（center-edge angle，CE 角），经过股骨头中心（center）作垂线，从股骨头中心到髋臼外缘（edge）作另一直线，两线交角为中心边缘角。CE 角正常值 > 20°，CE 角 < 20° 提示发育性髋关节发育不良，但 5 岁以下的儿童股骨头骨化中心尚未明确，CE 角并不适用。

2. 石骨症的影像学表现有
    A. 全身骨骼发生均匀的致密性硬化
    B. 全身骨骼普遍性密度增高，但是非均匀性的
    C. 指 / 趾骨两端可出现两个锥形致密区，即所谓"骨中骨"
    D. 椎体呈"夹心蛋糕样"，椎间隙一般不受影响
    E. 颅骨普遍性密度增高，板障消失，以颅顶硬化尤为明显

【解析】石骨症 X 线表现包括：全身骨骼普遍性密度增高，但是非均匀性的；四肢长骨皮质和髓腔的界限消失；指 / 趾骨两端可出现两个锥形致密区，即所谓"骨中骨"，锥形的尖端指向骨干中段；椎体的密度也不一致，椎体上、下端的骨质明显硬化，而中央区密度较低，使椎体呈"夹心蛋糕样"，椎间隙一般不受影响；颅骨普遍性密度增高，板障消失，以颅底硬化尤为明显。致密性骨发育异常的特点是：全身骨骼发生均匀的致密性硬化，并伴有其他生长缺陷。

3. 关于髌骨脱位，下列描述正确的是
    A. 拍摄膝关节 30° 侧位片，观测是否有高位髌骨存在

答案：　49. A
　　　1. ACE　2. BCD　3. ABCDE

B. 拍摄 45° 髌骨轴位片或轴位 CT 扫描，可以发现髌骨外侧半脱位

C. MRI 检查可以显示膝关节积液，伴随的股骨髁软骨损伤或其他关节内结构损伤

D. 髌骨脱位包括外侧脱位、内侧脱位、上脱位、下脱位

E. 髌股韧带重建术和髌骨支持带缩短术可以治疗髌骨脱位

【解析】髌骨脱位包括外侧脱位、内侧脱位、上脱位、下脱位，膝关节侧位片、髌骨轴位和 MRI 检查可以全面评价髌骨脱位及髌股关节排列情况，髌股韧带重建术和髌骨支持带缩短术可以矫正髌骨脱位。

4. 关于软骨发育不全，下列描述正确的是

A. 额骨前凸，颅底短，面骨小

B. 三叉手畸形

C. 四肢短粗

D. 下腰椎椎弓根间距不缩小

E. 方形髂骨，骶坐切迹变窄，髋臼平直

【解析】软骨发育不全 X 线表现有 5 点。①颅面骨：颅骨穹窿前后径大，额骨前凸；因颅底软骨发育不良而导致颅底短、鼻梁低平。②四肢长骨：四肢长骨短粗，干骺端增宽、倾斜，干骺端与长骨长轴形成的外开角为锐角，以股骨远侧干骺端表现最明显，且双侧对称。③骨盆：骨盆前后径变小，骶坐切迹小，髂骨翼小呈方形，髋臼顶呈水平状。④脊柱：下段胸椎及腰椎椎体不同程度变薄，后缘明显凹陷，脊椎腰段后突畸形，骶椎发育相对较小，腰骶角明显增大，接近水平位；腰椎椎弓根间距从上到下依次变窄（正常人的腰椎椎弓根间距由上到下逐渐增宽）为本病独特的表现。⑤手指：手呈三叉状，掌指骨短粗。

5. 尺骨上段骨折不愈合，可能的原因包括

A. 骨缺损，软组织剥脱

B. 骨折端旋转

C. 感染

D. 固定不当

E. 手术干扰

【解析】骨折不愈合的原因包括骨缺损、软组织剥脱、骨折端旋转、感染、牵引过度、固定不当、手术干扰、骨髓静脉栓塞和骨折端缺血等。尺骨上段周围肌肉较少，经常发生骨折不愈合。

6. 髋关节囊内骨折包括

A. 股骨头骨折　　B. 股骨头下骨折

C. 股骨颈骨折　　D. 粗隆间骨折

E. 粗隆下骨折

【解析】髋关节囊内骨折包括股骨头、股骨头下、股骨颈骨折；囊外骨折包括粗隆间和粗隆下骨折。

7. 常见的膝关节韧带损伤包括

A. 前交叉韧带损伤

B. 后交叉韧带损伤

C. 内侧副韧带损伤

D. 外侧副韧带损伤

E. 髌骨支持韧带损伤

8. 下列关于膝关节半月板损伤的分级，描述正确的是

A. 0 级：为正常表现，半月板形态、信号未见异常，表面光滑完整

B. Ⅰ级：表现为不与半月板关节面相接触的灶性椭圆形或球状信号增高影

C. Ⅱ级：表现为水平的、线性的半月板内信号增高，可延伸至半月板的关节囊缘

D. Ⅲ级：半月板内的高信号达到半月板关节面

答案：　4. ABCE　5. ABCDE　6. ABC　7. ABCDE　8. ABCD

E. Ⅳ级：内侧半月板 Ramp 损伤不规则高信号达到半月板关节面

【解析】半月板损伤的分级包括：①0 级，为正常表现，半月板形态、信号未见异常，表面光滑完整；②Ⅰ级，表现为不与半月板关节面相接触的灶性椭圆形或球状信号增高影；③Ⅱ级，表现为水平的、线性的半月板内信号增高，可延伸至半月板的关节囊缘；④Ⅲ级，半月板内的高信号达到半月板关节面。累及内侧半月板后角至后内侧关节囊的移行区域的损伤，称为 Ramp 损伤。

9. 化脓性关节炎的影像学表现有
  A. 较早出现关节间隙狭窄，常为对称性狭窄
  B. 骨破坏发生在关节承重面
  C. 常伴有骨质增生硬化
  D. 最终关节丧失功能，形成骨性关节强直
  E. 骨质疏松明显

【解析】化脓性关节炎起病急，症状体征明显且较严重；病变进展快，关节软骨较早破坏而较快出现关节间隙狭窄，常为匀称性狭窄；骨破坏发生在关节的承重面，同时常伴有骨质增生硬化，骨质疏松不明显；关节最后丧失功能时多形成骨性关节强直。

10. 下述肿瘤中，呈地图状骨质破坏的骨肿瘤有
  A. 骨巨细胞瘤
  B. 动脉瘤样骨囊肿
  C. 骨肉瘤
  D. 尤因肉瘤
  E. 骨母细胞瘤

【解析】骨巨细胞瘤、动脉瘤样骨囊肿及骨母细胞瘤呈地图样骨质破坏，该种破坏方式较为缓和，边界清晰，易与正常骨区分，多见于良性或中间型骨肿瘤。

11. 成人骨软骨瘤高度怀疑恶变的情况包括
  A. 短期内迅速增大
  B. 软骨帽增厚，大于 10mm
  C. 疼痛明显
  D. 位于股骨远端
  E. 瘤体密度不均匀

【解析】成人骨软骨瘤如果短期内迅速增大，疼痛明显或软骨帽增厚，瘤体密度不均匀应高度怀疑肿瘤恶变，骨软骨瘤可恶变成软骨肉瘤。

12. 关于骨巨细胞瘤，描述正确的是
  A. 好发于 10～20 岁
  B. 表现为膨胀性骨质破坏，边界清晰
  C. 多位于长骨干骺端
  D. 骨质破坏偏心性多见
  E. 内部可见多发钙化、骨化

【解析】骨巨细胞瘤好发于 20～40 岁，多位于长骨骨端，可达关节面下，表现为膨胀性骨质破坏，多为偏心性，边界清晰，内部无钙化、骨化。

13. 关于转移瘤，描述正确的是
  A. 前列腺癌易发生溶骨性转移
  B. 可表现为弥漫多发性骨质破坏，在 T_1WI 上呈盐和胡椒征改变
  C. 椎弓根骨质破坏常见
  D. 转移瘤成骨为肿瘤细胞引起的反应性成骨或肿瘤间质化生成骨
  E. 病灶多大小不一，边缘模糊，常不伴明显骨质疏松

【解析】前列腺癌易发生成骨性转移，成骨为肿瘤细胞引起的反应性成骨或肿瘤间质化生成骨，而非肿瘤骨。椎弓根骨质破坏常见，病灶多大小不一，边缘模糊，常不伴明显骨质疏松，这些为转移瘤与多发骨髓瘤的鉴别点。

答案：　9. ABCD　10. ABE　11. ABCE　12. BD　13. CDE

14. 良性骨肿瘤的特点包括
    A. 地图样骨质破坏
    B. 边界清晰,可伴硬化边
    C. 非连续性骨膜反应
    D. 伴有软组织肿块
    E. 病变与正常骨组织间移行带窄

【解析】良性骨肿瘤的特点为地图样骨质破坏,边界清晰,可伴硬化边,病变与正常骨组织间移行带窄,骨膜反应连续完整,多不伴软组织肿块。

15. 关于脊索瘤,下列表述**错误**的是
    A. 好发于骶尾部及长骨干骺端
    B. 是起源于异位脊索残留组织的中间型肿瘤
    C. 一般为多发病灶
    D. 为溶骨性膨胀性骨质破坏,内可见囊变、出血、钙化
    E. 内部可见环形、半环形钙化

【解析】脊索瘤是起源于异位脊索残留组织的低度恶性肿瘤,好发于骶尾部及蝶枕部,一般为单发病灶,CT表现为溶骨性膨胀性骨质破坏,内可见囊变、出血、钙化,钙化为斑点状。环形、半环形钙化是软骨源性肿瘤的特点。

16. 类风湿关节炎早期X线表现有
    A. 骨膜增厚和骨化
    B. 关节邻近的骨质疏松
    C. 关节周围软组织肿胀
    D. 关节间隙增宽
    E. 掌指关节尺侧偏斜

【解析】类风湿关节炎无骨膜增厚及骨化的表现;掌指关节尺侧偏斜为其晚期表现。

17. 肿瘤样钙质沉着症的鉴别诊断包括
    A. 硬皮病
    B. 甲状旁腺功能减退
    C. 肾性骨营养不良
    D. 高蛋白血症
    E. 结节病

【解析】肿瘤样钙质沉着症是一种罕见的疾病,其特征是关节周围大量钙盐沉积。这种疾病的病因是近端肾小管的磷酸处理缺陷。1/3的病例是家族性的,并以常染色体显性遗传疾病的形式传播。这些钙化肿块的沉积是无痛的,通常累及肩部、髋部和肘部。受影响的患者通常是年轻人,年龄在6~25岁。一般来说,没有明显的血清异常,尽管碱性磷酸酶和磷酸盐水平很少升高。影像学上钙沉积位于囊外,表现为关节周围的放射性致密肿块,肿块往往从小的钙化结节扩大到大的、实性的、分叶的钙化病灶,边缘光滑,这些肿块下面的骨质结构通常是正常的,即没有侵蚀或骨质破坏。有时囊性病变中可能会出现明显的液-液平面,称为沉积征,在CT图像上可能更明显。体检钙化肿块较大时,相邻关节的活动范围可能有限,上覆皮肤可能破裂,形成一个窦,排出黏性白垩质物质。需与肿瘤样钙质沉着症进行鉴别诊断的疾病:硬皮病(尤其是足趾)、皮肌炎和系统性红斑狼疮患者可见到关节周围钙化的软组织肿块。高蛋白血症和乳-碱综合征并不常见,但仍然是重要的考虑因素,强调完整病史的重要性。

18. 关于关节退行性变中晚期的X线表现,描述正确的是
    A. 骨性关节面模糊、中断、消失
    B. 关节间隙变窄
    C. 软骨下骨质囊变
    D. 关节破坏
    E. 关节强直

【解析】关节退行性变关节软骨及软骨

下骨质退变损伤,关节间隙变窄,软骨下骨质囊变均为典型关节退变的中晚期表现。

19. 多发生于儿童的软组织肿瘤有
    A. 滑膜血管瘤
    B. 淋巴管瘤
    C. 平滑肌瘤
    D. 色素沉着绒毛结节性滑膜炎
    E. 恶性纤维组织细胞瘤

【解析】软组织平滑肌瘤极其少见,患者多为 20~60 岁,女性略多见;色素沉着绒毛结节性滑膜炎是典型的成人疾病,儿童少见,好发年龄为 26~40 岁;恶性纤维组织细胞瘤最常见于 40 岁以上的成人,并且发病率随年龄的增加而逐渐升高。

20. 血管外皮细胞瘤又叫孤立性纤维瘤(HPC/SFC),是一种具有特殊侵袭性生物学行为的软组织肿瘤。以下描述正确的是
    A. 最常见于下肢
    B. 临床症状明显,多可出现明显疼痛感
    C. 增强扫描呈显著进行性、延迟片状不均匀强化
    D. 叫呈分叶状或哑铃状,内部流空信号
    E. 伴或不伴溶骨性骨质破坏,可发生局灶性硬化,或呈蜂巢网状表现

【解析】血管外皮细胞瘤又叫孤立性纤维瘤(HPC/SFC),是一种具有特殊侵袭性生物学行为的软组织肿瘤,最常见于下肢,临床症状不明显,多无疼痛感,影像上见到孤立性、边界清楚的软组织肿块,血管丰富,增强扫描显著进行性、延迟片状不均匀强化,可呈分叶状或哑铃状,内部流空信号,伴或不伴溶骨性骨质破坏,可发生局灶性硬化,或呈蜂巢网状表现。

21. 以下关于股骨头缺血性坏死,描述正确的有
    A. 急性期骨髓水肿
    B. 缺血进展,T_2WI 呈现双线征
    C. 软骨下高信号的弓状区域代表充满液体的骨折裂隙,在 T_2WI 呈高信号
    D. 病理生理机制包括血栓形成或栓塞、血供紊乱、暴露于细胞毒性环境导致骨髓造血能力降低
    E. 病因包括创伤、系统性红斑狼疮、Gaucher 病、外源性类固醇皮质激素用药和酒精中毒等

【解析】股骨头缺血性坏死表示骨坏死,最常见的原因是缺血。导致其在股骨头发育异常的病因包括创伤、系统性红斑狼疮、Gaucher 病、库欣综合征或外源性类固醇皮质激素用药、酒精中毒、胰腺炎和妊娠和减压病。在疾病的急性期,累及股骨头的骨髓水肿可能是唯一值得注意的发现。随着缺血过程的恶化,T_1WI 图像的低信号的不规则边缘变得更加清晰。在 T_2WI 图像的"双线"标志被描绘为高信号和低信号的成对边缘,识别存活和死亡骨髓之间的界面。高信号边缘表示肉芽组织,相邻的低信号边缘反映细胞碎片、纤维组织和反应性小梁骨。当软骨下骨折发生时,裂隙充满液体,在 T_2WI 图像被描绘为低信号皮质下方的一个高信号区域。

22. 关于后纵韧带钙化(OPLL)的描述,以下正确的是
    A. 男女发病比例为 2:1
    B. 该疾病常与 DISH 患者共存
    C. 该疾病相关的临床症状与脊髓撞击有关
    D. 最常见于 $C_{3~5}$ 平面
    E. 椎管直径呈弥漫性狭窄

答案: 19. AB 20. ACDE 21. ABCDE 22. ABCDE

【解析】后纵韧带钙化（OPLL）其特征是骨化的发展，可以是密集的骨条或后纵韧带中的小斑块。大多数患者为中年人，男女发病比例为 2∶1。OPLL 的原因尚不清楚，尽管遗传因素是其中原因之一。该疾病相关的临床症状与脊髓撞击有关，导致下肢或上肢运动和感觉障碍。患者还可能出现颈部、肩部或手臂疼痛，并可能出现颈部僵硬。OPLL 被描述为一条密集的骨带，将椎体后部从 C_2 水平连接至 C_7（最常见于 $C_{3\sim5}$）。椎管直径呈弥漫性狭窄。

23. 肾性骨病的分类包括
    A. 高转化性骨病
    B. 无动力性骨病
    C. 骨软化症
    D. 混合型骨病
    E. β_2- 微球蛋白淀粉样变

24. 高转化性骨病的表现包括
    A. 低钙血症
    B. 高磷血症
    C. 低磷血症
    D. 甲状旁腺素分泌增高
    E. 1, 25-$(OH)_2D_3$ 水平降低

25. 低转化性骨病的表现包括
    A. 无动力性骨病
    B. 骨软化症
    C. 高钙血症
    D. 低磷血症
    E. PTH 分泌降低

26. 需要与肾性骨病进行鉴别诊断的疾病有
    A. 骨纤维异常增殖症
    B. Paget 骨病
    C. 骨转移

D. 多发性骨髓瘤
E. 淋巴瘤

【解析】肾性骨病需要与骨纤维异常增殖症、Paget 骨病、骨转移、多发性骨髓瘤进行鉴别诊断。①骨纤维异常增殖症是一种病因不明、缓慢进展的自限性良性骨纤维组织疾病。正常骨组织被吸收，而代之以均质梭形细胞的纤维组织和发育不良的网状骨骨小梁，可能系网状骨未成熟期骨成熟停滞或构成骨的间质分化不良所致。常为多骨型病变表现，其特点是颅骨增厚，颅骨外板和顶骨呈单侧泡状膨大，骨内板向板障和颅腔膨入，增厚的颅骨中常见局限和弥漫的射线透明区和浓密区并存，这种骨吸收与硬化并存极似 Paget 变形性骨炎的表现。颅骨扩大和硬化，可从额骨扩大到枕骨。面部受累可导致眶和鼻腔狭窄及鼻窦腔消失。②Paget 骨病又称变形性骨炎、畸形性骨炎，是局限性骨疾病。特点是失控的破骨细胞所致的溶骨性损害，伴继发性骨形成增加，但新生骨的排列不规则。骨质疏松与钙化并存。③骨转移可有溶骨性破坏也可以有成骨性破坏。④多发性骨髓瘤因骨髓瘤细胞分泌破骨细胞活性因子而激活破骨细胞，使骨质溶解、破坏，骨骼疼痛是最常见的症状，多为腰骶、胸骨、肋骨疼痛。由于瘤细胞破坏骨质，引起病理性骨折，可多处骨折同时存在。

27. 会引起股骨头内囊变的病变有
    A. 类风湿关节炎
    B. 骨性关节炎
    C. 股骨头缺血坏死
    D. 髋关节撞击
    E. 强直性脊柱炎
    【解析】股骨头缺血坏死周围低密度带内可出现裂隙、囊变。

答案：23. ABCDE　24. ABDE　25. ABCDE　26. ABCD　27. ABCDE

28. 骨软骨损伤的X线表现可以有
　　A. 关节面下局限性骨质缺损
　　B. 远离关节面的骨质破坏
　　C. 关节面下囊变
　　D. 关节腔内游离体
　　E. 未脱离骨碎块周围低密度带，邻近骨质硬化

【解析】骨软骨损伤的早期X线表现为关节面下骨质破坏，周围带状低密度，邻近骨质硬化，后期骨碎块剥离，表现为关节腔内游离体及关节面下骨质缺损。关节面下囊变为骨内腱鞘囊肿的表现。

29. 关于骨髓纤维化，下列说法正确的是
　　A. CT显示骨髓腔扩大，骨密度降低
　　B. 椎体骨髓信号在T_1WI和T_2WI均降低
　　C. 好发于中老年人
　　D. 可伴发髓外造血
　　E. 骨髓穿刺经常出现"干抽"

【解析】骨髓纤维化CT表现为骨髓腔大小不变，骨密度增高。

30. 椎体多发性骨髓瘤的MRI征象有
　　A. 在T_1WI，病灶呈低信号
　　B. 椎弓根不受累
　　C. 压缩性骨折
　　D. T_2WI脂肪抑制呈高信号
　　E. 部分可出现椎旁软组织肿块

【解析】多发性骨髓瘤同时累及椎体及椎弓根。

31. 下列表现为椎骨骨质密度增高的有
　　A. 多发性骨髓瘤
　　B. 再生障碍性贫血
　　C. 白血病
　　D. 继发性甲状旁腺功能亢进症

E. 骨髓纤维化

【解析】多发性骨髓瘤表现为骨质疏松，再生障碍性贫血及白血病一般不影响骨质密度。继发性甲状旁腺功能亢进症表现为椎体终板带状骨质密度增高，中心骨质密度降低，呈"橄榄球衣"改变。骨髓纤维化后期骨质硬化，表现为骨质密度增高。

32. 关于股骨头缺血坏死的早期改变，正确的是
　　A. MRI对股骨头缺血坏死早期改变最敏感
　　B. X线可表现为正常
　　C. CT可见股骨头内细线样环状高密度
　　D. 髋关节间隙可变窄
　　E. 髋臼关节面下囊变

【解析】股骨头缺血坏死Ⅳ期才继发髋关节骨性关节炎出现髋关节间隙变窄，髋臼骨质增生硬化或囊变。

33. 关于多发性骨髓瘤，下列说法正确的是
　　A. 出现本周蛋白尿
　　B. 好发于中老年人
　　C. 出现贫血
　　D. 好发于椎体及肋骨、肩胛骨、髂骨等扁骨
　　E. 出现溶骨性骨质破坏

【解析】多发性骨髓瘤可出现轻中度贫血，本周蛋白尿为特异性表现。

三、共用题干单选题

（1～3题共用题干）
患儿男，8岁。左肘关节外伤半天，疼痛6小时，行X线检查如图9-1所示。
1. 该图像提示的诊断是
　　A. 左肱骨髁间骨折

答案：28. ADE　29. BCDE　30. ACDE　31. DE　32. ABC　33. ABCDE
　　　 1. C

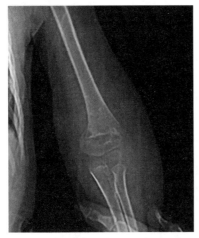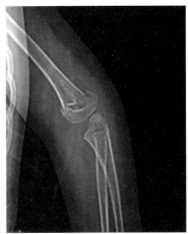

图9-1 患者左肘关节X线图像

B. 左桡骨头骨折

C. 左肱骨髁上骨折

D. 左肱骨内髁骨折

E. 左肱骨外髁骨折

【解析】该患者为8岁患儿,该阶段肘关节外伤最易发生肱骨髁上骨折,图9-1中显示肱骨内侧髁上见骨折线,最支持的诊断为左肱骨髁上骨折。

2. 下列描述**错误**的是

A. 该类型骨折最易发生的年龄是5～8岁儿童期,多见于小儿跌倒等情况

B. 该骨折可伴有"八"字征(后脂肪垫征)

C. 该骨折的并发症包括 Volkmann 缺血挛缩、神经损伤、关节活动障碍等

D. 该骨折常发展为"鱼尾样"畸形

E. 该骨折最常见的影像表现为肱骨远端骨折线由前下斜向后上方,远折端向后移位,并常伴侧方移位

【解析】肱骨外髁骨折常发展为"鱼尾样"畸形。

3. 在对该患者的治疗中,最应防止出现的并发症是

A. 向前成角畸形

B. 肘内翻畸形

C. 肘外翻畸形

D. 旋转畸形

E. 向后成角畸形

【解析】肱骨内上髁骨折发生时,最易发生侧向移位,未能矫正时最易发生肘内翻畸形。

(4～6题共用题干)

患者女,18岁。右腿肿胀、疼痛2个月余。

4. 对该患者首选的影像学检查为

A. X线

B. CT

C. MRI

D. PET/CT

E. 穿刺活检

【解析】针对骨肌系统首选的影像学检查为X线,为了进一步明确诊断,可选择CT及MRI。

答案: 2. D 3. B 4. A

对患者行膝关节X线检查如图9-2所示。

5. 对诊断有帮助的典型影像学征象为

    A. 肿瘤骨　　　　B. Codman 三角

    C. 软组织肿块　　D. 骨膜反应

    E. 软组织钙化

【解析】骨破坏区和软组织肿块内的肿瘤骨是骨肉瘤诊断的关键。骨膜新生骨和Codman三角,两者虽是骨肉瘤常见而重要的征象,但不具有特异性。

6. 对该患者最终的影像学诊断为

    A. 尤因肉瘤

    B. 骨巨细胞瘤

    C. 骨肉瘤

    D. 骨母细胞瘤

    E. 急性化脓性骨髓炎

【解析】结合患者年龄、骨质破坏形式及软组织肿块内的肿瘤骨,考虑诊断为骨肉瘤。

(7～9题共用题干)

患者男,43岁。左髋关节痛半年,CT显示左侧股骨头关节面下不规则低密度带,低密度带内见囊变,低密度带外周线样骨质硬化,左髋关节间隙未见异常。

7. 对该病例最有可能的诊断为

    A. 类风湿关节炎

    B. 骨性关节炎

    C. 股骨头缺血坏死

    D. 髋关节撞击

    E. 强直性脊柱炎

【解析】根据CT征象考虑为较为典型的股骨头缺血坏死表现。

8. 上述病例的分期为

    A. 0期　　　　　　B. Ⅰ期

    C. Ⅱ期　　　　　　D. Ⅲ期

    E. Ⅳ期

【解析】股骨头缺血坏死Ⅲ期可出现死骨周围低密度带,部分可在低密度带出现囊变,邻近骨质硬化。类风湿关节炎及强直性脊柱炎、骨性关节炎出现髋关节间隙变窄并累及髋臼。股骨头缺血坏死只有到Ⅳ期继发骨性关节炎时,才出现髋关节间隙变窄及髋臼的骨质增生硬化。

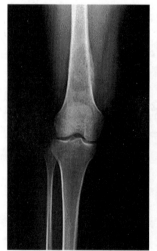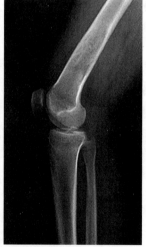

图9-2　患者膝关节X线图像

答案: 5. A　6. C　7. C　8. D

9. 下列关于股骨头缺血坏死的常见病因，正确的是
   A. 激素、酗酒、外伤
   B. 激素、酗酒、髋关节撞击
   C. 激素、酗酒、髋关节发育不良
   D. 激素、外伤、髋关节撞击
   E. 激素、外伤、髋关节发育不良

【解析】股骨头缺血坏死的最常见病因为激素、酗酒和外伤，占股骨头缺血坏死病因的 80%～95%。成人型髋关节发育不良继发骨性关节炎。

（10～12 题共用题干）

患者男，58 岁。贫血，查腰椎 MRI 显示，T_1WI、T_2WI 信号均降低，T_2WI 脂肪抑制序列亦呈低信号。

10. 最有可能的诊断是
    A. 白血病
    B. 多发性骨髓瘤
    C. 淋巴瘤
    D. 骨髓纤维化
    E. 再生障碍性贫血

【解析】骨髓纤维化表现为 T_1WI、T_2WI 信号均降低。急性再生障碍性贫血骨髓黄骨髓化，表现为 T_1WI、T_2WI 信号均增高。慢性再生障碍性贫血表现为 T_1WI、T_2WI 高低混杂信号。

11. 骨髓纤维化的 CT 表现为
    A. 骨质疏松
    B. 溶骨性骨质破坏
    C. 骨质密度增高
    D. 颅骨板障间放射状骨针
    E. 骨髓腔扩大

【解析】颅骨板障间放射状骨针及骨髓腔扩大均见于地中海贫血。

12. 关于骨髓纤维化的并发症，下列说法**错误**的是
    A. 脾大
    B. 髓外造血
    C. 痛风
    D. 贫血
    E. 肌腱、韧带钙化

【解析】肌腱、韧带钙化见于氟骨征、继发性甲状旁腺功能亢进症。

（13～16 题共用题干）

患者男，13 岁；发现前胸局部凹陷 1 年余。

13. 应进行的检查**不包括**
    A. X 线平片
    B. CT
    C. MRI
    D. DSA
    E. 超声

【解析】DSA 作为血管病变腔内治疗手段，为有创操作，一般不作为疾病诊断的常规检查方法。

14. 对患者行 CT 扫描及重建，如图 9-3 所示，最可能的诊断是
    A. 鸡胸
    B. 漏斗胸
    C. 先天性胸骨裂
    D. 肋骨联合
    E. Klippel-Feil 综合征

【解析】鸡胸指胸骨上部及肋软骨向前突出，胸廓左右径变窄，与本例不符；先天性胸骨裂主要表现为胸骨中线区骨质缺损，表面皮肤变薄，可触及心脏搏动，局部无凹陷，与本例表现不符；肋骨联合也不会出现局部凹陷；Klippel-Feil 综合征为多节颈椎融合，亦不符。

答案：　9. A　10. D　11. C　12. E　13. D　14. B

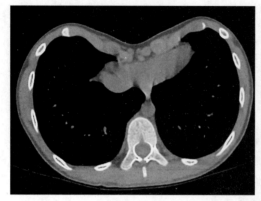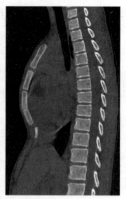

图 9-3 患者 CT 扫描横断位及重建图像

15. 下列诊断依据中**错误**的是
    A. 对称性前胸壁漏斗状凹陷
    B. 前肋走行倾斜
    C. 胸骨角突出
    D. 胸廓前后径明显缩短
    E. 胸骨向左旋转

【解析】漏斗胸 CT 表现为胸骨下段不同程度内陷，因心脏向左移位旋转，导致胸骨常部分向右旋转。

16. 假设该患者有手术指征，胸廓指数（即 Haller 指数）应为
    A. ≥2.36   B. ≥2.56
    C. ≥2.85   D. ≥3.05
    E. ≥3.25

【解析】胸廓指数（即 Haller 指数）为胸骨凹陷最严重层面胸廓内缘横径与前后径的比值，可评价漏斗胸的严重程度；Haller 指数 >2.56 可确诊，≥3.25 为手术指征。

（17～20 题共用题干）
患者男，21 岁。左膝关节疼痛 1 年。

17. 对该患者首选的影像学检查为
    A. X 线   B. CT
    C. MRI   D. PET/CT
    E. 穿刺活检

【解析】针对骨肌系统首选影像学检查为 X 线，为了进一步明确诊断，可选择 CT 及 MRI。

[提示] 对患者行膝关节 X 线检查，如图 9-4 所示。

18. 对该患者影像学征象的描述，**错误**的是
    A. 胫骨近端溶骨性骨质破坏，达关节面下
    B. 病变边界清晰、伴明显硬化边
    C. 内部可见多发囊变
    D. T_1WI 呈以等、低信号为主的混杂信号
    E. T_2WI 呈以高信号为主、内可见少许条状低信号、周围可见低信号环

【解析】该患者病变边界清晰，无硬化边。

19. 对该患者最有可能的诊断是
    A. 软骨母细胞瘤
    B. 骨巨细胞瘤
    C. 骨囊肿
    D. 软骨肉瘤
    E. 骨纤维异常增殖症

【解析】患者为年轻男性，X 线片示胫骨骨端溶骨性骨质破坏，边界清晰无硬化边，内可见骨嵴，CT、MRI 显示病变更加清晰，病变呈混杂信号，T_1WI 呈等或稍低信号，

答案：15. E 16. E 17. A 18. B 19. B

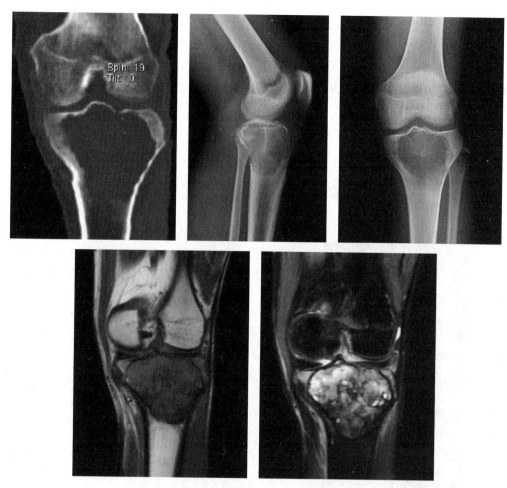

图 9-4　患者膝关节 X 线图像

T_2WI 呈以高信号为主，内部可见囊变及出血，符合骨巨细胞瘤的诊断。

20. 假设患者使用地诺单抗进行治疗，以下关于患者影像可能会发生的变化表述**错误**的是
    A. 病变边缘可明显骨质硬化，内部也可见多发线状、环状骨化
    B. 骨质破坏从膨胀性进展为渗透性骨质破坏
    C. 病变范围变小
    D. 软组织肿块周围可形成完整骨壳
    E. 囊性成分减少，MRI T_2WI 信号降低

【解析】地诺单抗是一种人单克隆抗体，作为一种 RANKL 抑制剂，通过阻止 RANKL 介导的破骨巨细胞的形成和活化，抑制肿瘤的溶骨作用，促进成骨形成，在 X 线及 CT 上表现为病变边缘骨质增生硬化、骨壳形成，内部也可出现成骨，肿块变小，囊性成分减少，T_2WI 信号降低。在临床上，经地诺单抗治疗后的骨巨细胞瘤易被误诊为软骨肉瘤，应该引起重视。

四、案例分析题

【案例 1】患者男，60 岁。因重物砸伤致胸背部疼痛不适，伴活动受限 8 小时。

答案：　20. B

第1问：对患者应进行的检查**不包括**

 A. X 线平片检查 B. CT 检查

 C. MRI 检查   D. DSA 检查

 E. 血沉检查   F. 彩超检查

 G. ECT 检查

【解析】DSA、ECT 和彩超检查通常不用于急性脊柱损伤的诊断。

[提示] 图 9-5 是对患者进行某种检查得到的图像。

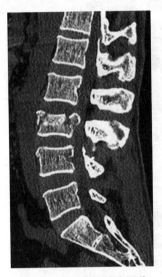

图 9-5　患者影像检查图像

第2问：关于该图像，以下说法正确的是

 A. 是 MRI 矢状位图像

 B. 是 CT 矢状位图像

 C. 是 MRI 冠状位图像

 D. 是 CT 冠状位图像

 E. 是 CT 原始图像

 F. 是 CT 图像经 MPR 处理后得到的图像

 G. 是 CT 图像经 VR 处理后得到的图像

【解析】是 CT 原始图像经过多平面重组（MPR）后得到的矢状位图像，VR 是容积再现，不是单独层面图像。

第3问：根据图 9-5 能作出的诊断是

 A. 腰 2 椎体压缩性骨折

 B. 腰 3 椎体单纯压缩性骨折

 C. 腰 2 椎体爆裂性骨折

 D. 腰 3 椎体爆裂性骨折

 E. 腰 2 椎体 Chance 骨折

 F. 腰椎退行性变

【解析】图 9-5 中所示是 L_3 锥体的爆裂性骨折，注意定位是 L_3 锥体，爆裂性骨折是脊椎垂直方向上受压后的粉碎性骨折，图中右侧多方骨片，不是单纯压缩性骨折。Chance 骨折又称安全带骨折、屈曲 - 分离性骨折，是脊柱前柱压缩、中后柱分离、前中后柱贯通损伤的脊柱不稳定骨折，多见于汽车安全的损伤。图 9-5 中还可见椎体边缘骨质增生、椎间盘突出，所以有腰椎退行性变。

第4问：根据图 9-5 推测，患者可能合并的损伤有

 A. 脊髓损伤   B. 骨性椎管狭窄

 C. 椎间盘损伤 D. 马尾神经受压

 E. 椎间盘突出 F. 椎体脱位

 G. 后纵韧带损伤

【解析】L_3 椎体水平已经没有脊髓，所以不会合并脊髓损伤；图 9-5 中有骨折块向后突入椎管，导致骨性椎管狭窄和后纵韧带损伤，会合并马尾神经受压，重压可导致椎间盘损伤和椎间盘突出；图中脊柱的连续性好，没有脱位。

【案例 2】患者男，63 岁。间断背部疼痛 1 年，加重 2 个月余，右下肢行走受限，截瘫 1 个月余。查体发现双乳头以下感觉平面消失，深感觉存在，双膝腱及跟腱反射活跃，肌张力明显增加。

第1问：对患者下一步应进行的检查是

 A. 胸部平片

答案：【案例 1】1. DFG　2. BF　3. DF　4. BCDEG【案例 2】1. C

B. 胸部平扫CT

C. 胸椎 CT 及 MRI

D. 骶椎 MRI

E. 腰椎 CT 及 MRI

F. 腰椎平片

【解析】患者间断背部疼痛，活动受限，目前截瘫，怀疑胸背部退行性疾病或肿瘤，建议进行胸椎 CT 及 MRI 具体观察。

[提示] 对患者行胸椎 CT 及 MRI 检查，如图 9-6 所示。

第 2 问：首先考虑病变的来源是

A. 骨　　　　B. 神经

C. 脊膜　　　D. 间盘

E. 小关节　　F. 滑膜

【解析】病变呈溶骨性骨质破坏，边界不清，考虑是来源于骨的肿瘤性病变。

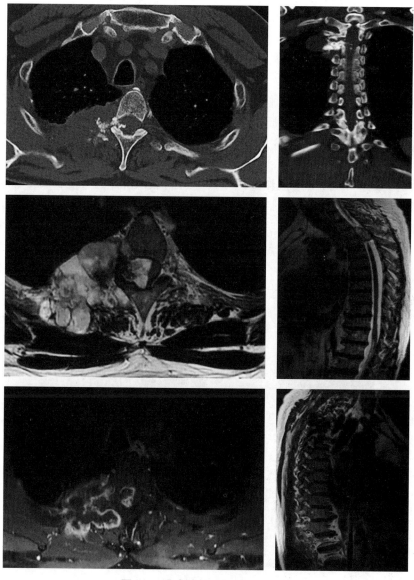

图 9-6　患者胸椎 CT 及 MRI 图像

答案：　2. A

第3问：关于病变的性质，描述正确的是

　　A. 良性肿瘤性病变

　　B. 恶性肿瘤性病变

　　C. 滑膜病变

　　D. 间盘病变

　　E. 炎性病变

　　F. 中间型肿瘤性病变

　　G. 转移瘤

【解析】病变边界不清，骨质破坏周围见较大软组织肿块，考虑为来源于骨的恶性肿瘤性病变。

第4问：最终考虑的诊断为

　　A. 骨肉瘤　　　　　B. 骨巨细胞瘤

　　C. 骨母细胞瘤　　　D. 软骨肉瘤

　　E. 尤因肉瘤　　　　F. 转移瘤

　　G. 淋巴瘤　　　　　H. 骨髓瘤

【解析】病变边界不清，骨质破坏区内可见点状、环状钙化，这是软组织源性肿瘤的特点，同时病变在 T_2WI 图像上呈明显高信号，也印证了肿瘤为软骨源性，结合上述特点，诊断考虑为软骨肉瘤。

【案例3】患者女，20 岁。右侧腹股沟慢性疼痛和无力。影像学检查如图 9-7 所示。

第1问：对该患者应考虑的诊断是

　　A. 肿瘤样钙质沉着症

　　B. Garré 骨髓炎（硬化性骨髓炎）

　　C. 蜡油样骨病

　　D. 骨化性肌炎

　　E. 骨旁骨肉瘤

　　F. 骨巨细胞瘤

【解析】①蜡油样骨病是最可能的诊断。其特征是沿正常髂骨和股骨的前外侧皮质沉积致密骨，伴有相关的关节周围软组织骨化。②肿瘤样钙质沉着症（TC）表现为关节周围的软组织肿块，不累及关节滑膜。肿块主要由钙磷沉着形成，可导致关节功能受限，其病程缓慢、渐进。TC 的皮肤表现为皮下丘疹或结节，局部皮肤变硬，可形成窦道，皮肤开口处可流出白垩样物质。大多数 TC 病例可通过影像学特征结合血清生化检查与其他类型的软组织钙化相鉴别，包括全身性钙质沉着、钙化性肌腱炎、滑膜骨软骨瘤病、滑膜肉瘤、骨肉瘤、骨化性肌炎、痛风。③硬化性骨髓炎因首先由瑞士医生

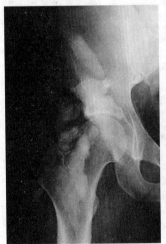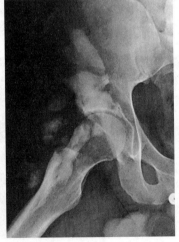

图 9-7　患者腹股沟影像图

答案：　3. B　4. D　【案例3】　1. C

Garré 所描述，故又名 Garré 骨髓炎，病程缓慢，临床症状轻微，病变处骨质以形成弥漫性硬化为主，不形成脓肿及窦道。多发生于较大的儿童及成人，常侵及胫骨、腓骨、尺骨等长管状骨。硬化性骨髓炎起病时为慢性病程，发病隐匿，全身症状轻微，常因局部胀痛不适而就诊，往往反复发作。检查时可发现局部疼痛、压痛及皮肤温度高，很少有红肿，更罕见有穿破皮肤者。使用抗生素后症状可以缓解。多次发作后可以触摸到骨干增粗。X 线片可见骨干局部呈梭形变粗，骨密度增高。因 X 线片表现为大片浓白阴影，所以难以看出狭窄的骨髓腔与小透亮区，或呈现不规则的骨密度降低区。分层摄片与 CT 检查可见普通 X 线片难以辨出的小透亮区。④骨化性肌炎为进行性骨质结构于肌肉、结缔组织内沉积所引起的肌肉硬化的一种疾病。X 线检查的特征是受伤后不久可出现局限性肿块。伤后 3~4 周，在肿块内显示毛状致密影，其邻近骨显示骨膜反应。伤后 6~8 周，病变边缘部清楚地被致密骨质所包绕，而具有新生骨的外貌。软组织肿块的核心部有时显囊性变且逐渐扩大其内腔，到晚期显出类似蛋壳状的囊肿。伤后 5~6 个月肿块收缩，因而肿块与邻近的骨皮质和骨膜反应之间显出 X 线透亮带。⑤骨旁骨肉瘤起源于骨周围的骨膜，可向骨外生长，包绕骨干。本病较为罕见，可发生在任何年龄，但 30 岁以上患者多见，男女发病率相似。X 线示肿块主要见于长骨干骺端，尤其是股骨远端、胫骨近端以及肱骨近端。许多新骨形成的巢，缓慢生长，趋于集合成肿瘤块状物，边缘呈分叶状、圆形，肿块内有小的骨小梁，早期与母骨分界清楚，可见狭长透亮区。肿块继续生长则界限消失。深部致密、均匀。侵袭不明显者，骨皮质和骨松质不受累；侵袭明显者，骨皮

质破坏，侵袭髓腔，产生溶骨区，间以新骨灶形成。⑥骨巨细胞瘤是一种交界性的、行为不确定的肿瘤，好发于股骨远端、胫骨近端、桡骨远端，常常侵犯长骨造成偏心性溶骨性破坏。

第 2 问：下列有关该病的叙述，正确的有
　A. 是一种罕见的非遗传性中胚层疾病
　B. 通常涉及沿肢体轴或神经分布的一块或多块骨
　C. 表现为进行性骨质增生
　D. 通常在婴儿期被发现，并在儿童和成人期发展
　E. 典型临床表现为患肢慢性进行性疼痛、关节僵硬和活动范围减小、肌肉组织萎缩、关节挛缩、皮下组织纤维化
　F. 病理组织学上，硬化骨由未成熟骨组成
　【解析】病理组织学上，硬化骨由未成熟骨和成熟骨组成。交错的类骨细胞和增厚的小梁最终会破坏哈弗斯系统。在新骨增生区域周围的骨髓空间可以看到纤维组织。

第 3 问：关于该病的影像学检查及表现，表述正确的有
　A. 类似于流动蜡烛的致密线状骨质增生
　B. 沿硬骨肿处进行性骨质增生
　C. 骨质增生可进展至关节边缘，甚至伸入关节
　D. 无关节旁软组织骨化
　E. CT 扫描能最好地显示皮质和邻近的骨小梁增生
　F. MRI 能最好地显示髓质受累
　【解析】关节旁软组织骨化不常见，但在更严重的患者中可能会出现。

第 4 问：本病相关的病变包括
　A. 骨和软组织脂肪瘤

答案：　2. ABCDE　3. ABCEF　4. DE

B. 肝脾肿大

C. 纤维瘤和纤维发育不良

D. 纤维脂肪瘤性病变

E. 动静脉畸形

F. 皮肤脓疱

【解析】纤维脂肪瘤性病变和动静脉畸形与蜡油样骨病有关。

【案例4】患者男，70岁。MRI检查如图9-8所示。

第1问：可能的诊断有

A. 多发性骨髓瘤

B. 骨髓增生异常综合征

C. 地中海贫血

D. 慢性再生障碍性贫血

E. 骨髓纤维化

F. 骨转移瘤

G. 化疗后骨髓改变

【解析】地中海贫血由于椎体内铁超载，表现为骨髓信号均匀明显降低。骨髓纤维化的低信号在 T_2WI 脂肪抑制序列呈低信号。化疗早期骨髓水肿，化疗后期骨髓脂肪变。

第2问：对患者查血常规显示贫血，可能的诊断有

A. 多发性骨髓瘤

B. 骨髓增生异常综合征

C. 地中海贫血

D. 慢性再生障碍性贫血

E. 骨髓纤维化

F. 骨转移瘤

G. 化疗后骨髓改变

【解析】多发性骨髓瘤、骨髓增生异常综合征和再生障碍性贫血均会出现贫血。

第3问：关于骨髓瘤的说法，正确的是

A. 单发病灶称为孤立性浆细胞瘤，可在 3～5 年内转变为多发性骨髓瘤

B. 血清中查到单克隆 M 蛋白

C. X 线可仅表现为骨质疏松

D. CT 未发现骨质破坏病灶，可排除多发性骨髓瘤

E. 多发性骨髓瘤溶骨性病变超过 3 处，Durie-Salmon 分期达Ⅲ期

F. 椎体和椎弓根同时受累

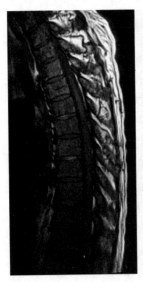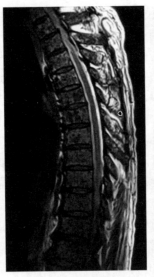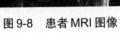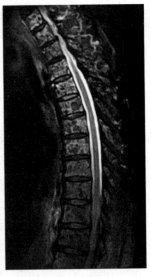

图9-8   患者MRI图像

答案：【案例4】 1. ABDF   2. ABD   3. ABCEF

【解析】多发性骨髓瘤可出现溶骨性骨质破坏，亦可无明确骨质破坏。

第4问：关于多发性骨髓瘤的影像学表现，正确的是

    A. 病灶在 T_1WI 呈低信号

    B. 病灶在 T_2WI 呈低信号

    C. 病灶在 T_2WI 脂肪抑制序列呈高信号

    D. 增强扫描，病灶中等度强化

    E. 病灶在 CT 呈溶骨性骨质破坏

    F. 病灶周围骨质硬化

    G. 骨质疏松

【解析】多发性骨髓瘤病灶在 T_2WI 呈高信号，病灶周围少有硬化边。

第十篇 乳腺影像

一、单选题

1. 受乳腺致密程度影响最大的影像学方法是
   A. 乳腺X线　　　　B. 乳腺超声
   C. 乳腺MRI　　　　D. 乳腺专用PET
   E. 乳腺锥光束CT
   【解析】乳腺X线的敏感性与准确性受乳腺致密程度影响较大,在脂肪型腺体中敏感性及准确性较高,在致密型腺体中敏感性及准确性明显降低。因此,对于致密型腺体建议同时联合乳腺超声进行检查。其余4种影像学方法均不受乳腺致密程度影响。

2. 乳腺癌患者新辅助治疗疗效评估的最佳方法是
   A. 乳腺X线　　　　B. 乳腺超声
   C. 乳腺MRI　　　　D. 乳腺临床体检
   E. 乳腺专用PET
   【解析】乳腺MRI不仅具有极高的软组织分辨率,较其他检查方法能够更为准确显示病灶范围,同时还能够评估病灶的血流动力学改变,是评估乳腺癌新辅助治疗疗效准确性、敏感性最高的检查方法。

3. 乳腺实质的基本单位是
   A. 乳腺导管　　　　B. 输乳管
   C. 腺泡　　　　　　D. 间质
   E. 终末导管小叶单位

【解析】乳腺组织被结缔组织分隔成15~20个乳腺叶,每个乳腺叶以乳头为中心呈放射状排列,由20~40个乳腺小叶组成。乳腺小叶是由成堆的腺泡和终末导管构成;小叶内的小导管汇集形成一条终末导管,部位位于小叶内(小叶内终末导管),部分位于小叶外(小叶外终末导管)。终末导管小叶单位是终末导管与小叶共同构成的乳腺实质基本单位。

4. 乳腺癌最容易转移的淋巴结区域是
   A. 腋窝淋巴结　　　　B. 内乳淋巴结
   C. 胸肌间淋巴结　　　D. 锁骨上淋巴结
   E. 肋间后淋巴结
   【解析】淋巴结转移是乳腺癌的主要转移方式,其中腋窝淋巴结是最重要的区域淋巴结,引流乳腺50%~75%的淋巴液,总数为30~60个,是乳腺癌最容易转移的淋巴结区域。

5. 乳腺癌侵犯乳房悬韧带(Cooper韧带)后,引起的相应皮肤改变是
   A. 橘皮样变
   B. 乳头凹陷
   C. 肿瘤表面皮肤凹陷(酒窝征)
   D. 局部水肿
   E. 铠甲状胸壁
   【解析】橘皮样变是由于乳房皮下、皮内淋巴管被肿瘤细胞堵塞,引起局部淋巴回流

答案: 1. A　2. C　3. E　4. A　5. C

障碍,导致真皮水肿。乳头内陷是由于肿瘤侵犯乳管使之缩短而引起。乳腺癌局部广泛侵犯,致使胸壁皮肤变硬,可限制呼吸,被称为铠甲状胸壁。乳腺癌侵犯乳房悬韧带(Cooper 韧带),可以引起肿瘤表面皮肤凹陷,又称酒窝征。

6. 目前推荐使用的乳腺影像报告分类的缩写是
   A. BI-RADS　　　　B. PI-RADS
   C. LI-RADS　　　　D. DI-RADS
   E. EI-RADS
   【解析】目前推荐使用的乳腺影像报告分类是乳腺影像报告和数据系统(Breast Imaging and Reporting Data System),缩写为 BI-RADS。BI-RADS 的应用对规范乳腺影像的描述和报告起着重要的作用。

7. BI-RADS 分类包括
   A. 三大类　　　　B. 四大类
   C. 五大类　　　　D. 六大类
   E. 七大类
   【解析】BI-RADS 分类包括 BI-RADS 0、1、2、3、4、5、6,共七大类。

8. 在乳腺 X 线片上,较具特征的纤维腺瘤的钙化表现是
   A. 粗大或爆米花样钙化
   B. 不定形钙化
   C. 环形钙化
   D. 细小多形性钙化
   E. 粗糙不均质钙化
   【解析】在 X 线上,纤维腺瘤多表现为类圆形肿块,边缘光滑、锐利,可有分叶,密度均匀,部分纤维腺瘤可见钙化,多表现为粗大或爆米花样钙化。

9. 鉴别乳腺肿物囊实性的首选检查方法是
   A. X 线摄影　　　　B. 超声
   C. CT　　　　D. MRI
   E. DBT
   【解析】超声对囊实性病变显示非常好,有利于病变的检出和诊断,可作为鉴别乳腺肿物囊实性的首选检查方法。常规 X 线摄影及 DBT 均不能鉴别乳腺肿物的囊实性。对于不典型乳腺囊性病变,MRI 检查有助于进一步鉴别诊断和确诊。

10. 关于乳腺腺病,描述**错误**的是
    A. 乳腺腺病是一组良性乳腺病变
    B. 硬化性腺病是腺病中较常见的一种病理类型
    C. 部分腺病影像学表现与乳腺癌难以鉴别
    D. X 线上可表现为局限致密、结构扭曲、钙化及肿块等
    E. 腺病常常伴有血供增加、浸润及皮肤增厚
    【解析】乳腺腺病是一组良性乳腺病变,其共同特点是乳腺腺体数量呈病理性增加。硬化性腺病最常见,可为偶然镜下发现,也可有相应的临床症状和影像学表现。腺病影像表现多样,X 线上可表现为局限致密、结构扭曲、钙化及肿块等异常征象。腺病常无血供增加、浸润及皮肤增厚。部分腺病与癌影像征象重叠,难以鉴别,需组织病理学确诊。

11. 关于乳腺囊肿的 X 线表现,描述**错误**的是
    A. 囊肿多表现为圆形或卵圆形肿物
    B. 囊肿多表现为低密度肿物
    C. 根据囊内容物不同,囊肿的密度可不同

答案: 6. A　7. E　8. A　9. B　10. E　11. B

D. 囊肿大多表现为边缘清晰的肿物

E. 囊肿壁可伴有钙化

【解析】在乳腺X线上，囊肿多表现为圆形或卵圆形肿物，呈稍低密度或近等密度，边缘清晰、锐利，可单发或多发。根据囊内容物的含量和成分不同，囊肿的密度亦有所不同，当囊肿内容物较黏稠时，可表现为较高密度；如囊内容物为脂性成分时，X线表现为透亮脂肪密度，有时囊壁亦可伴钙化。

12. 关于导管原位癌，下列选项中说法**错误**的是

　　A. 组织病理学上可分为高、中、低3个级别

　　B. 最常见的X线表现为钙化

　　C. 最终发展为浸润性乳腺癌

　　D. 肿瘤性上皮细胞起源于终末导管小叶单位，未突破基底膜

　　E. 临床表现包括可触及的肿块、病理性乳头溢液等

【解析】导管原位癌属于非浸润性癌，局限于导管内，未突破基底膜，根据细胞核的异型性、核分裂、管腔内坏死程度可分为高、中、低3个级别。X线可表现为单纯钙化、钙化伴不对称或肿块、单纯肿块。导管原位癌具有发展为浸润性乳腺癌的倾向，但不是必然会发展为浸润性乳腺癌。

13. 关于非特殊型浸润性癌，说法**错误**的是

　　A. 起源于终末导管小叶单位，是浸润性乳腺癌最常见的类型

　　B. X线主要表现为肿块及钙化，不对称和结构扭曲较少见

　　C. 肿瘤累及皮肤时，可出现酒窝征和橘皮样外观

　　D. MRI动态增强扫描TIC曲线多为流出型，部分为平台型

E. X线表现为单纯肿块，形态规则且边缘清晰时，不考虑非特殊型浸润性癌

【解析】2012年WHO将乳腺浸润性导管癌更名为"浸润性癌，非特殊类型"，不再强调"导管上皮来源"，是乳腺浸润性癌中最常见的类型。临床上患者多以乳腺肿块就诊，部分表现为乳头血性溢液，肿块与皮肤或深部组织粘连时可出现橘皮样外观，乳头回缩。非特殊类型乳腺癌影像表现多样，表现为肿块时多为不规则形、边缘毛刺，但部分三阴性乳腺癌可表现为形态规则、边缘清晰肿块。

14. 关于浸润性小叶癌(ILC)，表述**错误**的是

　　A. 通过乳腺X线摄影筛查ILC的假阴性率高于其他浸润性乳腺癌

　　B. 与非特殊型浸润性癌相比，其多灶性和双侧发病率更高

　　C. 常见钙化

　　D. 术前行乳腺MRI检查有助于ILC的诊断与治疗评估

　　E. 是乳腺恶性肿瘤中第二常见的病理类型

【解析】浸润性小叶癌是乳腺恶性肿瘤中第二常见的病理类型，仅次于非特殊型浸润性癌。ILC有多灶、多中心、双侧发病的特点，MRI对其检出高于X线和超声。ILC根据大体形态可分为肿块型和非肿块型，肿块型常表现为边缘模糊或毛刺肿块，非肿块型常表现为结构扭曲，钙化并非其常见和特征性表现。

15. 关于乳腺髓样癌的临床特点及影像表现，以下叙述**错误**的是

　　A. X线表现为较高密度肿块，常合并钙化

　　B. 属于非特殊类型浸润性癌的一个形态学亚型

答案：　12. C　13. E　14. C　15. A

C. MRI 可表现为边缘清晰伴分叶的肿块，TIC 曲线呈平台型或流出型

D. 属低度恶性肿瘤，淋巴结转移率低于其他浸润性癌

E. 较浸润性导管癌的好发年龄小

【解析】乳腺髓样癌相对少见，是由低分化癌细胞组成的边界清楚的浸润性乳腺癌，较浸润性导管癌的发病年龄小，属于低度恶性肿瘤。2019 版 WHO 乳腺肿瘤分类中，将髓样癌、不典型髓样癌、伴有髓样特征的浸润性癌都归入浸润性癌，非特殊类型（no special type，NST），称为伴有髓样特征的浸润性癌（NST）。髓样癌 X 线常表现为较高密度肿块、形态规则、边界较清，部分边缘可呈微分叶状，钙化少见；伴有钙化时，提示可能合并导管内癌成分。

16. 关于黏液癌，以下说法正确的是
A. 可分为单纯型和混合型，黏液癌成分占肿瘤成分 50% 及以上为单纯型
B. 绝经后老年女性多见，发病高峰年龄为 55～59 岁
C. 淋巴结转移率高，预后不良
D. X 线均表现为密度较高、边缘大部分清晰肿块，可伴微分叶，钙化少见
E. T₂WI 呈明显高信号，增强扫描环形或不均匀强化，内部分隔不强化，动态增强曲线多呈平台型

【解析】乳腺黏液癌好发于绝经后老年女性，多数患者的首发症状为可推动的软或中等硬度的乳腺包块，按黏液癌成分占肿瘤成分的比例分为单纯型和混合型。>90% 为单纯型；>50%、<90% 且混合其他类型乳腺癌时称为混合型。黏液癌淋巴结转移率低，预后明显好于其他类型浸润性癌，尤其是单纯型。单纯型 X 线常表现为密度较高、边缘大部分清晰肿块，多伴微分叶；混合型

及少数单纯型黏液癌可表现为不规则形、边缘模糊肿块，诊断为恶性病变不难。MRI 对诊断黏液癌有独特作用，T₂WI 压脂、DWI 及 ADC 均呈明显高信号，ADC 值较高，常高于 2×10⁻³mm²/s，动态增强扫描呈环形或不均匀、渐进性强化，内部分隔强化，TIC 曲线多呈 Ⅰ 型（流入型）或 Ⅱ 型（平台型）。

17. 关于急性化脓性乳腺炎，下列叙述**错误**的是
A. 以哺乳期多见，常见原因是金黄色葡萄球菌和链球菌感染，有寒战、发热等全身症状
B. 可分为乳晕下脓肿和周围型脓肿，以乳晕下型多见
C. 脓肿形成时 X 线可表现为不对称致密或肿块
D. X 线表现为边缘模糊肿块，可见皮肤增厚及小梁结构增宽
E. 部分需与炎性乳腺癌鉴别，当表现为广泛的红斑及皮肤增厚时，诊断为急性化脓性乳腺炎

【解析】急性化脓性乳腺炎急性发病时，通过典型临床症状及影像表现、抗生素治疗有效即可作出明确诊断。当临床表现不典型时，需与炎性乳腺癌鉴别，炎性乳腺癌表现为广泛的红斑和乳房发热，但其累及范围更广，且伴有皮肤"橘皮样"外观，X 线可显示微钙化、肿块、肿大淋巴结等，抗生素治疗无效。

18. 关于导管扩张症/导管周围炎，说法**错误**的是
A. 好发于非哺乳期女性，以 40～60 岁经产未哺乳女性多见
B. 有乳腺导管扩张症、导管周围炎、浆细胞性乳腺炎 3 种表现类型

答案：　16. B　17. E　18. E

C. 乳腺导管扩张是其重要表现之一,典型者位于乳晕下或乳晕旁,3~4 支导管扩张,常伴乳头溢液

D. X 线可表现为导管扩张、不对称致密、边缘模糊肿块

E. 表现为钙化时常为圆点或细点状,线样或段样分布

【解析】乳腺导管扩张症又称浆细胞性乳腺炎,反映该病不同发展阶段的临床病理特点。常见于 40 岁以上非哺乳期女性,乳头溢液为最常见的主诉。近年来临床趋向于根据病理和临床过程将其分为导管扩张期、肿块期、脓肿期和瘘管期,对应不同的影像表现。当伴随钙化时,多表现为粗大钙化,分布于导管壁,可呈环形、圆形或杆状。

19. 患者女,43 岁。左乳外上触及肿块 3 个月余,质韧,边界清,活动度可,邻近皮肤无异常,左腋下未触及肿大淋巴结。无乳腺相关手术史,家族史无异常。该患者最适合的影像学检查方法为

A. 乳腺 X 线

B. 乳腺超声

C. 乳腺 MRI

D. 乳腺 X 线 + 乳腺超声

E. 乳腺专用 PET

【解析】该病例为年轻女性,临床体检提示肿块为良性病变可能性较大,乳腺超声用于鉴别肿块的囊实性及良恶性,乳腺 X 线用于观察是否存在可疑钙化,因此 2 种检查建议同时进行,上述两种方法无法判断良恶性时可采用乳腺 MRI 检查。

20. 患者女,45 岁。右乳外上触及肿块 3 个月余,质硬,边界不清,活动差,邻近皮肤凹陷,右侧腋下未扪及肿大淋巴结。乳腺 X 线片见右乳外上高密度肿块,边

缘毛刺,内见细小多形性钙化,邻近皮肤增厚凹陷,右侧腋下未见肿大淋巴结。最可能的诊断为

A. 乳腺囊肿　　　B. 纤维腺瘤

C. 脂肪坏死　　　D. 乳腺癌

E. 错构瘤

【解析】右乳外上肿块临床体检表现为质硬、边界不清、活动度差、表面皮肤凹陷,提示为恶性病变表现。乳腺 X 线显示为高密度肿块,边缘模糊,伴随细小多形性钙化,提示为恶性病变。因此首先考虑乳腺癌。乳腺良性肿块,临床体检多表现为活动度好,边界清楚,乳腺 X 线多表现为等密度或低密度肿块,边缘清楚,不伴随可疑钙化。

21. 患者女,52 岁。左乳外上触及肿块 3 个月余,约核桃大小,质硬,边界不清,活动度差,邻近皮肤凹陷,左侧腋下触及肿大淋巴结。乳腺 X 线摄影见左乳外上高密度肿块,大小约 3cm,边缘毛刺状,内见细小多形性钙化,邻近皮肤增厚凹陷,左侧腋下见多发肿大淋巴结。该病例最可能的 BI-RADS 分类为

A. BI-RADS 4a　　B. BI-RADS 2

C. BI-RADS 3　　　D. BI-RADS 5

E. BI-RADS 6

【解析】左乳外上临床体检及乳腺 X 线摄影表现为肿块,活动度差,表面皮肤凹陷,并伴随多发细小多形性钙化,同时伴有左侧腋下肿大淋巴结,因此左乳内病灶恶性可能性较大,为 BI-RADS 5 类。

22. 患者女,35 岁。发现乳腺肿块 2 周。乳腺 X 线片显示右侧乳腺外上象限高密度、圆形肿块,内见粗大钙化,边缘清晰。最可能的诊断为

A. 癌

B. 导管内乳头状瘤

C. 纤维腺瘤

D. 脓肿

E. 脂肪坏死

【解析】乳腺纤维腺瘤多见于年轻女性，典型 X 线表现为边缘清晰的圆形或卵圆形肿块，部分可伴粗大或爆米花样钙化。

23. 患者女，30 岁。发现左侧乳头溢液 1 周。乳腺 X 线摄影未见明确异常。超声显示左侧乳腺中央区导管扩张，其内见中等回声实性肿块，长径约 0.8cm。最可能的诊断为

A. 导管原位癌

B. 导管内乳头状瘤

C. 纤维腺瘤

D. 脓肿

E. 脂肪坏死

【解析】导管内乳头状瘤可表现为乳头溢液。典型的中央型导管内乳头状瘤的超声表现为在扩张的无回声导管腔内可见稍低或中等回声的实性肿物。

24. 患者女，40 岁。发现右乳肿物 1 个月。乳腺 X 线摄影显示右侧乳腺外上象限卵圆形肿物，长径约 5cm，呈不均匀高低混杂密度，以低密度区为主，边缘清晰。最可能的诊断是

A. 黏液癌

B. 导管内乳头状瘤

C. 纤维腺瘤

D. 脓肿

E. 错构瘤

【解析】乳腺错构瘤的典型 X 线表现为混杂密度肿物，包括较低的脂肪密度及中等的纤维腺体组织密度，肿物具有明确的边界，多呈圆形、卵圆形、分叶状，边缘光滑清晰，肿物较大时可压迫周围组织。

25. 患者女，55 岁。右侧乳头血性溢液 1 周。乳腺 X 线摄影发现右侧乳腺外上象限多量微钙化如图 10-1 所示。以下说法正确的是

A. 钙化呈区域分布

B. 钙化呈段样分布

C. 钙化形态为粗糙不均质

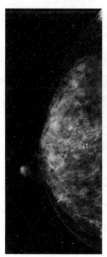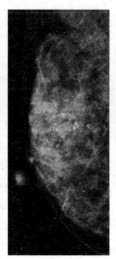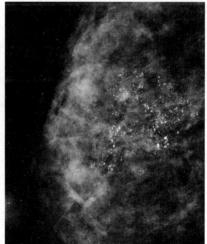

图 10-1 患者乳腺 X 线图像

答案： 23. B 24. E 25. B

D. 钙化形态为细点状

E. 下一步处理方法为对钙化区域进行局部点压放大摄影

【解析】图 10-1 示右侧乳腺外上象限段样分布微钙化,钙化延伸至乳头后方,形态为细小多形性及线样分枝状,局部实质密度增高,未见明确肿块影。该病例钙化大部分显示清晰,分布及形态均高度提示恶性,无须进一步点压放大摄影,下一步可行 X 线引导下钙化立体定位活检。

26. 患者女,55 岁。自检发现左乳无痛性肿块,乳腺 X 线检查发现左侧乳腺外上象限不规则形、边缘毛刺肿块,肿块内见数枚细小多形性钙化,最可能的诊断是

A. 浸润性导管癌

B. 浸润性小叶癌

C. 黏液癌

D. 复杂性硬化性腺病

E. 叶状肿瘤

【解析】乳腺癌最常表现为外上象限的无痛性肿块,质硬,活动度差,可伴有皮肤、乳头凹陷,根据临床症状首先考虑乳腺癌。不同病理类型中,浸润性导管癌最常见,典型 X 线表现为边缘毛刺肿块,可伴或不伴钙化。

27. 患者女,50 岁。发现右乳外上象限肿块 10 天。查体于右乳外上象限触及肿块,质韧,边界较清,活动度可。对比增强乳腺 X 线及 MRI 检查发现右侧乳腺外上象限肿块,如图 10-2 所示。ADC 值约为 $1.99 \times 10^{-3} mm^2/s$。以下说法**错误**的是

A. X 线表现为椭圆形、高密度肿块

B. 对比增强乳腺 X 线减影图表现为明显不均匀强化

C. T_2WI 压脂、DWI 明显高信号

D. 动态增强曲线呈 II 型,提示良性可能性大

E. 肿块内部可见无强化的不规则囊变区

【解析】该病例动态增强曲线呈 II 型,即平台型,良恶性病变均有可能。该病例较为特征的是 T_2WI 压脂、DWI 明显高信号,ADC 值较高,动态增强扫描早期呈明显不均匀强化,随时间延长略呈向心性强化,为含黏液成分肿瘤的特点,病理诊断为混合型黏液癌。

28. 患者女,35 岁。近 3 年有生育哺乳史。专科查体左乳下方触及肿块,质硬,活动度欠佳。乳腺超声提示以实性为主的混合性回声团,乳腺 X 线示椭圆形高密度肿块,边缘模糊,内未见钙化,周围小梁结构增宽、紊乱,邻近乳晕区皮肤增厚。以下说法**错误**的是

A. BI-RADS 3 类

B. 炎性水肿可致小梁结构增宽及皮肤增厚

C. 边缘模糊的实性或囊实混合性肿块均应建议行临床活检

D. X 线表现无特征性

E. 乳腺 MRI 检查有助于对病变内部结构及血流进行评估

【解析】该病例的可疑征象为肿块边缘模糊,边缘模糊提示向周围组织浸润的可能,有恶性风险,BI-RADS 评估应为 4a 及以上,应建议行临床活检,取得组织病理学证据。肿瘤浸润、炎性病变、放射治疗等均可导致乳房水肿,X 线表现为乳腺皮肤增厚、小梁结构增宽。该例患者接受超声引导下空芯针穿刺活检,病理结果为特发性肉芽肿性乳腺炎。

答案: 26. A 27. D 28. A

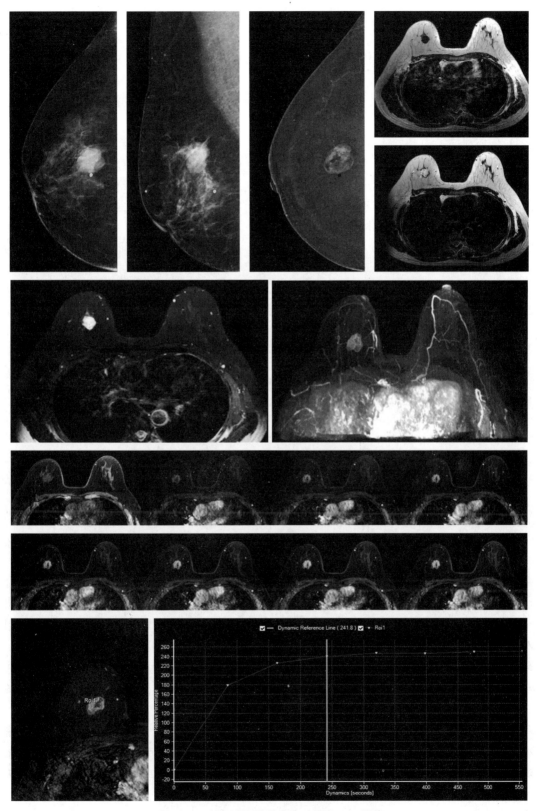

图 10-2　患者对比增强乳腺 X 线及 MRI 图像

二、多选题

1. 乳腺 MRI 在临床中的主要应用包括
   A. 术前分期
   B. 新辅助化疗疗效评估
   C. 保乳手术术前评估
   D. 假体评估
   E. 高危人群筛查

【解析】乳腺 MRI 在临床中有多种应用，主要包括：术前分期、新辅助化疗疗效评估、保乳手术术前评估、假体评估、腋窝淋巴结阳性者寻找原发灶、高危人群筛查和 MRI 引导下的定位与活检。

2. 关于乳腺癌筛查的影像学检查，描述正确的是
   A. 20～39 岁的普通人群不建议接受乳腺癌影像筛查
   B. 40～45 岁的普通人群建议每 1～2 年 1 次乳腺 X 线检查，致密型乳腺联合乳腺超声
   C. 45～69 岁的普通人群建议每 1～2 年 1 次乳腺 X 线检查，致密型乳腺联合乳腺超声
   D. 70 岁以上的普通人群建议每 1～2 年 1 次乳腺 X 线检查
   E. 高危人群建议 40 岁以前提前接受筛查，筛查间隔为每 6～12 个月

【解析】根据中国抗癌协会乳腺癌诊治指南与规范（2021 版），乳腺癌筛查分一般人群和罹患乳腺癌高危人群。对于一般人群，20～39 岁不建议接受乳腺癌影像筛查；40～69 岁建议接受机会性筛查，每 1～2 年一次，筛查方法采用乳腺 X 线，致密型乳腺联合乳腺超声；70 岁以上建议每 1～2 年 1 次乳腺 X 线检查。对罹患乳腺癌高危人群，建议早于 40 岁接受每 6～12 个月的影像筛查，筛查方法包括每年 1 次乳腺 X 线、每年 1～2 次乳腺超声与乳腺体检，必要时采用乳腺 MRI。

3. 关于成年女性乳房的描述，下列**错误**的是
   A. 位于深筋膜内
   B. 可分为 5～10 个乳腺小叶
   C. 有 5～10 根输乳管
   D. 乳房悬韧带（Cooper 韧带）一端连于皮肤和浅筋膜浅层，一端连于浅筋膜深层
   E. 胸肌筋膜与胸大肌之间有一间隙，为乳房后间隙

【解析】成年女性乳房包裹于皮下浅筋膜的浅层与深层之间，平第 2～6 肋高度。每侧乳腺被结缔组织分成 15～20 个乳腺叶，相应的每个乳腺叶有 1 个输乳管。乳腺腺叶间有与皮肤垂直的纤维束，一端连于皮肤和浅筋膜浅层，一端连于浅筋膜深层，称乳房悬韧带（Cooper 韧带），对乳腺起支持和固定的作用。浅筋膜深层与胸大肌筋膜之间的间隙，为乳房后间隙，内含疏松结缔组织、脂肪和淋巴，乳腺癌时可自此向深部转移。

4. 关于乳腺的血供，下列描述正确的是
   A. 乳腺的供血动脉由腋动脉、肋间动脉及内乳动脉及其分支组成
   B. 肋间动脉的乳腺支主要供应乳腺后部
   C. 内乳动脉的 1～4 穿支供应乳腺的深部
   D. 腋动脉的分支主要供应乳腺外侧部和上部
   E. 乳房的静脉分深、浅两组，浅组静脉分横行和纵行 2 类，深组静脉有 3 条回流途径

【解析】该题考查乳腺的血供特点，乳腺的供血动脉由腋动脉分支、肋间动脉分支及内乳动脉分支组成。肋间动脉的乳腺支

答案：　1. ABCDE　2. ABCDE　3. ABCE　4. ABDE

主要供应乳腺后部。腋动脉 6 个分支中有 4 条为乳腺供血，自内向外依次为胸最上动脉、胸肩峰动脉、胸外侧动脉及胸背动脉，主要供应乳腺外侧部和上部。乳房静脉分深、浅两组，浅组静脉分横行和纵行 2 类，深组静脉有 3 条回流途径。内乳动脉的 1～4 穿支供应乳腺内侧而不是乳腺深部。

5. 下列关于 BI-RADS 的描述，正确的有
    A. 双侧乳腺组织分布对称，未见有肿块、钙化和结构扭曲等变化，可报告为 BI-RADS 1
    B. 乳腺实质内等密度肿块，约 1cm，边缘光整，伴爆米花样钙化，可报告为 BI-RADS 4b
    C. 乳腺实质内高密度肿块，边缘毛刺，皮肤牵拉，伴多发细小多形性钙化，可报告为 BI-RADS 5
    D. 乳腺实质内高密度肿块，边缘毛刺，对此肿块空芯针穿刺，活检结果为浸润性导管癌，可报告为 BI-RADS 6
    E. 有乳腺良性病变手术史，复查乳腺 X 线摄影可见缝线样钙化，可报告为 BI-RADS 4a

【解析】BI-RADS 共分为 7 大类。0 类为不完全评估，需要结合其他影像技术进一步评估；1～6 类为完全评估：1 类是阴性；2 类为良性发现；3 类可能是良性发现，建议短期随访；4 类为可疑异常，要考虑活检（4 类又根据恶性程度的可能性分为 4a、4b、4c）；5 类是高度怀疑恶性，临床要积极干预；6 类是已经过活检证实为恶性。选项 B 中的等密度肿块伴爆米花样钙化，一般为退变的纤维腺瘤表现，为良性病变，可报告为 BI-RADS 2，而不能报告为 BI-RADS 4b；选项 C 中的高密度肿块，边缘毛刺，并伴有多发细小多形性钙化，恶性可能较大，可报告为 BI-RADS 5；

选项 D 中已有穿刺结果为浸润性导管癌，所以为正确选项。选项 E 中虽然有手术史，但为良性手术史，手术后缝线结处形成的钙化为良性钙化，可报告为 BI-RADS 2。

6. 关于乳腺导管内乳头状瘤，描述正确的是
    A. 超声对导管内乳头状瘤诊断的敏感性高于 X 线检查
    B. 乳头溢液可为主要临床表现
    C. 多数病例可触及乳腺肿块
    D. 中央型导管内乳头状瘤的典型超声表现为在扩张的无回声导管腔内可见稍低或中等回声的实性肿物
    E. 乳腺 X 线导管造影对中央型乳头状瘤检出较好

【解析】中央型导管内乳头状瘤多以单孔乳头溢液为主要表现，少数患者在乳晕附近可触及肿物。外周型乳头状瘤患者部分有自发性乳头溢液，常无明显临床症状。导管内乳头状瘤多较小，常规 X 线检查可无阳性发现，乳腺 X 线导管造影是中央型乳头状瘤较好的影像学检查方法。超声对导管内乳头状瘤诊断的敏感性高于 X 线检查，同时可清晰观察邻近导管情况。

7. 关于乳腺纤维腺瘤，描述正确的是
    A. 是最常见的乳腺良性肿瘤
    B. 多见于青年女性
    C. 超声和 X 线摄影是主要的影像检查方法
    D. 触诊常呈分叶状、质硬、活动差
    E. 可见于一侧或两侧乳腺，也可多发

【解析】纤维腺瘤是最常见的乳腺良性肿瘤，多见于年轻女性，可见于一侧或两侧乳腺，也可多发。临床多为偶然发现的乳腺肿块，触诊时多为类圆形肿块，表面光滑，质韧，活动好，与皮肤无粘连。

答案： 5. ACD 6. ABDE 7. ABCE

8. 关于乳腺纤维腺瘤的 MRI 表现,描述正确的是
  A. T_2WI 信号依肿瘤内成分不同可表现为不同信号强度
  B. 部分纤维腺瘤 T_2WI 可见内部低信号分隔
  C. 内部伴黏液变性的纤维腺瘤 T_2WI 可表现为明显高信号
  D. 大多数纤维腺瘤增强扫描表现为早期环形强化,延迟期强化呈向心性向中心充填
  E. 大多数纤维腺瘤动态增强扫描表现为渐进性的均匀强化或由中心向外围的离心样强化

【解析】乳腺纤维腺瘤 MRI 上多表现为边界清楚的圆形、卵圆形或分叶状肿物,在平扫 T_1WI 上,肿瘤多表现为低或中等信号,在 T_2WI 上,依肿瘤内细胞、纤维成分及水的含量不同而表现为不同的信号强度,部分纤维腺瘤内可有胶原纤维形成的分隔,分隔在 T_2WI 上表现为低或中等信号强度。动态增强 MRI 扫描,纤维腺瘤表现亦可各异,但大多数表现为缓慢渐进性的均匀强化或由中心逐渐向外围扩散的离心样强化。

9. 关于乳腺叶状肿瘤,描述正确的是
  A. 为恶性肿瘤
  B. 多见于老年女性
  C. 肿瘤常增长缓慢、病程较长,部分患者肿块可在短期内迅速增大
  D. 常见的临床表现为乳头溢液
  E. 是一种少见的纤维上皮性肿瘤

【解析】乳腺叶状肿瘤是一种少见的纤维上皮性肿瘤,由上皮和间质成分构成,具有双相分化的特点。根据间质细胞的丰富程度、核分裂象、细胞异型性等组织学特征,叶状肿瘤分为良性、交界性和恶性。叶状肿瘤可发生于任何年龄段,以中年居多。最常见的临床表现为无痛性肿块,肿瘤增长缓慢、病程较长,部分患者有肿块在短期内迅速增大的病史,对诊断此病有提示意义。

10. 关于乳腺叶状肿瘤的 X 线表现,描述正确的是
  A. X 线多表现为分叶状、边缘清晰的高密度肿块
  B. X 线多表现为不规则、边缘毛刺的高密度肿块
  C. 钙化较少见,可呈粗大钙化灶
  D. 钙化多见,可呈细小多形性钙化灶
  E. X 线表现与纤维腺瘤难以鉴别

【解析】乳腺叶状肿瘤外形呈分叶状,当肿瘤较小或分叶不明显时与纤维腺瘤难以区别。较为特征的 X 线表现为分叶状、边缘光滑锐利的高密度肿块。肿瘤内可出现钙化,但较少见,钙化可呈粗大不规则的颗粒状或片状。

11. 关于乳腺错构瘤,描述正确的是
  A. 为正常乳腺组织的异常排列,由脂肪、腺体和纤维组织多种乳腺组织构成
  B. X 线表现为高低混杂密度肿块
  C. X 线表现为均匀高密度肿块
  D. 肿物较大时可推压周围组织
  E. X 线常表现为伴钙化的肿块

【解析】乳腺错构瘤为正常组织异常排列组合而形成的一种少见的瘤样病变,由多种乳腺组织(脂肪、腺体和纤维组织)构成。X 线摄影是乳腺错构瘤主要影像学检查方法,混杂密度(包括脂肪密度和纤维腺体密度)肿物为乳腺错构瘤的典型 X 线表现。

12. 乳腺 X 线以"边缘清晰的肿块"为主要表现的病变包括

答案:　8. ABCE　9. CE　10. ACE　11. ABD　12. ABD

A. 纤维腺瘤　　　B. 叶状瘤

C. 脂肪坏死　　　D. 黏液癌

E. 乳腺导管原位癌

【解析】一般来讲,大多数乳腺良性病变边缘清楚,恶性病变边界不清,但乳腺良恶性肿块的边缘表现之间有一定的重叠。纤维腺瘤和叶状瘤均为纤维上皮性肿瘤,二者在 X 线上均多表现为边缘清晰的肿块,小的叶状瘤与纤维腺瘤影像上难以鉴别。部分恶性病变亦可表现为边缘清晰的肿块,包括黏液癌、髓样癌、淋巴瘤等。乳腺导管原位癌主要 X 线表现为可疑钙化灶。

13. 以下属于乳腺特殊类型癌的是

A. 黏液癌　　　　B. 浸润性导管癌

C. 导管内原位癌　D. 小叶癌

E. 化生性癌

【解析】根据 2019 版 WHO 乳腺肿瘤分类,乳腺浸润性癌中特殊类型癌包括以下 8 种:小叶癌、小管癌、筛状癌、黏液癌、黏液性囊腺癌、乳腺浸润性微乳头状癌、顶泌汗腺癌和化生性癌。导管内原位癌属于非浸润性癌,浸润性导管癌则属于浸润性非特殊型癌。

14. 关于乳腺黏液癌,下列叙述正确的是

A. 年轻女性多见

B. 可分为单纯型黏液癌和混合型黏液癌

C. X 线常表现为不规则边缘毛刺肿块

D. MRI 表现为 T_1WI 等、低信号,T_2WI 高信号,ADC 值甚至高于大多数良性肿瘤

E. X 线表现需与纤维腺瘤、叶状肿瘤等进行鉴别

【解析】乳腺黏液癌属于较为少见、特殊类型的乳腺浸润性癌,停经后的老年女性多见,发病高峰年龄为 55~59 岁。WHO 乳腺肿瘤分类中,黏液癌成分占肿瘤成分的 90% 及以上定义为单纯型,而 50%< 黏液癌成分 <90%,同时混合其他类型乳腺癌称为混合型黏液癌。单纯型黏液癌因其组织学特点、影像表现可出现偏良性征象,X 线可表现为椭圆形高密度肿块,边缘清晰或边缘微分叶,此时需与纤维腺瘤、叶状肿瘤等进行鉴别。混合型黏液癌,X 线表现为不规则肿块,边缘模糊。黏液癌的 MRI 表现有相对特征性,常为 T_1WI 低或等信号,T_2WI、T_2WI 压脂均为高信号,ADC 值较高,提示弥散不受限,甚至高于大多数良性肿瘤。

15. 关于特发性肉芽肿性乳腺炎,下列说法正确的是

A. 多见于产后 5 年内的年轻女性,有母乳喂养史

B. 又称为肉芽肿性小叶性乳腺炎,是以乳腺终末导管小叶单位为中心的慢性化脓性肉芽肿性炎症

C. MRI 增强多为肿块伴环形或簇状环形强化,TIC 曲线多为 I 型或 II 型

D. 可发生于乳房任何部位,以乳晕下区多见

E. X 线表现无特征性,可表现为边缘模糊的不对称致密或肿块,钙化罕见

【解析】肉芽肿性小叶性乳腺炎是乳腺慢性非细菌性炎症,多发生于育龄期女性。可发生于乳房任何部位,以外周围部位多见,较少累及乳头、乳晕。最常见的 X 线表现为边缘模糊的不对称致密或肿块、炎性水肿所致的小梁结构增宽和皮肤增厚,部分征象与乳腺癌重叠。MRI 有助于显示病变内部结构和血流情况,MRI 增强多为肿块伴环形或簇状环形强化,部分呈段样非肿块样强化,TIC 曲线多为 I 型或 II 型,ADC 值低于乳腺癌。

答案： 13. ADE　14. BDE　15. ABCE

16. 关于乳腺髓样癌，下列说法正确的是
    A. 属于少见类型浸润性癌
    B. 约占所有乳腺癌的 1%
    C. 多见于中青年女性，好发年龄较浸润性导管癌小
    D. 预后较浸润性导管癌差
    E. 可表现为边界清楚、质地较软的包块，易与良性肿块混淆

【解析】乳腺髓样癌总体发病率较低，属于少见的浸润性乳腺癌，占所有乳腺癌的 5%～7%，好发年龄较浸润性导管癌的好发年龄小，更常见于中青年女性，临床可表现为无痛性肿块，触诊边界清楚、质地较软，容易与良性肿块混淆，其总体预后较浸润性导管癌好。

17. 关于浸润性小叶癌（ILC）的 X 线表现，以下叙述正确的是
    A. ILC 依据形态可分为肿块型和非肿块型
    B. 肿块型常表现为形态不规则的边缘毛刺肿块
    C. 非肿块型常表现为不对称致密
    D. 微钙化为 ILC 常见及特征性表现
    E. 临床触及病灶，乳腺 X 线摄影无明显肿块，可排除恶性诊断

【解析】浸润性小叶癌是乳腺恶性肿瘤中第二常见的病理类型，仅次于非特殊型浸润性癌。ILC 根据大体形态可分为肿块型和非肿块型，肿块型常表现为边缘模糊或毛刺肿块，非肿块型常表现为结构扭曲，钙化并非其常见和特征性表现；ILC 有多灶、多中心、双侧发病的特点，MRI 对其检出高于 X 线和超声。当临床触及肿块，但 X 线检查无明显肿块，不能排除恶性诊断，需考虑进行进一步检查。

18. 关于急性化脓性乳腺炎，下列描述正确的有
    A. 急性化脓性乳腺炎以哺乳期多见，可因乳头破裂、乳汁淤积导致感染，少数由血行感染引起
    B. 急性化脓性乳腺炎可导致脓肿形成，以乳晕下脓肿常见
    C. 急性发病时有寒战、发热等全身症状，出现乳房胀痛，并可触及包块，如不及时治疗，可形成局部窦道、瘘管，甚至引发败血症
    D. 乳腺 X 线摄影对急性化脓性乳腺炎作用不大，MRI 具备特征表现
    E. 需与炎性乳腺癌进行鉴别诊断，炎性乳腺癌累及范围更大，X 线可显示微钙化、毛刺肿块，且抗生素治疗无效

【解析】急性化脓性乳腺炎哺乳期多见，可因乳头破裂、乳汁淤积导致感染，少数由血行感染引起，严重时可形成脓肿，以乳晕下脓肿常见；急性发病时可出现寒战、发热等全身症状，乳房胀痛，触及包块，如不及时治疗，可形成局部窦道、瘘管，甚至引发败血症。X 线常表现为乳晕下局灶不对称或肿块，DBT 可以消除部分重叠，对不对称或肿块的显示更为清晰，CEM 则能够提供病灶强化特点，因此乳腺 X 线摄影仍然有重要的诊断和鉴别诊断作用。乳腺 MRI 表现多样，常表现为片状异常信号内单发或多发异常肿块信号，T_1WI 低信号，T_2WI 不均匀高信号，信号强度与脓腔内成分有关，MRI 诊断价值较高，但尚不能称为特征表现。

19. 关于非特殊型浸润性癌，以下描述正确的是
    A. 非特殊型浸润性癌是浸润性乳腺癌最为常见的类型，约占 50%

答案：16. ACE　17. AB　18. ABCE　19. BCE

B. 可表现为肿块、钙化、结构扭曲或不对称致密，其中以肿块最常见

C. 钙化有时作为非特殊型浸润性癌的唯一 X 线征象，与导管原位癌不易鉴别

D. 非特殊型浸润性癌在 DCE-MRI 上通常表现为明显均匀强化，TIC 曲线呈流出型

E. 非特殊型浸润性癌表现为结构扭曲或不对称致密时，需与硬化性腺病、炎性病变等相鉴别

【解析】非特殊型浸润性癌是浸润性乳腺癌最为常见的类型，其占 65%～80%，可表现为肿块、钙化、结构扭曲或不对称致密 4 种主要征象，其中以肿块最为常见；当钙化作为非特殊型浸润性癌的唯一征象时，与导管原位癌较难鉴别；表现为结构扭曲或不对称致密时，需与硬化性腺病或炎性病变相鉴别。乳腺 DCE-MRI 通过多序列扫描，能够准确获知乳腺病灶的位置、大小、数目、信号和邻近组织信息，通常表现为 T_1WI 等低信号，T_2WI 不均匀高信号，强化后呈不均匀强化或环形强化，TIC 曲线常呈流出型。

三、共用题干单选题

（1～2 题共用题干）

患者女，50 岁。1 周前发现左乳内上肿块，遂来就诊，临床体检肿块约 1.5cm，质硬，边界不清，活动差，表面皮肤无异常，腋窝未触及肿大淋巴结。空心针活检证实为浸润性癌。

1. 对该患者拟行保乳手术，术前应接受的乳腺相关影像学检查，一般情况下**不包括**
   A. 乳腺 X 线
   B. 乳腺超声
   C. 乳腺 MRI
   D. 乳腺断层融合成像
   E. 乳腺专用 PET

【解析】对于拟行保乳手术的患者，术前影像学评估推荐联合使用多种检查方法，主要包括乳腺 X 线或乳腺断层融合成像、乳腺超声与乳腺 MRI，评估内容包括双侧乳房、区域淋巴结，目的是协助临床纳入符合保乳条件的患者，排除保乳禁忌以及明确病灶范围。乳腺专用 PET 目前还没有成为常规应用。

2. 此例患者行乳腺 MRI 检查的目的**不包括**
   A. 判断是否为多中心病灶
   B. 评估对侧乳腺
   C. 评估胸壁
   D. 评估内乳淋巴结
   E. 评估此病灶的良恶性

【解析】乳腺 MRI 在保乳手术中的作用包括：准确评估病灶位置、形态、累及范围、与周围结构的关系；评估乳头乳晕是否受累；检出多灶多中心病变；检出临床触诊阴性以及对侧乳房的可疑病灶，并能够引导穿刺活检；评估内乳淋巴结；评估乳房解剖学信息。此患者已知病灶已经被证实为乳腺癌，所以不存在需要评估良恶性的问题。

（3～5 题共用题干）

患者女，48 岁。超声声像图见乳腺导管扩张，导管内充满中低回声团块，有蟹足样改变，挤压乳头有溢血。

3. 关于乳腺导管，说法正确的是
   A. 女性乳腺导管直径与激素水平无关，不受激素水平影响
   B. 正常乳腺导管形态走势由粗到细，管径由 2～3mm 逐渐变细，各支导管通常舒展
   C. 正常乳腺导管形态走势曲折，以乳头为中心呈放射状排列

答案：　1. E　2. E　3. B

D. 正常女性哺乳期乳腺导管直径较非哺
乳期缩小

E. 乳腺导管起着分泌、储存和输送乳汁
的作用

【解析】正常女性乳腺导管直径受激素
水平影响，在一定范围内波动。正常乳腺导
管以乳头为中心呈反射状排列，形态走势由
粗到细，曲度柔软自然，管径由2～3mm逐
渐变细，各支导管通常舒展，直至末梢。乳
汁的分泌会促进乳腺导管扩张，因此女性哺
乳期乳腺导管较非哺乳期扩张，哺乳结束后
可恢复正常。乳腺导管可储存和排泄乳汁，
不能分泌乳汁。

4. 对我国女性乳腺癌的发病年龄，描述正
确的是
A. 我国女性乳腺癌发病年龄晚于西方
国家
B. 30～40岁为好发年龄
C. 发病高峰年龄在35岁左右
D. 平均发病年龄为45～55岁
E. 70岁以后发病率明显降低

【解析】依据Lancet Oncology的报道，
我国女性乳腺癌的平均发病年龄为45～55
岁，早于西方国家，其中有2个发病高峰，
45～55岁、70～74岁。

5. 对该患者最可能的诊断是
A. 导管内乳头状瘤
B. 导管内乳头状瘤
C. 乳腺导管扩张
D. 浆细胞性乳腺炎
E. 乳腺囊性扩张

【解析】患者超声声像图见导管扩张、管
腔新生物，乳头挤压后见溢血，首先考虑导
管内病变，排除C、D、E，声像图示导管内团
块物呈蟹足状改变，提示恶性可能性大，因

此，该患者首先考虑为乳腺导管内乳头状癌。

（6～8题共用题干）
患者女，35岁。因左侧乳头溢液就诊。
查体：左侧乳腺可见单支导管溢液，为淡黄
色。双侧乳腺未触及肿物。行超声检查：提
示左侧乳腺中央区囊实性肿物，约1.5cm，
边缘清晰。乳腺X线摄影示双侧乳腺致密
型，未见明确肿物。

6. 对该患者可能的诊断是
A. 纤维腺瘤
B. 囊肿
C. 脂肪坏死
D. 导管内乳头状瘤
E. 导管原位癌

【解析】超声对导管内乳头状瘤诊断的
敏感性高于X线检查，同时可清晰观察邻
近导管情况。当肿瘤较小、腺体致密时，常
规X线检查常无阳性发现。乳腺典型的中
央型导管内乳头状瘤表现为在扩张的无回
声导管腔内可见稍低或中等回声的实性肿
物。有时亦可表现为边界清楚的囊实性混
合回声肿物。结合该病例临床及超声表现，
首先考虑导管内乳头状瘤可能性大。

7. 临床表现为乳头溢液，超声和X线摄影
诊断困难者，可考虑进一步进行的影像
学检查是
A. 超声造影　　　B. CT
C. MRI　　　　D. DBT
E. PET/CT

【解析】超声对导管内乳头状瘤诊断的
敏感性高于X线检查，同时可清晰观察邻
近导管情况。当常规检查方法诊断困难时，
MRI检查有助于对病变数量、大小和性质
的进一步确诊，尤其对外周型乳头状瘤的评
估更有价值。

答案：　4. D　5. B　6. D　7. C

8. 关于导管内乳头状瘤的常见 MRI 表现，下列**错误**的是
    A. T_2WI 常呈较高信号
    B. 增强扫描时间 - 信号强度曲线多呈流出型
    C. 可以表现为囊实性肿物，增强扫描实性成分明显强化
    D. 多表现为边缘光滑的肿块
    E. 增强扫描多表现为由中心向外围扩散的离心样强化

【解析】乳头状瘤形态学上大多具有良性肿瘤的特征，边缘多清晰，部分可表现为欠光滑。MRI 平扫 T_1WI 多呈低或中等信号，T_2WI 呈较高信号。MRI 动态增强检查导管乳头状瘤的时间 - 信号强度曲线多呈流出型，与乳腺癌表现具有相似之处，应注意鉴别。对于囊内乳头状瘤 MRI 表现为囊实性肿物，囊性部分平扫 T_1WI 呈低信号，T_2WI 呈明显高信号，增强扫描实性部分较均匀明显强化。

（9~11 题共用题干）

患者女，60 岁。发现右乳肿物半个月。已绝经，既往未行乳腺筛查。查体：右乳外上象限触及肿块，边界清，质地较韧，活动度可。乳腺 X 线摄影如图 10-3 所示，MRI 图像如图 10-4 所示。

9. 根据图 10-3，关于主要征象及 BI-RADS 分类最为合适的是
    A. 右乳外上象限肿块，BI-RADS 0
    B. 右乳外上象限肿块，BI-RADS 4c
    C. 右乳外上象限不对称致密，BI-RADS 4c
    D. 右乳外上象限不对称致密，BI-RADS 5
    E. 右乳外上象限肿块，BI-RADS 5

【解析】根据乳腺 X 线摄影 CC 和 MLO 位图像，可以确定右乳病灶位于外上象限中 1/3，且两个体位上均可见病灶具有三维占位性轮廓，DBT 图则将病灶轮廓显示更为清楚，所以应描述为肿块；肿块呈等密度，形态不规则、边缘模糊，周围小梁结构增粗，具有恶性风险，但征象不属于典型恶性，判读为 BI-RADS 4c。

10. 关于右乳病变的 MRI 表现，以下描述**错误**的是
    A. T_1WI 低信号，T_2WI 高信号
    B. 增强后表现为不规则肿块，边缘不清晰
    C. 内部强化特征：呈环形强化，中央区域无明显强化区
    D. ADC 为明显高信号
    E. TIC 曲线为Ⅱ型

【解析】该病例乳腺 DCE-MRI 主要表现为右乳外上象限病灶，T_1WI 呈低信号，T_2WI 呈高信号；动态增强呈不规则肿块、环形强化，边缘不清晰，中央区域始终未见明显强化；DWI 及 ADC 均为高信号，ADC 值约为 $2.0 \times 10^{-3} mm^2/s$；时间 - 信号强度曲线，即 TIC 曲线为Ⅰ型，呈流入型。

11. 根据乳腺 X 线和 MRI 表现，最为可能的诊断是
    A. 导管原位癌
    B. 浸润性导管癌
    C. 髓样癌
    D. 黏液癌
    E. 叶状肿瘤

【解析】绝经后女性，年龄 >50 岁，X 线表现为部分边缘模糊肿块，DCE-MRI 表现为 T_2WI、DWI、ADC 均为高信号，TIC 曲线呈流入型（Ⅰ型），综合影像提示最为可能的诊断是黏液癌。

答案：8. E 9. B 10. E 11. D

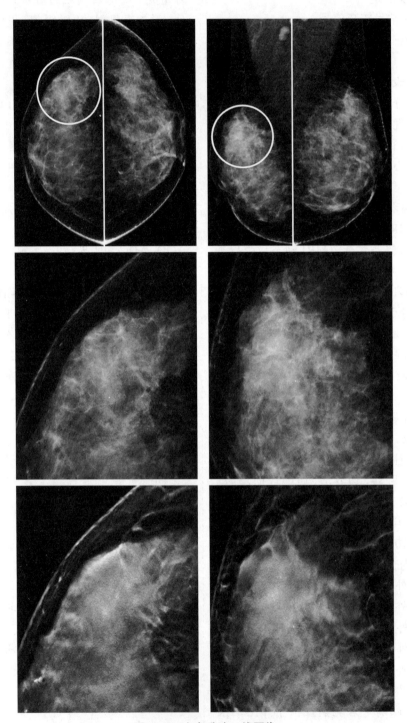

图 10-3 患者乳腺 X 线图像

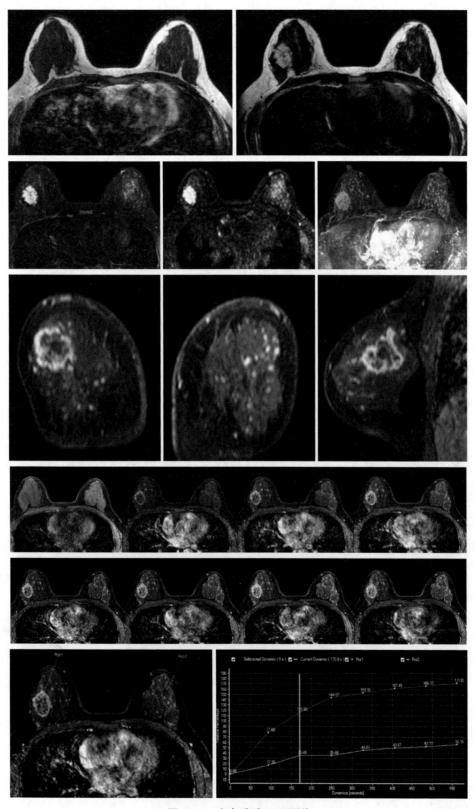

图 10-4 患者乳腺 MRI 图像

（12～14 题共用题干）

患者女,40 岁。近 3 年有生育哺乳史。左乳肿胀、疼痛半月余。查体:左乳可触及包块,皮肤变红、皮温稍升高;超声提示左乳低回声团。现行乳腺 X 线摄影检查,如图 10-5 所示。

12. 乳腺 X 线对左乳病变征象的描述,以下选项中最为恰当的是

A. 等密度肿块

B. 局灶不对称致密

C. 宽域不对称致密

D. 无定形钙化

E. 结构扭曲

【解析】乳腺 X 线摄影(FFDM+DBT)主要表现为左乳上方中 1/3 局灶不对称致密影,边缘模糊;若描述为肿块,需在 CC、MLO 位均可见三维占位轮廓,此例病灶在 MLO 位未见明显肿块轮廓,其范围相对局限,因此定义为局灶不对称致密;病灶内未见明显微钙化。

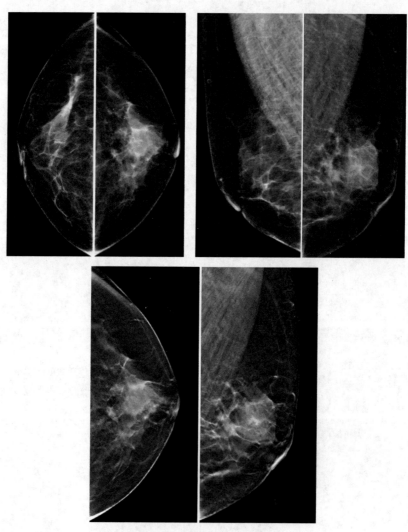

图 10-5　患者乳腺 X 线图像

答案:　12. B

13. 在 FFDM 和 DBT 图像上，关于左乳病变的 BI-RADS 分类，最为合适的是
    A. BI-RADS 0 类
    B. BI-RADS 2 类
    C. BI-RADS 3 类
    D. BI-RADS 4 类
    E. BI-RADS 5 类

    【解析】育龄期女性，临床可触及左乳包块，乳腺 X 线表现为局灶不对称致密影，边缘模糊，周围小梁结构增粗，且超声提示非囊性病变，应归为 BI-RADS 4，建议进行活检，取得组织学证据排除恶性可能。

14. 根据临床症状以及乳腺 X 线表现，最为可能的诊断是
    A. 叶状肿瘤
    B. 特发性肉芽肿性乳腺炎
    C. 纤维腺瘤
    D. 非特殊型浸润性癌
    E. 乳腺囊肿

    【解析】产后有哺乳史的育龄女性，乳房触及包块伴疼痛，局部肿胀，皮肤变红、皮温升高；乳腺 X 线表现为局灶不对称致密，边缘模糊，未见微钙化，周围小梁结构增粗，超声提示实性低回声团，综合考虑最为可能的诊断是特发性肉芽肿性乳腺炎。鉴别诊断：非特殊型浸润性癌常表现为不规则毛刺肿块，可伴多发可疑恶性微钙化，一般不出现炎性临床表现；纤维腺瘤、叶状肿瘤则常表现为边缘清晰或边缘微分叶的肿块；乳腺囊肿，X 线可表现为边缘清晰肿块，合并感染时可表现为边缘模糊肿块或不对称致密，但超声提示为囊性病变。

（15～18题共用题干）

患者女，40 岁。无意发现乳腺肿块，遂来院就诊。

15. 常常发生乳腺癌的乳腺部位是
    A. 外上象限　　　　B. 内上象限
    C. 外下象限　　　　D. 内下象限
    E. 乳晕后区

    【解析】乳腺任何部位都可发生乳腺癌，但最常见于乳腺外上象限。

16. 体格检查触及患者右乳外上象限一枚约 4cm 尚可活动的肿块，皮肤橘皮、酒窝等征象，同侧腋窝一枚 2cm 边界清晰的淋巴结，余未触及明显异常，该患者的临床分期应拟为
    A. T_1N_0　　　　B. T_1N_1
    C. T_2N_1　　　　D. T_2N_2
    E. T_3N_1

    【解析】乳腺癌 T 分期是按肿瘤的大小进行分期，小于 2cm 的肿瘤是 T_1；大于 2cm 且小于 5cm 的肿瘤是 T_2；大于 5cm 的肿瘤是 T_3；如果肿瘤侵犯胸壁皮肤是 T_4，无论病灶大小如何。N 是指淋巴结的意思，N_0 是没有淋巴结转移；N_1 是指同侧单个腋窝的淋巴结转移；N_2 是多个腋窝淋巴结转移；N_3 是指锁骨上的淋巴结转移。此患者乳腺内肿瘤 4cm，无皮肤胸壁侵犯征象，同侧腋下单枚淋巴结肿大，故临床分期拟为 T_2N_1。

17. 对患者拟行 MRI 检查，为降低乳腺背景实质强化对显像的干扰，推荐行 MRI 检查的时间段是
    A. 月经周期第 1 周
    B. 月经周期第 2 周
    C. 月经周期第 3 周
    D. 月经周期第 4 周
    E. 任何时间

    【解析】一般情况下乳腺腺体组织会随着体内激素水平的波动而发生变化，相应的在乳腺磁共振扫描上就表现为乳腺实质背

答案：13. D　14. B　15. A　16. C　17. B

景发生周期性强化。在月经周期第 1 和第 4 周强化最明显,在第 2 周(即卵泡期)强化最弱,因此建议在月经周期的第 7~14 天行 MRI 检查以降低体内激素对背景实质强化的影响。

18. 假设患者穿刺确诊为乳腺癌,同时诉脊柱隐痛。针对此症状推荐的首选检查是
   A. 乳腺超声　　　B. 乳腺 MRI
   C. 核素骨扫描　　D. PET/CT
   E. 胸部 CT

【解析】乳腺癌骨转移十分常见,此例患者确诊乳腺癌并伴有骨痛,应警惕乳腺癌骨转移,考虑骨转移的多发性,骨扫描可以作为全身骨转移的首选筛检方法。针对骨扫描的异常区域,后续还要针对性进行 CT 扫描骨窗观察或者 MRI 检查确认,并以这 2 个检查方法作为后续随访观察的主要影像手段。

(19~22 题共用题干)
　　患者男,41 岁。3 个月前无意中发现左乳头后方有一肿块,大小约 3cm×2cm,无疼痛,无乳头溢液,无其他不适。患者既往体健,无其他外伤史及手术史,无乳腺癌家族史。实验室检查无特殊。其影像学检查图像如图 10-6 所示。

19. 在乳腺 X 线摄影图上,**没有**显示的征象是
   A. 左乳晕后方椭圆形肿块
   B. 左乳晕区皮肤增厚
   C. 右乳晕后方见片状致密影,呈扇形分布
   D. 左乳肿块内多发不定形钙化
   E. 左侧副乳

20. 对该患者左乳肿块最可能的诊断是
   A. 男性乳腺发育
   B. 乳腺炎
   C. 乳腺癌
   D. 纤维腺瘤
   E. 错构瘤

【解析】该患者乳腺 X 线提示左乳肿块伴不定形钙化,肿块边缘模糊,乳晕区皮肤增厚,以上均为男性乳腺癌的影像学表现。

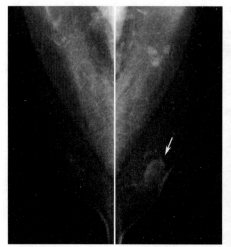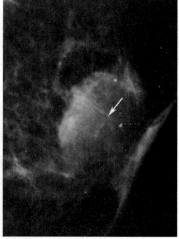

图 10-6　患者乳腺 X 线图像

答案: 18. C　19. E　20. C

21. 对该患者右乳晕后方斑片影最可能的诊断是
    A. 男性乳腺发育　B. 乳腺炎
    C. 乳腺癌　　　　D. 纤维腺瘤
    E. 错构瘤
    【解析】乳腺X线摄影上显示的乳晕后方呈扇形分布的絮片影,为男性乳腺发育增生比较典型的影像学表现。

22. 假设该患者左乳肿块已经活检后来摄片,病理结果为浸润性导管癌,则BI-RADS分类应为
    A. BI-RADS 3　　B. BI-RADS 2
    C. BI-RADS 4　　D. BI-RADS 6
    E. BI-RADS 5
    【解析】根据美国放射学会提出的乳腺影像报告和数据系统(Breast Imaging and Reporting Data System,BI-RADS)的分类,当已活检证实肿块为恶性时,BI-RADS分类应为6。此时影像检查的目的是更好地对病灶进行描述,以利于临床根据影像所见选择合适的手术方式。

    (23~26题共用题干)
    患者女,38岁。发现左乳肿物1周就诊。
23. 患者宜首选的影像检查方法是
    A. 超声+X线摄影
    B. 超声+MRI
    C. CT
    D. MRI
    E. X线+CT
    【解析】超声和X线摄影是乳腺病变最基本的2种检查方法,对临床发现肿物就诊的患者建议首选X线摄影及超声联合检查。对超声和X线检出与诊断困难者可考虑进一步行MRI检查。CT不是乳腺病变常规检查方法。

24. 假设患者X线摄影发现右侧乳腺外上象限圆形肿块,长径约1.5cm,边界清晰,内部可见多个粗大钙化灶,BI-RADS分类考虑为
    A. BI-RADS 2　　B. BI-RADS 3
    C. BI-RADS 4a　　D. BI-RADS 4b
    E. BI-RADS 4c
    【解析】BI-RADS 2为良性改变,钙化的纤维腺瘤可归为BI-RADS 2。

25. 假设患者X线摄影显示左侧乳腺内上象限圆形、高密度肿块,长径约2.0cm,部分边界清晰,部分浸润状,BI-RADS分类考虑为
    A. BI-RADS 2　　B. BI-RADS 3
    C. BI-RADS 4a　　D. BI-RADS 4b
    E. BI-RADS 4c
    【解析】BI-RADS 4病变包括一大类需要临床干预的病变。恶性可能性较低、临床可触及肿块、X线表现为边缘清晰,可归为BI-RADS 4a;边界部分清晰、部分浸润的肿块,可归为BI-RADS 4b;形态不规则、边缘浸润的肿块可归为BI-RADS 4c。

26. 假设对患者进一步行MRI检查,发现左侧乳腺肿物T_1WI表现为低信号,T_2WI表现为高信号,增强扫描可见圆形肿块,边界清晰,呈缓慢渐进性强化,延迟期强化较均匀,最可能的诊断是
    A. 黏液癌
    B. 纤维腺瘤
    C. 淋巴瘤
    D. 导管内乳头状瘤
    E. 腺病
    【解析】乳腺纤维腺瘤MRI上多表现为边界清楚的圆形、卵圆形或分叶状肿物,T_1WI多表现为低或中等信号,T_2WI依肿瘤

答案: 21. A　22. D　23. A　24. A　25. D　26. B

内成分不同而表现为不同的信号强度,黏液较多时 T_2WI 表现为明显高信号。动态增强扫描,纤维腺瘤大多数表现为缓慢渐进性的均匀强化或由中心逐渐向外围扩散的离心样强化。

(27～30题共用题干)

患者女,58岁。触诊左乳外上象限稍质硬。

27. 此患者外院已行超声检查,提示左乳低回声团。后续宜首先选择的影像学检查方法是

A. 乳腺 X 线摄影　　B. CT
C. MRI　　　　　　　D. 核素显像
E. PET/CT

【解析】患者外院已行超声检查,但没有乳腺 X 线摄影资料,后续检查宜选择优势互补的第一线常规检查手段,如乳腺 X 线摄影。

28. 此患者乳腺 X 线摄影如图 10-7 所示,左乳病灶主要表现为

A. 左乳上方细小多形性、无定形钙化,成簇分布

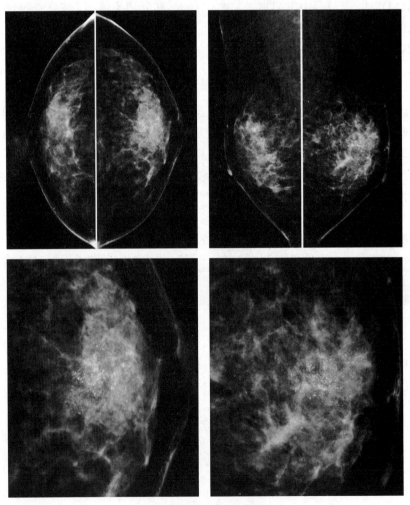

图 10-7　患者乳腺 X 线图像

答案： 27. A　28. C

B. 左乳上方细小多形性、粗糙不均质钙化，段样分布

C. 左乳上方细小多形性、细线样钙化，段样分布

D. 左乳上方细线样、无定形钙化，成簇分布

E. 左乳上方无定形、细线样钙化，区域分布

【解析】乳腺 X 线摄影表现为左乳上方钙化病灶，局部实质密度增高，钙化形态主要为细小多形性及细线样 2 种可疑恶性钙化，且呈段样分布趋势。

29. 乳腺 X 线摄影所示左乳钙化病灶，对其最为恰当的 BI-RADS 分类是

A. BI-RADS 3　　B. BI-RADS 4a

C. BI-RADS 4b　　D. BI-RADS 4c

E. BI-RADS 0

【解析】根据第 5 版 BI-RADS 分类，对可疑钙化的判断需要结合其形态及分布，细小多形性钙化为 4b（10%＜PPV≤50%），细线样钙化为 4c（50%＜PPV＜95%），段样分布为 4c（50%＜PPV＜95%），综合可疑钙化的形态及分布，判读为 BI-RADS 4c。PPV 为阳性预测值。

30. 假如患者接受医生建议，对左乳钙化病灶行穿刺活检，病理结果提示为高级别导管原位癌伴微浸润，以下表述**错误**的是

A. 导管原位癌为肿瘤性上皮细胞局限于乳腺导管 - 小叶系统，未突破基底膜

B. 导管原位癌伴微浸润为单个浸润灶最大直径不超过 2mm，如果多灶浸润则每个浸润灶最大直径不超过 2mm，仍属于非浸润性癌

C. 根据细胞核的异型性、核分裂、管腔

内坏死程度，导管原位癌可分为低、中、高 3 个级别

D. 导管原位癌常以钙化为主要征象，乳腺 X 线摄影对微钙化的检出敏感性高

E. 导管原位癌伴微浸润以钙化伴局灶不对称最为常见，相对单纯导管原位癌有更高的临床触诊阳性比例

【解析】导管原位癌为肿瘤上皮细胞局限于乳腺导管 - 小叶系统，未突破基底膜；导管原位癌伴微浸润是导管原位癌发展为浸润性癌的中间阶段，2012 年 WHO 肿瘤分类中，将导管原位癌伴微浸润定义为单个浸润灶最大直径不超过 1mm，如果多灶浸润则每个浸润灶最大直径不超过 1mm，仍属于非浸润性癌。根据细胞核的异型性、核分裂、管腔内坏死程度将导管原位癌分成低、中、高 3 个级别；导管原位癌治愈率高，10 年生存率超过 90%；单纯导管原位癌常以钙化为主要征象，可无明显临床表现，乳腺 X 线摄影对微钙化的检出敏感性最高；导管原位癌伴微浸润则以钙化伴局灶不对称最多见。

四、案例分析题

【案例 1】患者女，45 岁。发现左乳肿块 1 年。体格检查：左乳肿块，质韧，活动度好，有轻压痛，腋窝淋巴结阴性。乳腺 X 线检查图像见图 10-8。

第 1 问：关于该患者的乳腺 X 线征象，描述正确的有

A. 肿块位于左乳晕后区

B. 肿块为等密度

C. 肿块边缘清楚

D. 肿块边缘毛刺

E. 肿块未伴可疑钙化灶

F. 左乳皮肤乳头影无明显异常

G. 左腋窝未见异常肿大淋巴结

答案：　29. D　30. B

【案例 1】　1. ABCEFG

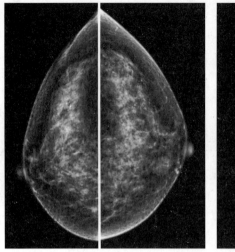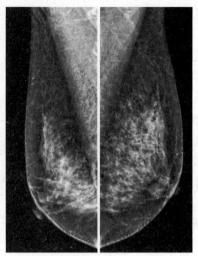

图 10-8　患者乳腺 X 线图像

【解析】乳腺 X 线片示左乳晕后区偏内下一枚等密度卵圆形肿块,超过 75% 边缘清楚,未伴可疑钙化,左乳皮肤乳头影未见明显异常,左腋下未见异常肿大淋巴结。右乳未见明显异常征象。

第 2 问:对该患者下一步最应采取的影像学检查方法是

A. 乳腺 X 线

B. 乳腺超声

C. 乳腺 MRI

D. 乳腺断层融合成像

E. 乳腺专用 PET

F. PET/CT

G. 乳腺导管造影

【解析】根据体检以及乳腺 X 线表现提示肿块为良性病变可能性较大,超声对鉴别肿块的囊实性、良恶性均有较大价值。考虑成本效益以及避免再次射线照射,患者无须接受乳腺断层融合成像和 MRI 检查;乳腺专用 PET 与 PET/CT 对良性病变的价值较低,不建议选择;导管造影适用于有乳头溢液的患者;因此对其最佳选择应为乳腺超声。

第 3 问:下述超声征象提示为良性的有

A. 低回声肿块,后方声影

B. 无回声肿块,后方声影不变

C. 囊实性回声肿块

D. 肿块无明显血流

E. 肿块内可见丰富血流

F. 肿块为直立位

G. 肿块弹性成像硬度较高

【解析】乳腺囊肿的超声表现为无回声肿块,后方声影不变,肿块内无明显血流。良恶性病变在超声上均可以表现为低回声的实性肿块或囊实性肿块。直立位是指肿块的最长轴与皮肤线之间不平行且垂直,通常与恶性病变相关。弹性成像上硬度较高常见于恶性病变。

第 4 问:对患者完善检查后最终评估为 BI-RADS 2,但追问病史发现其外婆 55 岁时、阿姨 40 岁时曾患乳腺癌。对该患者最合适的随访方式为

A. 乳腺 X 线(每年 1 次)

B. 乳腺超声(每年 1 次)

C. 乳腺体检(每年 1 次)

答案:　2. B　3. BD　4. E

D. 乳腺 MRI（每年 1 次）

E. 乳腺 X 线（每年 1 次）＋乳腺超声（每6～12 个月）＋乳腺体检（每 6～12 个月），必要时应用乳腺 MRI

F. 乳腺 X 线（每年 1 次）＋乳腺超声（每年 1 次）＋乳腺体检（每年 1 次）

G. 乳腺 X 线（每年 1 次）＋乳腺超声（每年 1 次）＋乳腺 MRI（每年 1 次）

【解析】该患者属于罹患乳腺癌高危人群，根据中国抗癌协会乳腺癌诊治指南与规范（2021 版），对此类人群的筛查频率为每 6～12 个月，筛查项目包括乳腺 X 线（每年 1 次），乳腺超声（每 6～12 个月），乳腺体检（每 6～12 个月），致密型乳腺可采用乳腺MRI。

【案例 2】患者女，68 岁。体检发现右乳肿块，无疼痛，无乳头溢液，肿块大小约 3cm，质韧，活动，局部皮肤无粘连，右腋下饱满，左乳未触及明确肿块。患者既往体健，已绝经，无其他外伤史及手术史，无乳腺癌家族史。实验室检查无殊。影像检查：行乳腺 X 线摄影，如图 10-9 所示。

第 1 问：在提供的乳腺 X 线摄影图像上，关于病灶的描述，下列正确的是

A. 右乳外上象限后带局灶性不对称

B. 右乳内上象限后带等密度局灶性不对称

C. 右乳中央区边缘光滑高密度肿块

D. 右乳晕后区分叶状高密度肿块

E. 左乳外上象限等密度局灶性不对称

F. 右乳外上肿块伴粗大钙化

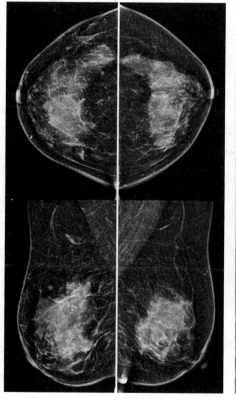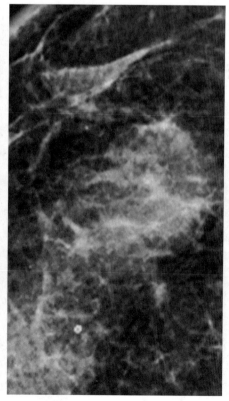

图 10-9 患者乳腺 X 线图像

答案：【案例 2】1. A

【解析】该病例乳腺 X 线图像的 CC 位和 MLO 位提示病灶位于右乳外上象限后带，与对侧相比呈不对称性改变，病灶在两个体位上均有显示，故为局灶性不对称。

[提示] 对患者随后进行乳腺 MRI 检查，如图 10-10 所示。

第 2 问：综合乳腺 X 线及 MRI 检查，对该病例最合适的 BI-RADS 诊断是

A. BI-RADS 2 B. BI-RADS 3
C. BI-RADS 5 D. BI-RADS 0
E. BI-RADS 1 F. BI-RADS 4a

【解析】该病例乳腺 X 线检查和 MRI 检查中占位征象明确，病灶定位在右乳外上象限后带，MRI 增强后肿块不均匀强化，MIP 图上可见粗大的肿瘤供血血管，考虑恶性病变可能性大。

第 3 问：关于该患者乳腺磁共振图像的描述，正确的是

A. T$_1$WI 序列上呈低信号

B. T$_2$WI 序列上呈稍高信号
C. 增强后明显强化
D. MIP 图中可见粗大的肿瘤供血血管
E. 肿块边缘呈短毛刺状
F. 肿块不均匀强化，内见无强化低信号区

【解析】本题考查乳腺肿块的磁共振检查的征象描述，该病灶位于右乳外上象限后带，边界清楚，边缘呈短毛刺状，T$_1$WI 序列上呈低信号，T$_2$WI 序列上呈稍高信号，增强后肿块不均匀强化，内见无强化囊变区，实性成分强化明显，MIP 图上可见粗大的肿瘤供血血管，以上征象倾向于恶性病变。

第 4 问：以下关于浸润性小叶癌临床特点的描述，正确的是

A. 浸润性小叶癌是第一多发的原发乳腺癌
B. 多灶性、多中心
C. 双侧多发
D. 最常见的临床表现为扪及肿块，也可呈局部增厚感，或者无明显症状

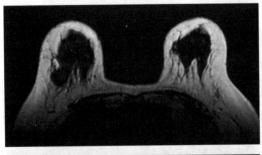
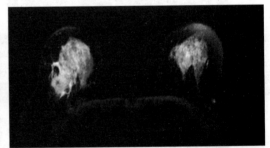
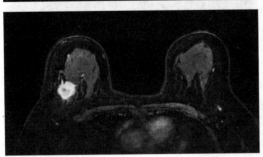
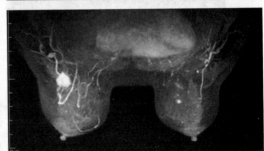

图 10-10 患者乳腺 MRI 图像

答案： 2. C 3. ABCDEF 4. BCDF

E. 钙化和淋巴结转移常见

F. 临床预后较浸润性导管癌为好,大部分肿瘤表现为雌激素受体和孕激素受体阳性

【解析】浸润性导管癌是第一多发的原发乳腺癌。浸润性小叶癌主要以多灶性、多中心及双侧性生长为特征,最常见的临床表现为扪及肿块,也可呈局部增厚感,或者无明显症状,钙化和淋巴结转移少见,预后较浸润性导管癌好。

【案例3】患者女,47岁。发现右侧乳腺肿物1周。查体:右侧乳腺乳头上方触及肿物,约2cm,质韧,边界尚清,活动可。

第1问:对患者应首先选择的常规乳腺影像检查包括

A. 超声

B. X线摄影

C. MRI

D. CT

E. PET/CT

F. X线摄影+MRI

【解析】X线摄影和超声是乳腺最基本、最常用的影像检查方法,二者相互补充,对乳腺有临床症状的患者,应联合X线摄影和超声检查。MRI为进一步的影像学检查方法。

[提示]对患者行乳腺超声检查(图10-11,见文末彩图),超声显示为右侧乳腺乳头上方低回声肿物,呈卵圆形,横径大于纵径,边缘光滑、清晰。对患者行乳腺X线摄影,如图10-12所示。

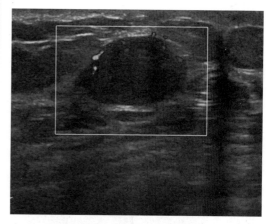

图 10-11　患者乳腺超声图像

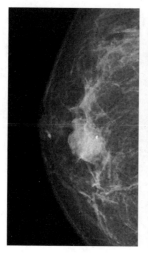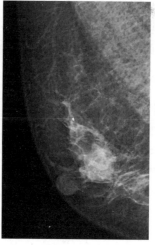

图 10-12　患者乳腺X线图像

答案:【案例3】 1. AB

第2问：乳腺X线摄影表现为

A. 右侧乳腺乳晕后区肿块

B. 肿块呈卵圆形

C. 肿块呈高密度

D. 肿块边缘大部分清晰、部分遮蔽状

E. 肿块边缘毛刺

F. 肿块呈不规则形

【解析】乳腺X线摄影显示右侧乳腺肿物，局部稍分叶，为卵圆形；肿物位于乳晕后区，呈高密度，大部分边缘清晰，部分被局部腺体遮挡，未见毛刺。

第3问：结合超声，乳腺X线摄影BI-RADS分类考虑为

A. BI-RADS 2　　　B. BI-RADS 3

C. BI-RADS 4a　　D. BI-RADS 4b

E. BI-RADS 4c　　F. BI-RADS 5

【解析】BI-RADS 4病变包括一大类需要临床干预的病变。恶性可能性较低，临床可触及肿块、X线表现为边缘清晰，超声提示纤维腺瘤可能，可归为BI-RADS 4a；边界部分清晰、部分浸润的肿块，可归为BI-RADS 4b；形态不规则、边缘浸润的肿块可归为BI-RADS 4c。

[提示]对患者进一步行乳腺MRI平扫及多期动态增强检查，如图10-13所示。

第4问：该患者乳腺MRI的影像表现为

A. 肿块样病变

B. T_2WI压脂相肿块呈不均匀稍高信号

C. 蒙片呈高信号

D. 增强扫描肿块表现为由中心逐渐向外围扩散的离心样强化

E. TIC呈流入型

F. TIC呈流出型

【解析】该病例MRI表现为右侧乳腺肿块病变，T_2WI压脂相为不均匀稍高信号，蒙片呈等信号，增强扫描早期肿块中心不均匀强化，随时间强化由中心逐渐向外围扩散，表现为离心样强化，延迟期强化较均匀，TIC呈流入型。

第5问：综合以上影像特点，对该病例右侧乳腺肿物最可能的诊断是

A. 导管内乳头状瘤

B. 纤维腺瘤

C. 黏液癌

D. 髓样癌

E. 淋巴瘤

F. 导管内癌

【解析】患者为中年女性，发现右肿物1周就诊，临床查体示右侧乳腺肿物质地韧，边界清，活动可，提示良性可能大。该患者超声提示肿物呈卵圆形，横径大于纵径，边缘光滑、清晰，表现提示良性可能性大。MRI检查示右侧乳腺类圆形肿物，边界清楚，T_2WI压脂呈不均匀稍高信号，增强扫描早期肿物中心不均匀强化，随时间强化由中心逐渐向外围扩散，表现为离心样强化，延迟期强化较均匀，TIC呈流入型；MRI影像特征符合纤维腺瘤的典型表现。

【案例4】患者女，60岁。发现右侧乳腺肿物3年，逐渐增大，近3个月增大较明显。查体：右侧乳腺9点位触及肿物，直径约5cm，质韧，边界欠清，活动尚可。

第1问：对患者应首选的常规乳腺影像检查包括

A. 超声

B. X线摄影

C. MRI

D. CT

E. PET/CT

F. X线摄影+MRI

答案：2. ACD　3. C　4. ABDE　5. B【案例4】1. AB

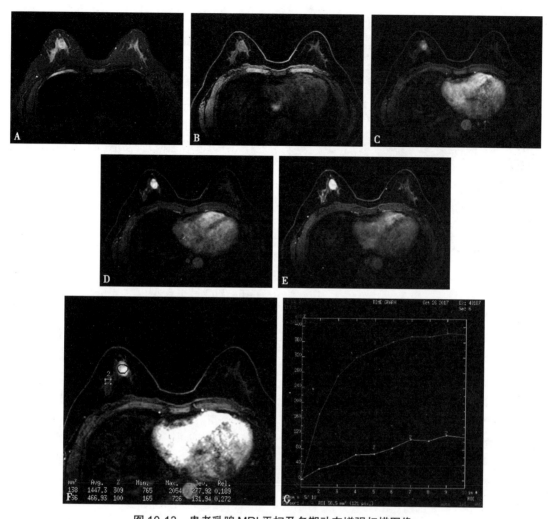

图 10-13 患者乳腺 MRI 平扫及多期动态增强扫描图像
A. T$_2$WI(FS)；B. 蒙片；C. 增强早期；D. 增强中期；E. 增强晚期；F. 病变感兴趣区；G. 时间 - 信号强度曲线。

【解析】X 线摄影和超声是乳腺最基本、最常用的影像检查方法，二者相互补充，对乳腺有临床症状的患者，应联合 X 线摄影和超声检查。MRI 为进一步的影像学检查方法。

[提示] 对患者行乳腺超声检查(图 10-14)，超声显示右侧乳腺 9 点处肿物，形态欠规则，边界清，内部呈不均匀低回声，周边及内部可探及血流信号。对患者行乳腺 X 线摄影，如图 10-15 所示。

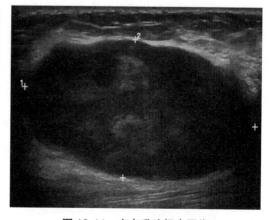

图 10-14 患者乳腺超声图像

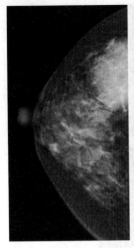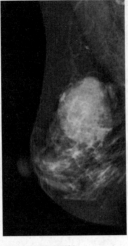

图 10-15 患者乳腺 X 线图像

第 2 问：乳腺 X 线摄影表现为

    A. 右侧乳腺外上象限高密度肿块

    B. 肿物内见粗大钙化灶

    C. 肿物边缘清晰

    D. 肿块边缘毛刺

    E. 右侧乳腺皮肤增厚

    F. 肿物形态不规则

【解析】乳腺 X 线摄影显示右侧乳腺外上象限类圆形、高密度肿物，边缘清晰，未见毛刺。

第 3 问：结合超声，乳腺 X 线摄影 BI-RADS 分类考虑为

    A. BI-RADS 2   B. BI-RADS 3

    C. BI-RADS 4a   D. BI-RADS 4b

    E. BI-RADS 4c   F. BI-RADS 5

【解析】BI-RADS 4 病变包括一大类需要临床干预的病变。恶性可能性较低，临床可触及肿块、X 线表现为边缘清晰，超声提示纤维腺瘤可能，可归为 BI-RADS 4a；边界部分清晰、部分浸润的肿块，可归为 BI-RADS 4b；形态不规则、边缘浸润的肿块可归为 BI-RADS 4c。该病例为老年女性，肿

块较大，超声内部回声不均匀，X 线显示肿块边缘较清晰，影像特征符合 BI-RADS 4b，纤维腺瘤、叶状肿瘤、黏液癌、髓样癌等均可有此 X 线表现。

[提示] 对患者进一步行乳腺 MRI 平扫及多期动态增强检查，如图 10-16 所示。

第 4 问：乳腺 MRI 影像表现为

    A. 右侧乳腺卵圆形肿块

    B. T_2WI 压脂相肿块表现为不均匀高信号

    C. 蒙片呈高信号

    D. 增强扫描早期不均匀强化，增强晚期强化向中心充填

    E. TIC 呈平台型

    F. TIC 呈流出型

【解析】该病例 MRI 表现为右侧乳腺肿块病变，T_2WI 压脂相为不均匀高信号，蒙片呈近等信号，增强扫描早期不均匀强化，延迟期强化向中心充填，TIC 显示持续强化，呈平台型。

第 5 问：综合以上影像特点，对右侧乳腺外上象限肿物最可能的诊断是

    A. 导管内乳头状瘤

    B. 黏液癌

    C. 叶状肿瘤

    D. 髓样癌

    E. 淋巴瘤

    F. 纤维腺瘤

【解析】患者为老年女性，发现右乳肿物 3 年，逐渐增大，近 3 个月增大较明显。X 线及超声提示类圆形肿物，未见钙化，边缘清晰。MRI 平扫 T_2WI 呈不均匀较高信号，增强扫描早期不均匀较明显强化，晚期持续强化、内部强化不均匀，内见不规则低强化区，提示肿物内可能伴坏死或黏液变。影像表现符合纤维上皮性肿瘤，纤维腺瘤或叶状

答案： 2. AC 3. D 4. ABDE 5. C

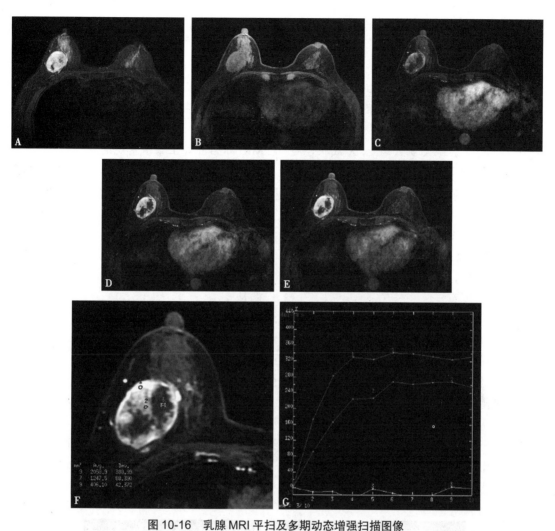

图 10-16　乳腺 MRI 平扫及多期动态增强扫描图像
A. T$_2$WI(FS)；B. 蒙片；C. 增强早期；D. 增强中期；E. 增强晚期；F. 病变感兴趣区；G. 时间 - 信号强度曲线。

肿瘤均可有此特征。结合该患者年龄较大（60 岁），发现肿物 3 年，近期增大明显，首先考虑叶状肿瘤。手术病理为恶性叶状瘤。影像学检查通常不能可靠地鉴别良性、交界性和恶性叶状肿瘤，为临床作出叶状肿瘤诊断即可。若肿瘤较大，超声或 MRI 提示存在内部囊腔，常被认为是叶状瘤较为特征性表现且提示可能趋向于交界性或恶性。

【案例 5】患者女，55 岁。偶然发现右乳肿块。乳腺超声发现右乳 10 点钟实性低回声团，伴数枚点状强回声，建议行进一步检查。

第 1 问：对患者下一步应选择的最合适的检查方法是

A. 乳腺 MRI

B. 常规数字乳腺 X 线摄影

C. 对比增强乳腺 X 线摄影

D. 超声引导下细针穿刺活检

答案：【案例 5】1. B

E. 超声引导下粗针穿刺活检

F. PET/CT

G. 乳腺锥光束CT

【解析】超声检查发现左乳低回声包块，点状强回声怀疑钙化，乳腺X线摄影对钙化最为敏感，故应首先行常规数字乳腺X线摄影。对于乳腺大多数病变，X线联合超声基本能够作出诊断，其余选项为更进一步的影像学检查及组织病理学检查。

[提示] 对患者行乳腺X线检查（图10-17）及乳腺MRI检查（图10-18）。

第2问：患者乳腺X线、MRI图像可见的阳性影像学表现有

A. 右侧乳腺外上象限不对称致密伴钙化、结构扭曲

B. 右侧乳腺外上象限边缘毛刺肿块伴钙化、结构扭曲

C. 右乳病变于 T_1WI、T_2WI 呈等信号

D. 右乳病变于 T_1WI、T_2WI 呈低信号

E. 右乳病变于 DWI 呈均匀高信号

F. 右乳病变于 ADC 呈明显低信号

G. 右乳病变（ROI 1）时间-信号强度曲线呈流出型

H. 右乳病变（ROI 2）时间-信号强度曲线呈平台型

【解析】乳腺X线示右侧乳腺外上象限不规则形高密度肿块，边缘毛刺，肿块周围结构扭曲，肿块内见多发细点状钙化。乳腺MRI示右乳外上象限不规则肿块，边界不清晰，T_1WI、T_2WI 呈等信号，T_2WI 压脂序列呈稍高信号，DWI呈不均匀高信号，ADC呈明显低信号，增强扫描呈明显不均匀强化，时间-信号强度曲线呈平台型和流出型。

第3问：根据上述影像表现，首先考虑的疾病是

A. 恶性叶状肿瘤

B. 导管原位癌

C. 浸润性导管癌

D. 黏液癌

E. 神经内分泌肿瘤

F. 导管内乳头状癌

【解析】不规则形、边缘毛刺肿块，伴钙化及结构扭曲，ADC图呈明显低信号，增强扫描明显不均匀强化，以上均提示恶性病变。

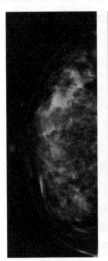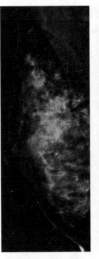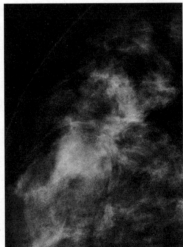

图10-17　患者乳腺X线图像

答案：　2. BCFGH　3. C

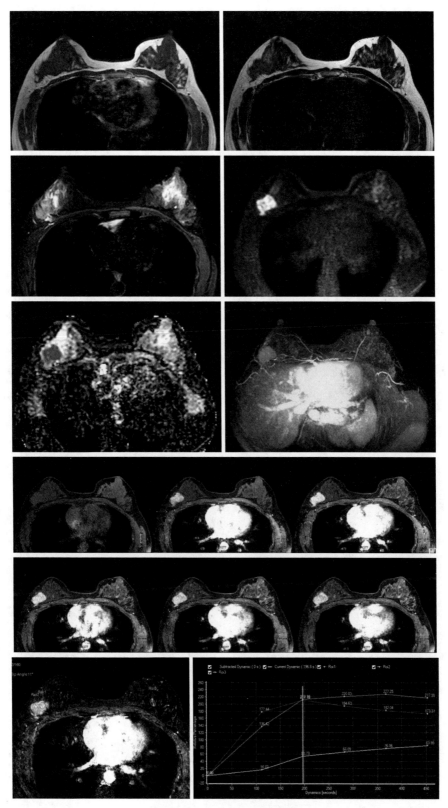

图 10-18　患者乳腺 MRI 图像

根据患者发病年龄、影像学表现及乳腺恶性肿瘤的发病率，首先应考虑为浸润性导管癌。

第 4 问：关于浸润性导管癌，以下描述正确的包括

　　A. 为浸润性特殊类型癌

　　B. 肿块是其最常见的征象

　　C. 多灶、多中心及双侧发病率高于浸润性小叶癌

　　D. 可表现为单纯钙化

　　E. 可发生同侧腋窝淋巴结转移

　　F. 若发生骨转移，以成骨性骨转移多见

　　G. 浸润性非特殊类型癌

　　H. 根据免疫组织化学 ER、PR、HER2、Ki-67 可分为 Luminal A 型、Luminal B 型、HER2 过表达型和三阴性乳腺癌

【解析】该患者最终确诊为浸润性导管癌 2 级，免疫组织化学结果为 ER（+）、PR（+）、HER2（+）、Ki-67（+，30%），为 Luminal B 型。乳腺浸润性导管癌是浸润性乳腺癌最常见的病理类型，2012 年 WHO 乳腺肿瘤组织学分类中将其更名为"浸润性癌，非特殊类型"，认为其起源于乳腺终末导管小叶单位。浸润性导管癌通常可表现为肿块、钙化、肿块伴钙化、结构扭曲或不对称致密，其中肿块是最常见的征象。晚期乳腺癌中，骨转移发生率为 65%～75%，以多发溶骨性病变多见。

第 5 问：若该患者肿块大小约为 2.5cm×3.0cm，伴同侧 1 组和 2 组腋窝淋巴结转移，可推动，无临床及影像学证据表明远处转移，则其 TNM 分期为

　　A. $T_{1a}N_2M_0$　　　　B. $T_{1a}N_1M_0$

　　C. $T_{1a}N_2M_1$　　　　D. $T_2N_1M_0$

　　E. $T_2N_2M_0$　　　　F. $T_3N_2M_0$

　　G. $T_3N_1M_0$　　　　H. $T_4N_3M_0$

【解析】临床常用美国癌症联合委员会（AJCC）的 TNM（肿瘤、淋巴结、远处转移）分类对乳腺癌进行分期，作为制定治疗计划的主要依据。

答案：　4. BDEGH　5. D

第十一篇　儿科影像

一、单选题

1. 儿科患者对 X 线相对敏感，在进行该类检查时做法**错误**的是
   A. 尽量避免非检查部位受到 X 线束照射
   B. 对受检儿童的非投照部位进行屏蔽防护
   C. 缩小照射野以减少辐射剂量
   D. 为避免儿科患者移出照射野导致漏诊而扩大照射野
   E. 敏感防护部位包括甲状腺、性腺等
   【解析】照射野是影像散射线量的重要因素，所以在 X 线摄影时应该根据扫描部位合理选择照射野的大小以减少辐射剂量。敏感防护部位包括甲状腺、性腺等。

2. 怀疑有食管气管瘘的患儿应该选用的对比剂是
   A. 非离子型碘对比剂
   B. 钡对比剂
   C. 线性钆对比剂
   D. 阴性对比剂如气体
   E. 核素
   【解析】对于儿童或新生儿，怀疑食管穿孔或气管瘘，应选用碘剂造影，防止吸入肺内，形成钡肺；而 C 选项中的钆对比剂为磁共振对比剂，D 选项的阴性对比剂如气体多用于空气灌肠。

3. 发现和诊断纵隔支气管囊肿最有价值的检查是
   A. 数字化胸部 X 线正侧位片
   B. 食管钡餐造影加摄 X 线图像
   C. 多层螺旋 CT 平扫与后处理重建
   D. 胸部彩色超声检查
   E. 胸部 MRI 平扫与增强
   【解析】在纵隔支气管囊肿检查和诊断中，X 线平片诊断价值有限，较小支气管囊肿多难以发现；钡餐造影仅能间接显示食管受压改变；多层螺旋 CT 与后处理重建易发现病变和定位，但如无增强扫描，对高密度囊肿很难鉴别；超声检查价值有限且易受操作者主观因素影响；MRI 显示病变十分敏感且对囊液性质的判定很有价值。

4. 前囟闭合的时间通常是
   A. 4 岁　　　　　　B. 2 岁
   C. 1 岁　　　　　　D. 3～6 个月
   E. 3 岁
   【解析】前囟通常在 2 岁时闭合；后囟通常在 3～6 个月闭合。

5. 次级神经胚形成的时间是
   A. 胚胎第 1～2 周
   B. 胚胎第 3～4 周
   C. 胚胎第 5～6 周
   D. 胚胎第 7～8 周
   E. 胚胎第 10 周以后

答案：1. D　2. A　3. E　4. B　5. C

【解析】胚胎第 2~3 周是原肠胚形成，第 3~4 周为初级神经胚形成，第 5~6 周为次级神经胚形成。

6. 脑裂畸形的发病机制是
    A. 神经管闭合不全
    B. 脑泡发育异常
    C. 神经元移行异常
    D. 脑裂形成障碍
    E. 外胚层分离障碍

【解析】脑裂畸形是神经元移行异常所致的一种先天性颅脑发育畸形，大约发生在妊娠第 7、8 周，原因是生发基质缺如或迁移、运动受阻，造成神经元移行异常，以横跨大脑半球的脑裂、脑裂走行区分布满灰质信号为特征性表现。

7. 关于脑白质髓鞘化的描述，**错误**的是
    A. 出生后 6 个月以前，髓鞘结构于 T_1WI 呈高信号，T_2WI 呈低信号
    B. T_1WI 上髓鞘形成的高信号与 T_2WI 的低信号并非完全同步
    C. 运动神经束的髓鞘形成先于感觉神经束
    D. 出生后脊髓即有髓鞘形成，并有规律地从尾侧向头侧、从背侧向腹侧进展
    E. 不同部位神经结构的髓鞘形成时间及其形成速度不同

【解析】髓鞘形成始于胎儿期，并被认为以一种与神经功能进化一致的有序模式持续一生。它在建立和维持大脑内的协调和沟通方面起着关键作用。髓鞘的形成具有区域异步性，它的进展在不同的大脑区域不同。髓鞘形成从近端到远端、从中心到外围，感觉通路中的髓鞘形成比运动通路中的髓鞘形成更早、更快，投射纤维中的髓鞘形成比联合纤维中的髓鞘形成更早、更快。

8. 原发性肠套叠多发生于
    A. 2 岁以下   B. 3~6 岁
    C. 7~12 岁   D. 12~18 岁
    E. 70 岁以上
【解析】原发性肠套叠多见于 2 岁以下肥胖婴幼儿。

9. 以下关于卵巢扭转的影像学特点，表述**错误**的是
    A. 超声可作为卵巢蒂扭转引起急腹症的初步筛查手段
    B. MRI 上扭转蒂呈鸟嘴征或漩涡征，T_1WI 呈高或稍高信号，可伴等或低信号
    C. 子宫向健侧移位
    D. 卵巢包膜可见强化，包膜壁薄、光滑、厚薄一致，若为继发性卵巢扭转，可显示伴发的肿瘤
    E. CT 能明确卵巢肿瘤蒂扭转引起的出血、坏死征象，增强扫描可以了解肿瘤血管的血供情况

【解析】卵巢扭转子宫向患侧移位，A、B、D、E 四个选项均是卵巢扭转的影像学特点，因蒂扭转的牵拉原因，子宫将向患侧移位。

10. 1975 年 Todani 等在 Alonso-Lej 分类中，将先天性胆总管扩张症分为
    A. 3 型   B. 4 型   C. 5 型
    D. 6 型   E. 8 型
【解析】先天性胆总管扩张症共有 5 型。①Ⅰ型胆总管囊肿，包括：Ⅰa 型，胆总管局限性囊状扩张；Ⅰb 型，胆总管节段性扩张；Ⅰc 型，弥漫性胆总管梭形扩张。②Ⅱ型胆总管憩室。③Ⅲ型胆总管末端囊肿。④Ⅳ型可分为 2 个亚型：Ⅳa，肝内外胆管多发囊肿；Ⅳb，肝外胆管多发囊肿。⑤Ⅴ型，肝内单发或多发囊肿（Caroli 病）。

答案： 6. C 7. C 8. A 9. C 10. C

11. Caroli 病属于先天性胆总管扩张症的类型是
    A. Ⅰb型　　　　B. Ⅱ型
    C. Ⅰa型　　　　D. Ⅳ型
    E. Ⅴ型
    【解析】同 10 题。

12. 对先天性胆总管扩张症首选的影像学检查是
    A. CT　　　　B. MRI
    C. PET/CT　　　D. 超声
    E. X线
    【解析】超声检查简单易行，可通过显示囊肿是否与胆管相通作出诊断，是该病的首选检查方法。

13. 儿童期肝脏最常见的恶性肿瘤是
    A. 肝畸胎瘤
    B. 肝细胞癌
    C. 肝母细胞瘤
    D. 肝胚胎性肉瘤（未分化肉瘤）
    E. 肝血管瘤
    【解析】肝母细胞瘤是儿童最常见的肝脏恶性肿瘤，起源于胚胎早期未成熟的肝胚组织，占儿童原发性肝脏恶性肿瘤的50%～60%，肝胚胎性肉瘤在儿童期肝脏恶性肿瘤中发病率排名第3。肝细胞癌常见于成人。

14. 关于肝母细胞瘤影像学检查，描述**错误**的是
    A. 超声及 CT 对钙化灶易于显示
    B. CT 和 MRI 检查均可以显示肿瘤的假包膜及血管内瘤栓
    C. MRI 无须对比剂也可以显示血管受压、移位或受侵改变
    D. CT 和 MRI 均可以显示肿瘤内的出血或脂肪成分

E. 超声和 MRI 不易显示肿瘤内的钙化灶
    【解析】钙化在超声中呈强回声，易于显示。

15. 关于婴儿性血管内皮瘤的临床特点，以下**不正确**的是
    A. 多见于婴幼儿及新生儿，大部分年龄在 6 个月以下
    B. AFP 明显升高
    C. 腹部肿块、肝大、腹胀、血小板减少伴有消耗性凝血病
    D. 可引起充血性心力衰竭
    E. 20% 的患者伴有皮肤血管瘤
    【解析】AFP 通常不会升高。

16. 对婴儿性血管内皮瘤首选的影像学检查是
    A. CT　　　　B. MRI
    C. 超声　　　　D. PET/CT
    E. X线
    【解析】超声检查简单易行，无创伤，价格低廉和安全，易接受且可反复动态追踪观察，可作为本病的首选检查方法。

17. 胰母细胞瘤的典型 CT 征象是
    A. 不均匀密度肿块，轻度强化，分叶状，中央可出现坏死，常伴有钙化
    B. 不均匀密度肿块，轻度强化，分叶状，不伴坏死和钙化
    C. 密度均匀肿块，边界清楚，无坏死
    D. 不均匀密度肿块，轻度强化，无占位效应
    E. 均匀密度肿块，边界清楚，明显均匀强化
    【解析】胰母细胞瘤是一种罕见的儿童肿瘤，其典型的 CT 征象是大而分叶状肿块，

密度不均匀,中央可出现坏死,常伴有钙化,并具有明显占位效应,推挤邻近结构。

18. 儿童10岁以内最常见的胰腺原发性恶性肿瘤是
    A. 腺癌
    B. 胰腺实性假乳头状瘤
    C. 胰母细胞瘤
    D. 胰岛细胞瘤
    E. 胰腺肉瘤

【解析】儿童胰母细胞瘤是罕见的儿童肿瘤,但为10岁以内儿童最常见的原发性胰腺恶性肿瘤,平均发病年龄为4.5岁。儿童腺癌起源于胰腺导管或腺泡,罕见,预后差,5年生存率低于5%。胰岛细胞瘤起源于胰腺内分泌细胞,仅占儿童恶性胰腺肿瘤的20%。胰腺实性假乳头状瘤是一种低度恶性或良性的胰腺肿瘤。

19. 儿童胰母细胞瘤在MRI上的表现为
    A. T_2WI 肿块呈高信号,T_1WI 肿块呈低或等信号
    B. T_2WI 肿块呈低信号,T_1WI 肿块呈高信号
    C. T_2WI 及 T_1WI 肿块均呈高信号
    D. T_2WI 及 T_1WI 肿块均呈低信号
    E. T_2WI 肿块呈等信号,T_1WI 肿块呈低信号

【解析】儿童胰母细胞瘤在MRI上表现为 T_2WI 呈高信号,T_1WI 呈低或等信号,中央可见强化降低坏死区。

20. 关于神经母细胞瘤,描述**错误**的是
    A. 神经母细胞瘤始于成熟的神经细胞
    B. 生长快
    C. 常有坏死及钙化
    D. MRI可判断是否侵及椎管

E. MRI可将肿瘤与肾脏组织分开

【解析】神经母细胞瘤始于未成熟的神经细胞。

21. 神经母细胞瘤具有诊断价值的生物学标志为
    A. 甲胎蛋白(AFP)
    B. 癌胚抗原(CEA)
    C. 香草扁桃酸(VMA)
    D. 铁蛋白
    E. 乳酸脱氢酶(LDH)

【解析】神经母细胞瘤具有诊断价值的生物学标志为尿香草扁桃酸(VMA)。

22. 横纹肌肉瘤的好发年龄为
    A. 5岁以下　　　　B. 5~12岁
    C. 13~18岁　　　 D. 30~50岁
    E. 70岁以上

23. 横纹肌肉瘤最好发的部位为
    A. 头颈部　　　　B. 纵隔
    C. 四肢肌肉　　　D. 心脏
    E. 腹腔

24. 患儿女,因出生后窒息复苏后气促、发绀3天就诊。胎龄37周经剖宫产娩出,出生时Apgar评分3分。产前1周母亲自觉胎动减少,考虑新生儿窒息(重度),头部MRI显示脑实质异常改变,提示新生儿缺血缺氧性脑病。新生儿缺血缺氧性脑病早期最主要的改变为
    A. 脑出血　　　　B. 脑梗死
    C. 脑水肿　　　　D. 神经元坏死
    E. 脑室旁白质软化

【解析】新生儿缺血缺氧性脑病早期因缺氧发生脑水肿。

答案: 18. C　19. A　20. A　21. C　22. A　23. A　24. C

25. 患儿男，1岁1个月。因阵发性哭吵，伴呕吐18小时就诊，B超显示结肠肝曲异常回声结构，短轴位呈同心圆征，提示肠套叠，对该患者首选的治疗措施为
A. 手术复位
B. 空气灌肠复位
C. 止痛镇静
D. 解痉挛
E. 热敷
【解析】空气灌肠复位是肠套叠的首选治疗措施。

26. 患儿女，1.5岁。患儿于胎儿时期发现肝脏占位，目前腹部扪及质硬包块，边界清楚，固定；实验室检查：血清甲胎蛋白（AFP）1 210ng/ml，CEA 0.56ng/ml。关于该疾病及其临床特点，以下表述**不正确**的是
A. 好发于儿童，通常为5～8岁
B. 诊断为肝母细胞瘤，AFP表现为明显增高
C. 以进行性腹胀或右上腹无痛性肿块就诊
D. 晚期常有黄疸、腹水
E. 肝母细胞瘤在11号染色体常有11p15.5的杂合子丢失，易发生先天性发育异常和胚胎性肿瘤
【解析】肝母细胞瘤好发于婴幼儿，通常在1～3岁，5岁以上少见，选项B、C、D、E均是肝母细胞瘤的临床特点。

27. 患儿男，3个月。发现肝大，CT显示肝内多个低密度影，怀疑婴儿性血管内皮瘤。关于婴儿性血管内皮瘤的病理特点，描述正确的是
A. 分为海绵状血管瘤、硬化性血管瘤和毛细血管瘤

B. 瘤体外观呈紫红色，小者为实性，大者为囊性，一般无包膜，呈囊状或筛状空隙
C. 分为两种类型，Ⅰ型为内衬上皮细胞的血管网格构成，周围支持结构为网状纤维；Ⅱ型含有大而不规则的分支状腔隙，内衬未成熟的多形细胞，具有恶变倾向
D. 根据血管腔的大小和管壁的厚薄分为厚壁型和薄壁型
E. 病灶中央可见瘢痕组织，偶见钙化
【解析】选项C是婴儿性血管内皮瘤的病理特点，选项A是肝血管瘤的组织学分类，包括海绵状血管瘤、硬化性血管瘤、血管内皮细胞瘤和毛细血管瘤；选项B、D、E均是海绵状血管瘤的病理特点。

28. 患者女，15岁。因右侧反复鼻塞1年，加重3个月入院。鼻镜下见右侧中鼻道带蒂新生物，向后鼻孔生长，色苍白，质软。CT显示右侧上颌窦内、右侧鼻腔内可见等密度肿块，并突入鼻咽，强化不均匀，可见坏死区，病理诊断为横纹肌肉瘤。有关横纹肌肉瘤，描述正确的是
A. 对于胚胎性横纹肌肉瘤，单纯放疗可以根治
B. 主要有两种类型：黏液型和胚胎型
C. 主要转移部位是肺和骨骼
D. 高度恶性，生长迅速
E. 淋巴结转移常见
【解析】横纹肌肉瘤（rhabdomyosarcoma，RMS）是儿童期最常见的软组织肿瘤，占儿童肿瘤的6.5%左右。可发生于全身任何部位，临床表现取决于肿瘤的原发部位。RMS最好发的部位为头颈部（占40%），泌尿生殖道（占25%），以及四肢（占20%）。横纹肌肉瘤恶性程度高，生长迅速。WHO

答案： 25. B 26. A 27. C 28. D

将其分为 3 种基本病理类型：胚胎型、腺泡型及多形型或间变型。肺是最常见的转移部位，占 40%～45%；其次是骨髓转移，占 20%～30%，骨转移占 10%。RMS 对化疗、放疗敏感，但单一治疗效果差，需要肿瘤内科、外科、放疗等多学科联合的综合治疗。

二、多选题

1. 胎儿对辐射敏感性高，孕妇必须进行放射学检查时，以下做法正确的是
   A. 小于 50mGy 的放射检查不会造成胎儿损伤，也不会造成胎儿畸形或流产
   B. 建议孕妇尽量避免做下腹部和骨盆部位的放射学检查
   C. 妊娠期应禁用放射性药物，未妊娠的育龄女性在需要进行放射性检查时，要将检查时间安排在妊娠可能性不大的月经开始后 10 天内进行
   D. 腹部 CT 或盆腔 CT 对胎儿属于中等剂量检查
   E. 腹部 CT 和盆腔 CT 胎儿受到的剂量分别 1.3～35mGy、10～50mGy

【解析】国际放射防护委员会从胚胎及胎儿的敏感性考虑，建议孕妇尽量不要做下腹部和骨盆部位的放射学检查。世界卫生组织提出"十日法则"，指出妊娠期应禁用放射性药物，未妊娠的育龄妇女在需要进行放射性检查时，要将检查时间安排在妊娠可能性不大的月经开始后的 10 日内进行。ACOG 2017 年指南中提出，小于 50mGy 的放射学检查不会造成胎儿损伤，也不会造成胎儿畸形或流产。腹部 CT 和盆腔 CT 对胎儿属于高剂量检查，胎儿所受的剂量分别为 1.3～35mGy、10～50mGy。

2. 米勒管（Müllerian duct）主要发育成女性生殖系统的
   A. 输卵管　　　　B. 子宫
   C. 子宫颈　　　　D. 阴道上 2/3
   E. 阴道下 1/3

【解析】米勒管（Müllerian duct）主要发育成女性生殖系统的输卵管、子宫、子宫颈、阴道上 2/3，而阴道下 1/3 由泌尿生殖窦发育而来。

3. 以下疾病是由于米勒管在胚胎时期发育异常、停滞、融合或吸收所导致的先天性生殖系统发育异常的有
   A. 双宫颈
   B. 纵隔子宫、双子宫、双角子宫
   C. 处女膜闭锁
   D. 输卵管缺失或痕迹
   E. 残角子宫

【解析】处女膜闭锁是由于泌尿生殖窦腔化异常引发管道形成受阻所致异常；双宫颈是由米勒管尾端发育异常所致，子宫发育异常是由米勒管在胚胎时期发育、融合、吸收的过程停滞所致；输卵管缺失或痕迹是由米勒管头端发育受阻所致。残角子宫是胎儿期米勒管中下段发育缺陷，两侧未均等正常发育，在正常子宫旁形成一个小的子宫附属物。

4. 关于小儿长骨发育的描述，正确的是
   A. 新生儿期长骨分为骨干和骺软骨，大多数长骨两端无继发骨化中心
   B. 儿童时期骺软骨出现继发骨化中心，长骨分为骨干、干骺端、骨骺和骺板
   C. 骺板是骨骺骨化中心和干骺端间的板状骨质结构
   D. CT 和 MRI 上小儿骨髓腔内骨髓性质不同，其密度和信号也不同
   E. 观察骺软骨最佳的检查方法是 CT

【解析】骺板是骨骺骨化中心和干骺端间的板状软骨结构，而不是骨质结构。新生

答案：　1. ABCE　2. ABCD　3. ABDE　4. ABD

儿长骨尚未长出继发骨化中心,只有骨干和骺软骨。儿童时期,骺软骨的中心出现继发骨化中心,长骨分为骨干、干骺端、骨骺和骺板四部分结构;小儿骨髓腔在发育过程中有红骨髓、黄骨髓转化的过程,因此骨髓腔内红骨髓和黄骨髓的比例能影响CT和MRI中骨髓腔的密度和信号。观察骺软骨最佳的检查方法是MRI。

5. 新生儿缺血缺氧性脑病的影像学表现有
   A. 脑水肿　　　　　B. 脑出血
   C. 脑梗死　　　　　D. 矢状旁脑损伤
   E. 基底节/丘脑损伤

6. 新生儿坏死型小肠结肠炎的早期病理表现为
   A. 肠黏膜及黏膜下充血
   B. 肠黏膜及黏膜下水肿
   C. 肠黏膜及黏膜下坏死
   D. 肠黏膜及黏膜下出血
   E. 肠黏膜及黏膜下瘢痕
   【解析】新生儿坏死性小肠结肠炎的早期病理表现包括肠黏膜及黏膜下充血、水肿、坏死、出血。晚期将出现黏膜下瘢痕。

7. 继发性肠套叠可见于
   A. 梅克尔憩室　　　B. 肠重复畸形
   C. 淋巴瘤　　　　　D. 腹型过敏性紫癜
   E. 肠结核
   【解析】继发性肠套叠可见于梅克尔憩室、肠重复畸形、淋巴瘤、腹型过敏性紫癜、肠结核。

8. 肠套叠的影像学征象包括
   A. 同心圆征　　　　B. 套筒征
   C. 假肾征　　　　　D. 反晕征
   E. 空气半月征

【解析】套叠肠管垂直于CT扫描层面时,肿块表现为圆形或环形,称同心圆征;由内向外分为密度高低相间的五层结构,最内层的高密度为套入部肠腔的口服对比剂或肠内容物;第二层为套入部内层的肠壁及套入的肠系膜,呈低密度;第三层为套入部外层的肠壁,呈中等的软组织密度;第四层为套鞘部肠腔内的口服对比剂或肠内容物,呈高密度;第五层为套鞘部肠壁,呈软组织密度。套叠肠管平行于CT扫描层面时,肿块表现为腊肠状或椭圆形,套入的肠系膜血管及脂肪偏于血管呈线样改变,肠套叠近端肠系膜牵拉聚拢,称套筒征或假肾征。反晕征是指在高分辨CT表现为病灶中心呈磨玻璃样密度影,周围表现为环状或新月形高密度条带;也称仙女环征或环礁征;常见于隐源性机化性肺炎患者。空气半月征系肺内空洞或空腔内的球形病灶与洞壁之间形成的新月形透亮影的征象;一般为曲霉球的特异征象。

9. 关于儿童卵巢扭转的说法,正确的是
   A. 依病因可以分为原发性和继发性
   B. 可能与孕母性激素和月经开始之前性激素分泌相关
   C. 原发性卵巢扭转常发生于右侧
   D. 继发性卵巢扭转主要是卵巢肿瘤蒂扭转,多见于畸胎瘤、囊肿等良性肿瘤
   E. 卵巢血管蒂扭转首先造成静脉和淋巴回流受阻

10. 关于先天性胆总管扩张症的影像学描述,正确的是
    A. 肝门胰头区单个或多个圆形囊状影,囊壁环形强化,厚2～4mm
    B. Caroli 病表现为肝内胆管呈囊状、柱状扩张,大小不一,呈串珠状

C. MRCP 能够很好显示胆系的解剖结构与周围的关系，是目前观察胆胰管解剖形态最好的无创方法

D. 胆影葡胺静脉造影 CT 可见扩张的胆管内有对比剂充盈

E. MRI 上扩张的胆总管 T_1WI 呈低信号，T_2WI 呈高信号

11. 关于肝母细胞瘤 CT 征象的表述，正确的是

A. 表现为圆形、以低密度为主的混杂密度肿块，边界清楚光滑

B. 50% 以上病例可见钙化，呈点、条、弧形散在或聚集分布

C. 以实性为主，有假包膜，出血坏死及囊变多见

D. 肿瘤密度及强化程度总是低于正常肝实质，与正常肝组织的分界明显

E. 易发生肝硬化和侵犯大血管

【解析】肝硬化及侵犯大血管常见于肝细胞癌，肝母细胞瘤很少发生。

12. 关于婴儿性血管内皮瘤 CT 征象的表述，正确的是

A. 可分为单发结节型和多发结节型

B. 50% 病例可见钙化

C. 增强扫描呈快进快出改变

D. 多发大小不等囊状影及结节影，部分可见出血灶

E. 动脉期和门脉期呈葡萄样强化，自外周逐渐向中心填充

【解析】增强扫描呈快进快出改变是肝细胞癌的强化方式。

13. 儿童胰母细胞瘤远处转移常见的部位是

A. 肝　　　　　B. 肺

C. 脑　　　　　D. 骨

E. 淋巴结

14. 婴儿神经母细胞瘤常见的转移部位是

A. 骨髓转移　　　B. 肝转移

C. 肺转移　　　　D. 皮肤转移

E. 脑转移

【解析】新生儿及婴儿常见肝及皮肤转移，如新生儿神经母细胞瘤患儿中 32% 有皮下小结，而 50% 以上有骨髓转移。

三、共用题干单选题

（1～2 题共用题干）

患儿男，14 天。腹胀、血便、体温波动，其 DR 表现如图 11-1 所示。

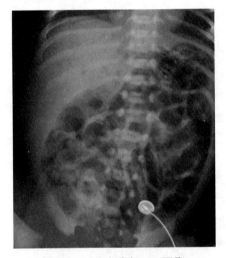

图 11-1　患者腹部 DR 图像

1. 对该患者最可能的诊断为

A. 新生儿坏死性小肠结肠炎

B. 肠套叠

C. 胎粪性腹膜炎

D. 肠结核

E. 肾结石

【解析】图中可见肠壁黏膜下串珠样积气、门脉积气，故诊断为坏死性小肠结肠炎。

答案： 11. ABCD　12. ABDE　13. AB　14. ABD
　　　1. A

2. 该病典型的影像学表现**不包括**
   A. 肠壁黏膜下积气
   B. 门脉积气
   C. 肠管狭窄
   D. 肠穿孔
   E. 肠间隙钙化灶

【解析】新生儿坏死性小肠结肠炎的典型影像学表现为肠壁黏膜下积气、门脉积气，甚至引起肠穿孔，远期可能引起肠管狭窄。

（3～5题共用题干）

患儿男，4岁6个月。因发现腹部包块就诊，CT提示左侧腹部巨大肿块，密度不均匀，位于左肾下极，考虑左侧肾母细胞瘤。

3. 该肿瘤延生至肾脏外，但可以完全切除，无腹腔内和血型转移，肾母细胞瘤的分期属于
   A. 第 I 期   B. 第 II 期
   C. 第 III 期   D. 第 IV 期
   E. 第 V 期

【解析】儿童肾母细胞瘤分期：I期肿瘤完全局限于肾脏内；II期肿瘤延生至肾脏外，但可以完全切除，无腹腔内和血行转移；III期腹腔内存在非血行转移的肿瘤；IV期发生血行转移；V期双肾均出现肿块。

4. 肾母细胞瘤的CT表现**不包括**
   A. 巨大的、不均匀强化肾脏肿瘤
   B. 肿瘤周围被部分肾脏实质包绕成爪征
   C. 下腔静脉内可见瘤栓
   D. 一般不发生肺转移
   E. 肿瘤可以发生淋巴结转移

【解析】肾母细胞瘤的CT典型表现为巨大的、不均匀强化的肾脏肿物，罕见钙化及脂肪成分，肿瘤周围被部分肾实质包绕可以出现爪征，下腔静脉、肾静脉内可以出现瘤栓，肿瘤可以扩散至腹膜后淋巴结、肺。

5. 对肾母细胞瘤的正确描述是
   A. 肾母细胞瘤大多始自肾髓质
   B. 肾母细胞瘤是恶性肿瘤，呈侵袭性生长
   C. 肾母细胞瘤呈圆形或椭圆形，5%～15%的肿瘤内有钙化灶，多位于坏死区域或周边被膜下
   D. 肾母细胞瘤不会侵犯肾静脉及下腔静脉
   E. 肾母细胞瘤的预后与组织学分型明显相关，上皮型、混合型及囊肿型预后不良

【解析】肾母细胞瘤可发生于肾的任何部位，但肿瘤大多始自肾包膜下肾皮质，在肾实质内呈膨胀性生长，肿瘤呈圆形或椭圆形，少数为分叶状，5%～15%的肿瘤内有钙化灶，多位于坏死区域或周边被膜下。血行转移仅有5%～20%侵犯肾静脉及下腔静脉，甚至在右心房内形成瘤栓。肾母细胞瘤的预后与组织学分型明显相关，上皮型、间叶型、混合型及囊肿型预后较好，胚芽型稍差，间变型或未分化型预后不良。

（6～8题共用题干）

患儿男，10个月。2个月前给患儿洗澡时家属发现左侧腹部包块，质地较硬、固定，患儿无呕吐、腹胀、便秘、食欲缺乏，无生长发育落后或运动障碍，外院腹部B超显示"腹部占位"可能，增强CT表现如图11-2所示。

6. 对患者最可能的诊断为
   A. 肾细胞癌
   B. 肾淋巴瘤
   C. 肾母细胞瘤
   D. 原始外胚层肿瘤
   E. 腹膜后神经母细胞瘤

【解析】肾母细胞瘤是儿童最常见的肾脏恶性肿瘤，占90%；临床表现为可触及的腹部肿块、腹痛，恶性呕吐、血尿或高血压。CT表现为巨大、不均匀强化的肾脏肿物，

答案： 2. E 3. B 4. D 5. C 6. C

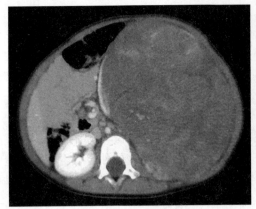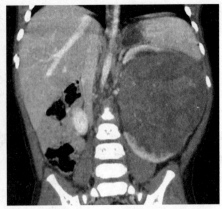

图 11-2　患儿腹部增强 CT 图像

并可见明显的爪征，下腔静脉和肾静脉内可见瘤栓。肿瘤可以侵犯腹膜后淋巴结，并向肺转移。肾淋巴瘤通常继发于血行播散，CT 表现为多发低密度肿物，单一肿块较少见，邻近腹膜后肿大较为常见。肾细胞癌是 10 岁以上儿童最常见的恶性肿瘤，大小不等，平均为 6cm，大多数 CT 表现为不均质肿块伴爪征，病变可见钙化、肾内或肾周出血，增强 CT 动脉期明显强化，转移瘤可以累及局部淋巴结、肝、肺、脑及骨质。肾原始外胚层肿瘤是一种罕见、具有高度恶性的儿童恶性肿瘤，影像表现为巨大、不均质、浸润性肿块，可累及肾静脉和下腔静脉，2/3 患者诊断时就发生转移，常累及肺和骨髓。

7. 若患者摔倒后出现剧烈腹痛，并伴有恶心呕吐，则应考虑的情况是
　　A. 腹腔转移　　　　B. 肺转移
　　C. 肿瘤破裂出血　　D. 腹膜炎
　　E. 肠梗阻
　　【解析】患者摔倒后剧烈腹痛、并伴有恶心呕吐，则应该考虑肿瘤受碰撞后破裂出血。

8. 以下关于该疾病分期，描述正确的是
　　A. 侵犯肾盂和肾包膜为Ⅲ期

　　B. 肿瘤仅限于肾实质的为Ⅱ期
　　C. 肝脏和肺转移为Ⅴ期
　　D. 肿瘤位于包膜外、保留在腹部为Ⅱ期
　　E. 双侧肾脏均发生肿瘤为Ⅴ期
　　【解析】儿童肾母细胞瘤分期：Ⅰ期肿瘤完全局限于肾脏内；Ⅱ期肿瘤延生至肾脏外侵犯肾包膜，但可以完全切除，无腹腔内和血行转移；Ⅲ期肿瘤突破肾包膜，腹腔内存在非血行转移的肿瘤；Ⅳ期发生血行转移；Ⅴ期双肾均受累。

（9～11 题共用题干）
　　患儿女，8 岁。1 天前无明显诱因出现右下腹痛，伴呕吐，超声提示腹腔内低回声结节肿大，盆腔偏右囊性占位，予抗炎治疗效果欠佳，CT 检查如图 11-3 所示。

9. 对图 11-3 中的影像征象，描述错误的是
　　A. 囊壁呈偏心性增厚、强化
　　B. 子宫受压向左侧移位
　　C. 盆腔积液
　　D. 子宫右侧肌壁间囊性占位
　　E. 盆腔脂肪间隙昏暗
　　【解析】并非位于子宫右侧肌壁间，子宫是受压向左移位，应描述为盆腔右侧囊性占位。

答案：　7. C　8. E　9. D

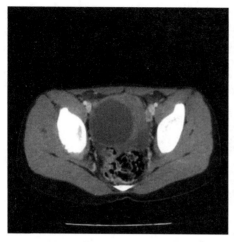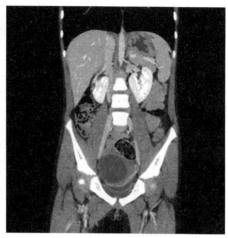

图 11-3　患者腹部 CT 图像

10. 正确的诊断应该是
    A. 阑尾炎伴周围脓肿
    B. 盆腔脓肿
    C. 卵巢囊肿蒂扭转
    D. 子宫肌瘤变性
    E. 肠套叠

【解析】根据影像学表现考虑右侧附件来源的囊性病变导致的急腹症，最常见为卵巢囊肿蒂扭转。

11. 关于儿童卵巢扭转的说法，正确的是
    A. 盆腔左侧空间主要被结肠占据，而盲肠和末端回肠蠕动较明显，故原发性卵巢扭转常发生在右侧
    B. 可能与生长激素分泌相关
    C. 儿童卵巢系膜较短，在剧烈运动或腹压变化大时易导致卵巢扭转
    D. 卵巢恶性肿瘤易发生扭转
    E. 卵巢血管蒂扭转首先造成阻碍卵巢动脉供血

【解析】卵巢扭转依病因可以分为原发性和继发性，以继发性较多见，可能与孕母性激素和月经开始之前性激素分泌相关，原发性卵巢扭转常发生于右侧，继发性卵巢扭转主要是卵巢肿瘤蒂扭转，多见于畸胎瘤、囊肿等良性肿瘤；儿童卵巢系膜较长且松弛，在剧烈运动或腹压变化大时易导致卵巢扭转；卵巢血管蒂扭转首先造成静脉和淋巴回流受阻。

四、案例分析题

【案例】患儿男，6岁。运动后腰背疼痛，并逐渐加重，无发热、盗汗症状，临床怀疑朗格汉斯细胞组织细胞增生症。

第 1 问：朗格汉斯细胞组织细胞增生症最常见的受累部位是
    A. 皮肤　　　　　B. 淋巴结
    C. 肝　　　　　　D. 骨骼
    E. 垂体　　　　　F. 肺

【解析】骨骼为朗格汉斯细胞组织细胞增生症最常见的受累部位，可见于 70% 以上朗格汉斯细胞组织细胞增生症患者，可发生在任何骨骼，但是以扁平骨受累多见。骨外损害包括皮肤、肺、肝、脾、淋巴结、骨髓、胸腺、耳、小肠、垂体、脑膜等富含组织细胞器官，其中皮肤占 55%，中枢神经系统

答案：　10. C　11. A
【案例】1. D

占35%,肝胆脾占32%,肺占26%,淋巴结占26%,软组织占26%,骨髓占19%,唾液腺占6%,消化道占6%等。

第2问:关于骨朗格汉斯细胞组织细胞增生症的CT表现,以下正确的是

A. 溶骨性骨质破坏伴软组织影
B. 成骨性表现
C. 四肢病变多呈膨胀性改变
D. 椎体可严重压缩成"扁平椎样"或"银币样"
E. 颅骨可见"穿凿样"或"洞中洞"骨质破坏样表现
F. 下颌骨受累可见浮齿征

【解析】骨朗格汉斯细胞组织细胞增生症一般不表现为成骨性改变。

第3问:如朗格汉斯细胞组织细胞增生症患者出现多饮、多尿,生长障碍、青春期延迟、甲状腺及肾上腺皮质功能减退等临床症状,应该考虑

A. 眼眶受累　　　B. 脑实质受累
C. 颅骨受累　　　D. 垂体受累
E. 甲状腺受累　　F. 膀胱受累

【解析】朗格汉斯细胞组织细胞增生症可累及多个系统,如发现多饮、多尿,生长障碍、青春期延迟、甲状腺及肾上腺皮质功

能减退则应该考虑中枢神经系统调控内分泌的器官垂体受累。

第4问:肺朗格汉斯细胞组织细胞增生症的CT征象包括

A. 磨玻璃样间质改变
B. 网格样间质改变
C. 囊泡样间质改变
D. 肺大疱或张力性气胸
E. 肺内软组织结节
F. 肺实变

【解析】朗格汉斯细胞组织细胞增生症累及肺部临床表现为咳嗽、呼吸困难,复发性气胸,CT表现为磨玻璃样、网络样及囊泡样间质改变,囊泡病变可以融合,并出现肺大疱,肺大疱破裂后出现张力性气胸。

第5问:朗格汉斯细胞组织细胞增生症根据累及器官分为高危组和低危组,高危组受累的器官**不包括**

A. 肝脏　　　　　B. 脾脏
C. 中枢神经系统　D. 骨髓
E. 垂体　　　　　F. 胃肠道

【解析】低危组受累器官包括皮肤、骨、肺、淋巴结、胃肠道、脑垂体、甲状腺、胸腺和中枢神经系统;高危组受累器官包括肝脏、脾脏和骨髓。

答案:　2. ACDEF　3. D　4. ABCD　5. CEF

第十二篇　介入放射学

一、单选题

1. 下列关于介入影像导向设备，描述**不正确**的是

  A. DSA 可实时显像，并且可消除肌肉骨骼等造成的重叠伪影

  B. X 线透视可实时动态显像，但图像易受骨骼及软组织等高密度结构的影响

  C. 超声可实时、多方位显像，操作方便，无放射损害

  D. CT 断层影像，病变显示清晰，密度分辨率高

  E. MRI 没有射线损伤，但目前技术尚不能达到实时监视

【解析】随着开放型 MRI 和透视技术的出现，MRI 透视可达到实时监视。

2. 下列关于介入专用器材，描述**不正确**的是

  A. 导管鞘内径以 F（French, 1F＝0.335mm）为单位，代表可通的导管直径

  B. 根据用途而分为造影导管、导引导管、微导管及特殊导管等

  C. 国外穿刺针的粗细以 G（gauge）为单位，常用 18G 或 21G，号码数越大，管径越大

  D. 导丝外径以英寸（inch）为单位

  E. 导管外径以 F 为单位，F 前冠以导管外径的周长（mm）数

【解析】国外穿刺针的粗细以 G（gauge）为单位，常用 18G 或 21G，号码数越大，管径越小。

3. 下列关于抢救药品，叙述**不正确**的是

  A. 硝酸甘油可用于降血压，又可用于循环系统

  B. 呋塞米可用于降低颅内压

  C. 肾上腺素可用于抗过敏反应，又可用于循环系统

  D. 阿托品不属于用于循环系统的药物

  E. 尼可刹米是用于呼吸系统的药物

【解析】用于循环系统的药物有利多卡因、阿托品、肾上腺素、去甲肾上腺素、多巴胺、毛花苷 C、硝苯地平、间羟胺和硝酸甘油等。

4. 下列药品属于细胞周期非特异性药的是

  A. 多柔比星　　　　B. 依托泊苷

  C. 羟喜树碱　　　　D. 索拉非尼

  E. PD-1 抑制剂

【解析】抗肿瘤抗生素类为细胞周期非特异性药物，常用药物有丝裂霉素、多柔比星。植物类抗肿瘤药为细胞周期特异性药物，常用植物类抗肿瘤药有依托泊苷、羟喜树碱。索拉非尼属于靶向抗肿瘤药物。PD-1 抑制剂属于肿瘤免疫治疗药物。

5. 关于常用的动脉血管穿刺入路，**不正确**的是

  A. 股动脉

答案： 1. E　2. C　3. D　4. A　5. C

B. 颈动脉锁骨下动脉

C. 髂动脉

D. 腋动脉

E. 肱动脉

【解析】常用血管穿刺部位有股动脉、股静脉、颈动脉、颈静脉、锁骨下动脉、腋动脉以及肱动脉。

6. 下列疾病接受的介入治疗，**不属于**介入成形术的是

A. 颈动脉狭窄

B. 肝硬化门静脉高压合并上消化道出血

C. 气管食管瘘

D. 肺癌合并气管狭窄

E. 脾功能亢进

【解析】属于介入成形术的有：①恢复管腔脏器的形态，如动脉狭窄、气管狭窄等。②建立新的通道，如治疗肝硬化门静脉高压合并上消化道出血，应用经颈内静脉肝内门腔静脉分流术。③消除异常通道，如闭塞气管食管瘘。脾功能亢进采用消除或减少器官功能的治疗，如部分性脾栓塞。

7. 经肝动脉药物灌注 FOLFOX 方案可以治疗的疾病是

A. 肝胆管细胞癌

B. 肝细胞癌

C. 肝神经内分泌肿瘤

D. 肝血管瘤

E. 肝囊肿

【解析】FOLFOX 方案是针对结直肠癌经典的化疗方案，主要包含的药物为奥沙利铂、氟尿嘧啶及亚叶酸钙。近年来，我国学者创新性地将 FOLFOX 方案应用于肝癌的肝动脉灌注化疗（HAIC）中，肝动脉灌注化疗是肝细胞癌常用的治疗手段，形成了具有中国特色的 FOLFOX-HAIC 方案。

8. 下列属于经导管溶栓绝对禁忌证的是

A. 6 个月内脑出血

B. 非急性发作期的胃溃疡

C. 风湿性心脏病

D. 血压收缩压大于 180mmHg

E. 原发性肝癌

【解析】血压大于 180/100mmHg 为经导管溶栓的绝对禁忌证。6 个月内脑出血不是经导管溶栓的绝对禁忌证，脑出血 3 个月后，如病情稳定，综合评估急性出血的风险较小，可以溶栓。胃溃疡患者可谨慎溶栓，急性发作期的胃溃疡或 4 周内消化道活动性出血为经导管溶栓的禁忌证。风湿性心脏病若伴血栓形成，急性期内应进行积极的溶栓治疗。原发性肝癌不是经导管溶栓的禁忌证。

9. 以下指标异常提示尿激酶使用过量的是

A. APTT　　　B. PT

C. PLT　　　D. D-二聚体

E. 纤维蛋白原

【解析】尿激酶是从人尿中提取的一种丝氨酸蛋白酶，属双链尿激酶型纤溶酶原激活剂，可以直接作用于内源性纤维蛋白溶解系统，裂解纤溶酶原为纤溶酶，而纤溶酶可降解血液循环中的纤维蛋白原。故若尿激酶使用过量，可导致纤维蛋白原降低。

10. 下列情况需要置放下腔静脉滤器的是

A. 腘静脉血栓超声提示强回声

B. 新发肌间静脉血栓

C. 右侧股静脉血栓伴 PT>28 秒

D. 大隐静脉血栓伴左肺动脉部分栓塞

E. 脑出血术后患者伴下肢血流淤滞

【解析】下腔静脉滤器是一种医用过滤器，可阻止血栓进入肺动脉，避免肺动脉栓

塞的发生或加重。如果已发生肺动脉栓塞，且伴有急性期下肢静脉血栓形成，应置放下腔静脉滤器避免病情加重。

11. 关于经颈静脉肝内门腔静脉分流术，叙述正确的是
    A. 适合于门静脉高压伴有明显脾肾分流者
    B. 适合于门静脉高压消化道出血内镜治疗无效者
    C. 适合于胃溃疡急性出血者
    D. 适合于下腔静脉综合征
    E. 适合于充血性心力衰竭者

【解析】经颈静脉肝内门腔静脉分流术的适应证包括：①内镜和药物难以控制的急性食管、胃底静脉曲张出血；②经内镜或药物治疗后复发的食管、胃底静脉曲张出血；③门静脉高压性胃病；④顽固性腹水；⑤顽固性肝性胸腔积液；⑥ Budd-Chiari 综合征；⑦肝肺综合征和肝肾综合征。

12. 下列**不是**胰腺肿瘤粒子植入术后应该密切观察的指标是
    A. 血常规
    B. 血淀粉酶
    C. 有无腹痛等腹部体征
    D. 血糖有无升高
    E. 尿淀粉酶

【解析】胰腺肿瘤粒子植入容易发生胰瘘、血管损伤、淀粉酶增高、胃肠道反应和消化道出血等并发症。

13. 以下**不属于**微波消融优势的是
    A. 单点消融范围大、消融时间短
    B. 术中患者痛感轻
    C. 无须接地负极板
    D. 消融范围的稳定性和一致性差异小

E. 可用于有心脏起搏器和体内金属植入物的患者

【解析】微波消融的消融范围受组织特性和微波天线性能等多种因素影响，稳定性和一致性的差异相对较大。

14. 以下有关恶性胆道梗阻患者植入胆道支架，说法正确的是
    A. 胆道支架植入应和 PTBD 同时进行，可以减少患者损伤
    B. 胆道支架植入后，可立即拔除胆道引流管
    C. PTBD 术后，患者胆红素水平下降不明显，应尽快放置胆道支架
    D. 肿瘤继续生长是导致胆道支架堵塞的主要原因之一
    E. PTBD 术后，如果黄疸降到正常水平，就可以置放胆道内支架以控制胆管内的肿瘤生长，延长患者生存期

【解析】除特殊情况外建议尽量先行置管引流后再择期放置支架。一般情况下，建议引流至胆汁清亮，患者一般状态及肝功能恢复后再行胆道支架植入。支架植入后留置胆道引流管，可酌情开放或关闭引流管，留置引流管 7～10 日后可拔除。

15. 关于腹腔脓肿引流，下列观点**错误**的是
    A. 腹腔脓肿穿刺置管引流，应当保证充分引流
    B. 腹腔脓肿穿刺置管引流中，可以根据情况对脓腔进行冲洗
    C. 腹腔脓肿穿刺置管引流后，不需要再使用抗生素
    D. 腹腔脓肿穿刺置管引流后，应加强抗感染及支持治疗
    E. 腹腔穿刺引流后，要及时复查调整引流管位置

答案：　11. B　12. D　13. D　14. D　15. C

【解析】腹腔穿刺置管引流,应当保证充分引流,要及时复查调整引流管位置,可以根据情况对脓腔进行冲洗,放置引流管还需加强抗感染及支持治疗。

16. 关于经皮肝穿刺胆道引流术,叙述**错误**的是
    A. 术前常规行肝功能及B超检查
    B. 测定出、凝血时间和部分凝血酶原时间
    C. 术前常规应用维生素K
    D. 术前半小时给予镇痛剂和镇静剂
    E. 手术切口宜大而浅,以方便操作

【解析】消毒铺巾后予穿刺点利多卡因局麻,以尖头刀片切开皮肤,切口宜小,但宜深。

17. 肝癌消融治疗中,下列**不属于**物理消融的是
    A. 经皮注射无水酒精消融治疗
    B. 射频消融治疗
    C. 微波消融治疗
    D. 氩氦刀消融治疗
    E. 激光热消融治疗

【解析】经皮注射无水酒精消融治疗属于化学消融。

18. 关于输卵管成形术,下列叙述**不正确**的是
    A. 输卵管再通适用于输卵管阻塞者
    B. 壶腹部远端、伞端组织不宜进行再通术
    C. 子宫角部严重闭塞者、结核性输卵管炎不宜进行再通术
    D. 输卵管支架植入为永久性,不能再取出
    E. 输卵管再通后要继续给予药物性通水,维持输卵管通畅

【解析】输卵管支架为可逆性,可根据具体情况再取出。

19. 气管支架植入的目的**不包括**
    A. 中心气道器质性狭窄的管腔重建
    B. 气管、支气管软化症软骨薄弱处的支撑
    C. 气管、支气管瘘口或裂口的封堵
    D. 治疗多发小气道狭窄、阻塞
    E. 治疗恶性肿瘤引起的气管狭窄

【解析】气管支架植入主要达到以下目的:①中心气道器质性狭窄的管腔重建;②气管、支气管软化症软骨薄弱处的支撑;③气管、支气管瘘口或裂口的封堵。不适用于治疗多发小气道的狭窄、阻塞。

20. 下列患者适合行尿道支架植入术的是
    A. 伴反复尿潴留又不能接受外科手术的高危患者
    B. 不稳定性和低张力性膀胱
    C. 糖尿病引起的末梢神经炎性膀胱
    D. 逼尿肌无力
    E. 前列腺炎继发的尿潴留

【解析】尿道支架植入术仅适用于伴反复尿潴留又不能接受外科手术的高危患者。只能选择长期留置尿管或膀胱造瘘,生活质量很差。尿道支架作为导尿的一种替代治疗方法。

21. 以下**不属于**PVP适应证的是
    A. 骨质疏松症性椎体压缩性骨折
    B. 椎体转移瘤
    C. 侵袭性椎体血管瘤
    D. 椎体爆裂性骨折
    E. 椎体骨髓瘤

【解析】PVP的适应证:①骨质疏松症性椎体压缩性骨折,用于治疗椎体骨折引起

的急性局部剧烈疼痛或长期不愈的慢性局部疼痛,椎体压缩程度最好在胸椎 < 50%,腰椎 < 75%;②椎体转移瘤;③椎体骨髓瘤;④椎体血管瘤。

22. 患者男,50 岁。诊断为贲门癌并肝转移。MRI 平扫 + 动态增强扫描提示:贲门区占位,肝内可见两个 2cm 强化结节。经 MDT 多学科讨论后拟进行局部介入联合系统治疗的转化方案,后续评价外科切除。下列介入诊疗操作,患者**不会**用到的是
A. 经导管药物灌注术
B. 经导管血管栓塞术
C. 经皮经腔血管成形术
D. 经导管动脉血管造影术
E. 经皮穿刺消融术
【解析】患者接受转化治疗,将会经导管进行胃左动脉及肝动脉的造影,随后对贲门癌进行经导管胃左动脉化疗灌注术及后续的动脉栓塞术以及经肝动脉肝转移瘤的动脉化疗灌注术。经治疗肝内无新发病灶,将对肝内寡转移灶进行经皮穿刺消融术。经 4 周期转化治疗后,可再评价外科手术切除原发灶。而不涉及经皮经腔血管成形术。

23. 患者男,55 岁。慢性乙型肝炎 15 年。突发呕血 500ml,伴面色苍白、脉搏细速。无发热、无腹痛。白细胞 2.5 × 10⁹/L、血红蛋白 68g/L、血小板 55 × 10⁹/L。对其诊断可能为
A. 胃溃疡伴消化道出血
B. 原发性肝癌伴消化道出血
C. 门静脉高压伴消化道出血
D. 胃黏膜撕裂症
E. 白血病伴消化道出血
【解析】门静脉高压症主要由各种肝硬

化引起,在我国绝大多数是由肝炎后肝硬化所致。患者患慢性乙型肝炎 15 年,考虑可能是肝炎后肝硬化导致的门静脉高压伴脾功能亢进。门静脉高压症的临床表现为:①脾肿大,脾功能亢进;②上消化道出血,呕血和黑便,出血量大且急;③腹水。脾功能亢进导致血液三系减少即外周血中的红细胞、白细胞、血小板的数量都低于正常范围。患者突发呕血 500ml,伴面色苍白、脉搏细速,无发热、无腹痛。符合由门静脉高压导致的食管、胃底静脉曲张破裂出血。

24. 患者男,60 岁。慢性乙型肝炎 15 年,突发右上腹痛,伴面色苍白、脉搏细速。无发热。实验室检查示白细胞 2.5 × 10⁹/L、血红蛋白 68g/L、血小板 55 × 10⁹/L,超声提示肝右叶可见低回声肿物,伴局部腹腔积液。对其诊断可能为
A. 胃溃疡伴消化道穿孔
B. 原发性肝癌伴消化道出血
C. 肝囊肿破裂
D. 肝血管瘤破裂
E. 原发性肝癌破裂
【解析】该患者无明显诱因,突发右上腹痛,继而贫血貌,白细胞、血红蛋白及血小板指标明显降低,有多年乙肝病史,影像检查提示肝占位病变及出血灶、腹内积血等,可疑诊为原发性肝癌破裂。

25. 患者男,56 岁。既往高血压 10 年,药物控制基本正常。吸烟 30 年,未戒。近半年来左下肢行走 200 米后小腿酸胀、麻木,休息后缓解,再次行走后小腿仍有疼痛。查体:左下肢皮温低、皮色苍白、足背动脉触不清。对侧无异常。诊断可能为
A. 左侧下肢动脉栓塞
B. 左侧股动脉假性动脉瘤

C. 左侧下肢深静脉血栓

D. 左侧下肢动脉硬化闭塞症

E. 左侧股骨头坏死

【解析】患者有高血压病史 10 年,吸烟史 30 年,为下肢动脉粥样硬化闭塞症的危险因素。慢性病程,跛行 200 米,行走后出现明显下肢缺血症状。左侧下肢伴皮温、皮色改变,足背动脉搏动弱,可诊断为下肢动脉硬化闭塞症。

26. 患者男,43 岁。体检发现 AFP>500μg/L,肝、肾功能正常。有 HbsAg 阳性史 6 年。对确诊最有帮助的检查是

A. 肝动脉造影

B. MRI 或 CT 检查

C. 腹部 X 线检查

D. 同位素肝脏扫描

E. 肝组织活检

【解析】肝组织活检为确诊肝细胞癌的金标准。

27. 患者男,64 岁。以"肝内胆管细胞癌"收住入院,化疗 6 个疗程后,患者出现全身皮肤黄染、瘙痒。CT 提示肝内低密度灶,肝内胆管扩张。对患者首选的治疗方案是

A. 手术治疗　　　　B. PTCD

C. 内科治疗　　　　D. ERCP

E. 局部消融治疗

【解析】PTCD 是姑息性治疗患者缓解肝内胆管扩张的首选治疗方式。

28. 患者男,77 岁。因进行性吞咽困难加重 3 个月伴呛咳 2 周入院,有食管癌放疗史,造影检查显示中段食管癌放疗后食管支气管瘘。首选的介入治疗方法为

A. 球囊扩张术

B. 食管裸支架植入术

C. 覆膜支架植入术

D. 动脉灌注化疗术

E. 瘘口弹簧圈栓塞术

【解析】针对食管癌放疗后产生的食管支气管瘘,再次行外科手术难度大,覆膜支架植入术创伤小、痛苦少,可有效封堵瘘口。

29. 患者女,63 岁。直肠癌术后 3 个月余,诉下腹部坠胀感 1 周,伴畏寒、发热,体温最高达 39.5℃,查血白细胞 17.6×10⁹/L,中性粒细胞百分比 93%。CT 提示骶前见囊性团块,增强后囊壁有强化。考虑盆腔脓肿形成,下列**不适合**对该病例进行治疗的是

A. 经皮穿刺置管引流

B. 外科手术

C. 局部消融治疗

D. 腹腔镜

E. 抗感染及支持治疗

【解析】对于盆腔脓肿应当积极地抗感染及支持治疗,同时经皮穿刺置管引流,或通过外科手术、腹腔镜等清除。

30. 患者男,82 岁。因进行性吞咽困难伴呕吐 3 个月入院,拟诊为食管癌,该患者影像学检查提示全身多发转移,无外科手术指征。为缓解症状,下列介入治疗方法最为合适的是

A. 食管支架植入术

B. 球囊扩张术

C. 动脉内灌注化疗栓塞术

D. 射频消融术

E. 放射性粒子植入术

【解析】食管内支架植入术目前已经公认是缓解中晚期食管癌患者吞咽困难症状最有效的方法。

二、多选题

1. 属于永久性栓塞材料的有
    A. 碘油
    B. 弹簧圈
    C. 无水酒精
    D. 生物胶
    E. 明胶海绵颗粒

【解析】永久性栓塞材料有聚乙烯醇颗粒、弹簧圈、可脱球囊、无水酒精、生物胶等。

2. 下列属于中度对比剂过敏反应的是
    A. 眼及鼻分泌物增加
    B. 腹痛、腹泻
    C. 大片皮疹
    D. 喉与支气管痉挛
    E. 造影检查后数小时或数日出现头痛、瘙痒

【解析】含碘对比剂的过敏反应包括：①轻度反应，如面部潮红、灼热感、眼及鼻分泌物增加、声音嘶哑，打喷嚏、恶心、头晕头痛、皮肤瘙痒和荨麻疹等。②中度反应，如胸闷、气急、剧烈呕吐、腹痛腹泻、大片皮疹和眼睑结膜出血点。③重度反应，如循环系统衰竭，出现血压下降、脉搏细速、面色苍白、口唇发绀、意识模糊、知觉丧失甚至心搏骤停；呼吸系统衰竭，喉与支气管痉挛、呼吸困难、气喘；血管神经性水肿，面部、口腔、皮肤出现水肿，以及皮下及黏膜出血等；过敏性休克，出现头晕头痛、烦躁不安、发冷寒战等。④迟发反应，如造影检查后数小时或数日，出现头痛、瘙痒、恶心、呕吐、骨骼肌肉疼痛、少尿等症状。

3. 下列药物属于抗凝药的有
    A. 酚磺乙胺　　　B. 华法林
    C. 利伐沙班　　　D. 尿激酶

E. 氯吡格雷

【解析】促进凝血因子活性的止血药包括酚磺乙胺、凝血酶（如白眉蛇毒血凝酶等）、维生素K。常用抗凝药物的作用主要是阻止纤维蛋白的形成，包括：肝素、低分子肝素、华法林、利伐沙班等。常用的溶栓药物有链激酶、尿激酶和rtPA。常用的抗血小板药物包括阿司匹林、氯吡格雷和双嘧达莫等。

4. 抗肿瘤药物中，属于细胞周期特异性药物的是
    A. 环磷酰胺　　　B. 丝裂霉素
    C. 依托泊苷　　　D. 奥沙利铂
    E. 氟尿嘧啶

【解析】环磷酰胺属于烷化剂，为细胞周期非特异性药物。丝裂霉素为抗肿瘤抗生素类药物，为细胞周期非特异性药物。依托泊苷是植物类抗肿瘤药，为细胞周期特异性药物。奥沙利铂属杂类抗肿瘤药物，是细胞周期非特异性药物，有较强的广谱抗癌作用。氟尿嘧啶是抗代谢类抗肿瘤药，为细胞周期特异性药物。

5. 关于Seldinger技术，表述正确的是
    A. 穿刺前先确定血管穿刺点、皮肤消毒、注射局麻药
    B. 穿刺针呈45°角刺向血管、回退穿刺针、发现回血经穿刺针送入导丝
    C. 固定导丝、退穿刺针、沿导丝送入导管
    D. 如果穿透血管前后壁而后撤至血管腔为改良Seldinger技术
    E. 如果只穿透前壁而未穿透后壁为Seldinger技术

【解析】如果穿透血管前后壁然后撤至血管腔为经典Seldinger技术；如果只穿透前壁而未穿透后壁为改良Seldinger技术。

答案：1. BCD　2. BC　3. BC　4. CE　5. ABC

6. 关于 Seldinger 技术并发症的描述，正确的是
   A. 局部血栓形成或栓塞
   B. 穿刺部位出血
   C. 穿刺部位形成血肿
   D. 假性动脉瘤
   E. 动静脉瘘
   【解析】Seldinger 技术并发症有：①局部血栓形成或栓塞；②出血或形成血肿；③形成假性动脉瘤；④形成动静脉瘘；⑤其他。

7. 下列属于非血管内介入放射学范畴的手术有
   A. 经皮肺穿刺活检术
   B. 肝肿瘤射频消融术
   C. 肾脏外引流术
   D. 气管支架植入术
   E. 上腔静脉支架植入术
   【解析】选项 E 是经皮经腔血管成形术，属于血管内介入放射学范畴。

8. 关于下肢动脉硬化闭塞症，描述正确的是
   A. 动脉硬化是其原因
   B. 胫前动脉、胫后动脉为最常见的累及部位
   C. 通常以间歇性跛行为主要症状
   D. ABI 指数具有疾病判断和指导预后的意义
   E. 股深动脉为最常见累及血管
   【解析】下肢动脉硬化闭塞症是指由于基础性疾病例如高血压、高血糖、高血脂导致的动脉硬化，主要是累及腹主动脉、髂动脉、股动脉等大、中动脉内膜增厚变硬形成粥样斑块及钙化，血管逐渐变得狭窄甚至继发血栓形成，出现肢体远端缺血的一系列表现。下肢动脉硬化闭塞症的临床表现主要分为三期，第一期叫间歇性跛行期，表现为一走路腿就疼、下肢缺血时间长、走路距离短、休息时间长。踝肱指数（ABI）是通过测量踝部胫后动脉或胫前动脉以及肱动脉的收缩压，得到踝部动脉压与肱动脉压之间的比值，ABI 结果能够反映肢体动脉堵塞的严重程度。正常情况下，因为重力等诸多因素的影响，下肢动脉的收缩压要明显高于上肢，所以 ABI 的正常值要大于 1。ABI≤0.9 对诊断下肢外周动脉疾病等的敏感性和特异性分别是 95%、99%，ABI 数值越小，说明下肢血供越差，是下肢动脉闭塞症判断及衡量治疗效果的最佳无创指标，因此 ABI 具有疾病判断和指导预后的意义。股浅动脉为最常见的累及血管。

9. 关于肝动脉化疗栓塞术，描述正确的是
   A. 是原发性肝癌最为常见的治疗方式之一
   B. 适合于Ⅱb、Ⅲa 期
   C. 碘化油是最为常见的栓塞剂
   D. Ⅰa 期原发性肝癌可以将其作为首选治疗方案
   E. 术中可以使用无水酒精作为栓塞剂
   【解析】肝动脉化疗栓塞术是有效的肝细胞癌治疗方法，是原发性肝癌最为常见的治疗方式之一，推荐用于肝癌巴塞罗那 B 期和中国肝癌临床分期Ⅱb 和Ⅲa 期的一线治疗，常选择直径小的栓塞剂如碘化油等进行肿瘤栓塞。

10. 关于经颈静脉肝内门腔分流术，描述正确的是
    A. Fluency 支架是 TIPS 手术中的专用支架
    B. Viatorr 支架是 TIPS 手术中的专用支架
    C. 限流支架可以用于纠正 TIPS 术后的肝性脑病

答案： 6. ABCDE 7. ABCD 8. ACD 9. ABC 10. BCDE

D. 部分门脉海绵样变性者可以尝试 TIPS 手术

E. 术中可以使用无水酒精作为栓塞剂

【解析】球囊扩张肝静脉与门静脉分流道，植入支架。通常覆膜支架的覆膜部分长度应比所测穿刺道长度长 1cm。目前多采用 Viatorr 分流道专用覆膜支架，直径 8～10mm，长度 60～80mm，植入要求支架两端应分别突入门静脉和肝静脉内一定长度，将支架远端裸露与覆膜交界部置于门静脉穿刺入口处，而将支架近端置于肝静脉 - 下腔静脉交汇处或伸出下腔静脉。目前限流支架可以用于纠正 TIPS 术后的肝性脑病。部分门脉海绵样变性者可以尝试 TIPS 手术，部分患者需联合脾栓塞。栓塞胃冠状静脉及所属食管胃底曲张静脉。肝内分流道建立后，对胃冠状静脉、胃短静脉及所属食管、胃底静脉血流仍然较明显或有活动性出血患者，可同时行曲张静脉硬化栓塞治疗。可使用无水酒精、5% 鱼肝油酸钠、胶合剂和螺圈等硬化栓塞材料。

11. 关于血管内支架植入术，描述正确的是
A. 适合于流出道欠佳者
B. 适合于短段股动脉闭塞者
C. 可用于动脉破裂止血治疗
D. 支架内皮化与再狭窄明显相关
E. 为预防出血、术中尽量不适用抗凝药物

【解析】血管内支架植入术的适应证有：适用于多数血管狭窄、闭塞性病变或球囊扩张后出现并发症、再狭窄者。禁忌证：生长发育未成熟者、病变血管流出道欠通畅、病变部位动脉壁广泛致密钙化时，放置支架需慎重。对于血管破裂出血性疾病，覆膜支架可以达到止血的作用。支架植入后，内皮化即开始。如果内皮细胞过度增殖，这些细胞

就会阻塞支架部位的血管腔。对于较小分支动脉内小口径的支架，因为口径小、血流速度缓慢，根据情况可能会采用抗凝药物治疗。血管内支架植入术中对患者使用抗凝药物是防止支架血栓形成的关键。

12. 关于栓塞后综合征，描述正确的是
A. 通常指肿瘤栓塞后机体出现的相关反应
B. 包括发热、腹痛、恶心、呕吐
C. 包括非靶器官栓塞后的相关反应
D. 包括感染所致的发热反应
E. 包括靶器官栓塞后产生的相关反应

【解析】肿瘤和器官动脉栓塞后，组织缺血坏死引起疼痛、发热、恶心、呕吐、反射性肠郁张或麻痹性肠梗阻等症状。非靶器官栓塞后的相关反应属于异位栓塞。

13. 下列属于非血管介入术的内容有
A. 经皮穿刺活检术
B. 血管支架植入术
C. 食管球囊扩张术
D. 灭能术
E. 肝癌介入化疗栓塞

【解析】血管支架植入术、肝癌介入化疗栓塞均属于血管介入范畴。

14. 经皮穿刺术后常见的并发症有
A. 出血 B. 感染 C. 疼痛
D. 肝衰竭 E. 呼吸衰竭

15. 下列**不适合**经皮穿刺引流的情况有
A. 缺乏安全的穿刺引流通道
B. 多发性或多房性脓肿
C. 弥漫性小脓肿或蜂窝织炎
D. 包虫囊肿
E. 巨大肝囊肿

答案： 11. BCD 12. ABE 13. ACD 14. ABC 15. ABCD

【解析】采用经皮穿刺引流的常见情况：①恶性阻塞性黄疸的姑息性引流；②良性胆道狭窄的支撑引流；③肝胆手术后胆瘘的治疗；④巨大囊肿引起症状者。

16. 常用的消融方法包括
    A. 高强度聚焦超声(high-intensity-focused ultrasound, HIFI)
    B. 不可逆电穿孔(irreversible electroporation, IRE)
    C. 微波(microwave, MW)
    D. 射频(radio frequency, RF)
    E. 冷冻

【解析】多数消融设备由一个能量发生器和一个输送能量到靶组织的针状装置组成。常用的消融方法包括射频(RF)、微波(MW)、冷冻、不可逆电穿孔(IRE)等。

17. 下列说法正确的是
    A. 测量前列腺段尿道长度是支架植入成功的关键，可测长度球囊导管的运用，能真实、准确、快捷地测量前列腺段尿道长度
    B. 支架一定要设安全环，以免支架植入失败时，需用膀胱镜甚至将膀胱切开才能取出支架
    C. 支架长度只能比前列腺段尿道短，过长则突向膀胱，与尿液长期接触会形成结石；如突向膜部，则影响括约肌功能，造成尿失禁
    D. 前列腺段尿道慎用带膜支架，因前列腺段尿道内有前列腺管和射精管开口，带膜支架势必阻碍这些开口的排泄功能
    E. 术中最好一次抽净潴留尿液，以降低膀胱张力，同时还能避免支架移位

【解析】术中不宜一次抽净潴留尿液，因膀胱在过度充盈状态下，迅速抽空时，内压骤然降低，易导致黏膜大出血、血压下降和心跳加速等。

三、共用题干单选题

（1～2题共用题干）

患者男，41岁。有乙肝病史，体检彩超发现肝右叶占位，MRI显示肝右叶1个2.5cm结节，考虑肝细胞癌(HCC)。AFP>1 210ng/ml。其余检查未见明确异常。

1. 以下最为合理的介入治疗方法是
    A. TACE治疗   B. HAIC治疗
    C. 靶向治疗   D. 免疫治疗
    E. 经皮穿刺射频消融治疗

【解析】该患者为早期HCC，按照原发性肝癌诊疗指南(2022版)，建议行根治性治疗，故选择属于非血管介入治疗的经皮穿刺射频消融治疗。

2. 患者拟接受经皮穿刺射频消融治疗，关于引导方式，**不推荐**的是
    A. 直接X线引导
    B. 碘油标记后CT引导
    C. 彩超超声造影引导
    D. 开放性MRI引导
    E. 肝动脉插管DSAC臂CT扫描引导

【解析】对于早期肝癌根治性消融治疗，可用碘油标记后CT引导。彩超超声造影引导、开放性MRI引导、肝动脉插管DSAC臂CT扫描引导也可以考虑应用。X线引导的缺点为重叠影像，放射剂量较大，密度分辨率低，大部分监视仍需依赖使用对比剂，易受骨髓及软组织等高密度结构的影响等，故不推荐直接X线引导。

答案： 16. BCDE   17. ABCD
1. E   2. A

（3～5题共用题干）

患者男，72岁。慢性乙型肝炎20年，发现肝内占位性病变2个月，近期体重减轻5kg。肝脏增强CT提示肝右叶可见4个肿块，最大者4.5cm，呈快进快出表现。AFP：855ng/ml。

3. 对该疾病的诊断为
   A. 原发性肝癌Ⅱa期
   B. 原发性肝癌Ⅱb期
   C. 原发性肝癌Ⅲa期
   D. 原发性肝癌Ⅲb期
   E. 原发性肝癌Ⅳ期

【解析】中国肝癌临床分期CNLC Ⅱb期：PS评分0～2分，肝功能Child-Pugh A/B级，肿瘤数目≥4个，肿瘤直径不论，无影像学可见血管癌栓和肝外转移。

4. 对原发性肝癌行TACE治疗的禁忌证为
   A. 不能外科手术切除
   B. 不愿意外科手术切除
   C. 年龄大于70岁
   D. 不能控制的身体感染
   E. 血小板为 65×10^9/L

【解析】严重感染为TACE治疗的禁忌证。选项A、B为TACE治疗的适应证。年龄与TACE治疗的禁忌证无直接相关性。血小板显著减少，如小于 50×10^9/L不能进行TACE治疗。

5. 以下**不可以**作为栓塞剂应用于TACE中的是
   A. 明胶海绵
   B. PVA颗粒
   C. 自体血凝块
   D. 碘化油
   E. 载药微球

【解析】明胶海绵、PVA颗粒、碘化油、载药微球都可以作为栓塞剂应用于TACE中，自体血凝块为短期栓塞剂，不能用于肿瘤的栓塞。

（6～7题共用题干）

患者男，63岁。因右上腹隐痛1个月余入院，有乙肝病史20年，未规律进行抗病毒治疗，入院查CT平扫+增强提示：肝右叶巨块型肝癌，给予行TACE+微波消融治疗，术后1周患者出现畏寒、高热，诉右上腹胀痛，查白细胞 16.5×10^9/L，中性粒细胞百分比93%。

6. 该患者最可能发生的情况是
   A. 肝脓肿　　　　B. 肝衰竭
   C. 胰腺炎　　　　D. 肠梗阻
   E. 肝破裂出血

【解析】患者肝癌诊断明确，术后出现畏寒、高热，诉右上腹胀痛，查白细胞 16.5×10^9/L，中性粒细胞百分比93%。结合病史及选项，肝脓肿可能性最大。

7. 给予行CT检查，提示肝右叶原病灶内积气，局部有液化，对该患者目前首选的治疗是
   A. 手术治疗
   B. 穿刺引流、抗生素治疗
   C. 内科治疗、抗生素治疗
   D. 放射治疗
   E. 局部消融治疗

【解析】结合题目中的描述及CT检查明确为肝脓肿，对于肝脓肿首选治疗为穿刺引流，同时加强抗生素治疗。

（8～10题共用题干）

患者女，30岁。渐进性吞咽困难8年，呕吐宿食。

8. 首选的影像学检查为
   A. 胸部平片　　　　B. 胃镜

答案：3. B　4. D　5. C　6. A　7. B　8. E

C. 胸部 CT　　　D. 腹部超声

E. 食管造影

【解析】对于有吞咽困难、呕吐症状的患者，可首选造影检查。根据造影结果再进一步行病理检查。

9. 患者各项检查结果如下：胸片正常，食管造影示食管末端狭窄伴鸟嘴样改变，胃镜检查提示贲门部狭窄，食管黏膜正常，最可能的诊断为

A. 反流性食管炎

B. 食管癌

C. 食管平滑肌瘤

D. 食管静脉曲张

E. 贲门失弛缓症

【解析】食管末端狭窄伴鸟嘴样改变为贲门失弛缓症的典型征象。

10. 下列治疗方法**不适合**该患者的是

A. 球囊扩张术

B. 暂时性支架植入术

C. 永久性支架植入术

D. 肌层切开术

E. 内镜下肉毒菌素注射

【解析】年轻的良性病变患者，应采用临时性支架植入。

（11～14 题共用题干）

患者女，45 岁。左股骨骨折 1 周，突发呼吸困难 3 天，伴前胸闷痛。无咯血。查体：急性病容、呼吸急促。血气分析显示 pH 7.3、二氧化碳分压 34mmHg，氧分压 70mmHg。心电图显示 SIQⅢTⅢ型。拟行诊断：左侧下肢骨折、肺栓塞。

11. 对该患者诊断肺栓塞最需要的检查是

A. 心电图

B. 心脏超声

C. 胸部 X 线检查

D. 血气分析

E. 肺动脉 CTA

【解析】肺动脉 CTA 是诊断肺栓塞的最可靠最直观的金标准。

12. 假设肺栓塞发生后，患者状态尚可，拟行左侧股骨内固定术，术前检查发现左侧股静脉血栓，应拟行的治疗是

A. 开启溶栓治疗

B. 下腔静脉滤器植入

C. 开启抗血小板治疗

D. 开启抗凝治疗

E. 止血治疗

【解析】下腔静脉滤器植入术适应证：①患易引起肺动脉栓塞的各种疾病者，如下腔静脉、髂静脉及下肢静脉内有游离血栓，且抗凝治疗无效或不能接受抗凝治疗者。②复发肺动脉栓塞，无论能否行抗凝治疗。③盆腔及下肢外科手术前，疑有深部静脉血栓形成者，可放置临时性下腔静脉滤器。该例患者下肢外科手术前，检查提示下肢静脉血栓形成，为避免血栓脱落进入肺动脉，导致急性肺动脉栓塞的发生，应置放下腔静脉滤器。

13. 假设患者超声提示左侧肌间静脉血栓，对患者拟行保守治疗，应拟行的治疗是

A. 开启溶栓治疗

B. 下腔静脉滤器植入

C. 开启抗血小板治疗

D. 开启抗凝治疗

E. 止血治疗

【解析】小腿肌间静脉血栓较常见，一般不严重，可通过休息、抬高患肢、抗凝治疗缓解病情。另外，患者应注意避免揉患肢，以免引起血栓脱落。

答案：9. E　10. C　11. E　12. B　13. D

14. 下腔静脉滤器植入术禁忌证是
    A. 患者下腔静脉直径超过 20mm
    B. 患者下腔静脉直径超过 25mm
    C. 患者下腔静脉直径超过 30mm
    D. 患者下腔静脉直径超过 35mm
    E. 患者下腔静脉直径超过 40mm
    【解析】患者下腔静脉直径超过 30mm 为下腔静脉滤器植入术禁忌证。

（15～18 题共用题干）

患者男，66 岁。既往高血压 10 年，药物控制高血压于 150/100mmHg，吸烟 30 年，已戒 2 年。双下肢间歇性跛行 2 年，跛行距离 300 米，跛行时间 5 分钟，以左侧为重。无静息痛。查体：双下肢皮温低、皮色苍白、无足趾坏死。双足背动脉触不清，双股动脉搏动正常。拟诊断下肢动脉硬化闭塞症。

15. 对于患者治疗决策的选择，最需要进行的检查是
    A. 心电图
    B. 心脏超声
    C. 下肢动脉 CTA
    D. 下肢血管超声
    E. 踝肱指数测定
    【解析】下肢动脉 CTA 是诊断下肢动脉硬化闭塞症的最可靠最直观的术前检查方式，对于治疗决策的选择至关重要。

16. 根据患者的症状，其踝肱指数最可能是
    A. 0.2   B. 0.6
    C. 0.9   D. 1.0
    E. 1.2
    【解析】间歇性跛行的患者踝肱指数多为 0.35～0.9，而静息痛的患者踝肱指数常低于 0.4，一般认为对这样的患者若不积极治疗将可能面临截肢的危险。当踝肱指数大于 1.3 则提示血管壁钙化以及血管失去

收缩功能，同样也反映有严重的周围血管疾病。此患者双下肢间歇性跛行，无静息痛，考虑踝肱指数为 0.4～0.9。

17. 假设对患者拟行保守治疗，下列**不作为**推荐方案的是
    A. 溶栓治疗   B. 扩血管治疗
    C. 抗血小板治疗   D. 抗凝治疗
    E. 止痛治疗
    【解析】溶栓治疗的适应证为血栓类疾病，适用于动脉以及静脉的急性血栓形成，如下肢动脉栓塞等。下肢动脉粥样硬化症为慢性病程，属于血管内膜损伤，形成动脉硬化斑块，不适合溶栓治疗。

18. 患者下肢动脉 CTA 提示左侧股浅动脉约 10cm 闭塞，拟行介入治疗，其原理是
    A. 球囊扩张撕裂血管外膜
    B. 内膜、中膜的弹性扩张
    C. 支架植入的机械性支撑
    D. 抗血小板药物抑制内皮化
    E. 球囊扩张式支架更适合于长段血管闭塞
    【解析】经皮经腔血管成形术是采用球囊或支架机械性扩张、再通狭窄性或闭塞性血管病变，恢复或部分恢复脏器、组织血流。支架血管成形术，不论是应用自扩式支架或者球囊扩张式支架，球囊扩张仍然是首选方法，随后支架用于支撑已扩张的血管，使得血管管腔持续开放、血流恢复。其内在机制为内膜中膜的撕裂、外膜的扩张。目前的球囊扩张式支架均较短。

（19～23 题共用题干）

患者男，82 岁。停止排便排气 10 天。

19. 下列检查最有助于确诊病因的是
    A. 钡剂灌肠   B. 腹部 CT 平扫

C. 腹部超声　　D. 肠镜

E. 腹部平片

【解析】肠镜可在了解肠道病变情况的同时行病理检查,最有利于病因诊断。

20. 假设患者为结肠癌,行结肠癌根治术,术后 1 周患者诉右侧上腹部胀痛,寒战、高热,查白细胞 19.5×10^9/L,中性粒细胞百分比 95%。CT 提示:右侧膈下包裹性积液,其中见气液腔。对该患者目前首选治疗是

A. 外科手术切除

B. 穿刺引流、抗生素治疗

C. 内科单纯抗生素治疗

D. 放射治疗

E. 消融治疗

【解析】结合病史,根据实验室检查及 CT 表现,首先考虑右侧膈下脓肿。对膈下脓肿首选治疗为穿刺引流,同时行抗生素治疗,单纯抗生素治疗效果有限,必要时行外科手术清除。

21. 如患者确诊为结肠癌发现肝转移,通常**不选择**的治疗方式是

A. 手术切除

B. 动脉化疗栓塞

C. 射频或微波消融治疗

D. 全身化疗

E. 放射治疗

【解析】放射治疗一般不作为转移性肝癌的常规治疗。

22. 假设该病例确诊为乙状结肠癌,但伴有心肺功能差,下列最合适的治疗措施为

A. 结肠癌根治术

B. 结肠造瘘术

C. 胃肠减压术

D. 肠道支架植入术

E. 动脉栓塞化疗术

【解析】高龄恶性肿瘤患者,全身一般情况差,治疗以减轻痛苦,提高生活质量为主。肠道支架植入能迅速缓解患者的腹胀症状,最为合适。

23. 如乙状结肠完全梗阻,需要行支架植入术,成功率最高的通过阻塞病变的方法为

A. 肠镜将导丝输送至病变部位

B. X 线透视下导丝直接开通病变段肠管

C. X 线透视下导管导引下导丝开通病变段肠管

D. 肠镜导引下导丝通过病变段肠管

E. 不在 X 线透视下,试行将导管直接通过病变段肠管

【解析】结肠支架操作相对困难。为提高支架植入成功率,可使用肠镜协助插入导丝导管。

四、案例分析题

【案例 1】患者女,73 岁。在介入造影后 15 分钟出现胸闷、气急、眼睑结膜出血点等症状。

第 1 问:该患者所出现的情况是

A. 对比剂所致的轻度不良反应

B. 对比剂所致的中度不良反应

C. 对比剂所致的重度不良反应

D. 对比剂所致的迟发不良反应

E. 未出现对比剂所致不良反应

F. 对比剂所致的超敏不良反应

【解析】对比剂所致中度反应:胸闷、气急、剧烈呕吐、腹痛腹泻、大片皮疹和眼睑结膜出血点。

答案:　20. B　21. E　22. D　23. D

【案例 1】　1. B

第 2 问：下列情况中，考虑发展为对比剂所致重度不良反应的是

A. 血压下降、脉搏细速

B. 喉与支气管痉挛

C. 眼及鼻分泌物增加、声音嘶哑

D. 皮肤出现水肿、皮下及黏膜出血

E. 面色苍白、口唇发绀

F. 头晕头痛、烦躁不安、发冷寒战

【解析】重度不良反应包括：①循环系统衰竭，出现血压下降、脉搏细速、面色苍白、口唇发绀、意识模糊、知觉丧失甚至心搏骤停；②呼吸系统衰竭，如喉与支气管痉挛、呼吸困难、气喘；③血管神经性水肿，如面部、口腔、皮肤出现水肿，以及皮下及黏膜出血等；④过敏性休克，如出现头晕头痛、烦躁不安、发冷寒战等。轻度反应包括：面部潮红、灼热感、眼及鼻分泌物增加、声音嘶哑，打喷嚏、恶心、头晕头痛、皮肤瘙痒、荨麻疹等。

第 3 问：关于含碘对比剂不良反应的防治措施，描述正确的是

A. 对于轻微的不良反应对症治疗

B. 对于出现的重度不良反应及时呼叫临床医师参与处理

C. 严重甲状腺功能亢进不属于含碘对比剂使用的绝对禁忌证

D. 如果患者出现休克或心跳呼吸停止的情况，应迅速按相关流程紧急处理

E. 临床医师到现场前，CT 室人员应判断患者的意识和呼吸情况，并保证其呼吸道通畅

F. 告知患者或监护人对比剂的适应证与禁忌证，可不签署知情同意书。

【解析】碘对比剂使用的绝对禁忌证包括：碘过敏者、严重甲状腺功能亢进及严重心肾衰竭患者。不良反应的处理措施包括：①对于轻微的不良反应对症治疗；②对于需要使用药物治疗或者出现的重度不良反应及时呼叫临床医师参与处理。临床医师到现场前，影像检查室的医护人员应采取做法是：①判断患者的意识和呼吸情况；②保证患者呼吸道通畅；③如果患者出现休克或心跳、呼吸停止的情况，应迅速按相关流程紧急处理。对比剂使用前准备包括：①详细了解病史，排除使用对比剂的禁忌证及高危因素；②告知患者或监护人对比剂的适应证与禁忌证，可能发生的不良反应及注意事项；③签署知情同意书。

第 4 问：如果患者在介入造影后 3 天内，在排除其他病因的前提下，肾功能发生损害，血清肌酐水平升高 0.5mg/dl（44.2μmol/L）或比基础值升高 25%，则考虑对比剂肾病。下列关于对比剂肾病高危因素，表述正确的是

A. 肾功能不全、糖尿病肾病是对比剂肾病高危因素

B. 补充血容量、纠正贫血，有利于降低对比剂肾病的发生

C. 对比剂肾病高危因素之一是年龄 >60 岁

D. 血钾 2.5mmol/L 不是对比剂肾病的高危因素

E. 非甾体类药物的使用有可能会造成患者对比剂肾病

F. 血管紧张素转换酶抑制药不是对比剂肾病的高危因素

【解析】对比剂肾病高危因素包括：肾功能不全、糖尿病肾病、血容量不足、心力衰竭、低蛋白血症、低血红蛋白血症、副球蛋白血症、高龄（>70 岁）、低钾血症，以及使用肾毒性药物、非甾体类药物和血管紧张素转换酶抑制药类药物。

答案： 2. ABDEF 3. ABDE 4. ABE

第5问：对于容易出现对比剂肾病患者，为预防对比剂肾病，下列做法正确的是

　　A. 建议水化治疗

　　B. 停用肾毒性药物至少12小时再使用对比剂

　　C. 可使用离子型对比剂

　　D. 建议使用能达到诊断目的的最小剂量

　　E. 避免短时间内重复使用诊断剂量碘对比剂

　　F. 使用甘露醇不容易造成对比剂肾病

　　G. 肾功能不全、糖尿病肾病患者可使用二氧化碳对比剂

【解析】针对对比剂肾病的预防措施包括：①水化治疗；②停用肾毒性药物至少24小时再使用对比剂；③避免使用高渗对比剂及离子型对比剂；④建议使用能达到诊断目的的最小剂量；⑤避免短时间内重复使用诊断剂量碘对比剂；⑥避免使用甘露醇和利尿药，尤其是襻袢利尿药；⑦肾功能不全、糖尿病肾病患者需谨慎使用碘对比剂，可使用二氧化碳对比剂。

【案例2】患者女，52岁。慢性乙型肝炎8年，呕血3天。查体：神志清楚，心率100次/min，血压95/60mmHg。腹平软，肝、脾肋下未触及，双下肢无水肿。

第1问：对患者下一步应进行的检查是

　　A. 腹部平片　　　　B. 腹部平扫CT

　　C. 腹部增强CT　　 D. 胃镜

　　E. 心脏超声　　　　F. 肠镜

　　G. PET/CT

【解析】首先考虑患者是肝硬化伴门静脉高压导致食管胃底静脉曲张破裂出血，腹部增强CT和胃镜是最全面、最直观的检查，既可以明确疾病的原因，又可以发挥止血作用。

　　[提示]对患者行腹部增强CT检查如图12-1所示。

第2问：首先考虑的疾病是

　　A. 肝血管瘤

　　B. 肝囊肿

　　C. 胃癌伴出血

　　D. 胰腺癌

　　E. 肝硬化伴门静脉高压

　　F. 胆囊炎

【解析】肝硬化的腹部增强CT表现包括：肝脏进行性的缩小，边缘不光整，呈锯齿状改变。CT上除了肝脏本身表现，还可伴肝硬化造成的门静脉高压，如门静脉增宽、脾脏

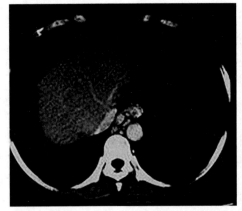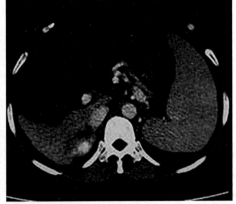

图12-1　患者腹部增强CT图像

增大、侧支循环形成（包括胃底食管、脾门、腹膜后区迂曲扩张的血管），并可伴腹水。

第3问：下列方式可以降低门静脉压力的是
A. 脾切除
B. 部分性脾栓塞
C. 胃切除
D. 贲门周围血管离断
E. 使用β受体拮抗剂
F. TIPS
G. 胃冠状静脉栓塞
H. 球囊阻断逆行静脉血管栓塞术（BRTO）

【解析】降低门静脉压力的药物有血管升压素及其类似物（特利加压素）、十四肽生长抑素及其类似物（奥曲肽）、非选择性β受体拮抗剂、硝酸酯类，其他还有血管紧张素转换酶抑制剂（ACEI）、血管紧张素Ⅱ受体阻滞剂（ARB）、钙通道阻滞剂、螺内酯、α受体拮抗剂、内皮素受体拮抗剂等。可以降低门脉压力的治疗原则为以减少门脉血流或增加门脉分流为主，包括：经颈静脉肝内门体静脉支架分流术（TIPS）、脾动脉栓塞术、门-体静脉分流术、脾切除术、肝移植。球囊阻断逆行静脉血管栓塞术主要适用于治疗伴有脾肾、胃肾分流道的食管胃底静脉曲张。

第4问：最终确定对患者采用TIPS进行治疗，其适应证包括
A. 消化道出血
B. 难治性腹水
C. 顽固性肝性胸腔积液
D. 乳糜胸
E. Budd-Chiari综合征
F. 下腔静脉闭塞综合征
G. 肝性脑病
H. 充血性心力衰竭

【解析】TIPS适应证包括：①内镜和药物难以控制的急性食管胃底静脉曲张出血；②经内镜或药物治疗后复发的食管胃底静脉曲张出血；③门静脉高压性胃病；④顽固性腹水；⑤顽固性肝性胸腔积液；⑥Budd-Chiari综合征；⑦肝肺综合征和肝肾综合征。

第5问：下列属于TIPS治疗上消化道出血必要操作的有
A. 肝动脉造影
B. 门静脉造影
C. 脾静脉栓塞
D. 肝穿刺建立分流道
E. 球囊扩张
F. 支架植入
G. 门静脉压力梯度测定
H. 胃冠状静脉栓塞

【解析】TIPS治疗上消化道出血的必要操作：①右侧颈静脉穿刺，将门静脉穿刺装置送入肝静脉（左、右肝静脉均可，视操作时的具体情况而定）。②肝静脉造影。③经肝静脉穿刺肝内门静脉，穿刺成功后置管行门静脉造影、测压。④球囊扩张肝静脉与门静脉分流道，植入支架。通常覆膜支架的覆膜部分长度应比所测穿刺道长度长1cm。目前多采用Viatorr分流道专用覆膜支架，直径8~10mm，长度60~80mm，植入要求支架两端应分别突入门静脉和肝静脉内一定长度，将支架远端裸露与覆膜交界部置于门静脉穿刺入口处，而将支架近端置于肝静脉-下腔静脉交汇处或伸入下腔静脉。⑤门静脉造影，观察支架展开程度、位置及分流道通畅情况。通常情况下，静脉曲张破裂出血患者门-腔静脉压力梯度需降至12mmHg以下，而顽固性腹水患者需降至8mmHg或原始压力梯度50%以下。⑥栓塞胃冠状静脉及所属食管胃底曲张静脉。肝内分流道

答案： 3. ABEF　4. ABCE　5. ABDEFGH

建立后，对胃冠状静脉、胃短静脉及所属食管、胃底静脉血流仍然较明显或有活动性出血患者，可同时行曲张静脉硬化栓塞治疗。可使用无水酒精、5%鱼肝油酸钠、胶合剂和螺圈等硬化栓塞材料。

【案例3】患者女，67岁。上腹部疼痛不适伴消瘦、乏力6个月入院。

第1问：下列**最不可能**为入院检查首选的是

 A. 上腹部CT
 B. 上消化道钡餐检查
 C. 胃镜
 D. 肿瘤全套
 E. ERCP
 F. 腹部超声

【解析】经内镜逆行性胰胆管造影术（ERCP）是指将十二指肠镜插至十二指肠降部，找到十二指肠乳头，由活检管道内插入造影导管至乳头开口部，注入对比剂后X线摄片，以显示胰胆管的技术。对于入院初查的患者，一般不作为首选。

第2问：该患者经胃镜组织活检确诊为胃癌，为进一步了解全身病变情况，下列检查**不必要**的是

 A. 上腹部CT
 B. 胸部平片
 C. 全身核素骨显像
 D. 盆腔CT
 E. DSA下胃血管造影
 F. PET/CT

【解析】胃血管造影一般治疗时应用，或疑有胃动脉出血时采用胃血管造影，不作为常规检查手段。

第3问：该患者为胃窦癌合并幽门梗阻，下列治疗措施可能**错误**的是

 A. 胃十二指肠支架植入术
 B. 空肠营养管置入
 C. 胃造瘘术
 D. 经动脉灌注化疗术
 E. 全身静脉化疗
 F. 放射治疗

【解析】胃窦癌合并幽门梗阻是胃造瘘术的禁忌证。

第4问：下列胃肠道疾病，**不是**消化道成形术适应证的有

 A. 食管狭窄
 B. 幽门梗阻
 C. 贲门失弛缓症
 D. 吻合术后吻合口狭窄
 E. 食管灼伤急性期
 F. 广泛肠粘连并发多处小肠梗阻
 G. 高位食管癌致吞咽障碍

【解析】食管灼伤急性期由于食管壁坏死，肉芽组织形成，导管插入时，容易造成穿孔或更严重的狭窄。高位食管癌或颈部肿瘤所致吞咽障碍者不宜放支架，否则异物感很明显，支架易发生移位，可能压迫气管。广泛肠粘连并发多处小肠梗阻为相对禁忌证。

第十三篇　分子影像学

一、单选题

1. 反映脏器或组织生理与生化水平变化的影像可称为
   A. 功能影像
   B. 脏器影像
   C. 解剖影像
   D. 细胞影像
   E. 分子影像

2. 分子成像技术**不包括**
   A. 核素成像
   B. MRI
   C. 超声分子成像
   D. 光学成像
   E. CT
   【解析】分子成像技术包括：①核素成像；②MRI；③超声分子成像；④光学成像等。

3. 目前，临床上应用最为成熟的分子影像技术是
   A. MRI 成像
   B. ^{18}F-FDG PET/CT 显像
   C. CT 成像
   D. 超声分子成像
   E. 光学成像

4. 放射性核素示踪剂在体内的生物学行为主要取决于
   A. 放射性核素的类别
   B. 放射性核素标记的化合物
   C. 放射性核素的剂量
   D. 放射性核素的放射性活度
   E. 放射性核素所发出的射线种类

5. 下列选项中，属于放射性核素示踪技术缺点的是
   A. 灵敏度高
   B. 组织穿透能力强
   C. 符合生理条件
   D. 具有定性和定量分析能力
   E. 空间分辨率相对较低

6. PET 显像应用能发射正电子的放射性核素，**不包括**
   A. ^{18}F
   B. ^{11}C
   C. ^{68}Ga
   D. ^{64}Cu
   E. ^{131}I
   【解析】SPECT 显像应用能发射 γ 光子的放射性核素，如 ^{99m}Tc、^{123}I、^{131}I 等，而 PET 显像应用能发射正电子的放射性核素，如 ^{18}F、^{11}C、^{68}Ga、^{64}Cu 等。

7. 相较其他成像技术，关于 MRI 的主要优势，表述**不正确**的是
   A. 具有电离辐射
   B. 无穿透深度限制
   C. 高空间分辨率
   D. 高软组织对比度
   E. 可同时收集生理代谢或分子信息
   【解析】相较其他成像技术，MRI 的主要优势是无电离辐射、无穿透深度限制、高空间分辨率、高软组织对比度、可同时收集生理代谢或分子信息和高分辨率的解剖图像等。

答案：1. E　2. E　3. B　4. B　5. E　6. E　7. A

8. 奥曲肽显像可用于的病变是
   A. 小细胞肺癌
   B. 类癌
   C. 胰腺神经内分泌瘤
   D. 肝癌
   E. 宫颈鳞癌
   【解析】奥曲肽已常规应用于生长激素抑制素受体（SSTR）阳性的神经内分泌瘤的显像。

9. 癫痫在局部脑血流显像（rCBF）中的特征性表现为
   A. 存在大小脑失联络现象
   B. 发作期和发作间期均见局部放射性增高
   C. 发作期和发作间期均见局部放射性降低
   D. 发作间期病灶区放射性降低，发作期病灶区放射性增高
   E. 发作间期病灶区放射性增高，发作期病灶区放射性降低
   【解析】癫痫发作期 rCBF 成像表现为病灶区放射性增浓；而发作间期癫痫病灶 rCBF 成像表现为病灶呈放射性降低区。

10. SPECT 脑血流灌注显像表现为局限性放射性分布稀疏或缺损，一般**不会**是
    A. TIA   B. 脑脓肿
    C. 癫痫发作期   D. 癫痫发作间期
    E. 脑肿瘤
    【解析】癫痫发作期病灶放射性分布浓聚。

11. 脑受体显像剂中乙酰胆碱受体显像主要用于
    A. 帕金森病   B. 阿尔茨海默病
    C. 癫痫   D. 抑郁症
    E. 亨廷顿病
    【解析】乙酰胆碱受体成像对探讨阿尔茨海默病的病因与病理有重要的意义。

12. 临床上诊断帕金森病常用的显像受体是
    A. 多巴胺受体   B. 乙酰胆碱受体
    C. 5- 羟色胺受体   D. 阿片受体
    E. GABA 受体

13. 心肌灌注显像时，部分可逆性缺损提示
    A. 肥厚型心肌病
    B. 心肌淀粉样变
    C. 心室室壁瘤
    D. 心肌梗死与心肌缺血并存
    E. 扩张型心肌病
    【解析】心肌灌注显像中，放射性稀疏、缺损区呈现放射性填充，是心肌缺血的典型表现。

14. 心肌受体显像中，与 MIBG 特异性结合的受体是
    A. M_1 受体   B. M_2 受体
    C. 吗啡受体   D. α 受体
    E. β 受体
    【解析】^{123}I-MIBG 是目前最常用的 β 受体对比剂，主要用于 SPECT 成像。

15. ^{111}In 标记药物的最佳成像时间一般为
    A. 6 小时   B. 12 小时
    C. 24 小时   D. 36 小时
    E. 48 小时

16. 患者男，65 岁。升结肠中分化腺癌术后 6 个月，复查 CEA 30μg/ml，行 ^{18}F-FDG PET/CT 检查的目的是
    A. 进行分期   B. 评价疗效
    C. 判断预后   D. 寻找复发转移灶
    E. 鉴别诊断
    【解析】结肠癌病史，术后半年 CEA 升高，考虑肿瘤复发。

答案：　8. C　9. D　10. C　11. B　12. A　13. D　14. E　15. C　16. D

17. 患者男,32岁。反复发作黏液脓血便伴左下腹痛2年余。多次大便细菌培养阴性,抗生素治疗无效,否认结核及疫区史。临床考虑溃疡性结肠炎,为进一步明确诊断,拟行炎症显像。下列描述**错误**的是
    A. 炎症显像可用来评价疗效
    B. 可以评估病变范围
    C. ^{18}F-FDG显像可区别病变摄取与生理性肠道摄取
    D. ^{18}F-FDG显像表现为病变肠管条形放射性浓聚
    E. 核素标记白细胞显像可鉴别溃疡性结肠炎与克罗恩病
    【解析】病变肠道与肠生理性摄取均可表现为条形放射性分布浓聚。

18. 患者男,41岁。左额叶星形胶质瘤术后并放疗4个月。^{18}F-FDG PET/CT显像如图13-1所示(见文末彩图),对其诊断为

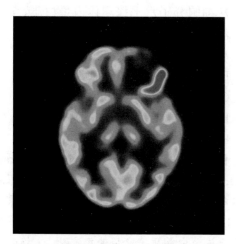

图13-1　患者头颅 ^{18}F-FDG PET/CT 显像

    A. 放疗后坏死
    B. 肿瘤复发
    C. 未见肿瘤活性组织存在
    D. 脑梗死
    E. 脑出血
    【解析】PET显像见左额叶放射性分布异常浓聚灶,结合脑肿瘤病史,考虑肿瘤复发。

二、多选题

1. 分子影像在肿瘤中的应用有
    A. 肿瘤的早期诊断
    B. 肿瘤的良恶性鉴别
    C. 肿瘤的分期
    D. 肿瘤的分子分型
    E. 肿瘤的疗效预测和评估

2. 分子影像在介入放射学中的应用主要有
    A. 介入放射辅助深部脏器的分子影像
    B. 介入放射辅助微小靶部位的分子影像
    C. 介入放射辅助传送非靶向分子探针和药物
    D. 介入放射辅助传送靶向分子探针和药物
    E. 介入分子影像学评价介入手术疗效
    【解析】分子影像在介入放射学中的应用主要有介入放射辅助分子影像学和介入分子影像学评价介入手术疗效。其中介入放射辅助分子影像学包括:①介入放射辅助深部脏器的分子影像;②介入放射辅助微小靶部位的分子影像;③介入放射辅助传送非靶向分子探针和药物;④介入放射辅助传送靶向分子探针和药物。

答案:　17. C　18. B
　　1. ABCDE　2. ABCDE

第十四篇　医学影像学进展

一、单选题

1. 1966 年 Ledley 首次提出一个概念，其过程包括患者一般资料和检查资料的搜集、医学信息的量化处理、统计学分析，直至最后得出诊断。这个概念是
   A. 计算机辅助诊断
   B. 人工智能辅助诊断
   C. 数字精准诊断
   D. 多模态诊断
   E. 计算机辅助检测

   【解析】1966 年 Ledley 首次提出计算机辅助诊断（computer-aided diagnosis，CAD）的概念。

2. 1972 年，发明了电子计算机体层摄影技术（computed tomography，CT）的是
   A. 伦琴（Roentgen）
   B. 亨氏菲尔德（Hounsfield）
   C. 爱德华·J·霍夫曼（Edward.J.Hoffman）
   D. 爱德华·米尔斯·珀塞尔（Edward. M. Purcell）
   E. 彼得·曼斯菲尔德（Peter Mansfield）

   【解析】1972 年亨氏菲尔德（Hounsfield）发明了电子计算机体层摄影技术，将传统 X 射线的直接成像转变为间接成像，它不仅可获取人体的横断面解剖图像，还可测量人体不同组织的密度值，使诊断信息发生革命性变化，从而奠定了现代医学影像学的基础。

3. 下列可反映颅内微小出血及血管畸形、铁沉积的是
   A. 弥散加权成像（DWI）
   B. 磁敏感加权成像（SWI）
   C. 动脉自旋标记（ASL）
   D. 弥散峰度成像（DKI）
   E. 磁共振波谱成像（MRS）

   【解析】利用磁化率的差异成像的磁敏感加权成像（susceptibility-weighted imaging，SWI）可以检测组织磁敏感性的细微变化，主要用于神经系统，通过对磁敏感变化来判断颅内的微小出血及血管畸形、铁沉积等。

4. 从细胞分子水平探测体内蛋白质、多肽浓度及酸碱度的成像方法是
   A. 动态对比增强成像（DCE）
   B. 定量磁化率成像（QSM）
   C. 动脉自旋标记（ASL）
   D. 氨基质子转移（APT）成像
   E. 磁共振波谱成像（MRS）

   【解析】氨基质子转移（amide proton transfer，APT）成像是一种从细胞分子水平探测体内蛋白质、多肽浓度及酸碱度的成像方法，可通过细胞内胞质中游离蛋白质及多肽质子与水中氢质子交换速率变化，来推断内环境的酸碱度及蛋白质与多肽的浓度。

5. 影像采集系统的功能**不包括**
   A. 从各种影像设备采集数字图像

答案：　1. A　2. B　3. B　4. D　5. E

B. 将图像送往 PACS 服务器

C. 提高 PACS 与 HIS/RIS 接口

D. 负责图像的存储、归档、管理

E. 对图像进行预处理

【解析】对图像进行预处理是影像存储管理系统的功能。

6. 在 X 线摄影中,光电效应的优势是

　A. 产生有效的散射

　B. 对胶片产生灰雾

　C. 增加 X 线对比度

　D. 使患者接受的 X 线剂量增多

　E. 减少曝光时间

【解析】对低能量射线和高原子序数的物质,光电效应是主要的,它不产生有效的散射,对胶片不产生灰雾,因而可产生高对比度的 X 线影像,但会增加受检者的 X 线接收剂量。

7. 分子影像学是

　A. 探测构成疾病基础的分子异常

　B. 详细观察体内分子的细微结构

　C. 研究人体内分子的发光特点

　D. 研究探针的运动轨迹

　E. 研究探针的合成

【解析】分子影像学是对人或其他活体在分子和细胞水平的生物学过程进行可视化、特征化和监测的科学。

8. 应用能谱 CT 进行增强检查时,最有可能做出肿瘤是否是同源性的诊断的能谱技术是

　A. 去金属伪影　　　B. 优化显示

　C. 碘基图　　　　　D. 能谱曲线

　E. 物质分离

【解析】单能谱技术包括去骨 / 金属伪影和物质的优化显示。单能谱技术的低 keV

图像有助于显示低强化的病灶,提高强化和非强化组织或病变的对比度。碘基图可以分辨病变是否强化以及强化的程度。特征能谱曲线最有可能鉴别肿瘤是否同源性并基于此做出鉴别诊断。根据两种物质的基图可进行物质分离。

9. 以下磁共振成像技术能够进行活体组织内化学物质无创性检测的是

　A. DWI　　　　　　B. DTI

　C. SWI　　　　　　D. MRS

　E. PWI

【解析】不同化合物的相同原子核,相同化合物不同原子核之间由于所处化学环境不同,其周围磁场有轻微变化,共振频率会有差别,这种情况称为化学位移现象,共振频率的差别是 MRS 技术的原理基础。MRS 是目前唯一能无创性观察活体组织代谢及生化变化的技术。

10. 在二维磁共振成像过程中,三个梯度磁场启动的先后顺序是

　A. 层面选择—相位编码—频率编码

　B. 层面选择—频率编码—相位编码

　C. 相位编码—频率编码—层面选择

　D. 频率编码—相位编码—层面选择

　E. 相位编码—层面选择—频率编码

【解析】磁共振二维成像首先进行层面选择,在选层梯度作用的同时,施加具有一定带宽的选择性射频脉冲激励成像体,再施加相位编码梯度,最后在信号采集时施加频率编码。

11. MRI 设备装置中**不包括**的部分是

　A. 磁体系统　　　　B. 梯度磁场系统

　C. 球管系统　　　　D. 射频系统

　E. 计算机系统

【解析】MRI 仪器主要设备包括：主磁体、梯度线圈、各种发射射频和接收信号的线圈及计算机系统等。球管系统产生的是 X 射线。

12. 有关磁共振信号强度的描述，以下正确的是
    A. T_1 值越大，信号强度越小
    B. T_2 值越大，信号强度越小
    C. TR 越长，信号强度越小
    D. TE 越短，信号强度越小
    E. 质子密度越大，信号强度越小

【解析】T_1 值越大，信号强度越小；T_2 值越大，信号强度越大；TR 越长，信号强度越大；TE 越短，信号强度越大；质子密度越大，信号强度越大。

13. 观察下肢静脉的静脉瓣功能不全有无反流及其速度快慢，应首选的超声检查技术是
    A. M 型超声
    B. 超声造影
    C. 多普勒能量图
    D. 彩色多普勒血流显像
    E. 三维超声

【解析】彩色多普勒血流显像将所得的血流信息经相位检测、自相关处理、彩色灰阶编码，将平均血流速度资料以彩色显示，并将其组合，叠加显示在 B 型灰阶图像上。它可较直观地显示血流，对血流的性质和流速在心脏、血管内的分布较脉冲多普勒可更快、更直观地显示。

14. 以下显像剂属于代谢显像剂的是
    A. ^{11}C- 葡萄糖
    B. ^{11}C-PE21
    C. ^{99m}Tc-DTPA- 甲硝唑

D. ^{99m}Tc-Trodat-1
    E. ^{99m}Tc-IgG

【解析】^{11}C-PE21 属于受体显像剂，^{99m}Tc-DTPA- 甲硝唑属于乏氧显像剂，^{99m}Tc-Trodat-1 属于多巴胺转运蛋白显像剂，^{99m}Tc-IgG 属于炎症显像剂。

15. PET 显像的分辨率明显优于 SPECT，通常其空间分辨率可达
    A. 2cm　　　　B. 1～2m
    C. 0.1～0.5mm　D. 4～5mm
    E. 5cm

【解析】PET 的空间分辨率优于 SPECT，可达 4～5mm。

16. 放射性核素示踪动力学是利用放射性核素示踪技术研究
    A. 受体与配体结合反应的科学
    B. 抗原和抗体结合反应的科学
    C. 物质在体内代谢的科学
    D. 物质在体内分布的科学
    E. 物质在体内过程中量变规律的科学

【解析】放射性核素示踪动力学是应用放射性核素示踪技术研究物质在体内过程中量变规律的技术。涉及两个方面：一是示踪概念，二是动力学概念。

17. SPECT 采集时为了获取高质量的断层图像，下列说法正确的是
    A. 需采用尽可能短的采集时间，以减少核素在体内代谢影响
    B. 需采用尽可能小的旋转半径，以提高图像的分辨率
    C. 需采用尽可能少的投影数，以减少患者的运动影响
    D. 需采用尽可能小的采集矩阵，以加快图像重建速度

答案：　12. A　13. D　14. A　15. D　16. E　17. B

E. 需尽可能延长采集时间,以减少患者运动影响

【解析】采集时旋转半径越小,重建图像误差越小,图像分辨率越高。

18. 显像剂在脏器组织和病变组织内达到分布平衡时所进行的显像叫作
    A. 静态显像　　　B. 平衡显像
    C. 介入显像　　　D. 动态显像
    E. 阴性显像

【解析】静态显像是显像剂在脏器组织和病变内达到分布平衡时所进行的显像。动态显像是显像剂引入人体后以一度速度连续或间断地多幅成像。

19. 患者男,75 岁。因"运动时心前区疼痛"入院。有高血压、糖尿病病史。查体未见明确阳性体征。心率 68 次 /min,律齐。若患者心电图提示下壁缺血可能,为了解心肌活力,下一步应进行的检查是
    A. 负荷核素心肌显像
    B. 超声心动图
    C. MR 心肌灌注成像
    D. 左心室造影
    E. CT 心脏成像

【解析】负荷核素心肌显像适用于冠心病心肌缺血的早期诊断,非典型胸痛或无症状的高度怀疑冠心病者的鉴别诊断。

二、多选题

1. 宽体探测器的优点包括
    A. 覆盖范围越大
    B. 实现整个器官,如大脑、心脏等的不动床的静态或动态的全器官成像
    C. 多部位联合检查
    D. 一站式扫描

E. 减少散射,无锥束伪影

【解析】目前市面上的高端 CT,在 Z 轴方向上最多有 320 个探测器排列,最大覆盖范围为 16cm。16cm 的探测器宽度,可以实现整个器官,如大脑、心脏等的不动床的静态或动态的全器官成像,可以得到高分辨率的亚毫米图像。另外,宽体探测器在多部位联合检查、一站式扫描中的应用也独具优势,可以避免多次注射对比剂所带来的风险。但是,宽体探测器也有缺点,主要表现在散射增加、锥束伪影、足跟效应几个方面。

2. CT 图像重建的算法包括
    A. 滤波反投影重建(FBP)
    B. 全模型迭代重建(IMR)
    C. 基于深度学习的图像重建(DLIR)
    D. 混合迭代重建算法(iDose)
    E. 自适应多平面重建(AMPR)

【解析】CT 图像重建的算法较多,主要包括反投影法、迭代法(包括全模型迭代、混合模型迭代等)、解析法、自适应多平面重建、加权超平面重建、基于深度学习的图像重建等。

3. 可实现磁共振成像加速的方法包括
    A. 多层同时成像　　B. 压缩感知
    C. 并行采集　　　　D. 高分辨率采集
    E. 各向同性成像

【解析】磁共振成像加速技术主要包括并行采集技术、压缩感知技术、多层同时成像技术等,提高图像分辨率会增加成像时间,各向同性成像与图像采集时间无直接关系。

4. 可检测活体组织细胞内外水分子扩散能力的磁共振成像技术包括
    A. 体素内不相干运动成像(IVIM)

答案:　18. A　19. A
　　　　　1. ABCD　2. ABCDE　3. ABC　4. ABCD

B. 弥散张量成像（DTI）

C. 弥散频谱成像（DSI）

D. 弥散峰度成像（DKI）

E. 磁共振波谱成像（MRS）

【解析】磁共振波谱成像（MRS）是一种无创性反映病变的代谢和生化信息的新技术，在神经系统疾病的诊疗中得到了广泛的应用。

5. 可用于评估急性脑梗死及缺血半暗带的磁共振成像技术包括

A. 氨基质子转移（APT）成像

B. 弥散加权成像（DWI）

C. 灌注加权成像（PWI）

D. 动脉自旋标记（ASL）

E. 磁共振血管成像（MRA）

6. X 线成像基础包括

A. X 线具有穿透力

B. 被穿透的组织结构存在密度上的差别

C. 被穿透的组织结构存在厚度上的差别

D. 被穿透的组织结构存在距离上的差别

E. 经过显像过程，形成黑白对比、层次差异的 X 线影像

【解析】X 线成像基本原理：X 线之所以能使人体组织在荧屏上或胶片上形成影像，一方面是基于 X 线的穿透性、荧光效应和感光效应；另一方面是基于人体组织之间有密度和厚度的差别。当 X 线透过人体不同组织结构时，被吸收的程度不同，所以到达荧屏或胶片上的 X 线量即有差异。这样，在荧屏或 X 线片上就形成明暗或黑白对比不同的影像。

7. 下列**不属于**彩色多普勒技术的有

A. 二维灰阶显像

B. 多普勒血流成像技术

C. 对比剂增强血流信号

D. 伪彩色编码二维显像

E. M 型超声（超声心动图）

【解析】彩色多普勒技术包括彩色多普勒血流成像技术、彩色多普勒能量图和速度能量型彩色多普勒等。

8. 下列属于现代超声发展热点技术的是

A. 声学造影及谐波成像技术

B. 高频成像技术

C. 三维超声技术

D. 二维超声伪彩色显像技术

E. 介入超声诊断及治疗技术

【解析】现代超声技术发展的主要热点有超声对比剂的研制及超声造影技术、三维超声及成像模式的研究、弹性成像及介入超声的广泛应用等。而二维超声伪彩色显像技术仅是增加对灰阶图像的视觉分辨能力，不是超声发展热点。

9. 胶质瘤术后放疗后复发与放射性坏死的鉴别技术是

A. MRS   B. PWI

C. DWI   D. Gd-MRI

E. FLAIR

【解析】磁共振灌注鉴别肿瘤复发与放射性坏死的依据是肿瘤复发与新血管形成相关，新血管通透性增加，相对于以放射性内皮损伤为特征的坏死组织，灌注和血容量较高。磁共振波谱是通过测量给定组织样本中各种代谢物的相对组成来区分肿瘤复发/进展与放射性坏死的另一种方法，胆碱（Cho）/肌酸（Cr）和 Cho/NAA 比值升高可能与肿瘤复发有关。

10. 目前，一体化 PET/MRI 已经应用于临床中。相对于 PET/CT 而言，下列关于

答案： 5. ABCDE 6. ABCE 7. ACDE 8. ABCE 9. AB 10. ACDE

PET/MRI 的优势说法正确的是

A. 相对可减少受检者的吸收辐射剂量

B. 相对可缩短受检者的检查时间

C. 为肿瘤的早期诊断、定位、定性、监测等工作提供全面的影像学支持

D. 在软组织相关疾病诊断上应用前景更好

E. 更利于帕金森病、阿尔茨海默病、脑血管性疾病、老年性痴呆等疾病的早期诊断

【解析】PET/MRI 相较于 PET/CT 来说，受检者检查时间增加。

三、共用题干单选题

（1～4 题共用题干）

患者男，55 岁。3 个月前体检 CT 发现左顶叶占位性病变，边界不清。无不适、无高血压史、无冠心病史、无过敏史，除体检 CT 外，无其他影像学资料。现来神经外科就诊。

1. **不建议**作为该患者首选的影像学检查的是

A. 头部 CT 平扫

B. 头部 MRI 平扫

C. 头部 CT 平扫+增强扫描

D. 头部 MRI 平扫+增强扫描

E. 头部磁共振波谱成像

【解析】该患者除体检 CT 外，无其他影像学资料，建议完善常规的 CT 或 MRI 扫描，在必要的基础上再考虑头部磁共振波谱成像。

2. 临床常规用于肿瘤位置定位的扫描序列是

A. MRS　　　　B. 3D APT

C. 3D T$_1$WI　　D. 3D MRA

E. DWI

【解析】磁共振 3D T$_1$WI 序列可实现多参

数、多方位成像，其软组织分辨率高，可以实现脑组织宏观结构和微观结构的可视化。增强后的 3D T$_1$WI 序列可常规用于肿瘤位置定位。

3. 患者经影像学检查和病理证实为低级别胶质瘤。行肿瘤切除术后 12 小时内，为判断术区是否有出血，首选的影像学检查是

A. 头部 DR 成像

B. 头部 CT 平扫

C. 头部 CT 平扫+增强扫描

D. 磁共振平扫

E. 磁共振血管成像

【解析】头部 CT 平扫是判断患者术后术区是否有出血的首选影像学检查方式，可显示出血部位、体积和形态，以及出血是否破入脑室等情况。

4. 假设患者出院半年后进行例行复查，可在细胞分子水平对判断是否有肿瘤复发提供诊断价值的影像检查方式为

A. 磁共振波谱成像

B. MRI 平扫+增强扫描

C. 氨基质子转移成像

D. 磁共振灌注成像

E. 磁共振血管成像

【解析】氨基质子转移（amide proton transfer，APT）成像是一种从细胞分子水平探测体内蛋白质、多肽浓度及酸碱度的成像方法，可通过细胞内胞质中游离蛋白质及多肽质子与水中氢质子交换速率变化，来推断内环境的酸碱度及蛋白质与多肽的浓度。APT 成像在胶质瘤术前分级、术后评估中有着重要的作用，同时也可用于胶质瘤与脑膜瘤、淋巴瘤的鉴别诊断中。

答案：　1. E　2. C　3. B　4. C

附录一　放射医学模拟试卷(副高级)

一、单选题

1. 关于X线的物理特性,下列**不正确**的是
   A. 穿透作用　　　B. 荧光作用
   C. 电离作用　　　D. 热作用
   E. 感光作用

2. 全身最长最粗的周围神经是
   A. 正中神经　　　B. 桡神经
   C. 尺神经　　　　D. 腓总神经
   E. 坐骨神经

3. 关于巨气管支气管症的描述,正确的是
   A. 女性气管直径冠状位大于23mm和矢状位大于25mm
   B. 男性气管直径冠状位大于25mm和矢状位大于27mm
   C. 女性气管直径冠状位大于18mm和矢状位大于20mm
   D. 男性气管直径冠状位大于21mm和矢状位大于23mm
   E. 女性气管直径横断位大于25mm

4. 关于肺朗格汉斯细胞组织细胞增生症(PLCH)的特征,表述正确的是
   A. 常见于老年女性
   B. 两肺囊性空腔主要位于两下肺野和肺门周边
   C. 多数患者支气管肺泡灌洗检查有诊断意义

   D. 和吸烟无关
   E. 不能用类固醇皮质激素治疗

5. 根据影像学表现,早期食管癌可分为4型,**不包括**
   A. 隐伏型　　　　B. 糜烂型
   C. 斑块型　　　　D. 乳头型
   E. 蕈伞型

6. 以下关于嗜铬细胞瘤的描述,**错误**的是
   A. 可发生在任何年龄,峰值年龄为20～40岁,90%发生在肾上腺
   B. 10%的肿瘤位于肾上腺之外,10%为多发性肿瘤,10%为恶性肿瘤
   C. 临床表现为高血压、肌无力和夜尿增多
   D. 是一种产生儿茶酚胺的肿瘤,起源于交感神经系统,占初诊高血压患者0.5%
   E. 尿中香草扁桃酸(VMA)及3-甲氧基肾上腺素的测定对嗜铬细胞瘤有诊断意义

7. 下述关于骨肉瘤的描述中,正确的是
   A. 多发性硬化型骨肉瘤患者的发病年龄较大,多大于50岁
   B. 骨旁骨肉瘤又称为骨肉瘤病
   C. 骨破坏区和软组织肿块内的肿瘤骨是骨肉瘤诊断的关键
   D. 骨膜新生骨和Codman三角是骨肉瘤的特异性表现
   E. 骨肉瘤好发于长骨的骨端

8. 关于乳腺腺病,描述**错误**的是
   A. 乳腺腺病是一组良性乳腺病变
   B. 硬化性腺病是腺病中较常见的一种病理类型
   C. 部分腺病影像学表现与乳腺癌难以鉴别
   D. X线上可表现为局限致密、结构扭曲、钙化及肿块等
   E. 腺病常常伴有血供增加、浸润及皮肤增厚

9. 后囟闭合的时间通常是
   A. 4岁
   B. 2岁
   C. 1岁
   D. 3~6个月
   E. 3岁

10. 可反映颅内微小出血及血管畸形、铁沉积的检查是
    A. 弥散加权成像(DWI)
    B. 磁敏感加权成像(SWI)
    C. 动脉自旋标记(ASL)
    D. 弥散峰度成像(DKI)
    E. 磁共振波谱成像(MRS)

11. 患者男,52岁。出现咳嗽、喘息3个月,加重伴呼吸困难2周。CT图像显示气管管腔内类圆形结节,边缘光整,未向气管外延伸,直径约15mm,其内含少量脂肪。对患者最可能诊断为
    A. 气管内鳞状细胞癌
    B. 气管脂肪肉瘤
    C. 气管错构瘤
    D. 气管腺样囊腺癌
    E. 气管软骨瘤

12. 患者男,20岁。伴脊柱侧弯、四肢细长。反复发作胸闷不适半年。全主动脉CTA提示主动脉窦扩张,升主动脉夹层。对其最有可能的诊断是
    A. 马方综合征
    B. IgG4相关血管周围炎
    C. 冠状动脉粥样硬化性疾病
    D. 川崎病
    E. 白塞病

13. 患者女,35岁。间断性进食困难半年就诊,胸骨后及中上腹疼痛,偶可有食物反流。经钡餐造影检查:显示食管两侧边缘呈现对称性波浪样变,下段有多个环形收缩,管壁光滑,黏膜未见异常。对该患者最可能的诊断为
    A. 念珠菌食管炎
    B. 食管静脉曲张
    C. 贲门失弛缓症
    D. 弥漫性食管痉挛
    E. 反流性食管炎

14. 患者女,30岁。近期发现低血压,伴食欲差、低血糖、体重减轻症状。实验室检查表现为电解质紊乱、ACTH升高。CT检查为双侧肾上腺变小、萎缩,对该患者可能的诊断为
    A. 肾上腺非功能性皮质腺瘤
    B. 肾上腺皮质癌
    C. 肾上腺皮质功能减退
    D. 肾上腺神经节细胞瘤
    E. 肾上腺嗜铬细胞瘤

15. 患者男,30岁。左下肢缩短、跛行、疼痛。X线示左胫骨轻度弯曲变形,骨干可见囊状膨胀性透亮区,边界清晰伴硬化边,皮质变薄,内可见多发磨玻璃样密度影。对该患者的诊断可能为
    A. 畸形性骨炎
    B. 骨巨细胞瘤
    C. 骨囊肿
    D. 骨纤维异常增殖症
    E. 骨髓瘤

二、多选题

1. 诊断用 X 线能量范围内,主要涉及的 X
线与物质的相互作用形式有
    A. 衍射现象
    B. 康普顿效应
    C. 相干散射
    D. 光电效应
    E. 电子对效应

2. 关于 Chiari 畸形,以下说法正确的是
    A. 是一种后颅窝发育不良,容积缩小导
致幕下组织经枕骨大孔疝出,从而引
起一系列症状的先天性疾病
    B. Ⅰ型常伴有脊髓脊膜膨出
    C. Ⅱ型除小脑扁桃体下降外,小脑蚓部、
延髓、脑桥、第四脑室也可通过枕骨
大孔疝出
    D. Ⅲ型罕见,婴儿期发病,为严重的小
脑发育不全或缺如,脑干发育小,后
颅窝扩大,充满脑脊液
    E. Ⅳ型少见,多见于新生儿或婴儿,是
在Ⅱ型基础上并发颈枕交界部脑脊膜
或脑膜脑膨出

3. 关于血管母细胞瘤,叙述正确的是
    A. 发生于脊髓的血管母细胞瘤少见
    B. 可表现为大囊小结节,也可为实质型,
纯囊型少见
    C. 病变与正常脊髓交界面分界不清、多
伴交界处脊髓水肿
    D. 瘤周可伴丰富血管
    E. 可合并 von Hippel-Lindau 综合征

4. Ramsay-Hunt 综合征通常累及的神经包括
    A. 面神经　　　　B. 三叉神经
    C. 前庭蜗神经　　D. 听神经
    E. 动眼神经

5. 关于颈动脉体瘤的 CT 影像学表现,表述
正确的是
    A. 颈总动脉分叉处软组织肿块
    B. 增强扫描动脉期瘤体显著强化,静脉
期瘤体强化程度持续增高
    C. 肿瘤推压并部分或全部包绕邻近颈
内、外动脉
    D. 三维重建可见增大的颈内外动脉分叉
与肿瘤形成"高脚杯征"
    E. 动脉期瘤体强化不均匀,静脉期瘤体
强化程度下降,呈均匀强化

6. 关于喉癌,下列说法**不正确**的是
    A. 分为声门上型、声门型、声门下型和
跨声门型
    B. 声门上型最为多见
    C. 声门型淋巴结转移多见
    D. 前联合厚度大于 2mm 应该怀疑肿瘤
侵犯
    E. 声门型下黏膜厚度大于 1mm 可视为
异常

7. 关于肺隔离症的描述,**不正确**的是
    A. 分为肺叶内隔离症和肺叶外隔离症,
叶外型多见
    B. 叶内型多见于成人,叶外型好发于婴
幼儿
    C. 肺叶外隔离症比肺叶内隔离症更容易
发生感染
    D. 两种类型均好发于下叶背段
    E. 肺叶内隔离症常表现为囊性病变,伴
或不伴有液体

8. 有关肺淋巴瘤的描述,正确的有
    A. 肺淋巴瘤可分为继发性及原发性
    B. 继发性肺淋巴瘤以霍奇金淋巴瘤常
见,常伴有纵隔及肺门淋巴结肿大
    C. 肺原发性淋巴瘤以黏膜相关结外边缘
区 B 细胞性淋巴瘤最为常见

D. 肺淋巴瘤可表现为一个或多个区域的肺实变,内可见空气支气管征

E. 未经治疗的霍奇金淋巴瘤患者出现肺部阴影,同时不伴纵隔及肺门淋巴结肿大,此时应首先考虑为淋巴瘤的肺部浸润

9. 临床上根据发病情况及病程特点,将主动脉瓣关闭不全分为急性和慢性两大类。急性主动脉瓣关闭不全的病因包括

A. 感染性心内膜炎

B. 风湿性心脏病

C. 胸部创伤

D. 梅毒性主动脉炎

E. 主动脉夹层累及瓣环

10. 主动脉瘤趋向破裂或破裂的 CT 影像学表现包括

A. 腹膜后高密度渗出

B. 主动脉附壁充盈缺损

C. 主动脉披挂征

D. 主动脉壁钙化环连续性中断

E. 主动脉对比剂外渗

11. 下述关于胃淋巴瘤的描述,正确的是

A. 胃原发性淋巴瘤几乎均为非霍奇金淋巴瘤

B. 胃淋巴瘤好发于胃窦和胃体

C. 病变组织在黏膜下各层广泛浸润,胃壁明显增厚为"革囊胃"

D. 可分为浸润型、溃疡型、肿块型和混合型

E. 胃淋巴瘤病变范围广,多累及两个以上部位

12. 肝乏血供转移瘤,原发瘤常见于

A. 肾透明细胞癌

B. 胰腺癌

C. 胃癌

D. 肺癌

E. 胃肠胰神经内分泌肿瘤

13. 关于肾上腺腺瘤的 CT 特点,表述正确的有

A. 类圆形或椭圆形,密度均匀,可含脂质成分

B. 动态增强表现为迅速强化,快速廓清

C. 醛固酮腺瘤直径多小于 2cm

D. 库欣腺瘤多为 2～3cm

E. 无功能腺瘤多小于 3cm

14. 关于子宫肌瘤 MRI 的说法,正确的是

A. MRI 是发现和诊断子宫肌瘤最敏感的方法

B. MRI 有助于判断子宫肌瘤的大小、数目和位置

C. 典型的肌瘤在 T_2WI 上呈明显高信号

D. MRI 可以检出小至 3mm 的肌瘤

E. T_2WI 上肌瘤周围有时可见高信号环状影

15. 成人骨软骨瘤高度怀疑恶变的情况有

A. 短期内迅速增大

B. 软骨帽增厚,大于 10mm

C. 疼痛明显

D. 位于股骨远端

E. 瘤体密度不均匀

16. 关于骨肉瘤,下列描述正确的有

A. 好发于 11～30 岁

B. 表现为膨胀性骨质破坏,边界清晰

C. 好发于长骨干骺端,尤其是股骨远端和胫骨近端最多见

D. 骨质破坏偏心性多见

E. 肿瘤骨是影像诊断的重要依据

17. 关于乳腺导管内乳头状瘤,描述正确的是

A. 超声对导管内乳头状瘤诊断的敏感性高于X线检查

B. 乳头溢液可为主要临床表现

C. 多数病例可触及乳腺肿块

D. 中央型导管内乳头状瘤的典型超声表现为在扩张的无回声导管腔内可见稍低或中等回声的实性肿物

E. 乳腺X线导管造影对中央型乳头状瘤检出较好

18. 关于乳腺错构瘤,描述正确的是

A. 为正常乳腺组织的异常排列,由脂肪、腺体和纤维组织多种乳腺组织构成

B. X线表现为高低混杂密度肿块

C. X线表现为均匀高密度肿块

D. 肿物较大时可推压周围组织

E. X线表现常为伴钙化的肿块

19. 胰母细胞瘤的影像学表现有

A. 肿瘤1.5～20cm不等,平均大小10.6cm

B. 多为圆形、椭圆形,或者分叶状

C. 部分可见钙化,钙化通常呈点状、簇状或曲线样

D. 肿瘤容易发生囊变、坏死

E. 常伴胰管扩张

20. 关于栓塞后综合征,描述正确的是

A. 通常指肿瘤栓塞后机体出现的相关反应

B. 包括发热、腹痛、恶心、呕吐

C. 包括非靶器官栓塞后的相关反应

D. 包括感染所致的发热反应

E. 包括靶器官栓塞后产生的相关反应

三、共用题干单选题

(1～3题共用题干)

患者男,50岁。外伤后头痛1个月余、加重伴恶心、呕吐1天。1个月前,与他人相撞,前额部肿胀,未进行特殊处理。于当地医院就诊后,行头颅CT检查,图像如下。

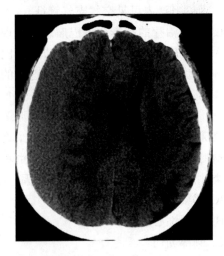

1. 对该患者最可能的诊断是

A. 慢性硬膜外血肿

B. 脑挫裂伤

C. 慢性硬膜下血肿

D. 脑水肿

E. 蛛网膜下腔出血

2. 该患者的头颅CT影像学表现**不包括**

A. 颅骨内板与脑表面间半月形高密度影

B. 脑沟内线样高密度影

C. 中线结构左侧移位

D. 病变可跨越颅缝

E. 右侧侧脑室受压变扁

3. 下一步宜采取的措施是

A. 绝对卧床休息

B. 应用脱水药

C. 脑室外引流

D. 局麻下行慢性硬膜下血肿钻孔引流术

E. 大量应用糖皮质激素类药物

(4～6题共用题干)

患者男,17岁。因"鼻塞2年余"就诊。患者2年前无明显诱因下出现鼻塞,以右侧鼻腔为主,伴白黏涕,嗅觉减退,偶涕中带血,遂至当地医院就诊,考虑鼻窦炎,予以

药物治疗(具体药物不详),症状无改善,行鼻内窥镜检查示:双鼻腔黏膜充血,右下鼻道见暗红色新生物,表面尚光滑,堵塞右侧后鼻孔。左中鼻通畅,左侧鼻咽顶后壁局部黏膜隆起。患者行鼻咽部 MRI 平扫 + 增强检查,如下图所示。

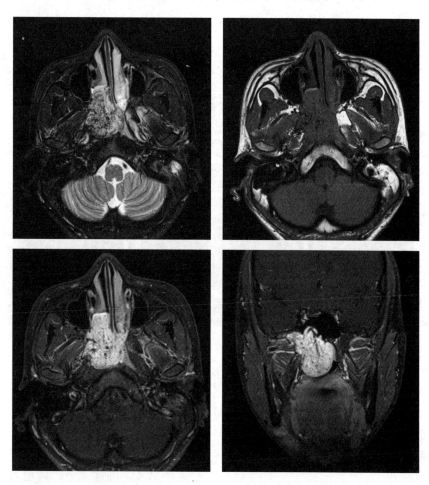

4. 关于该病变的描述,**不正确**的是
   A. 肿块在 T_1WI 以等信号为主
   B. 肿块在 T_2WI 以高信号为主,可见盐和胡椒征
   C. 肿块内部信号均匀
   D. 肿块局部向鼻腔生长
   E. 增强后肿块明显强化,强化欠均匀

5. 根据以上临床资料与影像表现,对该病例最可能的诊断为
   A. 鼻咽癌
   B. 鼻咽纤维血管瘤
   C. 鼻咽淋巴瘤
   D. 横纹肌肉瘤
   E. 鼻咽慢性炎症

6. 下列关于鼻咽纤维血管瘤,叙述**错误**的是
   A. 多见于青少年男性
   B. 有反复多次鼻出血病史
   C. 手术治疗前可进行内镜下活检以明确诊断
   D. 肿瘤起源于蝶骨体、枕骨斜坡及后鼻孔的骨膜,也可起源于蝶腭孔区
   E. 内镜所见肿瘤呈粉红色、暗红色,表面可有扩展的血管

(7~9题共用题干)

患者女,41 岁。下腹部坠胀 1 个月余,略有痛经,月经量稍增多。B 超提示盆腔占位。行盆腔增强 MRI 检查,图像如下。

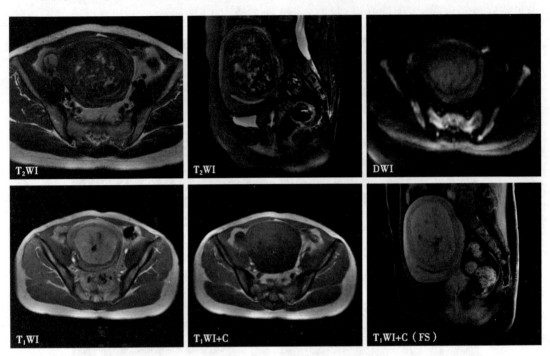

7. 该盆腔病灶定位在
   A. 子宫腔内
   B. 子宫肌层内
   C. 来源于肌层,但突入宫腔
   D. 来源于肌层,但外生于宫体
   E. 来源于附件

8. 关于该病例的影像描述,下列表述**错误**的是
   A. T_2WI 呈稍低信号,其内多发斑片状高信号
   B. T_1WI 呈等高信号,边界清
   C. 压脂序列信号降低
   D. 增强扫描强化程度大致与子宫肌层相同,强化不均匀
   E. DWI 呈稍高信号

9. 结合临床及影像特征,对该病例最可能的诊断为
   A. 子宫肉瘤

B. 子宫肌瘤
C. 子宫腺肌症
D. 子宫滋养细胞肿瘤
E. 子宫体癌

(10~13题共用题干)

患者女,41 岁。因"体检发现左肺结节"就诊。无任何症状,患者精神、睡眠、胃纳可,大小便正常。实验室检查指标正常,胸部 CT 检查如下图所示。

10. 在胸部 CT 图像中下列征象**未显示**的是
    A. 边缘光滑　　　B. 伴晕征
    C. 血供丰富　　　D. 血管贴边征
    E. 空气新月征

11. 根据患者的临床病史和影像特征,应首先考虑的诊断是
    A. 周围型肺癌
    B. 类癌
    C. 硬化性肺泡细胞瘤

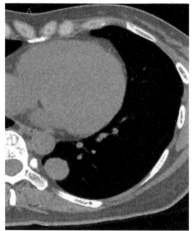

胸部CT平扫肺窗轴位影像

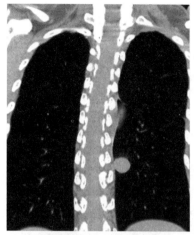

胸部CT平扫肺窗冠状位影像

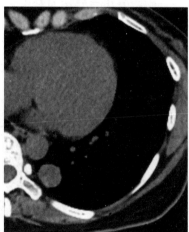

胸部CT平扫软组织窗轴位影像

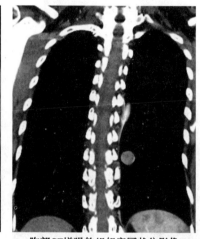

胸部CT增强软组织窗冠状位影像

D. 肺错构瘤

E. 结核瘤

12. 假如肺内结节密度均匀，血供丰富，基本可以**排除**的病变是

　　A. 硬化性肺泡细胞瘤

　　B. 类癌

　　C. 肾细胞癌转移

　　D. 结核瘤

　　E. 炎性肌纤维母细胞瘤

13. 对于硬化性肺泡细胞瘤常见的临床和影像特征，描述**错误**的是

　　A. 女性多见

B. 40～60 岁为发病高峰

C. 晕征

D. 分叶征

E. 血管贴边征

（14～17 题共用题干）

　　患者女，59 岁。腹痛、呕吐 3 天入院。自述呕吐咖啡色胃内容物，量约 25ml。有排便、排气，无黑便、鲜血便，无发热等症状。

14. 根据患者症状，**不可能**的病因是

　　A. 肠结核　　　　B. 克罗恩病

　　C. 泌尿系结石　　D. 肠道肿瘤

　　E. 急性胰腺炎

15. 患者入院后急诊 X 线拍片,如下图所示,最可能的诊断是

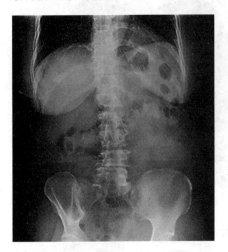

　　A. 气腹
　　B. 肠梗阻

C. 肾/输尿管结石
D. 正常腹平片
E. 肠扭转

16. 为进一步明确腹痛原因,对患者行全腹 CT 平扫及增强检查,如下图所示,诊断最可能的疾病是
　　A. 小肠腺癌　　　　B. 克罗恩病
　　C. 小肠淋巴瘤　　　D. 小肠间质瘤
　　E. 肠憩室

17. 假如患者确诊为高侵袭性 B 细胞淋巴瘤。对患者在全面制定治疗方案前,应该进一步完善的检查是
　　A. 全腹 MRI 检查
　　B. 超声引导下的穿刺活检

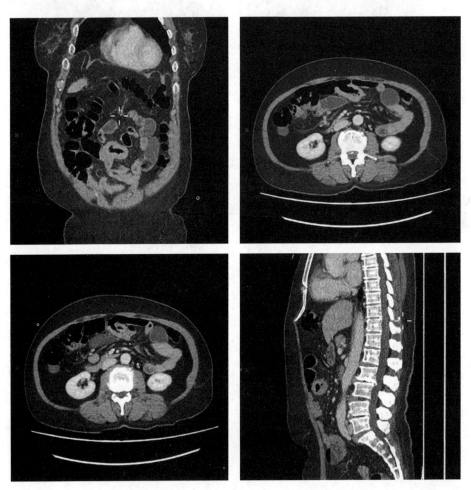

C. PET/CT 检查

D. 胶囊内镜检查

E. 胃肠镜检查

四、案例分析题

【案例 1】患者男，27 岁。头部外伤 11 小时，意识欠清，伴双上肢抽搐，急救车运送至急诊。查体：神志中昏迷，查体不合作，无法言语，仅可发音。左侧瞳孔：直径 6.0mm，形态正圆，直接对光反射迟钝，间接对光反射迟钝。右侧瞳孔：直径 3.0mm，直接对光反射迟钝，间接对光反射迟钝。CT 检查如下图所示。

第 1 问：该病例完整的影像学诊断为

A. 左侧颞骨骨折

B. 左侧颅板硬膜下血肿

C. 双侧额顶叶多发脑内血肿

D. 蛛网膜下腔出血

E. 脑疝

F. 弥漫性轴索损伤

第 2 问：关于硬膜下血肿，下列说法正确的是

A. 其严重性在于脑膜中动脉受损，出血速度快

B. 急性期血肿在 CT 上可呈低、高混合密度

C. CT 对急性期血肿敏感，而 MRI 利于显示亚急性期、慢性期病变

D. 常合并脑挫裂伤、脑内血肿

E. 占位效应明显

F. 血肿可跨越颅缝及大脑镰分布

G. 多合并颅骨骨折

H. 慢性硬膜下血肿多发生于老年人

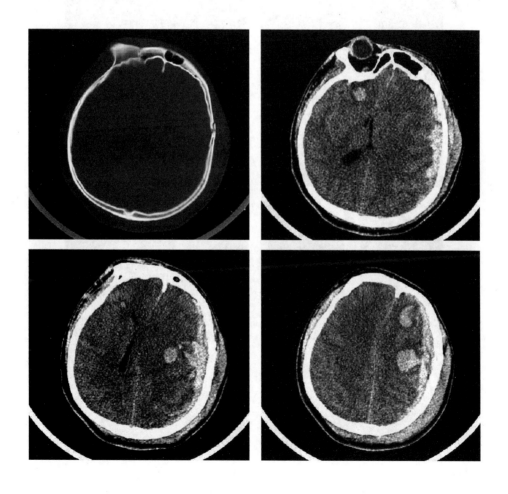

第 3 问：颅骨骨折的 CT 直接征象是

A. 骨折线

B. 乳突气房模糊

C. 硬膜外血肿

D. 颅内积气

E. 软组织肿胀

F. 上颌窦内气 - 液平面

第 4 问：针对该患者，下一步可采取的合理措施包括

A. 行腰椎穿刺测量颅压

B. 行开颅去骨瓣减压术

C. 行硬膜下血肿清除术

D. 行脑内血肿清除术

E. 脑内置入颅内压监测装置

F. 保守治疗

【案例 2】患者女，27 岁。反复肢体乏力 4 年，近 2 天突发双足麻木，逐渐向上发展至头颈部，伴踩棉花感，伴恶心、呕吐，呕吐物为胃内容物，非喷射性，无头晕、头痛，视觉障碍。MRI 检查如下图所示。

第 1 问：根据 MRI 平扫和增强检查的表现，对该患者可能的诊断是

A. 多发性脑缺血

B. 多发性硬化

C. 视神经脊髓炎

D. 转移瘤

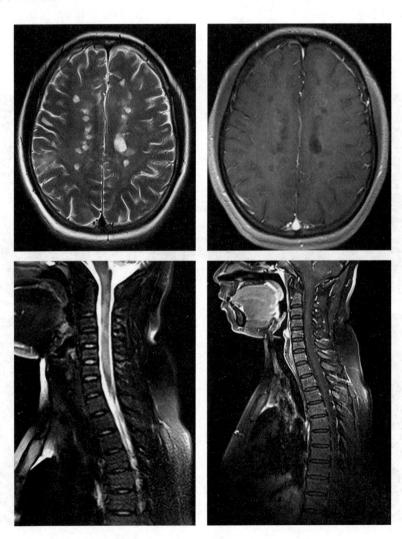

E. 淋巴瘤

F. 低血钾型周期性瘫痪

G. 重症肌无力

第 2 问：对患者下一步应采取的治疗措施包括

A. 补钾

B. 补液

C. 抗感染

D. 抗血栓

E. 降颅压

F. 使用免疫抑制剂及激素

G. 使用免疫调节剂

第 3 问：关于多发性硬化（MS）和急性播散性脑脊髓炎（ADEM）的区别，表述**不正确**的是

A. 两者均对称分布

B. 是否有病毒感染史

C. MS 呈多时相

D. ADEM 呈多时相

E. ADEM 不累及灰质

F. 两者均有可能与病毒或自身免疫介导有关

第 4 问：下列关于多发性硬化的描述，正确的包括

A. 是一种自身免疫性疾病

B. 女性多于男性

C. 病灶呈复发 - 缓解交替

D. 脊髓病灶多累及脊髓中央

E. 脊髓病灶多位于颈胸段脊髓

F. 水肿及占位效应明显

G. 是中枢神经系统第二常见的脱髓鞘性疾病

H. 亚洲患者多为急性或亚急性起病

I. "直角脱髓鞘"是其特征性表现

J. 脑脊液免疫球蛋白 G 的升高是疾病活动的生化指标

【案例 3】患者女，56 岁。发现左侧耳下区结节 2 年，伴左侧头痛、咬物痛及面部压痛，无反复消长史，于当地医院就诊，服用"神经消炎药"后，疼痛缓解。2 个月前无明显诱因自觉肿物变大，伴左侧面部麻木，服用"肿痛安胶囊"后无缓解。查体：颜面不对称，左侧耳下扪及一鹌鹑蛋大小肿物，表面光滑，质硬，活动度可，局部压痛，皮温无升高。入院后行双唾液腺及颈部淋巴结彩超示：双唾液腺未见明显异常，双侧颈部未见明显肿大淋巴结。

第 1 问：对患者应首选的相关检查是

A. 口腔全景片检查

B. 颈部 CT 增强 + 冠矢状位重建检查

C. 下颌骨增强 CT + 骨三维重建检查

D. 下颌骨 MRI 增强检查

E. 颈部 MRI 增强检查

F. 颈部正侧位 X 线片

第 2 问：患者颈部 MRI 增强检查如下图所示，对影像学表现描述正确的是

A. 左侧腮腺占位性病变

B. 病变位于左侧腮腺浅叶

C. 病灶边缘未见明显分叶

D. MRI 平扫信号均匀，T_1WI 呈低信号，T_2WI 呈高信号

E. 矢状位 T_2WI 见下颌后静脉沿病灶下方走行

F. 增强内见斑片状未强化区

第 3 问：结合病史及影像学检查，首先考虑的诊断是

A. 腮腺混合瘤

B. 腺淋巴瘤

C. 基底细胞腺瘤

D. 腮腺黏液表皮样癌

E. 腮腺腺样囊性癌

F. 腮腺腺泡细胞癌

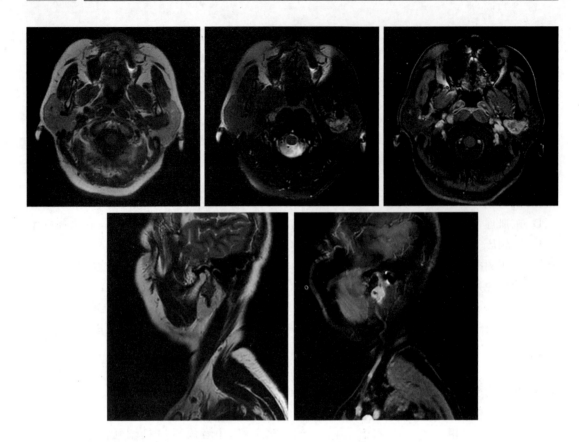

第 4 问：以下关于头颈部腺样囊性癌，说法正确的是

  A. 来源于腺体导管的低度恶性肿瘤

  B. 最常发生于唾液腺组织，其中大唾液腺以腮腺常见

  C. 嗜神经生长是其生物学特点

  D. 病理分型包括管状型、筛状型、实质型

  E. 生长缓慢，但侵袭性强

  F. 局部易复发，易转移至肺、骨等

【案例 4】患者女，54 岁。3 周前患者出现刺激性干咳。患者无发热、咯血、胸痛。

第 1 问：就诊后，对患者应优先选择的常规检查有

  A. 经皮穿刺肺活检

  B. 胸部 MRI 检查

  C. 胸部 CT 平扫＋增强扫描

  D. 纤维支气管镜检查

  E. PET/CT 检查

  F. 痰培养

［提示］对患者行胸部 CT 检查，如下图所示。

第 2 问：根据 CT 图像，对该患者作出的影像诊断是

  A. 肺结核   B. 转移瘤

  C. 过敏性肺炎   D. 结节病

  E. 硅沉着病   F. 淋巴瘤

第 3 问：此疾病典型的影像学征象包括

  A. 双肺门对称性淋巴结增大，伴纵隔淋巴结肿大

  B. 部分以纵隔淋巴结肿大为主，隆突下、气管旁及主动脉弓旁淋巴结最常见，前纵隔及后纵隔淋巴结肿大少见

  C. 淋巴结一般不压迫上腔静脉和其他大血管，边界清楚，融合少见

  D. 肿大淋巴结密度均匀，少数伴有钙化

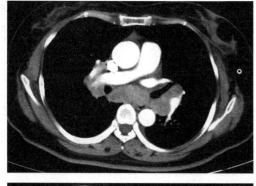
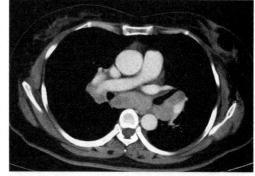
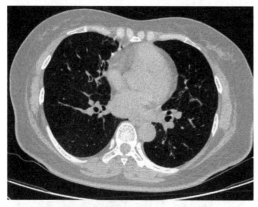
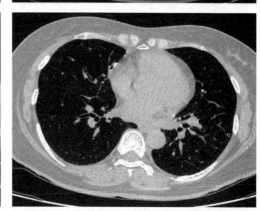

E. 增强扫描淋巴结呈中等程度以上均匀
　　强化

F. 肺弥漫性病变最常见为上叶分布为主
　　的沿支气管血管束分布的多发小结节
　　或融合结节

第4问：关于结节病的分期，描述正确的是

A. 0 期，无异常 X 线表现

B. Ⅰ期，仅两侧肺门或 / 和纵隔淋巴结肿
　　大，无肺内受累的影像学证据

C. Ⅱ期，双侧肺门淋巴结肿大，伴肺内弥
　　漫性浸润

D. Ⅲ期，仅有肺内浸润而无淋巴结肿大

E. Ⅳ期，进展性肺纤维化，包括蜂窝征、
　　肺门扭曲、肺大疱、囊肿和肺气肿等

F. Ⅱ期，肺内弥漫性浸润

【案例5】患者女，69 岁。突发胸背部撕裂
样疼痛 2 小时。急诊心电图正常，心肌酶谱
正常。

第1问：下一步应该进行的检查为

A. 胸部 X 线

B. 胸部 CT 平扫

C. 主动脉 CTA

D. 心脏磁共振增强

E. 核素心肌灌注显像

F. 冠状动脉造影

第2问：对患者行主动脉 CTA 检查，如下图
所示，诊断应为

A. 主动脉夹层，Stanford A 型

B. 主动脉夹层，Stanford B 型

C. 主动脉壁内血肿，Stanford A 型

D. 主动脉壁内血肿，Stanford B 型

E. 主动脉粥样硬化

F. 心包积血

第3问：主动脉壁内血肿的临床转归包括

A. 血肿吸收

B. 进展为主动脉夹层

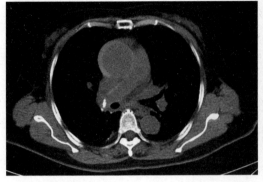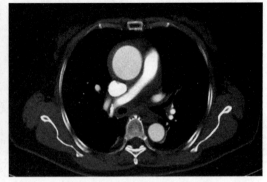

C. 继发假性动脉瘤

D. 继发主动脉瘤破裂

E. 心脏压塞

F. 主动脉狭窄

[提示] 患者经保守治疗,1个月后复查CTA,如下图所示。

第4问:下列叙述正确的是

　　A. 升主动脉瘤样扩张

　　B. 升主动脉假性动脉瘤形成

　　C. 升主动脉夹层

　　D. 升主动脉穿透性溃疡

　　E. 部分吸收

　　F. 完全吸收

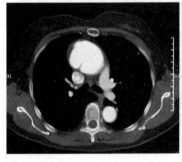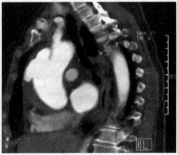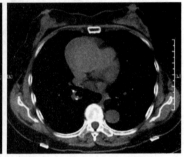

【案例6】患者女,30岁。体检 B 超发现肝占位1周。

第1问:根据上述临床表现,该患者可能的疾病有

　　A. 肝血管瘤

　　B. 肝局灶性结节增生

　　C. 肝细胞腺瘤

　　D. 错构瘤

　　E. 肝细胞癌

　　F. 胆管细胞癌

第2问:为进一步明确诊断,对患者还应进行的检查有

　　A. CT　　　　　　B. MRI

　　C. 超声　　　　　D. DSA

　　E. ECT　　　　　F. 检测甲胎蛋白

第3问:对患者行 MRI 平扫和增强检查,如下图所示,应考虑的疾病为

　　A. 肝血管瘤

　　B. 肝局灶性结节增生

　　C. 肝细胞腺瘤

　　D. 错构瘤

　　E. 肝细胞癌

　　F. 胆管细胞癌

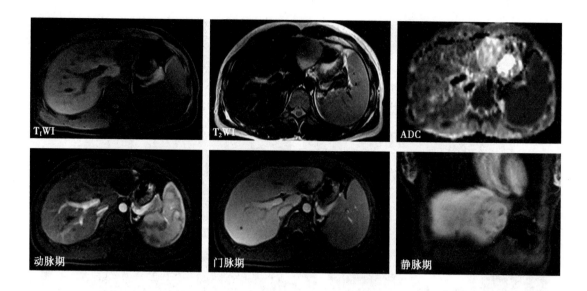

第4问：诊断依据有

  A. 年轻女性，体检发现占位

  B. T_2WI 呈高信号

  C. 增强扫描呈"快进慢出"，延迟强化

  D. 增强扫描呈"快进快退"，强化峰值短

  E. 动脉期呈非环形高强化

  F. 弥散受限

第5问：肝脏血管瘤按病理类型分为

  A. 海绵状血管瘤

  B. 巨大血管瘤

  C. 血管内皮细胞瘤

  D. 毛细血管瘤

  E. 硬化性血管瘤

  F. 特大血管瘤

第6问：关于肝血管瘤，下列说法正确的是

  A. 肝血管瘤是最为常见的肝细胞来源的良性肿瘤

  B. 大于 3cm 者被称为巨大血管瘤

  C. 大多数肝血管瘤患者没有症状，预后很好，血管瘤较大的患者可能出现症状，最常见的是腹痛和右上腹不适或满胀感

  D. 儿童时期巨大血管瘤可能出现高输出

量性心力衰竭和甲状腺功能减退症表现

  E. 血管瘤诊断主要依靠 B 超、CT 或 MRI 等影像学检查

  F. 目前治疗肝血管瘤的外科手术方法有肝切除、剜除术、肝动脉结扎术、肝脏移植及放疗

【案例7】患者男，55 岁。排尿困难半年余，查总前列腺抗原 233.783ng/ml，游离前列腺抗原 >30.000ng/ml，行 MRI 检查如下图所示。

第1问：根据该病例 MRI，病变位于

  A. 精囊腺

  B. 直肠

  C. 膀胱

  D. 前列腺移行带

  E. 前列腺外周带和移行带

  F. 前列腺中央带

  G. 射精管

第2问：对该疾病首选的检查方法是

  A. 常规 X 线　　　　B. CT 平扫

  C. CT 增强　　　　　D. 超声

  E. SPECT　　　　　F. MRI 扫描

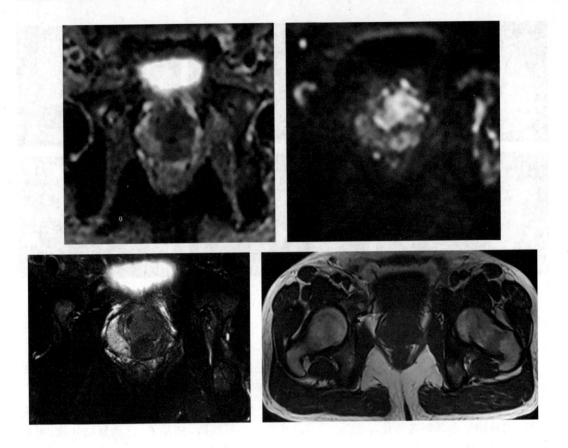

第 3 问：关于该病例 MRI 表现，表述正确的是

A. T_2WI 呈正常较高信号的外周带内低信号结节

B. T_2WI 呈正常较低信号的外周带内高信号结节

C. T_2WI 呈正常混杂信号的移行带内高信号结节

D. DWI 呈以低信号为主的混杂信号

E. 可见出血信号

F. 可见坏死信号

第 4 问：对该病例最可能的诊断为

A. 前列腺癌局限于腺体

B. 前列腺增生

C. 前列腺癌伴淋巴结转移

D. 前列腺癌伴骨转移

E. 早期直肠癌

F. 前列腺炎

G. 精囊炎

第 5 问：关于该疾病的影像特征，表述正确的是

A. 多发生于外周带

B. T_2WI 上高信号

C. ADC 呈低信号

D. 早期明显强化

E. 延迟强化

F. DWI 呈低信号

G. T_1WI 呈高信号

【案例 8】患者男，70 岁。MRI 检查如下图所示。

第 1 问：可能的诊断有

A. 多发性骨髓瘤

B. 骨髓增生异常综合征

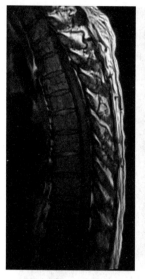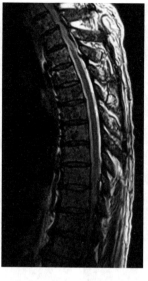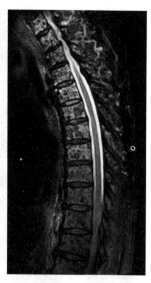

C. 地中海贫血

D. 慢性再生障碍性贫血

E. 骨髓纤维化

F. 骨转移瘤

G. 化疗后骨髓改变

第 2 问：对患者查血常规显示贫血，可能的诊断有

    A. 多发性骨髓瘤

    B. 骨髓增生异常综合征

    C. 地中海贫血

    D. 慢性再生障碍性贫血

    E. 骨髓纤维化

    F. 骨转移瘤

    G. 化疗后骨髓改变

第 3 问：关于骨髓瘤的说法，正确的是

    A. 单发病灶称为孤立性浆细胞瘤，可在 3～5 年内转变为多发性骨髓瘤

    B. 血清中可查到单克隆 M 蛋白

    C. X 线可仅表现为骨质疏松

    D. CT 未发现骨质破坏病灶，可排除多发性骨髓瘤

    E. 多发性骨髓瘤溶骨性病变超过 3 处，Durie-Salmon 分期达Ⅲ期

F. 椎体和椎弓根同时受累

第 4 问：关于多发性骨髓瘤的影像学表现，表述正确的是

    A. 病灶在 T_1WI 呈低信号

    B. 病灶在 T_2WI 呈低信号

    C. 病灶在 T_2WI 脂肪抑制序列呈高信号

    D. 增强扫描，病灶中等度强化

    E. 病灶在 CT 呈溶骨性骨质破坏

    F. 病灶周围骨质硬化

    G. 骨质疏松

【案例 9】患者女，68 岁。体检发现右乳肿块，无疼痛，无乳头溢液，肿块大小约 3cm，质韧，活动，局部皮肤无粘连，右腋下饱满，左乳未触及明确肿块。患者既往体健，已绝经，无其他外伤史及手术史，无乳腺癌家族史。实验室检查无殊。影像检查：行乳腺 X 线摄影检查，如下图所示。

第 1 问：在提供的乳腺 X 线摄影图像上，关于病灶的描述，下列正确的是

    A. 右乳外上象限后带局灶性不对称

    B. 右乳内上象限后带等密度局灶性不对称

    C. 右乳中央区边缘光滑高密度肿块

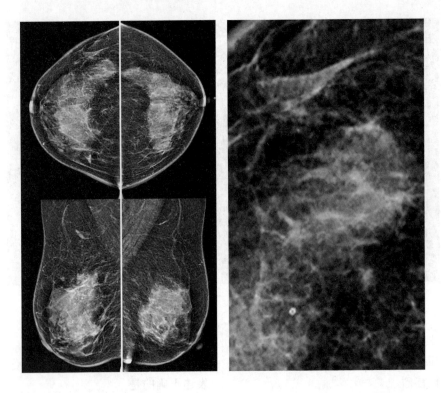

D. 右乳晕后区分叶状高密度肿块

E. 左乳外上象限等密度局灶性不对称

F. 右乳外上肿块伴粗大钙化

[提示] 对患者随后进行乳腺 MRI 检查，如下图所示。

第 2 问：综合乳腺 X 线及 MRI 检查，对该病例最合适的 BI-RADS 诊断是

A. BI-RADS 2   B. BI-RADS 3

C. BI-RADS 5   D. BI-RADS 0

E. BI-RADS 1   F. BI-RADS 4a

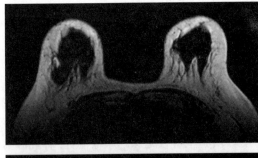
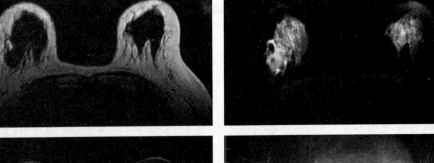
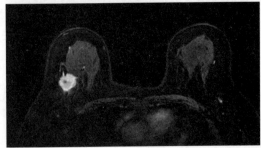
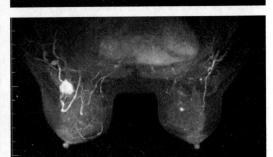

第 3 问：关于该患者的乳腺磁共振图像的影像学描述，正确的是

A. T_1WI 序列上呈低信号

B. T_2WI 序列上呈稍高信号

C. 增强后明显强化

D. MIP 图中可见粗大的肿瘤供血血管

E. 肿块边缘呈短毛刺状

F. 肿块不均匀强化，内见无强化低信号区

第 4 问：以下关于浸润性小叶癌临床特点，描述正确的是

A. 浸润性小叶癌是第一多发的原发乳腺癌

B. 多灶性、多中心

C. 双侧多发

D. 最常见的临床表现为扪及肿块，也可呈局部增厚感，或者无明显症状

E. 钙化和淋巴结转移常见

F. 临床预后较浸润性导管癌为好，大部分肿瘤表现为雌激素受体和孕激素受体阳性

【案例 10】患儿男，6 岁。运动后腰背疼痛，并逐渐加重，无发热、盗汗症状，临床怀疑朗格汉斯细胞组织细胞增生症。

第 1 问：朗格汉斯细胞组织细胞增生症最常见的受累部位是

A. 皮肤   B. 淋巴结

C. 肝   D. 骨骼

E. 垂体   F. 肺

第 2 问：关于骨朗格汉斯细胞组织细胞增生症的 CT 表现，表述正确的是

A. 溶骨性骨质破坏伴软组织影

B. 成骨性表现

C. 四肢病变多呈膨胀性改变

D. 椎体可严重压缩成"扁平椎"或"银币样"

E. 颅骨可见"穿凿样"或"洞中洞"骨质破坏样表现

F. 下颌骨受累可见浮齿征

第 3 问：如朗格汉斯细胞组织细胞增生症患者出现多饮、多尿，生长障碍、青春期延迟、甲状腺及肾上腺皮质功能减退等临床症状，应该考虑

A. 眼眶受累   B. 脑实质受累

C. 颅骨受累   D. 垂体受累

E. 甲状腺受累   F. 膀胱受累

第 4 问：肺朗格汉斯细胞组织细胞增生症的 CT 征象包括

A. 磨玻璃样间质改变

B. 网格样间质改变

C. 囊泡样间质改变

D. 肺大疱或张力性气胸

E. 肺内软组织结节

F. 肺实变

第 5 问：朗格汉斯细胞组织细胞增生症根据累及器官分为高危组和低危组，高危组受累的器官**不包括**

A. 肝脏   B. 脾脏

C. 中枢神经系统   D. 骨髓

E. 垂体   F. 胃肠道

【案例 11】患者女，52 岁。慢性乙型肝炎 8 年，呕血 3 天。查体：神志清楚，心率 100 次 /min，血压 95/60mmHg。腹平软，肝脾肋下未触及，双下肢无水肿。

第 1 问：对患者下一步应进行的检查是

A. 腹部平片   B. 腹部平扫 CT

C. 腹部增强 CT   D. 胃镜

E. 心脏超声   F. 肠镜

G. PET/CT

［提示］对患者行腹部增强 CT 检查，如下图所示。

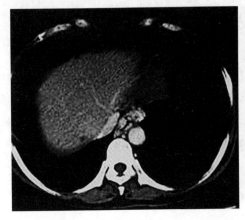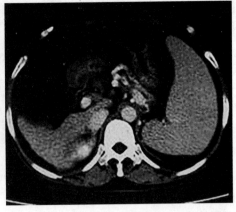

第2问：首先考虑的疾病是
    A. 肝血管瘤
    B. 肝囊肿
    C. 胃癌伴出血
    D. 胰腺癌
    E. 肝硬化伴门静脉高压
    F. 胆囊炎

第3问：下列方式可以降低门静脉压力的有
    A. 脾脏切除
    B. 部分性脾栓塞
    C. 胃切除
    D. 贲门周围血管离断
    E. β受体拮抗剂
    F. TIPS
    G. 胃冠状静脉栓塞
    H. 球囊阻断逆行静脉血管栓塞术（BRTO）

第4问：最终确定对患者采用 TIPS 进行治疗，其适应证包括

    A. 消化道出血
    B. 难治性腹水
    C. 顽固性肝性胸腔积液
    D. 乳糜胸
    E. Budd-Chiari 综合征
    F. 下腔静脉闭塞综合征
    G. 肝性脑病
    H. 充血性心力衰竭

第5问：以下属于 TIPS 手术治疗上消化道出血必要操作的有
    A. 肝动脉造影
    B. 门静脉造影
    C. 脾静脉栓塞
    D. 肝穿刺建立分流道
    E. 球囊扩张
    F. 支架植入
    G. 门静脉压力梯度测定
    H. 胃冠状静脉栓塞

参考答案及解析

一、单选题

1. E　X 线的特性包括物理特性和化学特性。物理特性包括穿透作用、荧光作用、电离作用、热作用。化学特性包括感光作用、着色作用。

2. E　坐骨神经发自骶丛，由 $L_4 \sim S_3$ 神经根组成，是全身最长最粗的神经。

3. B　巨气管支气管症，又被称为 Mounier-Kuhn 综合征，正侧位片分别测量气管径，男性超过 25mm 和 27mm、女性超过 21mm 和 23mm 则提示巨气管支气管症。

4. C　肺朗格汉斯细胞组织细胞增生症指病变仅累及肺或肺是主要受累器官，与吸烟密切相关，大多数患者为年轻人，多数患者支气管肺泡灌洗检查（BALF）示灌洗液中 CD1a 阳性的朗格汉斯细胞大于 5%（正常小于 1%）。肺朗格汉斯细胞组织细胞增生症的肺部病变进展从肺微小结节到结节与囊腔，晚期有结节消退和囊肿增大，以在中上肺野分布为特征。药物治疗包括使用化疗药物如长春碱、环磷酰胺和白消安，还可用糖皮质激素。

5. E　早期食管癌分为隐伏型、糜烂型、斑块型和乳头型。其中斑块型最常见。中晚期食管癌分为髓质型、蕈伞型、溃疡型和缩窄型，其中髓质型最常见。

6. C　嗜铬细胞瘤是一种产生儿茶酚胺的肿瘤，起源于交感神经系统，占初诊高血压患者 0.5%。可发生在任何年龄，峰值年龄为 20～40 岁。90% 发生在肾上腺。嗜铬细胞瘤又称为"10% 肿瘤"，即 10% 的肿瘤位于肾上腺之外，10% 为多发性肿瘤，10% 为恶性肿瘤。典型临床表现为阵发性高血压、头痛、心悸、多汗和皮肤苍白，发作数分钟后症状缓解，也可表现为波动性或持续性高血压，还可以有直立性低血压、代谢紊乱、恶心、呕吐、蛋白尿、腹部肿块等。实验室检查，尿中香草扁桃酸（VMA）及 3- 甲氧基肾上腺素的测定对嗜铬细胞瘤有诊断意义。

7. C　多发性硬化型骨肉瘤又称为骨肉瘤病，少见，发病年龄小，大多于 1～10 岁发病。骨破坏区和软组织肿块内的肿瘤骨是骨肉瘤诊断的关键。骨膜新生骨和 Codman 三角虽是骨肉瘤常见而重要的征象，但并非特异，也可见于其他骨肿瘤和非肿瘤性病变。骨肉瘤好发于长骨干骺端。

8. E　乳腺腺病是一组良性乳腺病变，其共同特点是乳腺腺体数量呈病理性增加。硬化性腺病最常见，可为偶然镜下发现，也可有相应的临床症状和影像学表现。腺病影像表现多样，X 线上可表现为局限致密、结构扭曲、钙化及肿块等异常征象。腺病常无血供增加、浸润及皮肤增厚。部分腺病与癌影像征象重叠，难以鉴别，需组织病理学确诊。

9. D　前囟通常在 2 岁时闭合；后囟通常在 3～6 个月闭合。

10. B　利用磁化率差异成像的磁敏感加权成像（susceptibility-weighted imaging，SWI）可以检测组织磁敏感性的细微变化，主要用于神经系统，通过对磁敏感变化来判断颅内的微小出血及血管畸形、铁沉积等。

11. C　CT 图像显示气管管腔内类圆形结节，边缘光整，未向气管外延伸，提示良性肿瘤，其内含少量脂肪，最可能为错构瘤。

12. A　马方综合征是一种常染色体显性遗传的多系统结缔组织病,主要累及骨骼、眼及心血管三大系统,其心血管并发症是最常见的死亡原因。主要以骨骼肌肉、眼及心血管系统的病变为主要特征。累及骨骼肌肉时表现为漏斗胸、脊柱侧弯、四肢细长、手指脚趾呈蜘蛛指/趾样改变,皮下脂肪少,肌张力低;眼部受累主要表现为高度近视、晶状体半脱位;心血管系统受累主要表现为主动脉(尤其是根部)瘤、主动脉夹层、瓣膜关闭不全或脱垂。70% 该病患者伴发主动脉根部扩张,累及主动脉窦部,常常合并主动脉瓣关闭不全。

13. D　弥漫性食管痉挛为食管运动功能紊乱导致食管暂时性狭窄,X 线造影显示钡剂通过延缓或受阻,典型表现是食管两侧边缘呈现对称性波浪样变,食管下段有多个环形收缩,食管管壁光滑,黏膜皱襞正常。有时可见中下段弥漫分布大小不一的充盈缺损样改变。

14. C　肾上腺皮质功能低下,根据病因分为原发性(肾上腺型)和继发性(垂体型)。原发性是由于病变致双侧肾上腺皮质严重破坏,受损程度达 90% 以上,发生肾上腺皮质功能低下的症状和体征。继发性为垂体或下丘脑病变致垂体 ACTH 分泌水平下降,肾上腺皮质发生萎缩,从而造成皮质功能低下。慢性肾上腺皮质功能低下者病程较长,可达数年乃至更长时间。主要症状和体征为疲乏无力、色素沉着(垂体型者无色素沉着)、低血压、食欲缺乏、低血糖、体重减轻、精神症状,乃至出现肾上腺皮质功能低下危象(Addison 危象)。化验检查表现为电解质紊乱,血、尿皮质醇测定低于正常。血的 ACTH 测定在垂体型者低于正常,而在肾上腺型者高于正常。

15. D　骨纤维异常增殖症 X 线表现为囊状膨胀性改变、磨玻璃样改变、丝瓜瓤状改变、地图样改变,这四种改变可并存或单独存在,与畸形性骨炎的鉴别点为本病无骨质软化和镶嵌状结构。

二、多选题

1. BD　X 线与物质的相互作用形式有:相干散射、光电效应、康普顿效应、电子对效应和光核反应等。诊断用 X 线能量范围,主要涉及光电效应和康普顿效应。X 线与物质相互作用时,X 线光子能量(h)全部给予物质原子的壳层电子,获得能量的原子摆脱原子核的束缚成为自由电子(即光电子)。而 X 线光子本身则被物质的原子吸收,这一过程称为光电效应。美国物理学家康普顿在研究 X 射线通过实物物质发生散射的实验时,发现了一个新的现象,即散射光中除有原波长 λ_0 的 X 射线外,还产生了波长 $\lambda > \lambda_0$ 的 X 射线,其波长的增量随散射角的不同而变化,这种现象称为康普顿效应,康普顿效应也称散射效应或康普顿散射。

2. AC　B 选项错误,因为 Chiari 畸形 Ⅰ 型通常不伴有脊髓脊膜膨出。D、E 选项将 Ⅲ 型、Ⅳ 型混淆,Ⅲ 型少见,多见于新生儿或婴儿,是在 Ⅱ 型基础上并发颈枕交界部脑脊膜或脑膜脑膨出;Ⅳ 型罕见,婴儿期发病,为严重的小脑发育不全或缺如,脑干发育小,后颅窝扩大,充满脑脊液。

3. ABDE　血管母细胞瘤好发于小脑半球,发生在脊髓者少见,大多数为单发,多发者多伴发小脑和延髓的血管母细胞瘤(von Hippel-Lindau 综合征)。大囊小结节型由大囊和小附壁结节构成,增强扫描壁结节明显强化,囊壁无强化或轻度强化。实质型强化显著,周围常可见丰富血管。单纯囊型比较少见。肿瘤与脊髓交界处界限清晰,往往不伴脊髓水肿。

4. AC 脑神经炎症最常见的炎性病变通常继发于单纯疱疹病毒、水痘-带状疱疹病毒、巨细胞病毒或人类免疫缺陷病毒感染。面神经最常受病毒影响发生炎性改变，诱发 Bell 面瘫，系潜伏在膝状神经节的单纯疱疹病毒重新激活所致；其次是水痘-带状疱疹病毒感染，通常累及面神经和前庭蜗神经，很少影响三叉神经，称为 Ramsay-Hunt 综合征。

5. ACDE 颈动脉体瘤 CT 平扫表现为颈总动脉分叉处软组织密度影，呈分叶状，边界清楚，为均匀等密度，与邻近肌肉组织相似。增强扫描动脉期瘤体显著强化，但由于延迟时间较短且扫描速度较快，肿瘤内未完全充填，致动脉期瘤体强化不均匀，瘤体内可见线状、斑片状低度影，该低密度影多位于病灶中心。静脉期瘤体强化程度下降，对比剂在瘤体内部得到充分扩散，表现为均匀强化。随肿瘤不断生长，肿瘤推压并部分或全部包绕邻近颈内、外动脉，使颈外动脉向内前方移动，颈内动脉向外后方移动，颈内外动脉分离，表现为颈内、外动脉间距增大，部分或全部陷于肿瘤轮廓内，动脉管径正常，此时三维重建可见增大的颈内外动脉分叉与肿瘤形成高脚杯征。

6. BC 喉癌中声门型最为多见，此处淋巴管较少，故淋巴结转移不多见。

7. AC 肺隔离症分为肺叶内隔离症和肺叶外隔离症，叶内型较叶外型更常见；叶内型大多见于成人，常因合并感染才被发现，表现为发热、咳嗽、咳脓痰、胸痛、咯血或反复发作的肺部炎症；叶外型好发于婴幼儿，特别是 6 个月以内，男性较女性多见，因具有独立的脏层胸膜和完整的解剖结构，肺部感染罕见，少数患者偶然发现。两种类型均好发于下叶后基底段；肺叶内隔离症常表现为囊性病变，伴或不伴有液体；肺叶外隔离症常表现为均匀密度影。

8. ABCD 肺淋巴瘤影像学诊断常见的难题在于判断肺部阴影是淋巴组织浸润还是免疫力低下所致感染。霍奇金淋巴瘤通常从淋巴结区域开始蔓延，若患者出现肺部阴影而无肺门或纵隔淋巴结肿大，并且患者既往未曾接受过纵隔的放射治疗，此时则肺部阴影可能代表其他病变（如肺部感染）而非霍奇金淋巴瘤的肺部浸润。

9. ACE 主动脉瓣关闭不全可分为急性和慢性两大类。急性主动脉瓣关闭不全见于感染性心内膜炎、胸部创伤（部分见于医源性损伤）及主动脉夹层累及瓣环，这类患者症状明显，可出现急性左心衰竭。慢性主动脉瓣关闭不全主要见于主动脉瓣本身病变（风湿性心脏病、先天性畸形、退行性变、黏液样变）和导致主动脉根部扩张（马方综合征、梅毒性主动脉炎）的病变。

10. ACDE 主动脉附壁充盈缺损可见于附壁血栓或粥样硬化斑块，非主动脉瘤趋向破裂或破裂征象。其余征象均提示主动脉周围血肿形成和主动脉外膜完整性中断，均为趋向破裂或破裂的影像学表现。

11. ABDE 胃淋巴瘤发生于胃淋巴网状组织，分为原发性（原发于胃淋巴滤泡）和继发性（身体其他部位和全身淋巴瘤所致）。胃淋巴瘤是原发性胃非癌性肿瘤中最常见的类型。胃原发性淋巴瘤几乎均为非霍奇金淋巴瘤，又分为胃弥漫性大 B 细胞淋巴瘤、胃黏膜相关淋巴组织淋巴瘤、套细胞淋巴瘤、滤泡型淋巴瘤或 T 淋巴细胞淋巴瘤等。其中以胃弥漫性大 B 细胞淋巴瘤最多见，胃黏膜相关淋巴组织淋巴瘤次之，其余类型少见。胃淋巴瘤好发于胃窦和胃体，按照大体病理可分为浸润型、溃疡型、肿块型和混合型。胃淋巴瘤病变范围广，呈结节样胃壁增厚，多累及两个以上部位。而弥漫浸润型胃癌的癌组织在黏膜下各层广泛浸润，胃壁明显增厚为"革囊胃"。

12. BCD　肝脏转移瘤的血供状态与原发瘤相关，根据血供多少分为：富血供转移瘤，原发瘤常为胃肠胰神经内分泌肿瘤、肾透明细胞癌、绒癌等；中等血供转移瘤，原发瘤通常为结肠癌、乳腺癌、精原细胞瘤等；乏血供转移瘤，原发瘤通常为胰腺癌、胃癌、肺癌等。

13. ABCD　肾上腺腺瘤 CT 表现为肾上腺类圆形或椭圆形肿块，密度类似或低于肾实质，可含脂质成分；动态增强扫描，肿块快速强化和快速廓清。肾上腺腺瘤按其分泌功能分为醛固酮腺瘤、库欣腺瘤、无功能腺瘤，其中无功能腺瘤的体积最大，通常大于3cm。

14. ABDE　对于子宫肌瘤患者，完善 MRI 检查可以清楚地观察到肌瘤位置、大小与周围结构的关系，是发现和诊断子宫肌瘤最敏感的一种方法，MRI 可以检出小至 3mm 的肌瘤。在 T_1WI 上，子宫肌瘤信号强度类似子宫肌，在 T_2WI 上典型肌瘤呈明显低信号，边界清楚，与周围子宫肌形成鲜明对比。在 T_2WI 上肌瘤周围有时可见高信号环状影，代表扩张的淋巴管、静脉或水肿。

15. ABCE　成人骨软骨瘤如果短期内迅速增大，疼痛明显或软骨帽增厚，瘤体密度不均匀应高度怀疑肿瘤恶变，骨软骨瘤可恶变成软骨肉瘤。

16. ACE　原发性骨肉瘤多见于男性，男女发病之比约为 1.7:1，多发年龄为 11～30 岁。好发于长骨干骺端，尤其是股骨远端和胫骨近端最多见。骨肉瘤从骨髓腔到骨皮质的骨质破坏，逐渐引起骨膜增生、新生骨形成和肿瘤生长突破侵入软组织后留下 Codman 三角，这些均是骨肉瘤常见而重要的征象。骨巨细胞瘤表现为膨胀性骨质破坏，多为偏心性，边界清晰，内部无钙化、骨化。

17. ABDE　中央型导管内乳头状瘤多以单孔乳头溢液为主要表现，少数患者在乳晕附近可触及肿物。外周型乳头状瘤患者部分有自发性乳头溢液，常无明显临床症状。导管内乳头状瘤多较小，常规 X 线检查可无阳性发现，乳腺 X 线导管造影是中央型乳头状瘤较好的影像学检查方法。超声对导管内乳头状瘤诊断的敏感性高于 X 线检查，同时可清晰观察邻近导管情况。

18. ABD　乳腺错构瘤为正常组织异常排列组合而形成的一种少见的瘤样病变，由多种乳腺组织（脂肪、腺体和纤维组织）构成。X 线摄影是乳腺错构瘤的主要影像学检查方法，混杂密度（包括脂肪密度和纤维腺体密度）肿物为乳腺错构瘤的典型 X 线表现。

19. ABCD　胰母细胞瘤通常比较大，从 1.5～20cm 不等，平均大小 10.6cm。肿瘤可发生于胰腺各处，甚至累及整个胰腺。多为圆形、椭圆形，或者分叶状。边界可清或不清。可伴钙化，钙化通常呈点状、簇状或曲线样。肿瘤容易发生囊变、坏死，范围大小不一；囊变坏死可以超过肿瘤体积的 50%，甚至超过肿瘤体积的 90%；囊变部分很少伴发出血。由于肿瘤内部的出血、坏死囊变，增强后肿瘤呈不均匀强化。因肿瘤常有纤维包膜，增强后可出现包膜或部分包膜样强化。肿块内部和/或周边区域可见扭曲或增粗小血管。胰管扩张并不常见，胰头部肿瘤可引起胰管扩张，可合并肝内外胆管、胆总管扩张。可表现为直接侵犯血管，最常见的侵犯血管是脾静脉，其次为肠系膜上静脉、门静脉主干；或者表现为肿瘤包绕血管，包括腹腔干、肠系膜上动脉、肾动脉、肝动脉等；也可表现为门脉系统瘤栓形成。

20. ABE　肿瘤和器官动脉栓塞后，组织缺血坏死引起疼痛、发热、恶心、呕吐、反射性肠郁张或麻痹性肠梗阻等症状。非靶器官栓塞后的相关反应属于异位栓塞。

三、共用题干单选题

1. C　该患者有头部外伤史,CT 表现为右侧大脑和颅骨内板之间新月形高密度影,邻近右侧侧脑室受压变扁,中线结构略左偏,提示右侧硬膜下血肿。

2. B　硬膜下血肿表现为大脑和颅骨内板之间新月形高密度影。好发于额部及额颞部,居于大脑凸面硬脑膜与蛛网膜之间,由于蛛网膜无张力,与硬脑膜结合不紧密,故血肿范围较广泛,可跨颅缝,多呈新月形或半月形。

3. D　此患者硬膜下血肿诊断明确,伴中线移位,需尽快行慢性硬膜下血肿钻孔引流术治疗。

4. C　肿块内部信号欠均匀。

5. B　患者年轻男性,内镜呈"暗红色",MRI 可见盐和胡椒征,均提示为鼻咽纤维血管瘤。

6. C　临床怀疑鼻咽纤维血管瘤时,严禁活检,避免大出血。

7. B　T_2WI 矢状位图像子宫宫腔结构显示清楚,宫腔形态如常,病灶位于子宫后壁肌层内,且主体均位于肌层内。

8. C　该病灶内没有脂肪信号,因此压脂序列信号不会降低。

9. B　该病例为典型的子宫肌瘤伴坏死,包膜可见显示。一般子宫肉瘤病灶 T_2WI 信号较肌瘤要更高并混杂,同时 DWI 信号更高,当肌瘤变性明显时,难以与肉瘤相鉴别。子宫腺肌症病灶弥漫,边界不清,通常 T_1WI 可见多发斑点状高信号。妊娠滋养细胞肿瘤病灶边界不清,由内膜向肌层生长,无假包膜,T_2WI 信号不均匀,可见数量不等囊性信号,周围可见流空信号,增强后明显强化。子宫体癌即为子宫内膜癌,是发生在子宫内膜的恶性肿瘤性病变,该病例子宫内膜及宫腔形态未见明显异常,病灶定位于后壁肌层内。

10. E　病变位于左肺下叶,平扫密度均匀,边缘光滑,周边可见晕征,增强扫描表现为病灶显著强化,周边可见血管影贴行。

11. C　病变影像特征以良性征象为主,边界清楚,边缘光整,血供丰富,周围可见晕征及血管贴边征;且患者为中年女性,无咳嗽、咳痰等病史,因此应首先考虑硬化性肺泡细胞瘤。

12. D　一般认为,多数肺部恶性肿瘤血供丰富,其中类癌最为典型,肺腺癌、癌肉瘤和胸膜肺母细胞瘤增强后也可见明显强化,但容易出现坏死;肾细胞癌血供丰富,因此,转移至肺肿瘤血供也较为丰富。硬化性肺泡细胞瘤是良性肿瘤中血供丰富的肿瘤之一。炎性肌纤维母细胞瘤也是一种血供相对丰富的间叶性肿瘤。

13. D　硬化性肺泡细胞瘤以女性多见,40～60 岁为发病高峰,多无临床症状,多数为孤立结节或肿块,明显强化、周围出现磨玻璃密度(晕征)及血管贴边征被认为是本病的特征性征象。分叶征常提示恶性肿瘤,在硬化性肺泡细胞瘤并不常见。

14. C　患者腹痛并呕吐咖啡色胃内容物,提示为消化系统疾病可能;泌尿系结石多表现为腰痛及尿血等征象。

15. D　气腹表现为膈下游离气体影;肠梗阻表现为腹部多发气液平面并肠管扩张;泌尿系结石表现为泌尿系走行区致密影;肠扭转多表现为腹部马蹄状扩张肠曲并可见鸟嘴征。

16. C　小肠淋巴瘤表现为局部肠壁增厚,强化均匀,管腔多无狭窄,腹腔、腹膜后多发肿大淋巴结,符合图所示;腺癌表现为肠腔内局限性占位并肠壁增厚,多不均匀强化,多伴有肠腔狭窄或肠梗阻征象,易转移;克罗恩病多见于年轻患者,表现为多发节段性病灶;间质瘤表现为局限性偏侧黏膜下占位,强化明显,肠梗阻征象不明显;肠憩室肠壁呈囊袋状局限性突出,外壁光整,内可见"气液平"。

17. C　PET/CT 可发现全身各受累淋巴结、结外病灶等以进行分期、评分，便于制订治疗方案。全腹 MRI 检查相对局限；病灶无须再次活检；胶囊内镜、胃肠镜检查不符合题目要求。

四、案例分析题

【案例1】

第 1 问：ABCDE　现有 CT 证据不支持弥漫性轴索损伤的诊断。

第 2 问：BCDEH　硬膜下血肿多来源于桥静脉出血，CT 对急性期血肿敏感，MRI 对少量、亚急性、慢性血肿有较好的诊断价值。急性期硬膜下血肿多表现为颅骨内板下方"新月形"高密度影，由于活动性出血，血清回缩、血凝块溢出或蛛网膜撕裂致脑脊液与血液混合，血肿也可呈低、高混合密度。硬膜下血肿常合并脑挫裂伤、脑内血肿，占位效应明显，血肿范围广泛，可跨越颅缝分布，但不跨硬膜反折如大脑镰。硬膜下血肿一般无颅骨骨折或骨折仅位于暴力部位。慢性硬膜下血肿多发生于老年人。

第 3 问：A　颅骨骨折在 CT 上的直接征象为颅骨骨质连续性中断，即骨折线、骨碎片的存在。乳突气房模糊、硬膜外血肿、颅内积气、软组织肿胀、鼻窦积血等为颅骨骨折的间接征象。

第 4 问：BCDE　脑疝为腰椎穿刺禁忌证。对该患者应尽快行开颅手术清除血肿、解除高颅压。

【案例2】

第 1 问：B　患者双侧半卵圆中心、颈胸段脊髓内可见多发斑片状 T_2 高信号，增强检查发现部分病变轻度环形强化，首先考虑多发性硬化。多发性脑缺血患者一般年龄较大，不伴有脊髓异常信号。视神经脊髓炎患者视力减退、视野缩小，伴视神经形态、信号异常。转移瘤多有原发肿瘤病史，中老年多见，病灶多发，多位于皮髓质交界区域，周围水肿明显，颅内有"小病灶，大水肿"的特点。淋巴瘤不伴脊髓信号异常。患者实验室检查没有提示血钾降低。

第 2 问：F　对多发性硬化的治疗一般使用免疫抑制剂及激素。

第 3 问：ADE　MS 是一种多时相疾病，有复发 - 缓解交替的特点，常反复发作，MS 病灶多对称分布于脑室周围白质区；ADEM 是一种单时相疾病，ADEM 病灶多不对称，以大脑半球皮质下及双侧侧脑室周围明显；两者有可能与病毒或自身免疫介导有关。

第 4 问：ABCEIJ　多发性硬化（MS）是中枢神经系统最常见的脱髓鞘疾病，以病程复发 - 缓解交替为特点，病因不明，可能认为与慢性病毒感染或自身免疫反应有关，MS 好发于中青年女性，我国 MS 以白质软化坏死为特点，亚急性或慢性起病，病程短，症状重。急性期病灶多位于侧脑室周围及深部白质，大小不等，病灶呈圆形、活动期呈椭圆形，垂直于侧脑室，称直角脱髓鞘征。脊液免疫球蛋白 G 的升高是疾病活动的生化指标。

【案例3】

第 1 问：BE　患者发现左侧耳下区占位病变，可行颈部增强 CT＋冠状位重建检查以观察病变部位、与颈部大血管的关系及其强化特征，颈部 MRI 增强可以观察颈部占位病变的信号特点及强化方式，有利于对病变性质及成分的判定。

第 2 问：AEF　腮腺深浅叶的划分，以通过下颌后静脉最背侧点与同侧颈椎骨最背侧点的连线为界，肿瘤完全或大部分位于此线的外侧时，定位于浅叶，反之则为深叶，故该病例病变位于左侧腮腺深叶；MRI 平扫 T_2 压脂序列表现为不均匀高信号，增强矢状位可见病灶边缘呈浅分叶。

第3问：E　本题主要考查腮腺占位性病变的鉴别诊断。患者无意发现左耳下结节，生长缓慢，且有周围神经症状，病灶位于深叶，形态不规则、边界不清，T_2WI 序列信号降低且信号不均匀，增强为中等或不均匀明显强化，提示为腮腺恶性肿瘤可能，结合周围神经症状，首先应考虑腺样囊性癌的诊断。黏液表皮样癌 T_1WI 序列呈低信号且伴多发高信号改变，增强后强化不明显。腺泡细胞癌多为无痛性肿块，是继腺淋巴瘤后第二常见的腮腺多发肿瘤，MRI 表现为 T_1WI 低信号、T_2WI 高信号，增强明显强化，并常见淋巴结转移。腮腺混合瘤、腺淋巴瘤、基底细胞腺瘤多好发于浅叶，腮腺混合瘤多为类圆形肿块，边界光滑，与正常腺体分界清，增强呈持续强化。腺淋巴瘤男性好发，常与吸烟及感染 EB 病毒有关，有肿物消长史，常呈多中心生长，边界清，周围常有多个卫星灶。基底细胞腺瘤可为实性、囊性肿块伴壁结节，实性肿块伴囊变等，增强囊壁及壁结节明显强化，有完整包膜，边界光整与周围组织分界清晰。

第4问：ABCDEF　腺样囊性癌是一种来源于腺体导管的低度恶性肿瘤，最常发生于唾液腺组织，其中大唾液腺以腮腺常见，其次为颌下腺，小唾液腺则广泛分布在腭、鼻腔、鼻窦、舌、气管等。嗜神经生长是其生物学特点。病理分型包括管状型、筛状型、实质型。有缓慢生长、弥漫性浸润、易沿神经血管播散的特点。局部易复发，易转移至肺、骨等。

【案例4】

第1问：C　胸部 CT 是怀疑胸部疾病进一步检查时的首选方法。

第2问：D　影像检查显示双肺门和纵隔淋巴结肿大，肺门淋巴结肿大为双侧对称性，两肺多发小叶间隔结节状增厚。

第3问：ABCDEF　结节病表现包括淋巴结肿大和肺弥漫性病变。胸内淋巴结肿大，多为双侧肺门淋巴结肿大，状如土豆，一般密度均匀，也可见淋巴结蛋壳样钙化。部分以纵隔淋巴结肿大为主，隆突下、气管旁及主动脉弓旁淋巴结最常见，前纵隔及后纵隔淋巴结肿大少见。增强扫描淋巴结呈中等程度以上均匀强化。肺弥漫病变最常见为以上叶分布为主的、沿支气管血管束分布的多发微小结节影，少数可表现为结节、团块、磨玻璃影等。可有支气管受压狭窄，晚期支气管扭曲、变形。可有胸膜增厚、胸腔积液或气胸等。其中肺内结节多为小结节($<5mm$)或融合结节，主要位于胸膜下、叶间裂旁及沿支气管血管束分布，少数可表现为随机分布。

第4问：ABCDE　根据结节病的胸片表现将其分为 5 个阶段：0 期，无异常 X 线表现；Ⅰ期，仅两侧肺门或/和纵隔淋巴结肿大，无肺内受累的影像学证据；Ⅱ期，双侧肺门淋巴结肿大，伴肺内弥漫性浸润；Ⅲ期，仅肺内浸润而无淋巴结肿大；Ⅳ期，进展性肺纤维化，包括蜂窝征、肺门扭曲、肺大疱、囊肿和肺气肿等。

【案例5】

第1问：C　患者临床表现为典型的急性主动脉综合征，在排除心源性病因后，首先应行主动脉 CTA 明确是否存在主动脉病变。

第2问：CF　该患者平扫图像可见升主动脉扩张、偏心性新月形高密度影，肺动脉干周围亦可见高密度影(提示心包隐窝内积血)。CTA 图像未显示明确的主动脉内膜破口、未见对比剂进入假腔内。

第3问：ABCDE　主动脉壁内血肿的临床转归表现多样，对于 Stanford B 型的薄层血肿，保守治疗可观察到部分或完全吸收。反之，对于 Stanford A 型的血肿，或血肿厚度超过 12mm，是病变进展和较差预后的预测因子,可进展为主动脉夹层、假性动脉瘤、继发主动脉瘤破裂和心脏压塞。

第4问:AB 该患者 CTA 图像提示原新月形高密度影范围有增厚,但密度降低,增强后可见升主动脉瘤样扩张,局部囊袋状腔外凸起,提示假性动脉瘤形成。这是由于原血肿导致中膜和外膜正常结构破坏、失去弹力,在升主动脉高速血流的冲击下,逐渐向外膨出,形成假性动脉瘤。

【案例6】

第1问:ABCDEF 肝脏占位,良性肿瘤包括肝血管瘤、局灶性结节增生、肝细胞腺瘤、错构瘤等,恶性肿瘤包括肝细胞癌、胆管细胞癌等。

第2问:ABF 为进一步明确诊断,应进行 CT 和 MRI 增强检查,临床实验室指标应查甲胎蛋白,有助于明确检查,DSA 和 ECT 为有创检查且费用较高,不建议作为明确诊断检查手段。超声造影对定性有帮助,但对多病灶存在漏诊可能,而常规超声并不能定性,故而不推荐超声。

第3问:A 病灶位于肝 S2~S3 段,平扫 T_1WI 呈低信号,T_2WI 呈明显高信号,呈灯泡征,ADC 值不降低,提示弥散不受限,增强扫描动脉期边缘结节状强化,门脉期强化进一步向中央推进,延迟期病灶填充呈稍高信号,符合血管瘤表现。

第4问:ABCE 肝血管瘤是一种肝脏内大量的动静脉血管畸形构成的团块状结构,是最常见的肝脏原发性良性肿瘤,临床上以海绵状血管瘤最多见。患者多无明显不适症状,T_2WI 呈明显高信号,呈灯泡征,ADC 值不降低,提示弥散不受限,增强扫描动脉期边缘结节状强化,门脉期强化进一步向中央推进,延迟期病灶填充呈稍高信号。

第5问:ACDE 肝血管瘤按病理可分为 4 型:①海绵状血管瘤(最常见);②硬化性血管瘤;③血管内皮细胞瘤;④毛细血管瘤。

第6问:CDE 肝血管瘤是最为常见的肝脏间叶组织良性肿瘤,并非肝细胞来源,大于5cm 者被称为巨大血管瘤,放疗不属于外科手术。

【案例7】

第1问:E 前列腺 MRI 影像可分为外周带、中央带、移行带、前纤维肌基质,病灶多位于前列腺外周带和移行带。

第2问:F 前列腺癌的影像学检查首选 MRI 平扫及弥散成像,有助于观察病灶及盆部的淋巴结、周围脏器、骨盆骨质等。

第3问:A 前列腺外周带在 T_2WI 呈较高信号,外周带前列腺癌在 T_2WI 呈正常较高信号的外周带内低信号结节。

第4问:D 对该病例最可能的诊断为前列腺癌,双侧髋臼骨质异常,T_1WI 呈低信号,T_2WI 呈高信号,DWI 呈高信号,ADC 呈低信号,考虑为骨转移。

第5问:ACD 前列腺癌的典型特征包括:①多发生于外周带;② T_2WI 呈正常较高信号的外周带内低信号结节;③ ADC 呈低信号;④早期明显强化。

【案例8】

第1问:ABDF 地中海贫血由于椎体内铁超载,表现为骨髓信号均匀明显降低。骨髓纤维化的低信号在 T_2WI 脂肪抑制序列呈低信号。化疗早期骨髓水肿,化疗后期骨髓脂肪变。

第2问:ABD 多发性骨髓瘤、骨髓增生异常综合征和再生障碍性贫血均会出现贫血。

第3问：ABCEF　多发性骨髓瘤出现溶骨性骨质破坏，亦可无明确骨质破坏。

第4问：ACDEG　多发性骨髓瘤病灶在 T_2WI 呈高信号，病灶周围少有硬化边。

【案例9】

第1问：A　该病例乳腺 X 线图像的 CC 位和 MLO 位提示病灶位于右乳外上象限后带，与对侧相比呈不对称性改变，病灶在两个体位上均有显示，故为局灶性不对称。

第2问：C　该病例乳腺 X 线检查和 MRI 检查中占位征象明确，病灶定位在右乳外上象限后带，MRI 增强后肿块不均匀强化，MIP 图上可见粗大的肿瘤供血血管，考虑恶性病变可能性大。

第3问：ABCDEF　本题考查乳腺肿块的磁共振检查的征象描述，该病灶位于右乳外上象限后带，边界清楚，边缘呈短毛刺状，T_1WI 序列上呈低信号，T_2WI 序列上呈稍高信号，增强后肿块不均匀强化，内见无强化囊变区，实性成分强化明显，MIP 图上可见粗大的肿瘤供血血管，以上征象倾向于恶性病变。

第4问：BCDF　浸润性导管癌是第一多发的原发乳腺癌。浸润性小叶癌主要以多灶性、多中心及双侧性生长为特征，最常见的临床表现为扪及肿块，也可呈局部增厚感，或者无明显症状，钙化和淋巴结转移少见，预后较浸润性导管癌好。

【案例10】

第1问：D　骨骼为朗格汉斯细胞组织细胞增生症最常见的受累部位，可见于 70% 以上朗格汉斯细胞组织细胞增生症患者，可发生在任何骨骼，但是以扁平骨受累多见。骨外损害包括皮肤、肺、肝、脾、淋巴结、骨髓、胸腺、耳、小肠、垂体、脑膜等富含组织细胞器官，其中皮肤占 55%，中枢神经系统占 35%，肝胆脾占 32%，肺占 26%，淋巴结占 26%，软组织占 26%，骨髓占 19%，唾液腺占 6%，消化道占 6% 等。

第2问：ACDEF　骨朗格汉斯细胞组织细胞增生症一般不表现为成骨性改变。

第3问：D　朗格汉斯细胞组织细胞增生症可累及多个系统，如发现多饮、多尿，生长障碍、青春期延迟、甲状腺及肾上腺皮质功能减退则应该考虑中枢神经系统调控内分泌的器官垂体受累。

第4问：ABCD　朗格汉斯细胞组织细胞增生症累及肺部的临床表现为咳嗽、呼吸困难，复发性气胸，CT 表现为磨玻璃样、网络样及囊泡样间质改变，囊泡病变可以融合，并出现肺大疱，肺大疱破裂后出现张力性气胸。

第5问：CEF　低危组受累器官包括皮肤、骨、肺、淋巴结、胃肠道、脑垂体、甲状腺、胸腺和中枢神经系统；高危组受累器官包括肝脏、脾脏和骨髓。

【案例11】

第1问：CD　首先考虑患者是肝硬化伴门静脉高压导致食管胃底静脉曲张破裂出血，腹部增强 CT 和胃镜是最全面、最直观的检查，既可以明确疾病的原因，又可以发挥止血作用。

第2问：E　肝硬化的腹部增强 CT 表现包括：肝脏进行性的缩小，边缘不光整，呈锯齿状改变。CT 上除肝脏本身表现，还可伴肝硬化造成的门静脉高压，如门静脉增宽、脾脏增大、侧支循环形成(包括胃底食管、脾门、腹膜后迂曲扩张的血管)，并可伴腹水。

第3问：ABEF　降低门静脉压力的药物有血管升压素及其类似物(特利加压素)、十四肽生长抑素及其类似物(奥曲肽)、非选择性 β 受体拮抗剂、硝酸酯类，其他还有血管紧张素转换酶抑制剂(ACEI)、血管紧张素 Ⅱ 受体阻滞剂(ARB)、钙通道阻滞剂、螺内酯、α 受体拮抗剂、内皮素受体拮抗剂等。可以降低门脉压力的治疗原则为以减少门脉血流或增加门脉分流为主，包括：经颈静脉肝内门体静脉支架分流术（TIPS）、脾动脉栓塞术、门 - 体静脉分流术、脾切除术和肝移植。球囊阻断逆行静脉血管栓塞术主要适用于治疗伴有脾肾、胃肾分流道的食管胃底静脉曲张。

第 4 问：ABCE　TIPS 适应证包括：①内镜和药物难以控制的急性食管、胃底静脉曲张出血；②经内镜或药物治疗后复发的食管、胃底静脉曲张出血；③门静脉高压性胃病；④顽固性腹水；⑤顽固性肝性胸腔积液；⑥Budd-Chiari 综合征；⑦肝肺综合征和肝肾综合征。

第 5 问：ABDEFGH　TIPS 手术治疗上消化道出血的必要操作：①右侧颈静脉穿刺，将门静脉穿刺装置送入肝静脉（左、右肝静脉均可，视操作时的具体情况而定）。②肝静脉造影。③经肝静脉穿刺肝内门静脉，穿刺成功后置管行门静脉造影、测压。④球囊扩张肝静脉与门静脉分流道，植入支架。通常覆膜支架的覆膜部分长度应比所测穿刺道长度长 1cm。目前多采用 Viatorr 分流道专用覆膜支架，直径 8～10mm，长度 60～80mm，植入要求支架两端应分别突入门静脉和肝静脉内一定长度，将支架远端裸露与覆膜交界部置于门静脉穿刺入口处，而将支架近端置于肝静脉 - 下腔静脉交汇处或伸出下腔静脉。⑤门静脉造影，观察支架展开程度、位置及分流道通畅情况。通常情况下，静脉曲张破裂出血患者门 - 腔静脉压力梯度需降至 12mmHg 以下，而顽固性腹水患者需降至 8mmHg 或原始压力梯度 50% 以下。⑥栓塞胃冠状静脉及所属食管胃底曲张静脉。肝内分流道建立后，对胃冠状静脉、胃短静脉及所属食管、胃底静脉血流仍然较明显或有活动性出血患者，可同时行曲张静脉硬化栓塞治疗。可使用无水酒精、5% 鱼肝油酸钠、胶合剂和螺圈等硬化栓塞材料。

附录二 放射医学模拟试卷(正高级)

一、多选题

1. 出现对比剂严重不良反应要给予肾上腺素的有
   - A. 严重荨麻疹
   - B. 严重喉头水肿
   - C. 严重支气管痉挛
   - D. 血压明显下降,心率明显增快
   - E. 血压明显下降,心率明显缓慢

2. 下列关于对比剂的描述,正确的是
   - A. CT 注射的对比剂主要是以碘为有效成分
   - B. 磁共振对比剂分为:顺磁性对比剂、铁磁性对比剂、超顺磁性对比剂
   - C. 磁共振对比剂中最常用的是 Gd-DTPAD,对人体无毒副作用,无体内沉积
   - D. CT 对比剂增加对比度的原理是利用密度不同
   - E. CT 对比剂可分为离子型和非离子型对比剂

3. 行 MRI 检查前,应注意核查患者的情况包括
   - A. 是否携带金属物质
   - B. 是否妊娠
   - C. 碘过敏史
   - D. 是否有心脏起搏器、金属关节等体内置入物
   - E. 是否幽闭恐惧

4. 关于豆状核,下列描述正确的是
   - A. 豆状核是灰质核团
   - B. 豆状核位于内囊内侧
   - C. 豆状核组成包括壳和苍白球
   - D. 苍白球位于壳的外侧
   - E. 豆状核属于纹状体的一部分

5. 根据病理生理改变,脑水肿的类型包括
   - A. 实质性水肿
   - B. 间质性水肿
   - C. 细胞毒性水肿
   - D. 血管源性水肿
   - E. 淋巴源性水肿

6. 关于特发性臂丛神经痛,以下说法正确的是
   - A. 多见于成年人
   - B. 慢性起病
   - C. 发病早期可有发热、乏力、肌肉酸痛等全身症状
   - D. 病因明确,是细菌感染性疾病
   - E. 可能是一种变态反应性疾病

7. 海绵窦内走行的脑神经包括
   - A. 动眼神经
   - B. 滑车神经
   - C. 三叉神经的眼神经
   - D. 三叉神经的上颌神经
   - E. 展神经

8. 下列颅底诸孔洞/通道及对应的走行结构正确的是
   - A. 圆孔走行三叉神经第二支

B. 卵圆孔走行三叉神经第三支
C. 棘孔走行脑膜中动脉
D. 破裂孔走行颈内动脉
E. 颈静脉孔走行颈内静脉及迷走、副、舌咽神经

9. 关于视网膜母细胞瘤，下列正确的是
A. 眼球内原发性恶性肿瘤
B. 常见钙化
C. 可见视神经增粗
D. MRI 显示视神经及颅内受累或转移优于 CT
E. 增强扫描无强化

10. 关于肺内空洞性病变，下列正确的是
A. 肺内空洞性病变是肺内正常生理间隙的扩大
B. 结核空洞往往是薄壁空洞伴空洞内气液平面
C. 肺癌空洞往往是不规则厚壁空洞，可见壁结节
D. 肺脓肿形成的空洞常为厚壁空洞，壁较规则，可见空洞内气液平面，空洞周围可见实变
E. 出现空洞内空气半月征有利于真菌感染的诊断

11. 关于肺朗格汉斯细胞组织细胞增生症（PLCH）的临床和影像表现，下列正确的是
A. 常见于老年女性
B. 两肺囊性空腔主要位于两中上肺野
C. 多数患者支气管肺泡灌洗检查有诊断意义
D. 与吸烟密切相关
E. 不能用类固醇皮质激素治疗

12. 关于肺隔离症的描述，正确的是
A. 分为肺叶内隔离症和肺叶外隔离症

B. 肺叶外隔离症常合并其他畸形，肺叶内隔离症更容易出现症状
C. 好发于下叶后基底段
D. 影像诊断关键点是发现体循环供血血管
E. 肺叶内隔离症常表现为囊性病变，伴或不伴有液体

13. 下列疾病的肺内多发结节属于随机分布的是
A. 结节病
B. 转移瘤
C. 血行播散型肺结核
D. 过敏性细支气管炎
E. 肺尘埃沉着病

14. 左心房增大的 X 线征象包括
A. 正位片心右缘双房影
B. 正位片心左缘第三弓 / 心左缘四个弧度
C. 正位片气管分叉角度增大
D. 右前斜位吞钡食管受压
E. 左前斜位左主支气管受压抬高

15. 有可能导致心脏冠脉 CT 成像质量下降的患者因素包括
A. 患者体重过大 / 体型过大
B. 患者肾功能不全
C. 患者心率过快
D. 患者心律不齐
E. 患者不能配合屏气

16. 关于克罗恩病，下列表述正确的是
A. 病因未明，多见于青年人，间歇性腹痛、腹泻是最常见症状
B. 病变呈阶段性分布或跳跃性分布
C. 造影可见卵石状表现
D. CT 可见肠壁增厚
E. 肠系膜脂肪线及梳征等提示病变处于活动期

17. 关于肝局灶性结节增生（FNH），下列说法正确的是
    A. FNH 属于良性肿瘤样病变，女性多见
    B. FNH 的 CT 平扫为高密度肿块
    C. FNH 的 CT 及 MRI 增强检查表现为富血供病变，动脉期强化明显
    D. 典型的 FNH 内可见中央瘢痕
    E. 肝脏的特异性磁共振对比剂对诊断 FNH 有帮助

18. 关于胰腺导管内乳头状黏液肿瘤（IPMN），下列说法正确的是
    A. IPMN 患者一般年龄偏大，男性稍多于女性
    B. IPMN 分为两种形态，一种是累及主胰管且累及或不累及分支胰管，另一种是仅累及分支胰管
    C. IPMN 都是恶性病变
    D. IPMN 病变特点是胰管弥漫性或节段性扩张
    E. 增强 CT 薄层图像或 MRI 的 T_2WI 序列及 MRCP 观察较理想

19. 关于前列腺癌，下列说法正确的是
    A. 前列腺癌通常大部分发生在周围带
    B. 前列腺癌最常见的淋巴结转移是闭孔内淋巴结，前列腺癌可见成骨性转移
    C. 怀疑前列腺癌者 MRI 扫描应包括 T_1WI、T_2WI、DWI，必要时行增强扫描
    D. 典型前列腺癌 T_2WI 为低信号，和典型的正常前列腺的 T_2WI 高信号对比明显
    E. 正常前列腺包膜在 T_2WI 上为高信号，前列腺癌突破包膜时高信号消失

20. 关于肾上腺腺瘤的影像学表现，下列正确的有
    A. 呈类圆形或椭圆形
    B. 动态增强表现为迅速强化，快速廓清
    C. CT 多为低密度
    D. MRI 的反相位图像信号降低有利于肾上腺腺瘤的诊断
    E. 多数腺瘤发现时体积较小

21. 关于脊索瘤，下列描述正确的是
    A. 好发于骶尾部及颅底蝶枕部
    B. 是起源于异位脊索残留组织的良性肿瘤
    C. 一般为多发病灶
    D. 为溶骨性膨胀性骨质破坏，内可见囊变、出血
    E. 无钙化

22. 下列疾病中，可出现滑膜增厚的是
    A. 类风湿关节炎
    B. 关节结核
    C. 化脓性关节炎
    D. 退行性骨关节病
    E. 色素沉着绒毛结节性滑膜炎

23. 下列属于疲劳骨折好发部位的有
    A. 跖骨
    B. 指骨
    C. 胫腓骨
    D. 尺桡骨
    E. 胸腰椎

24. 下列脊柱的骨肿瘤或肿瘤样病变中，好发于附件的包括
    A. 骨样骨瘤
    B. 转移瘤
    C. 动脉瘤样骨囊肿
    D. 淋巴瘤
    E. 骨母细胞瘤

25. 关于乳腺叶状肿瘤，下列描述正确的是
    A. 为恶性肿瘤
    B. 多见于老年女性
    C. 肿瘤常增长缓慢、病程较长，部分患者肿块可在短期内迅速增大

　　D. 常见的临床表现为乳头溢液

　　E. 是一种少见的纤维上皮性肿瘤

26. 下列属于儿童幕下常见肿瘤的是
　　A. 听神经瘤
　　B. 毛细胞星形细胞瘤
　　C. 髓母细胞瘤
　　D. 室管膜瘤
　　E. 松果体瘤

27. 属于永久性栓塞材料的有
　　A. 碘油　　　　　B. 可脱球囊
　　C. 聚乙烯醇颗粒　D. 生物胶
　　E. 明胶海绵颗粒

28. 分子影像在肿瘤中的应用有
　　A. 肿瘤的早期诊断
　　B. 肿瘤的良恶性鉴别
　　C. 肿瘤的分期
　　D. 肿瘤的分子分型
　　E. 肿瘤的疗效预测和评估

29. 能够反映脑白质纤维束及脑网络的 MRI 技术包括
　　A. DTI
　　B. 静息态磁共振成像
　　C. MRS
　　D. SWI
　　E. ASL

30. CT 的迭代算法可给临床应用带来的好处是
　　A. 可以利用 CT 进行成分成像
　　B. 可以进行去金属伪影
　　C. 可以分析肾结石类型
　　D. 可以在图像质量不变的情况下降低扫描剂量
　　E. 可以在扫描剂量不变的条件下提高图像的信噪比

二、案例分析题

【案例 1】患者男，60 岁。平时定期体检，近 2 个月上腹部不适，超声检查发现胰腺低回声，临床怀疑胰腺占位行腹部 CT 平扫及增强检查。

第 1 问：对该患者行腹部 CT 平扫及增强检查可以达到的目的包括
　　A. 腹部 CT 平扫及增强检查可以明确是否有胰腺病变
　　B. 如果发现胰腺病变，腹部 CT 平扫及增强检查可以为定性诊断提供依据
　　C. 如果发现胰腺占位性病变，腹部 CT 平扫及增强检查可以为良恶性鉴别诊断提供依据
　　D. 如果发现胰腺恶性占位性病变，腹部 CT 平扫及增强检查可以对病变与周围结构关系的判断提供依据
　　E. 如果发现胰腺恶性占位性病变，腹部 CT 平扫及增强检查可以对是否有淋巴结转移及肝脏转移等提供依据
　　F. 腹部 CT 平扫和增强检查还可同时观察腹部其他脏器和结构有无异常

第 2 问：对该患者进行腹部 CT 平扫及增强检查前，需要告知患者的内容包括
　　A. 本次腹部 CT 平扫及增强检查的目的和意义
　　B. 本次腹部增强 CT 需要使用对比剂、对比剂不良反应及应对方法，并签署知情同意
　　C. 本次腹部增强 CT 检查前空腹及空腹时长
　　D. 本次腹部增强 CT 检查时需携带饮用水 600～1 000ml
　　E. 检查的时间和地点
　　F. 尽量有家属陪同前来检查
　　G. 检查时着装要求

第 3 问：对该患者行腹部 CT 平扫及增强检查前，需要询问患者的内容包括

A. 身高、体重

B. 既往病史，包括既往手术史

C. 过敏史

D. 既往用药史

E. 肾功能情况及重要脏器功能情况

F. 近期是否做过消化道造影检查

G. 既往是否有影像学检查资料

第 4 问：对该患者在行腹部 CT 平扫及增强检查时，若在检查过程中，对比剂已经注射完毕，正在进行动脉期扫描，患者突然示意不适，下列措施恰当的是

A. 通过对讲系统询问患者情况

B. 等到动脉期扫描结束后，进入检查间查看患者情况

C. 进入检查间前，呼叫院内急救小组支援

D. 进入检查间后，立即查看患者的生命体征，迅速判断患者状况

E. 根据患者状况，采取不同的处置措施

F. 处置完毕后，完善相关记录并上报相关部门

G. 处置完毕后，如果患者没有完成检查，则继续完成增强检查

第 5 问：在行腹部 CT 平扫及增强检查时，患者出现不适，立即中止检查进入检查间，发现患者意识模糊、脉搏弱且快、呼吸频率加快、憋气、小便失禁。下列措施合适的是

A. 立刻判断患者出现严重的对比剂不良反应

B. 立即使用肾上腺素

C. 立即呼叫院内急救小组紧急支援

D. 给予吸氧，并采取开放静脉、测量血压等措施

E. 观察患者生命体征，随时准备心肺复苏

F. 准备心电监护设备、除颤仪

【案例2】患者女，35 岁。既往 SLE 病史 5 年。突发头痛 2 天加重 1 天就诊，无发热，无外伤史。查体可见视乳头水肿，无神经系统定位体征，无脑膜刺激征，心肺查体阴性。

第 1 问：此种情况下应建议患者首先进行的影像学检查是

A. 无须行任何影像学检查

B. 头颅平片正侧位

C. 头部 CT 平扫

D. 头部 CT 平扫及增强扫描

E. 头部 MRI 平扫

F. 头部 MRI 平扫及增强扫描

G. 脑血管 DSA 造影

［提示］对该患者行头部 CT 平扫检查，如下图所示。

第 2 问：结合上述临床情况，首先考虑的影像学诊断是

A. 头部 CT 平扫未见异常

B. 脑实质内出血

C. 枕部硬膜外血肿

D. 枕部硬膜下血肿

E. 静脉窦血栓

F. 脑组织普遍缺血缺氧

G. 超急性期脑梗死

第 3 问：下列对诊断有帮助的进一步影像学检查包括

A. 头部 CTA 及 CTV

B. 头部 MRI 平扫

C. 头部 MRV

D. 头部超声

E. 头部脑血管 DSA 造影

F. 头部 MRS

第 4 问：下列关于静脉窦血栓，表述正确的是

A. 静脉窦血栓形成原因分为局部因素和全身因素，也有无诱因病例

B. 静脉窦血栓临床症状无特异性

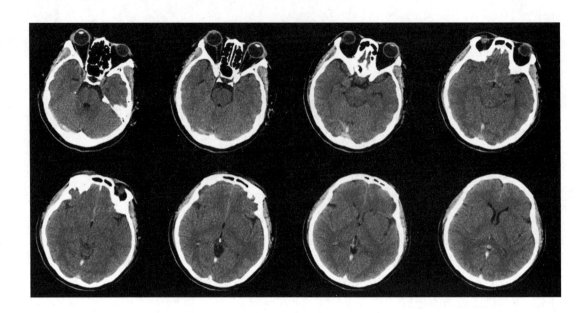

C. 静脉窦血栓可导致颅内压升高

D. 静脉窦血栓可导致颅内出血脑梗死和脑出血，脑梗死和动脉供血区一致

E. MRI 及 MRV 对静脉窦血栓本身诊断最敏感

F. 静脉窦血栓可以采取抗凝、溶栓、取栓等治疗措施

【案例3】患者女，79 岁。言语笨拙伴走路不稳及记忆力下降 1 个月。

第 1 问：患者 CT 及 MRI 表现如下图所示。对其首先考虑的诊断是

A. 转移瘤

B. 弥漫星形胶质细胞瘤

C. 少突胶质细胞瘤

D. 胶质母细胞瘤

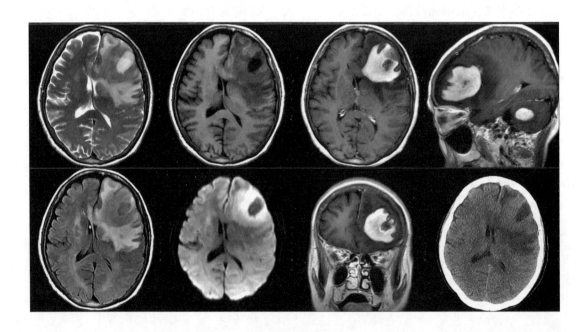

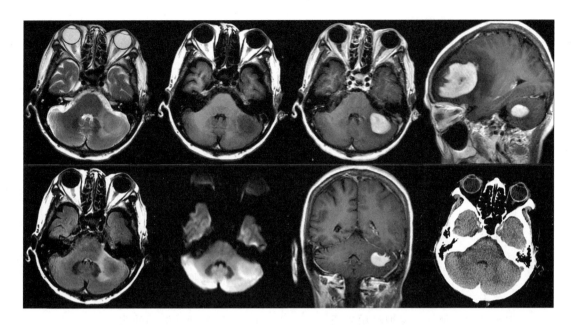

E. 淋巴瘤

F. 生殖细胞瘤

第2问：关于脑内淋巴瘤的叙述，下列正确的有

A. 脑内淋巴瘤分为原发性和继发性两大类

B. 脑内原发性淋巴瘤是颅内常见肿瘤之一

C. 脑内原发性淋巴瘤好发于免疫功能不全的人群

D. 脑内原发性淋巴瘤大多数为弥漫大B细胞淋巴瘤

E. 免疫功能正常人群脑内原发性淋巴瘤发病年龄多为青少年

F. 脑内淋巴瘤预后好

第3问：下列描述中，符合脑内淋巴瘤特征的是

A. 发生在幕上多见，靠近中线或脑室周围白质较多见

B. 发生在胼胝体跨中线形成"蝴蝶状"表现也是脑内淋巴瘤有特点的发生部位和形状

C. 脑内原发性淋巴瘤常表现为握拳状、火焰状外观

D. 脑内原发性淋巴瘤CT密度多为低密度

E. 脑内原发性淋巴瘤大多数整体密度/信号较均匀

F. 脑内原发性淋巴瘤DWI信号较高

G. 脑内原发性淋巴瘤增强扫描强化明显

第4问：脑内淋巴瘤的影像学鉴别诊断包括

A. 转移瘤　　　　　B. 高级别胶质瘤

C. 胶质母细胞瘤　　D. 脑膜瘤

E. 节细胞胶质瘤　　F. 生殖细胞瘤

【案例4】患者女，50岁。阵发性右侧面部、口腔及下颌针刺、烧灼样剧烈疼痛，每次持续数秒，吃饭、洗脸及刷牙可诱发疼痛发作。

第1问：患者可能受累的脑神经是

A. 滑车神经　　　　B. 三叉神经

C. 外展神经　　　　D. 面神经

E. 前庭蜗神经　　　F. 舌咽神经

第2问：对患者下一步需要进行的影像学检查包括

A. 头颅平片

B. 头颅 CT 平扫

C. 头颅 MRI 平扫＋增强扫描

D. 头颅 MRA

E. 颅底薄层 MRI

F. DSA

第 3 问：三叉神经近端神经血管压迫按发生率来推测，最可能的责任血管来源是

A. 小脑上动脉　　　B. 小脑前下动脉

C. 椎动脉　　　　　D. 基底动脉

E. 小脑后下动脉　　F. 静脉参与压迫

G. 复合压迫

第 4 问：关于三叉神经痛，下列描述正确的是

A. 主要发病机制是三叉神经根受压

B. 男性比女性多发

C. 小部分病例可由脑干病变引起

D. 三叉神经分布区的阵发性疼痛发作

E. 通常为强烈、锐性、浅表或针刺样疼痛

F. 影像学仅显示血管与三叉神经接触就可以确诊病因为神经血管压迫

【案例 5】患者女，45 岁。发现左侧颈部包块 7 年余，增大 20 天。对患者行 CT 检查，如下图所示。

第 1 问：首先考虑的影像学诊断是

A. 正常颈部 CT 表现

B. 左侧腮腺多形性腺瘤

C. 左侧腮腺腺淋巴瘤

D. 左侧颈动脉的动脉瘤

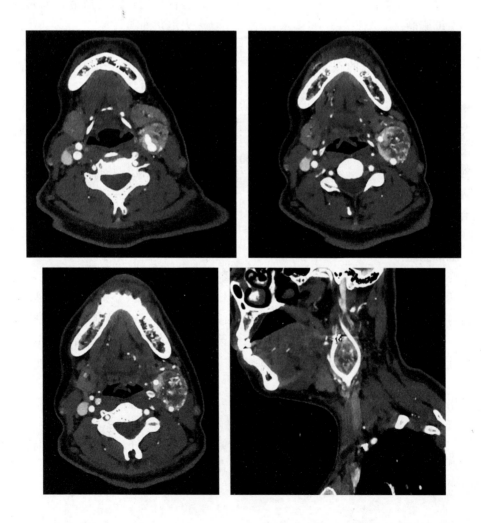

E. 左侧颈动脉体瘤

F. 左侧颈部增大转移的淋巴

G. 左侧颈部淋巴结结核

第2问：关于颈动脉体瘤，下列描述正确的是

A. 是头颈部最常见的神经鞘瘤

B. 通常是良性病灶

C. 好发于中年或中年稍偏大的患者，女性更多见

D. 常见临床主诉是无痛性肿块，也可以产生压迫症状、高儿茶酚胺血症等症状

E. 颈动脉体是人体最大的副神经节

F. 颈动脉体可以感受氧分压、二氧化碳分压等的变化，属于人体内的物理感受器

第3问：关于颈动脉体瘤的影像学表现，下列描述正确的是

A. 发生部位有特点，位于颈动脉分叉部，肿物导致颈内动脉和颈外动脉分叉加大

B. CT平扫一般为较低密度肿块

C. MRI表现为T_2WI高信号、T_1WI低信号，由于内部钙化较多形成盐和胡椒征

D. 超声、CT增强及MRI均可发现肿瘤内较多的血管影像

E. 增强扫描显著强化

F. DSA造影可见颈动脉分叉角度增大，病灶血供主要来自颈内动脉

第4问：颈动脉体瘤的影像学鉴别诊断主要包括

A. 颈动脉瘤

B. 颈部的神经鞘瘤

C. 颈静脉球瘤

D. 颅底脑膜瘤经颈静脉孔蔓延至颈部

E. 颈部淋巴结增大

F. 迷走神经球瘤及交感干来源副神经节瘤

G. 鼻咽纤维血管瘤

【案例6】患者女，46岁。体检发现肺部阴影，患者CT图像如下图所示。

第1问：该CT图像主要表现的征象是

A. 实变

B. 肺不张

C. 纯磨玻璃密度

D. 铺路石征／碎石路征

E. 马赛克密度和空气潴留

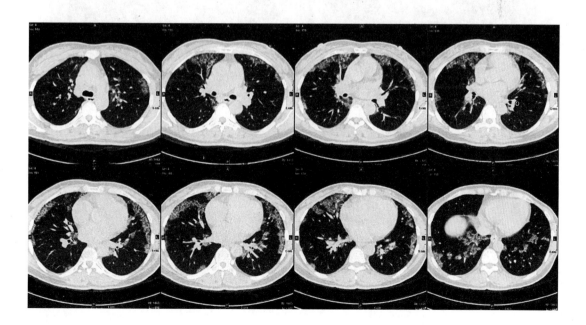

F. 晕征

G. 反晕征

第 2 问：结合该患者的临床及 CT 图像首先考虑的诊断是

A. 肺间质水肿　　B. 肺实质水肿

C. 大叶性肺炎　　D. 肺癌

E. 间质性肺炎　　F. 肺泡蛋白沉着症

G. 弥漫性肺泡出血

第 3 问：下列可以表现为铺路石征 / 碎石路征的疾病包括

A. 肺水肿

B. 肺部炎症

C. 肺癌

D. 淋巴瘤

E. 肺泡蛋白沉积症

F. 弥漫性肺泡出血

G. 急性间质性肺炎

H. 外源性脂质性肺炎

第 4 问：关于肺泡蛋白沉着症，下列描述正确的是

A. 可见肺表面活性物质大量在肺泡腔内沉积

B. 儿童多见

C. 有原发性和继发性两种

D. 最常见的症状是大咯血

E. 病理可见肺泡及细支气管内有嗜酸 PAS 强阳性物质充塞

F. 绝大多数特发性肺泡蛋白沉着症患者血清中存在特异性抗 GM-CSF 自身抗体，其敏感性和特异性均较高

【案例 7】患者女，61 岁。间断咳嗽 3 个月余，憋气 2 天，无发热。白细胞计数 $12.11 \times 10^9/L$，中性粒细胞百分比 80.8%。患者的 CT 图像如下图所示。

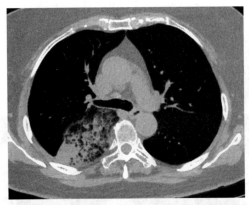
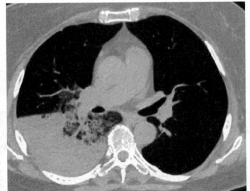
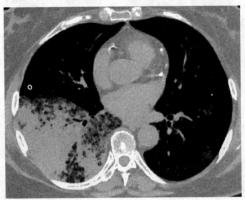
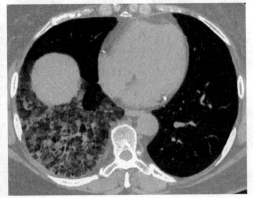

第 1 问：根据患者的临床表现和影像学表现，首先需要考虑的诊断是

- A. 肺不张
- B. 肺炎
- C. 肺水肿
- D. 肺结核
- E. 肺隔离症
- F. 肺出血
- G. 肺癌

第 2 问：该患者经过西他沙星、头孢菌素类等抗感染治疗后未见好转而收入院，查衣原体、结核、支原体、军团菌抗体等均为阴性，G 试验、GM 试验阴性，隐球菌荚膜抗原阴性，免疫指标包括 ANA、ENA 谱（Sm、U1RNP、SSA、SSB、JO-1、MPO、PR3、Scl-70）均阴性。则需要重点考虑的诊断是

- A. 肺不张
- B. 肺炎
- C. 肺水肿
- D. 肺结核
- E. 肺隔离症
- F. 肺出血
- G. 肺癌

第 3 问：该患者经过穿刺活检诊断为侵袭性 / 浸润性黏液腺癌。关于此病，下列描述正确的是

- A. 大部分肺腺癌属于侵袭性 / 浸润性黏液腺癌
- B. 女性多见，以中老年为主
- C. 不吸烟者更常见
- D. 以下肺病变为主
- E. 预后较非黏液腺癌差
- F. 较为特征的表现是支气管溢液，即患者咳出支气管镜下所见大量白黏痰

第 4 问：侵袭性 / 浸润性黏液腺癌的影像学表现包括

- A. 分为两个大的影像学类型，即以结节 / 肿块为主、以肺段肺炎实变为主
- B. 结节 / 肿块可以单发或多发，周围比中央多见或明显
- C. 结节 / 肿块型中，可以出现弥漫多发结节
- D. 实变型中，可以出现 CT 血管造影征

- E. 实变型中，可以出现空气支气管征
- F. 可以出现铺路石征 / 碎石路征
- G. PET/CT 上病灶摄取低

【案例 8】患者男，49 岁。既往高血压 10 余年，血压最高 170/130mmHg，药物控制可。2 个月前晨起语言不利，就诊于当地医院发现脑梗死，予溶栓治疗后症状较前好转。当时查体发现胰腺异常，无腹痛、恶心、呕吐。患者的 CT 及 MRI 检查如下图所示。

第 1 问：根据该患者的 CT 及 MRI 图像，下列描述正确的是

- A. 病变定位在胰腺头部
- B. 病灶定位在十二指肠水平部
- C. 病灶为实性软组织肿物
- D. 病灶为囊实性肿物
- E. 病灶增强扫描动脉期明显强化，门脉期仍明显强化，动脉期及门脉期病灶强化程度高于胰腺实质
- F. 病灶增强扫描动脉期轻度强化，门脉期呈低强化，动脉期及门脉期强化程度弱于胰腺实质
- G. 病灶边界清楚
- H. 病灶侵犯肠系膜上动静脉

第 2 问：根据该患者的 CT 与 MRI 图像及临床表现，首先考虑的影像学诊断是

- A. 胰头癌
- B. 胰腺囊腺瘤
- C. 胰腺囊腺癌
- D. 胰腺神经内分泌肿瘤
- E. 胰腺导管内乳头状黏液瘤（IPMN）
- F. 胰腺实性假乳头状瘤

第 3 问：关于胰腺神经内分泌肿瘤，下列描述正确的是

- A. 好发于中老年患者
- B. 根据是否具有内分泌功能分为功能性和非功能性两类

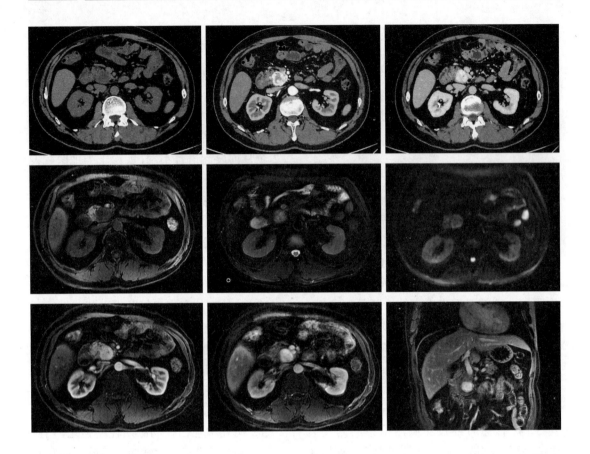

C. 胰腺功能性神经内分泌肿瘤常见的是生长激素瘤
D. 胰腺非功能性神经内分泌肿瘤往往发现较早，体积较小
E. 胰腺神经内分泌肿瘤都是良性肿瘤，无远处转移
F. CT 和 MRI 是术前最有价值的影像学检查方法

第 4 问：可以出现胰腺神经内分泌肿瘤的疾病包括
A. 多发神经内分泌肿瘤 1 型（MEN-1）
B. 多发神经内分泌肿瘤 4 型（MEN-4）
C. von Hipple-Lindau（VHL）综合征
D. 神经纤维瘤病 1 型（NF1）
E. 结节性硬化（TSC）
F. 多发性硬化

【案例 9】患者女，37 岁。3 周余前无诱因出现上腹部绞痛，无腹胀、恶心、呕吐、黑便。1 周余前患者自觉症状加重，疼痛程度加剧，疼痛时可及脐部右上方较硬包块。患者的腹部 CT 平扫及增强扫描图像如下图所示。

第 1 问：根据患者的腹部 CT 平扫及增强扫描图像，其影像学表现包括
A. 小肠普遍积气积液扩张
B. 小肠壁普遍增厚并强化
C. 回盲肠管叠入升结肠内
D. 套叠头端肠壁增厚呈软组织影，增强扫描可见明显强化
E. 回盲部结肠扭转
F. 回盲部肠系膜上可见多发增大并强化的淋巴结
G. 回盲部肠系膜增强扫描血管增多呈梳齿征

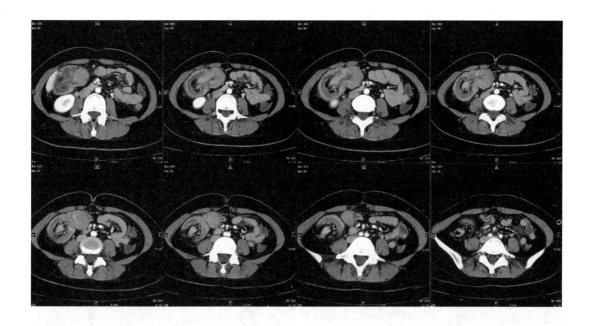

第 2 问:根据上述影像学表现作出的诊断是

A. 小肠机械性肠梗阻

B. 小肠绞窄性肠梗阻

C. 回盲部占位并肠套叠

D. 回盲部扭转并小肠梗阻

E. 小肠及回盲部克罗恩病

F. 回盲部炎症

第 3 问:根据上述影像学表现,对于引起肠套叠的肿块,下列优先考虑的诊断是

A. 肠道恶性占位可能性大,升结肠癌可能

B. 肠道恶性占位可能性大,升结肠转移瘤可能

C. 肠道恶性占位可能性大,回肠末端小肠癌可能

D. 肠道恶性占位可能性大,回肠末端淋巴瘤可能

E. 肠道良性占位可能性大,占位位于升结肠

F. 肠道良性占位可能性大,占位位于回肠末端

第 4 问:关于成人肠套叠,下列表述正确的是

A. 肠套叠绝大多数是顺行的,与肠蠕动方向一致

B. 成人肠套叠多为继发性,由器质性病变引起

C. 成人肠套叠以肿瘤最多见

D. 成人肠套叠的头部多为原发病变所在

E. 多层同心圆征 / 环靶征是肠套叠最常见的特征性 CT 征象

F. 多层同心圆最内层为套鞘部肠管,其外为陷入的肠系膜,最外层为套入肠管

【案例 10】患者男,69 岁。体检发现右肾占位 2 个月。自发病以来,精神、睡眠、食欲可,排尿排便正常,查体未见异常。患者的 CT 图像如下图所示。

第 1 问:关于病变的影像学表现,下列描述正确的是

A. 病灶位于肾实质内,向肾表面突起

B. 病变强化程度较弱

C. 病变累及肾盂

D. 病变边缘有钙化

E. 病变内部有囊变坏死及出血

F. 腹主动脉旁未见明显增大的淋巴结

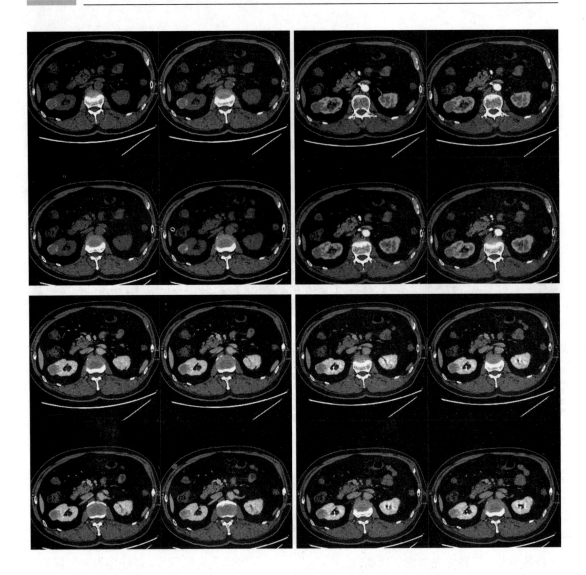

第2问：根据患者的临床表现和影像学表现，下列关于该例病变性质的影像分析，恰当的是

A. 该例病变为实性占位性病变，肿瘤性病变可能大

B. 该例完全可以除外恶性占位

C. 该例不能完全除外恶性占位，恶性占位中首先考虑肾透明细胞癌

D. 该例不能完全除外恶性占位，恶性占位中首先考虑乳头状肾细胞癌或嫌色细胞癌

E. 该例不能完全除外恶性占位，恶性占位中首先考虑肾转移癌

F. 该例鉴别诊断需包括乏脂肪的肾血管平滑肌脂肪瘤

第3问：该例患者术后病理证实为肾乳头状细胞癌。关于该病，下列描述正确的是

A. 肾乳头状细胞癌病理上起源于肾小管上皮细胞

B. 肾乳头状细胞癌是肾最常见的恶性肿瘤

C. 肾乳头状细胞癌的高发人群是年轻人

D. 肾乳头状细胞癌女性多见

E. 肾乳头状细胞癌的临床表现为无痛性肉眼血尿、腰痛、腹部肿块

F. 部分肾乳头状细胞癌患者可无症状

第4问：肾乏血供实性肿瘤可包括

A. 肾乳头状细胞癌

B. 肾囊肿

C. 不典型的肾透明细胞癌

D. 肾素瘤

E. 后肾腺瘤

F. 肾嫌色细胞瘤

【案例11】患者男，70岁。发现胸骨前肿物半年。实验室检查无异常，既往史无特殊。患者的CT及MRI图像如下图所示。

第1问：根据上述图像，下列关于此病变CT及MRI表现的描述正确的是

A. 病变起源于胸骨

B. 病变内可见点状及环状钙化

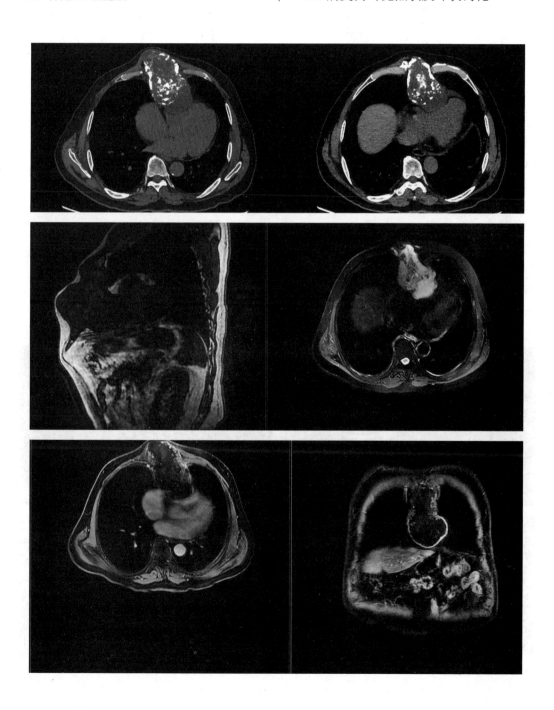

C. 病变可见硬化缘

D. T_1WI 呈高信号

E. T_2WI 呈明显高信号

F. 病变边缘强化

第2问：根据上述图像及患者的临床情况，首先考虑的影像学诊断是

A. 转移瘤   B. 软骨肉瘤

C. 骨肉瘤   D. 骨髓瘤

E. 淋巴瘤   F. 胸腺瘤

第3问：关于软骨肉瘤，下列表述正确的是

A. 青少年多见

B. 女性多于男性

C. 好发于骨盆和股骨

D. 是恶性骨肿瘤

E. 对放化疗敏感

F. 治疗以手术切除为主

第4问：关于软骨肉瘤的影像学表现，下列表述正确的是

A. 一般为成骨性骨质破坏

B. 骨质破坏区边界多不清楚

C. 可形成软组织肿块

D. 钙化是其特点，尤其是环形或半环形钙化

E. T_2WI 因软骨成分存在而呈明显高信号

F. 钙化呈高信号

【案例12】患者女，36岁。10年前无明显诱因出现活动、久站后腰骶部疼痛，1个月前无明显诱因出现右侧大腿后方麻木，无活动障碍。患者的CT图像如下图所示。

第1问：根据上述图像，下列关于此病变CT表现的描述正确的是

A. 病变位于骶骨

B. 病变呈大片地图状骨质破坏

C. 病变呈膨胀性表现

D. 病变无硬化缘

E. 病变无明显骨膜反应

F. 病变外无软组织肿块

G. 病变跨椎管内外呈哑铃状

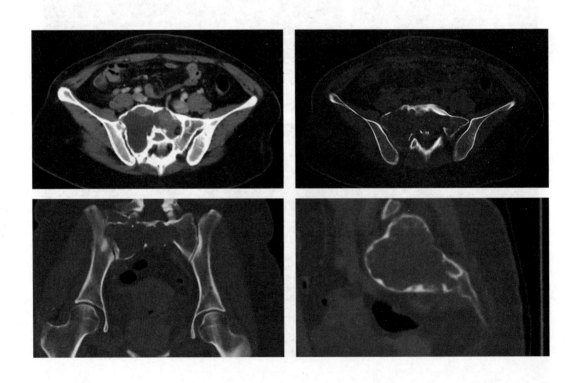

第 2 问：根据上述图像及临床表现，对该病例的影像学诊断最可能的是

A. 骨巨细胞瘤

B. 脊索瘤

C. 神经源性肿瘤

D. 骨肉瘤

E. 软骨肉瘤

F. 转移瘤

第 3 问：该病例手术病理证实为骨巨细胞瘤，关于该病的描述，**不正确**的是

A. 好发于老年患者

B. 无恶性病例/不会恶变

C. 男女无发病率差别

D. 病理上镜下可见单核细胞背景中包含大量弥漫分布式多核巨细胞，出现多核巨细胞是骨巨细胞瘤特有的表现

E. 骶骨骨巨细胞瘤可出现坐骨神经痛、尿潴留

F. 主要治疗手段是外科切除

第 4 问：关于骨巨细胞瘤的影像学表现，下列正确的是

A. 膨胀性溶骨性骨质破坏

B. 无钙化、无骨膜反应、一般无软组织肿块

C. T_2WI 信号总体偏低

D. 可伴有动脉瘤样骨囊肿

E. 骶骨骨巨细胞瘤多见于 $S_{1/2}$ 以下的骶尾椎

F. 一般无明显强化

【案例 13】患儿女，8 岁。患者半年前无明显诱因出现右大腿疼痛，间断发作，不影响下肢活动，1 个月前疼痛加重，并出现行走障碍。患者的 X 线图像如下图所示。

第 1 问：根据患者 X 线图像，下列影像学表现描述正确的是

A. 病变位于股骨近端干骺端以骨髓腔为中心的位置

B. 病变边界清楚

C. 病变长轴与股骨一致

D. 病变无硬化缘

E. 病变无明显骨膜反应

F. 病变外无明显软组织肿块

第 2 问：根据患者的临床情况及 X 线图像，影像学诊断首先考虑为

A. 骨样骨瘤

B. 尤因肉瘤

C. 骨肉瘤

D. 软骨肉瘤

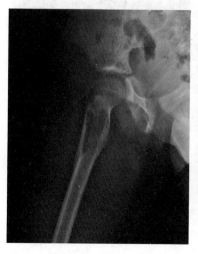
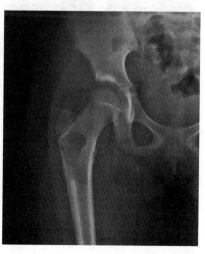

E. 内生软骨瘤

F. 朗格汉斯细胞组织细胞增生症

G. 骨巨细胞瘤

第3问：关于朗格汉斯细胞组织细胞增生症，下列描述正确的是

A. 朗格汉斯细胞组织细胞增生症分型包括：骨嗜酸性肉芽肿、韩 - 雪 - 柯（Hand-Schüler-Christian）病、勒 - 雪病

B. 最常见的类型是韩 - 雪 - 柯病

C. 嗜酸性肉芽肿发病高峰年龄为5～10岁

D. 嗜酸性肉芽肿以局部症状为主，全身症状轻微

E. 嗜酸性肉芽肿最好发于股骨

F. 韩 - 雪 - 柯病患者多 <5 岁，三联征包括骨盆骨质缺损、尿崩症、突眼

G. 勒 - 雪病患者多 <2 岁，多在 1 年内死亡，以全身各脏器病变为主，骨骼改变不明显

第4问：关于嗜酸性肉芽肿的影像学表现，下列描述正确的是

A. 单发多见

B. 颅骨多见，长骨以胫骨多见

C. 溶骨性骨质破坏为主，早期边缘模糊，迁延期骨质破坏边缘变清晰

D. 可以发生病理骨折

E. 可以发生骨膜反应，一般以层状骨膜反应为主

F. MRI 可见骨髓水肿

G. MRI 增强扫描无强化

【案例 14】患者女，55 岁。偶然发现右乳肿块。乳腺超声发现右乳 10 点钟实性低回声团，伴数枚点状强回声，建议进行进一步检查。

第1问：患者下一步应选择的检查方法是

A. 乳腺 MRI 平扫

B. 乳腺 MRI 平扫及增强扫描

C. 常规数字乳腺 X 线摄影

D. 对比增强乳腺 X 线摄影

E. 超声引导下细针穿刺活检

F. 超声引导下粗针穿刺活检

G. PET/CT

H. 乳腺锥光束 CT

［提示］对患者行乳腺 X 线检查及乳腺 MRI 检查，如下图所示。

第2问：患者乳腺 X 线、MRI 图像可见的阳性影像学表现包括

A. 右侧乳腺外上象限不对称致密伴钙化、结构扭曲

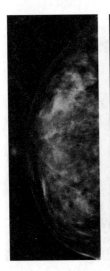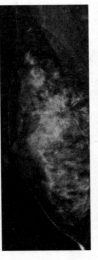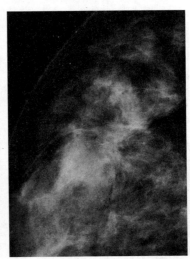

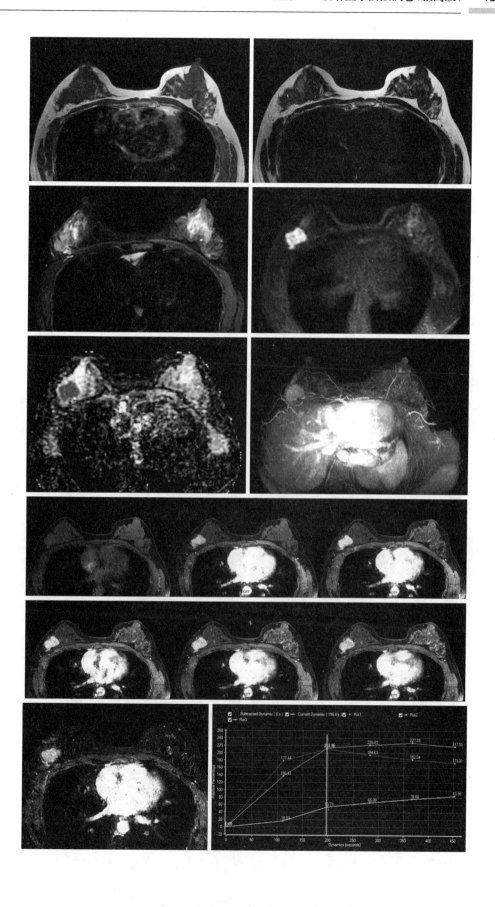

B. 右侧乳腺外上象限边缘毛刺肿块伴钙化、结构扭曲

C. 右乳病变于 T_1WI、T_2WI 呈等信号

D. 右乳病变于 T_1WI、T_2WI 呈低信号

E. 右乳病变于 DWI 呈均匀高信号

F. 右乳病变于 ADC 呈明显低信号

G. 右乳病变（ROI 1）时间 - 信号强度曲线呈流出型

H. 右乳病变（ROI 2）时间 - 信号强度曲线呈平台型

第 3 问：根据上述影像学表现，首先考虑的疾病是

A. 恶性叶状肿瘤

B. 导管原位癌

C. 浸润性导管癌

D. 黏液癌

E. 神经内分泌肿瘤

F. 导管内乳头状癌

第 4 问：关于浸润性导管癌，以下描述正确的包括

A. 为浸润性特殊类型癌

B. 肿块是其最常见的征象

C. 多灶、多中心及双侧发病率高于浸润性小叶癌

D. 可表现为单纯钙化

E. 可发生同侧腋窝淋巴结转移

F. 若发生骨转移，以成骨性骨转移多见

G. 乳腺浸润性导管癌是浸润性乳腺癌最常见的病理类型

H. 根据免疫组织化学 ER、PR、HER2、Ki-67 可分为 Luminal A 型、Luminal B 型、HER2 过表达型和三阴性乳腺癌

【案例 15】患者男，67 岁。有肝硬化病史。上腹部不适半个月。AFP 明显升高，超声提示肝占位，腹部增强 CT 可见肝内占位，增强扫描呈快进快出。对患者行经肝动脉介入治疗的造影图像如下图所示。

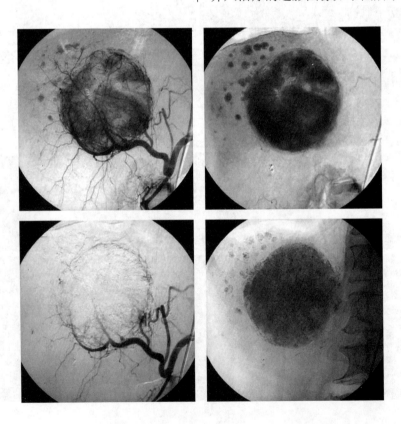

第 1 问：根据患者的临床表现及影像学表现，首先考虑的诊断是

A. 肝海绵状血管瘤

B. 肝转移瘤

C. 肝细胞癌

D. 肝内胆管细胞癌

E. 肝 FNH

F. 肝囊肿

第 2 问：肝细胞癌行经肝动脉化疗栓塞（TACE）的适应证包括

A. 不能切除的中晚期原发性肝癌

B. 肝切除术前应用 TACE 可使肿瘤缩小，利于二期切除，并明确病灶数目

C. 小肝癌，但不宜或不愿接受手术及局部消融者

D. 控制局部疼痛、出血以及栓堵动静脉瘘

E. 肝癌切除术后预防复发

F. 外科手术失败或术后复发、肝功能 Child A 或 B 级且 ECOG 评分为 0～2 分者

第 3 问：肝细胞癌行经肝动脉化疗栓塞（TACE）的禁忌证（含相对禁忌证）包括

A. 肝功能 Child C 级

B. 凝血功能严重减退且无法纠正

C. 门静脉主干完全被癌栓栓塞，且侧支血管形成少

D. 合并活动性感染且不能同时治疗

E. 远处广泛转移，估计生存期小于 3 个月者

F. 恶病质和多器官衰竭者

G. 白细胞 $<3.0\times10^9/L$（非绝对禁忌），血小板 $<60\times10^9/L$

H. 占全肝比例≥70% 的肿瘤病灶

第 4 问：肝细胞癌行经肝动脉化疗栓塞（TACE）的主要优势包括

A. 创伤小

B. 相对安全有效

C. 相对并发症少

D. 能达到病理上的病灶完全坏死

E. 相对手术操作简便

F. 住院时间短

参考答案及解析

一、多选题

1. **ABCD**　严重对比剂不良反应包括严重荨麻疹,严重喉头水肿,严重支气管痉挛,血压明显下降、心率明显增快,血压明显下降、心率明显缓慢等,甚至出现呼吸、心搏骤停等。肾上腺素是处理严重对比剂不良反应必备的药品。但是低血压伴心动过缓属于血管迷走反射,不应予以肾上腺素,而是使用阿托品静脉注射予以处理。

2. **ABDE**　磁共振对比剂中最常用的是 Gd-DTPAD,Gd 在体内游离出来的时候,会在人体内产生毒性,它的副作用发生率很低,症状也较轻。有研究表明,长期多次进行 MRI 对比剂检查,Gd 可在脑内沉积。

3. **ABDE**　MRI 检查禁忌证包括金属物质,妊娠,心脏起搏器、金属关节等体内置入物,幽闭恐惧等,检查前需要询问相关病史。碘过敏史为 CT 增强检查的禁忌证。

4. **ACE**　基底核团包括纹状体、屏状核、杏仁核。纹状体包括尾状核及豆状核。豆状核位于内囊外侧,豆状核又分为壳和苍白球,其中苍白球位于内侧,壳位于外侧,壳的外侧是外囊。CT 及 MRI 均可见基底核团,成人苍白球常见钙化,且常为对称性钙化。

5. **BCD**　脑水肿根据病理生理改变,分为细胞毒性水肿、血管源性水肿和间质性水肿。细胞毒性水肿为细胞的肿胀,主要和细胞膜上钠钾 ATP 酶离子泵损伤有关,主要见于脑梗死。血管源性水肿主要与毛细血管通透性增加有关,和血脑屏障损伤密切相关,常见于肿瘤、炎症等。间质性水肿主要与脑脊液循环失常有关,主要见于梗阻性脑积水。

6. **ACE**　特发性臂丛神经痛多见于成年人,急性或亚急性起病,发病早期可有发热、乏力、肌肉酸痛等全身症状,病因不明,可能是一种变态反应性疾病,与病毒感染、疫苗接种、分娩、外科手术等有关。

7. **ABCDE**　海绵窦内走行的神经包括动眼神经、滑车神经、三叉神经的眼神经、三叉神经的上颌神经,自上至下贴海绵窦侧壁依次走行,展神经通过海绵窦内与颈内动脉伴行。

8. **ABCDE**　颅底诸孔洞及通道走行如下:①圆孔走行上颌神经(三叉神经第二支);②卵圆孔走行下颌神经(三叉神经第三支)、脑膜中动脉;③破裂孔走行颈内动脉;④颈静脉孔走行舌咽神经、迷走神经、副神经和颈内静脉。

9. **BCD**

10. **CDE**　肺空洞性病变通常是肺内病变液化坏死并和支气管相通,液化坏死组织通过支气管排出,气体进入,形成空洞性病变。肺内正常生理间隙扩大形成的是空腔改变。常见的空洞性病变包括肺脓肿、肺结核、肺癌、肺内真菌感染等。其中,肺脓肿往往是在肺内炎症/实变的基础上形成,因渗出性病变的存在,往往在空洞内出现气液平面,肺脓肿一般是厚壁空洞,洞壁比较光滑。肺癌空洞也是厚壁空洞,但恶性肿瘤的厚壁空洞往往不规则,可见壁结节。结核空洞往往也是厚壁空洞,因结核产生干酪性坏死,气液平面少见。真菌感染形成的空洞因真菌球形成空气半月征比较有特点,但发生率并不高。

11. **BCD**　肺朗格汉斯细胞组织细胞增生症(PLCH)病变仅累及肺或肺是主要受累器官,与吸烟密切相关，大多数患者为年轻人，多数患者支气管肺泡灌洗检查（BALF）示灌洗液中 CD1a 阳性的朗格汉斯细胞大于 5%（正常小于 1%）。肺朗格汉斯细胞组织细胞增生症的肺部病变进展从肺微小结节到结节与囊腔，晚期有结节消退和囊肿增大，以在中上肺野分布为特征。药物治疗包括使用化疗药物如长春碱、环磷酰胺和白消安，可用糖皮质激素。

12. ABCDE　肺隔离症分为肺叶内隔离症和肺叶外隔离症；肺叶外隔离症通常是先天性的，很少发生感染，常伴其他畸形，如膈疝、心血管畸形、肺发育不全、脊柱畸形、食管畸形等。两种类型均好发于下叶后基底段。肺叶内隔离症常表现为囊性病变，伴或不伴有液体；肺叶外隔离症常表现为均匀密度影。影像诊断关键点是发现体循环供血血管。

13. BC　转移瘤和血行播散型肺结核属于随机分布的结节，结节病、肺尘埃沉着病属于淋巴管周围分布的结节，过敏性细支气管炎属于小叶中心分布的结节。

14. ABCDE　左心房增大的心脏三位像征象较多，正位片上，往往体现左心房向两侧增大的表现，包括右缘双房影及心左缘第三弓 / 心左缘四个弧度，另外，因左心房就在气管分叉的下方，左心房增大也会压迫气管分叉导致其角度增大。右前斜位食管吞钡后，因食管走行于左心房后方，左心房增大可以导致食管受压甚至移位。左前斜位片上，左心房向后向上增大导致左主支气管受压抬高。

15. ACDE　患者体重或体型过大，导致有效穿透人体的射线减少，会导致图像信噪比下降，图像质量降低。因为冠脉 CT 成像是利用心脏有规律搏动的特点，通过软件和硬件配合，在心动周期的固定时相上采集成像的，所以患者心率过快、心律失常都会导致成像质量下降。患者不能配合屏气也会导致运动伪影，影响图像质量。目前比较先进的 CT 设备，可以通过改善硬件性能、优化软件算法等方式改善因患者心跳、呼吸等因素带来的成像质量下降。肾功能不全患者行冠脉 CT 检查时，对比剂可能会诱发或加重肾功能不全，但对图像质量无直接影响。

16. ABCDE　克罗恩病原因不明，青年人多见，女性稍多于男性，间歇性腹痛、腹泻是最常见症状，在排气和排便后可缓解。克罗恩病为肉芽肿炎性病变，病变可累及全胃肠道任何一段，但呈节段性或跳跃性分布是该病的特点。造影可见卵石状表现，主要和溃疡间黏膜肉芽组织增生隆起有关。CT 可见肠壁增厚，存在纤维脂肪增生（肠系膜脂肪密度增加至 20~60Hu）、肠系膜血管充血（梳征）、假囊及假憩室形成（纤维化及病变肠系膜收缩导致对侧正常肠壁明显扩张）、淋巴结增生及出现肠道并发症（如肠腔狭窄、肠瘘、窦道及脓肿形成）。肠壁明显增厚及分层强化、肠系膜脂肪线及梳征、肠瘘、窦道及脓肿形成提示小肠克罗恩病的炎症处于活动期；假囊及假憩室形成提示炎症处于长期非活动期；而鹅卵石征及淋巴结肿大在炎症各期均可见。

17. ACDE　FNH 属于类肿瘤样病变，是肝内良性病灶，肿块内主要由正常肝细胞和 Kupffer 细胞组成。FNH CT 平扫相对正常肝组织为低密度，增强扫描是典型的富血供占位，尤其是动脉期强化非常明显。FNH 另一个显著特点是中央瘢痕，典型者呈星芒状。因 FNH 含有肝细胞，所以使用肝脏的特异性磁共振对比剂会在肝胆期出现对比剂摄取表现，有利于 FNH 的诊断。

18. ABDE　胰腺导管内乳头状黏液肿瘤（IPMN）患者一般年龄偏大，男性稍多于女性。主要病理及影像特征为胰管弥漫性或阶段性扩张，一种是累及主胰管且累及或不累及分支胰管,另一种是仅累及分支胰管。部分 IPMN 可恶变。增强 CT 薄层图像或 MRI 的 T₂WI 序列及 MRCP 观察较理想,主要观察病变与胰管关系、胰管扩张情况以及十二指肠乳头部情况。

19. ABCD　前列腺癌通常大部分发生在周围带。前列腺癌最常见的淋巴结转移是闭孔内淋巴结。前列腺癌可见成骨性转移,成骨性转移瘤中前列腺癌是最常见的原发肿瘤之一。怀疑前列腺癌者 MRI 扫描应包括 T₁WI、T₂WI、DWI,必要时行增强扫描,其中 T₂WI 和 DWI 尤为重要。典型前列腺癌 T₂WI 为低信号,和典型的正常前列腺的 T₂WI 高信号对比明显。正常前列腺包膜在 T₂WI 上为低信号,前列腺癌突破包膜时低信号显示不清。

20. ABCDE　肾上腺腺瘤影像学表现为肾上腺类圆形或椭圆形肿块,因含有脂质成分(不是脂肪成分),所以密度较低,MRI 的反相位图像信号降低;动态增强扫描,肿块快速强化和快速廓清。肾上腺腺瘤多数发现时体积不大,肾上腺腺瘤按其分泌功能分为醛固酮腺瘤、库欣腺瘤、无功能腺瘤,其中无功能腺瘤的体积最大,通常大于 3cm。

21. AD　脊索瘤是起源于异位脊索残留组织的低度恶性肿瘤。好发于骶尾部及蝶枕部,一般为单发病灶,在 CT 上表现为溶骨性膨胀性骨质破坏,内可见囊变、出血、钙化,钙化为斑点状。环形、半环形钙化是软骨源性肿瘤的特点。

22. ABCE　类风湿关节炎、关节结核、化脓性关节炎、色素沉着绒毛结节性滑膜炎均可有滑膜受累,退行性骨关节病一般无滑膜病变。

23. AC　疲劳骨折的主要好发部位是距骨和胫腓骨,此外肋骨和股骨颈股骨干也可发生,其余骨骼相对少见。

24. ACE　脊柱肿瘤及肿瘤样病变中,骨样骨瘤、骨母细胞瘤、动脉瘤样骨囊肿好发于脊柱的附件,此外脊柱的骨软骨瘤、软骨肉瘤、尤因肉瘤等也常发生于附件。脊柱的转移瘤、淋巴瘤、脊索瘤、血管瘤、骨巨细胞瘤等好发于椎体。

25. CE　乳腺叶状肿瘤是一种少见的纤维上皮性肿瘤,由上皮和间质成分构成,具有双相分化的特点。根据间质细胞的丰富程度、核分裂象、细胞异型性等组织学特征,叶状肿瘤分为良性、交界性和恶性。叶状肿瘤可发生于任何年龄段,以中年居多。最常见的临床表现为无痛性肿块,肿瘤增长缓慢、病程较长,部分患者有肿块在短期内迅速增大的病史,对诊断此病有提示意义。

26. BCD　儿童幕下常见的脑肿瘤包括毛细胞星形细胞瘤、髓母细胞瘤和室管膜瘤等。听神经瘤儿童少见,松果体瘤属于幕上肿瘤。

27. BCD　永久性栓塞材料有聚乙烯醇颗粒、弹簧圈、可脱球囊、无水酒精和生物胶等。碘油及明胶海绵颗粒均随着栓塞时间的延长可逐渐被吸收。

28. ABCDE

29. AB　永久扩散张量成像(DTI)及静息态磁共振成像均可反映脑白质纤维束情况。MRS 为磁共振波谱,以活体显示 NAA 等成分含量为主。SWI 为磁敏感成像,ASL 为动脉自旋标记成像,以反映脑血流灌注指标为主。

30. DE　分子 CT 的迭代算法较上一代滤波反投影算法能够提高图像的质量,这样,便可以在图像质量不变的情况下降低扫描剂量,或者可以在扫描剂量不变的条件下提高图像的信噪比。成分成像,包括分析肾结石类型和去金属伪影一般是能谱 CT 或双源 CT 所带来的优势。

二、案例分析题

【案例1】

第1问：ABCDEF　对于胰腺及其病变来说，腹部CT平扫及增强检查是重要的影像学检查手段，对是否有胰腺病变，以及如果发现胰腺病变，判断病变的良恶性具有非常重要的诊断价值。一旦发现胰腺恶性占位，如胰腺癌，腹部CT平扫及增强检查，尤其是增强扫描对其定性诊断、判断恶性病变与周围关系、病灶是否可切除、是否有淋巴结及其他脏器的转移能够给出非常重要的结论。腹部CT平扫和增强检查还可以观察腹部其他组织和脏器。

第2问：ABCDEFG　对于增强检查来说，对比剂是有不良反应的，甚至是非常严重的危及生命的不良反应，因此，需要对患者进行充分的告知并签署知情同意。同时也要告知患者增强扫描的目的和意义，让患者充分了解增强检查的利弊。此外还要告知患者增强检查流程上的内容，包括检查的时间地点，检查前空腹及空腹的时长，腹部检查前准备好饮用水等检查准备工作。增强检查建议尽量有患者家属陪同，尤其是一些配合检查有困难的患者。患者进行增强检查时，建议患者穿宽松容易穿脱的衣物，一旦有不良反应需要处理比较方便，如便于量血压应穿方便将袖子卷上去或脱下来的衣服，另外衣服上避免金属物品或高密度物品，以免产生伪影。

第3问：ABCDEFG　对于增强检查来说，身高、体重对于对比剂的使用量及扫描参数设定是有意义的，针对患者设定适合的扫描参数，可以保证良好的图像质量。既往病史及手术史的了解，既往是否有影像学检查资料，对CT检查的诊断有帮助，不了解既往情况可能诊断会有偏差。对于增强检查来说，过敏史非常重要，有严重对比剂过敏史的患者，应该特别慎重，基本可视为增强检查的绝对禁忌证。其他过敏史也可能会增加发生对比剂不良反应的概率，了解到这些情况后，应对患者进行风险告知。对比剂可能对肾功能产生不利影响，因此检查前要了解患者肾功能情况，必要时需要采取水化等措施。同时部分药物可能会和对比剂产生药物间协同作用，也需要了解患者的用药史。近期如果做过胃肠道造影检查者，要注意是否有胃肠道造影使用的对比剂残留于体内，如果有，腹部CT图像会产生伪影。

第4问：CDEF　增强检查过程中，要随时注意患者情况，一旦发现患者出现不适或异常情况，应当立刻中止检查，并立刻进入检查间内查看患者情况，因为对比剂的不良反应发生非常迅速、进展非常快，不能有片刻耽误。通过对讲系统不能了解患者的全部情况，所以必须立刻到患者身边了解患者情况。进入检查间内，要立刻对患者的呼吸、脉搏、心率、意识等生命体征状况做出迅速判断，以确定患者是否为出现严重的对比剂不良反应，根据患者的情况采取不同的处置措施，出现严重的不良反应需要紧急呼叫院内急救小组支援。根据通用的应急流程，呼叫院内急救小组支援之前，应先判断患者状况。同样，处置完毕后需要进行记录及上报工作。一旦出现对比剂不良反应，处置完毕后，即使患者没有完成检查，也不再继续进行检查。

第5问：ABCDEF　增强检查过程中，要随时注意患者情况，一旦发现患者出现不适或异常情况，应当立刻中止检查，并立刻进入检查间内查看患者情况。要立刻对患者的呼吸、脉搏、心率、意识等生命体征状况做出迅速判断，一旦患者出现生命体征的异常，立刻判断患者出现严重的对比剂不良反应，最严重的情况是患者出现心跳呼吸骤停，必须立刻进行心肺复苏，即使患者没有出现心跳呼吸骤停，也要观察患者的情况，随时准备心肺复苏。出现严重对比剂不良反应时，绝大多数情况下应紧急使用肾上腺素。同时应立刻呼叫院内急救小组,准确说明患者的危急情况,请急救小组立刻支援。接下来应尽快给予吸氧,并采取开放静脉、测量血压等措施,观察患者生命体征,随时准备心肺复苏。准备心电监护设备、除颤仪等。院内急救小组到达后,配合急救小组继续患者救治工作。

【案例2】

第1问:C 虽然患者比较年轻,且头痛也是比较常见的情况,但患者头痛有加重,查体发现视乳头水肿,还是应当警惕颅内器质性病变的可能。有必要进行影像学检查。颅内病变首选头部CT平扫作为影像学检查的首选方法。头部CT平扫检查快速、设备普及率高,对绝大多数颅内病变的发现和诊断效能都不错,尤其是对出血类疾病及钙化非常敏感。头颅平片因无法观察颅内情况,目前几乎退出了临床实际应用。MRI可作为进一步检查和鉴别诊断的手段。增强检查,不论是CT还是MRI,因使用对比剂,不推荐作为颅脑疾病的首选检查手段。脑血管DSA造影因是有创检查,不应作为首选检查。

第2问:E CT图像上可见沿直窦、右侧横窦密度增高,患者视乳头水肿及头痛提示颅内压增高,SLE病史提示可能有高凝状态,因此首先要考虑静脉窦血栓的诊断,静脉窦血栓在急性形成期,表现为沿静脉窦走行的高密度影。蛛网膜下腔出血、硬膜下血肿、硬膜外血肿虽然也是高密度的,但在分布上与静脉窦血栓不同。脑组织缺血缺氧的CT表现为脑组织密度降低和脑沟回模糊、脑室受压等,在本次CT检查发现脑灰质和白质密度清楚无明显降低,脑沟等未见异常,CT影像学尚无明显的脑组织缺血缺氧表现。超急性期脑梗死CT表现可以是正常的,也可以是脑动脉供血区的轻微水肿表现,如密度轻微降低,脑沟轻度变窄,脑室轻度受压,以及相应的临床定位体征等,均与该病例不符。因为静脉窦本身密度高于脑组织,且经常由于静脉窦邻近颅骨,导致静脉窦血栓有时不易识别且容易忽略,误认为正常CT。静脉窦血栓也非常见情况,因此能准确识别静脉窦血栓需要阅片者具备相当的阅片经验和工作年限。

第3问:ABCE 头部CTA和CTV均使用对比剂以显示血管,基本行头部CTA检查时都可以同时进行静脉窦成像,通过观察静脉窦内有无充盈缺损及其范围来帮助临床诊断和决策。MRI平扫上,血栓在T_2WI、T_1WI及DWI等序列也可形成不同的混杂信号,有利于诊断。MRV可以不使用造影剂显示静脉窦,对于静脉窦血栓而言,可能会导致正常静脉不显影或静脉窦内充盈缺损。头部脑血管DSA造影虽然是有创检查,但是也可以通过静脉回流情况显示静脉窦,必要时还可以采取介入治疗。成人很少应用头部超声进行颅内病变的诊断。MRS为波谱检查,一般与静脉窦血栓无关。

第4问:ABCEF 静脉窦血栓的形成原因分为局部因素和全身因素,也有无诱因病例,局部因素包括局部外伤、肿瘤压迫、局部感染等。全身因素包括妊娠、口服避孕药、脱水和自身免疫性疾病等。静脉窦血栓的临床症状无特异性,导致有时不容易引起临床重视。静脉窦血栓可导致颅内压增高,进而导致脑出血、脑梗死,但与动脉供血区分布明显不同。MRI联合MRV对于静脉窦血栓本身诊断最敏感。静脉窦血栓可以采取抗凝、溶栓、取栓等治疗措施。

【案例3】

第1问:E 就该病例而言,弥漫星形胶质细胞瘤、少突胶质细胞瘤、胶质母细胞瘤多发比较少见,且强化方式和该病例不同。转移瘤可以多发,老年患者也多见,但该病例无原发瘤病史,且病灶形态及强化方式与常见转移瘤不同。生殖细胞瘤好发于儿童青少年,发生多位于中线，与该病例不同。淋巴瘤强化明显，有火焰状或握拳状外观，整体信号偏均匀，DWI 信号偏高，该病例符合这些特点，所以首先考虑淋巴瘤。

第 2 问：ACD　脑内淋巴瘤分为原发性和继发性两大类，脑内原发性淋巴瘤是颅内较少见的肿瘤，好发于免疫功能不全的人群，免疫功能不全也是目前已知的唯一风险因素。脑内原发性淋巴瘤绝大多数为 B 细胞淋巴瘤，其中大多数为弥漫大 B 细胞淋巴瘤。免疫功能正常人群脑内原发性淋巴瘤的发病年龄多为中老年，免疫功能低下者脑内淋巴瘤发病年龄要低一些。脑内淋巴瘤预后较差。

第 3 问：ABCEFG　脑内淋巴瘤发生在幕上多见，靠近中线或脑室周围白质较多见，发生在胼胝体跨中线形成"蝴蝶"状表现也是脑内淋巴瘤有特点的发生部位和形态。脑内原发性淋巴瘤常表现为握拳状、火焰状外观，尤其是增强扫描后更明显。CT 密度多为等或稍高密度，脑内原发性淋巴瘤大多数整体密度/信号较均匀，DWI 信号较高，与肿瘤比较密集细胞质较少可能有关。原发性淋巴瘤增强扫描强化明显并且强化也比较均匀。

第 4 问：ABC　脑内淋巴瘤主要鉴别诊断包括转移瘤、高级别胶质瘤、胶质母细胞瘤等，发病部位、发病年龄、影像学表现有一定的重叠，主要鉴别点为肿瘤自身形状、强化方式和程度、发生部位等。脑膜瘤属于脑外肿瘤，一般与脑内肿瘤区别较大，且脑膜瘤自身密度/信号比较有特点。节细胞胶质瘤发病年龄较年轻，囊实性为主要特点。生殖细胞瘤好发于儿童及青少年，发生多位于中线。因此后三者大多数情况下不需要与脑内淋巴瘤相鉴别。

【案例 4】

第 1 问：B　患者出现单侧阵发性三叉神经支配区域剧烈疼痛，为临床上典型的三叉神经痛表现。

第 2 问：BCDE　头部 CT 及 MRI 平扫 + 增强扫描，可以排查有无结构性脑病变（如桥小脑角肿瘤或脱髓鞘病变，包括多发性硬化）等病因，MRA 及颅底薄层 MRI 可以排查神经血管压迫等。平片基本只能显示骨质结构，对于三叉神经相关病变显示不能提供帮助，DSA 为有创检查且只能显示血管，故应用较少。

第 3 问：A

第 4 问：ACDE　三叉神经痛女性比男性多发，主要发病机制是三叉神经根受压，小部分病例可由脑干病变引起，三叉神经分布区的阵发性疼痛发作，通常为强烈、锐性、浅表或针刺样疼痛。影像学仅显示血管与三叉神经接触不足以确诊病因为神经血管压迫。准确地说，目前的共识是诊断需要影像学证实三叉神经在其脑桥起始处有形态学改变，如移位、扭曲、萎缩或压迫。

【案例 5】

第 1 问：E　颈动脉体瘤的发生部分主要是在颈动脉分叉部，动脉期强化非常明显是其主要影像学特点。不考虑腮腺占位，图中腮腺形态完好，病灶定位不在腮腺。动脉瘤一般并非实体肿瘤，增强扫描以造影剂充填为主，和动脉血管的强化方式及程度一致。诊断淋巴结转移缺乏依据，因为患者本身是慢性病程，没有颈部其他淋巴结增大，也没有原发瘤病史。不考虑淋巴结结核，因与患者病史体征不符，且病灶强化方式和淋巴结结核不同。

第 2 问：BCDE　颈动脉体瘤是最常见的头颈部副神经节瘤，不是神经鞘瘤。颈动脉体瘤通常是良性病灶，恶变率较低，好发于中年或中年稍偏大的患者，女性更多见。常见临床主诉是无痛性肿块，也可以产生压迫症状、高儿茶酚胺血症等症状。颈动脉体瘤起源于颈动脉体，颈动脉体是人体最大的副神经节，可以感受氧分压、二氧化碳分压变化等，属于化学感受器，不是物理感受器。

第3问：ADE　颈动脉体瘤发生的部位非常有特点，位于颈动脉分叉部，肿物导致颈内动脉和颈外动脉分叉加大，不论是哪种影像学手段，发现颈动脉分叉增大，即考虑颈动脉分叉部病变，其中一定要考虑颈动脉体瘤的可能。颈动脉体瘤一般为软组织肿块，因此CT平扫为等密度，不是较低密度。MRI表现为T_2WI高信号、T_1WI低信号，MRI上可能表现为盐和胡椒征，但盐和胡椒征的形成并非由于多发钙化，而是多发的血管流空信号。该肿瘤血供非常丰富，因此增强扫描强化明显，且可见较多血管影像。DSA造影可见颈动脉分叉角度增大，病灶血供主要来自颈外动脉，而不是颈内动脉。

第4问：ABCDEF　颈动脉体瘤主要与发生在颈部的其他实体性肿瘤相鉴别，鉴别要点是颈动脉体瘤的发生部位、颈动脉分叉是否增大、病灶强化方式及血供特点等。鼻咽纤维血管瘤一般无须和颈动脉体瘤相鉴别，主要是因为发生位置相差较大。

【案例6】

第1问：D　铺路石征/碎石路征一般主要是薄层CT上可见磨玻璃密度背景上的小叶间隔增厚，小叶间隔增厚往往形成类似多边形的表现，将之比喻为铺路石征/碎石路征。马赛克密度和空气潴留主要是肺内正常密度和低密度区拼接表现，无小叶间隔增厚，无磨玻璃密度。马赛克密度和空气潴留更容易出现于呼气下扫描的图像。

第2问：F　肺泡蛋白沉着症显著的特点是胸部CT表现为铺路石征/碎石路征，并且临床症状一般较轻。其余选项虽然也可表现为铺路石征/碎石路征，但一般会有相应的比较明显的临床症状。

第3问：ABCDEFGH　上述病变都可形成铺路石征/碎石路征，除了影像学表现，这些疾病之间的鉴别诊断也要依靠临床病史、体征及其他检查等。例如，肺水肿会有比较明显的心肺相关的临床症状及病史，急性间质性肺炎一般临床症状较重等。

第4问：ACEF　肺泡蛋白沉着症的特点是肺表面活性物质大量在肺泡腔内沉积，该病成人多见，比较常见于30～50岁，有原发性和继发性两种，后者可出现于恶性肿瘤或免疫功能低下、肺部感染、吸入某些无机矿物质或化学物质等患者。绝大多数特发性肺泡蛋白沉着症患者血清中存在特异性抗GM-CSF自身抗体，其敏感性和特异性均较高。最常见的症状是渐进性呼吸困难。病理检查可见肺泡及细支气管内有嗜酸PAS强阳性物质充塞。

【案例7】

第1问：B　此患者的CT图像以大片实变为主，并可见磨玻璃密度及铺路石征/碎石路征。实变是肺泡内气体被其他组织或液体取代，液体可以为炎症渗出液、水肿、出血，其他组织包括各种细胞成分等。其中最常见的是炎症。该患者大片实变，临床有白细胞升高及中性粒细胞比例增加，按照常规思路，首先考虑炎症可能，需要行抗炎治疗后复查以除外其他病变。但是该患者的临床表现也有疑点，例如患者无发热，症状已经有3个月，这些都与常规的急性炎症不太吻合，需要警惕其他性质的病变。肺不张和肺实变的主要区别是肺不张时，肺体积缩小，周围结构受牵拉移位。

第2问：G　此患者经过抗感染治疗无好转，各种病原学检查及免疫学检查均为阴性，这种情况下，对炎症的诊断需要重新考虑，必须重点考虑肺癌的可能性。肺水肿、肺出血的临床表现、动态变化均不支持。

第 3 问：BCDEF　仅以小部分肺腺癌属于侵袭性 / 浸润性黏液腺癌，女性多见，以中老年为主，不吸烟者更常见。以下肺病变为主。预后较非黏液腺癌差，较为特征的表现是支气管溢液，即患者咳出支气管镜下所见大量白黏痰。

第 4 问：ABCDEFG　侵袭性 / 浸润性黏液腺癌的影像学表现可以分为两大类型，一个是以结节 / 肿块为主的类型，另一个是以肺段肺叶实变为主的类型。其中结节 / 肿块型可以单发、多发，甚至弥漫多发结节，周围比中央多见或明显。以实变为主的类型，也就是肺炎型肺癌，表现为大片实变，可以出现 CT 血管造影征，该征象具备一定的诊断提示作用；还可以出现空气支气管征。此外本病还可以表现为铺路石征 / 碎石路征，也是一个不可忽视的鉴别诊断特征。PET/CT 上病灶摄取低也较有特色，与一般的肿瘤高摄取表现是不同的。

【案例 8】

第 1 问：ACEG　该病灶的腹部 CT 及 MRI 图像显示，病灶主体位于胰腺头部，和十二指肠水平段分界明确，这一点尤其在 MRI 冠状位 T_1WI 增强扫描图像上显示更确切。病灶明显强化，属于富血供占位，不论是 CT 还是 MRI，增强扫描动脉期及门脉期病灶强化程度均明显强于胰腺实质及周围各实质脏器。病灶边界清楚，肠系膜上动静脉显示清晰。

第 2 问：D　胰腺癌是胰腺最常见的恶性实性肿瘤，其显著的影像学特点主要是乏血供和侵犯转移表现，乏血供表现为增强扫描动脉期门脉期病灶强化程度均弱于正常胰腺实质。侵犯主要是针对周围结构的侵蚀破坏，这些表现在该病例均未出现。胰腺囊腺瘤或囊腺癌均为囊性为主的病灶，与该病例不符。胰腺 IPMN 也是囊性灶且有胰管扩张，与该病例不符。胰腺实性假乳头状瘤以年轻女性常见，实性或囊实性，也与该病例不符。胰腺神经内分泌肿瘤的显著特点是胰腺实性明显强化的肿块，与该病例非常符合，排除其他诊断，首先考虑胰腺神经内分泌肿瘤的诊断。

第 3 问：ABF　胰腺神经内分泌肿瘤好发于中年及老年患者，根据是否具有内分泌功能分为功能性和非功能性两类。功能性神经内分泌肿瘤中最常见的是胰岛细胞瘤，非功能性肿瘤往往生长到较大程度引起压迫症状才被发现，发现较晚。部分胰腺神经内分泌肿瘤病理上分化不良，会产生远处转移等恶性的生物学行为。CT 和 MRI 因具有良好的空间分辨率、组织分辨率及明显的强化等特点，对胰腺神经内分泌肿瘤的定性、定位等诊断具有优势。

第 4 问：ABCDE

【案例 9】

第 1 问：CDF　CT 上可见回盲肠管叠入升结肠内，头端肠壁增厚呈软组织影，范围约 4.0cm×2.1cm，增强扫描可见明显强化；套叠肠段壁增厚；回盲部系膜可见多发淋巴结，大约 1.8cm×1.5cm，增强扫描可见强化。没有发现小肠普遍积气积液扩张，也没有小肠壁普遍增厚，肠系膜血管无梳齿征。

第 2 问：C　CT 上可见软组织肿块并周围淋巴结增大增多，考虑有占位的存在，同时肠道占位导致回盲部肠套叠的发生。该病例无明显小肠积气积液扩张，因此不应诊断为小肠梗阻。同时也没有肠道扭转产生的各种直接及间接征象，如没有肠道排列异常，没有漩涡征等。回盲部的炎症往往以水肿、渗出为主，表现为肠壁增厚，肠系膜渗出形成的密度增厚及索条影等，少见软组织肿块。

第 3 问：D　对于肠道占位性病变，首先要判断良恶性，该病例病灶较大，且周围有多发较大的淋巴结，故考虑恶性占位可能性较大。肠道的恶性占位包括癌、淋巴瘤及其他，如某些间质瘤也表现为恶性特征。临床比较常见的是区分癌和淋巴瘤，癌的特点是质地相对较硬，容易引起肠梗阻，同时病灶本身和增大的淋巴结内强化程度不如淋巴瘤明显，内部会有不均匀的表现，可能和液化坏死等有关。淋巴瘤不易引起肠梗阻，甚至较大肿块的淋巴瘤也是这样，同时淋巴瘤内部密度更均匀。患者的年龄对淋巴瘤的诊断也是有利的，因为癌往往发生于中老年患者，虽然也有年轻患者，但比例相对很低，而淋巴瘤年轻患者比例明显高于癌。综上所述，影像学表现倾向于淋巴瘤。

第 4 问：ABCDE　肠套叠绝大多数是顺行的，与肠蠕动方向一致。成人肠套叠多为继发性，由器质性病变引起，以肿瘤最多见，良性肿瘤常见的是脂肪瘤，恶性肿瘤包括淋巴瘤、腺癌等。成人肠套叠的头部多为原发病变所在。多层同心圆征 / 环靶征是肠套叠最常见的特征性 CT 征象，其中多层同心圆最内层为套入肠管，其外为陷入的肠系膜，最外层为套鞘部肠管。

【案例 10】

第 1 问：ABDF　该例病灶位于肾实质内，向肾表面突起，病变强化程度较弱，病灶边缘可见钙化。未见累及肾盂，未见病变内部有出血坏死及囊变，腹主动脉旁未见明显增大的淋巴结。

第 2 问：ADF　该例病变为实性占位性病变，肿瘤性病变可能性大，肾脏非肿瘤性病变形成实性软组织肿块者少见，因此先考虑肿瘤性病变。肿瘤性病变必须考虑良恶性诊断和鉴别诊断，该例不能完全除外恶性肿瘤。对于肾脏恶性肿瘤来说，最常见的是肾透明细胞癌，但是透明细胞癌强化非常明显且不均匀，与该病例明显不符，因此首先考虑肾透明细胞癌不妥，恶性病变中应该首先考虑乳头状肾细胞癌或嫌色细胞癌，这两个肿瘤的强化都是相对弱强化表现。因患者无原发瘤病史，肾脏转移癌发生率低，因此首先考虑肾转移癌欠妥。除了恶性肿瘤，在鉴别诊断中也应考虑良性肿瘤，如血管平滑肌脂肪瘤，其典型表现是包含脂肪成分，但也有少数血管平滑肌脂肪瘤的病例影像学上见不到脂肪表现，所以也应考虑进行鉴别诊断。

第 3 问：AEF　肾乳头状细胞癌病理上起源于肾小管上皮细胞，肾最常见的恶性肿瘤是肾透明细胞癌，肾乳头状细胞癌的高发人群是中老年患者，男性多见，临床表现为无痛性肉眼血尿、腰痛、腹部肿块；部分肾乳头状细胞癌患者可无症状。

第 4 问：ACDEF

【案例 11】

第 1 问：ABEF　该例病变位于胸骨，病变呈较大的软组织肿块，肿块内可见多发点状及环形钙化，病变无硬化缘。T_2WI 呈明显高信号，T_1WI 呈低信号。MRI 增强扫描病变边缘强化。

第 2 问：B　该例为老年患者，病变肿块较大，肿块内可见多发点状及环形钙化，T_2WI 明显高信号，T_1WI 为低信号，MRI 增强扫描病变边缘强化，符合软骨肉瘤表现。如果是中老年患者，有原发瘤病史和 / 或多发病变，则比较支持转移瘤，该病例除是老年患者外，其他转移瘤的典型表现均无，虽然不能完全除外，但是首先也不考虑转移瘤。骨肉瘤发病年龄为青少年，可有瘤骨、骨质破坏、骨膜反应等，钙化少见，与该病例不符。一般骨髓瘤临床实验室检查等会有相应表现，往往是多发的，单发并伴钙化肿块的少见。淋巴瘤伴钙化少见。胸腺瘤明显定位不符。

第 3 问：CDF　软骨肉瘤任何年龄都可发病，但是以中老年患者居多，平均发病年龄为 50 岁。软骨肉瘤男性多于女性，好发于骨盆和股骨，像该例发生在胸骨者少见。软骨肉瘤属于恶性骨肿瘤，对放化疗不敏感，以手术切除为主。

第 4 问：BCDE　软骨肉瘤一般为溶骨性骨质破坏，因为是恶性肿瘤，所以骨质破坏区边缘多不清楚，可形成软组织肿块，钙化尤其是环形半环形钙化对肿瘤的定性诊断具有重要意义，因为软骨肉瘤的软骨基质的钙化多沿血管丰富的软骨小叶边缘形成，因此看到的是环形半环形钙化。软骨基质 T_2WI 为明显高信号，钙化一般为低信号。

【案例 12】

第 1 问：ABCDEF　该例病变位于骶骨，病变呈大片地图状骨质破坏，膨胀性表现，病变无硬化缘，无明显骨膜反应，病变外无软组织肿块。

第 2 问：A　该例病变位于骶骨，病变呈大片地图状骨质破坏，膨胀性表现，病变无硬化缘，无明显骨膜反应，病变外无软组织肿块，根据上述影像学表现，首先考虑良性或偏良性病变，暂不首先考虑恶性病变。根据病变有膨胀性改变、边界清楚、无硬化缘、无骨膜反应等首先考虑骨巨细胞瘤。神经源性肿瘤往往和骶孔、椎管内关系密切，与该例不符。

第 3 问：ABCD　骨巨细胞瘤好发于 30 岁左右的患者，女性相对多见，少数病例会恶变或表现为恶性生物学行为。病理上镜下可见单核细胞背景中包含大量弥漫分布式多核巨细胞，但并非骨巨细胞瘤所独有的表现。骶骨骨巨细胞瘤可出现坐骨神经痛、尿潴留等临床表现，主要治疗手段是外科切除。

第 4 问：ABCD　骨巨细胞瘤最显著的特点之一是膨胀性溶骨性骨质破坏，但部分病例膨胀性表现不充分。骨质破坏内无钙化、边缘无硬化，周围无骨膜反应，少有软组织肿块，这些都表明骨巨细胞瘤是偏良性的肿瘤。MRI 上 T_2WI 总体信号偏低，类似脊髓密度，可能与含铁血黄素及肿瘤内部胶原含量高有关。骨巨细胞瘤在 MRI 或 CT 上有时可见液 - 液平面，可能伴发动脉瘤样骨囊肿。骶骨骨巨细胞瘤多见于 $S_{1/2}$ 以上的骶尾椎。增强扫描病灶呈中等强化。

【案例 13】

第 1 问：ABCDEF　该例明显呈良性骨肿瘤及肿瘤样病变，病变边界清楚，无硬化缘，无明显骨膜反应，无软组织肿块。病变位于股骨近端干骺端以骨髓腔为中心的位置，长轴与股骨一致。

第 2 问：F　该例明显呈良性骨肿瘤及肿瘤样病变的 X 线表现，因此首先不考虑恶性病变，骨样骨瘤以骨皮质为中心，有瘤巢及硬化，与该例不符。内生软骨瘤可见钙化，骨巨细胞瘤以膨胀性改变为典型表现且儿童不常见。朗格汉斯细胞组织细胞增生症常发生于儿童，常表现为溶骨性骨质破坏。

第 3 问：ACDG　朗格汉斯细胞组织细胞增生症分型包括：骨嗜酸性肉芽肿、韩 - 雪 - 柯病、勒 - 雪病，最常见的类型是嗜酸性肉芽肿，嗜酸性肉芽肿发病高峰年龄为 5～10 岁，以局部症状为主，全身症状轻微。最好发于颅骨，约占一半的病例。韩 - 雪 - 柯病患者多 <5 岁，三联征包括颅骨骨质缺损、尿崩症、突眼。勒 - 雪病患者多 <2 岁，多在 1 年内死亡，以全身各脏器病变为主，骨骼改变不明显。

第 4 问：ACDEF　嗜酸性肉芽肿多数为单发病例，位于颅骨常见，长骨以股骨多见。溶骨性骨质破坏为主，早期边缘模糊，迁延期骨质破坏边缘变清晰。可以发生病理骨折。可以发生骨膜反应，一般以层状骨膜反应为主。MRI 可见骨髓水肿，增强扫描中等强化。嗜酸性肉芽肿可形成软组织肿块，但通常较小。

【案例 14】

第 1 问：C   超声检查发现左乳低回声包块，点状强回声怀疑钙化，乳腺 X 线摄影对钙化最为敏感，故应首先行常规数字乳腺 X 线摄影。对于乳腺大多数病变，X 线联合超声基本能够作出诊断，其余选项为更进一步的影像学检查及组织病理学检查。

第 2 问：BCFGH   乳腺 X 线示右侧乳腺外上象限不规则形高密度肿块，边缘毛刺，肿块周围结构扭曲，肿块内见多发细点状钙化。乳腺 MRI 示右乳外上象限不规则肿块，边界不清晰，T_1WI、T_2WI 呈等信号，T_2WI 压脂序列呈稍高信号，DWI 呈不均匀高信号，ADC 呈明显低信号，增强扫描呈明显不均匀强化，时间 - 信号强度曲线呈平台型和流出型。

第 3 问：C   不规则形、边缘毛刺肿块，伴钙化及结构扭曲，ADC 图呈明显低信号，增强扫描明显不均匀强化，以上均提示恶性病变。根据患者发病年龄、影像学表现及乳腺恶性肿瘤的发病率，首先应考虑为浸润性导管癌。

第 4 问：BDEGH   该患者最终确诊为浸润性导管癌 2 级，免疫组织化学结果为 ER（+）、PR（+）、HER2（+）、Ki-67（+，30%），为 Luminal B 型。乳腺浸润性导管癌是浸润性乳腺癌最常见的病理类型，2012 年 WHO 乳腺肿瘤组织学分类中将其更名为"浸润性癌，非特殊类型"，认为其起源于乳腺终末导管小叶单位。浸润性导管癌通常可表现为肿块、钙化、肿块伴钙化、结构扭曲或不对称致密，其中肿块是最常见的征象。晚期乳腺癌中，骨转移发生率为 65%～75%，以多发溶骨性病变多见。

【案例 15】

第 1 问：C   该患者有肝硬化病史，AFP 升高，CT 表现快进快出，肝动脉造影可见明显迂曲的肿瘤血管及肿瘤染色，首先考虑肝细胞癌。

第 2 问：ABCDEF   肝细胞癌首先考虑手术治疗，但有些肝癌由于种种原因不能进行手术切除，这些是 TACE 的主要适应证。

第 3 问：ABCDEFGH   TACE 的禁忌证主要包括术后可能会产生严重并发症有关的一些情况，如肝功能严重受损行 TACE 后有肝衰竭的风险，同时也与血管内操作有关，例如凝血功能较差者容易产生术后出血等并发症。

第 4 问：ABCEF   TACE 的主要优点是创伤小，相对安全有效，但是由于不能达到完全彻底栓塞或肿瘤侧支血管建立等原因，TACE 治疗难以使肿瘤达到病理上的完全坏死。

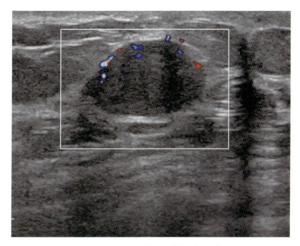

图 10-11　患者乳腺超声图像

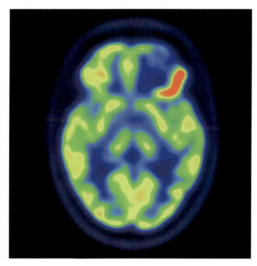

图 13-1　患者头颅 ^{18}F-FDG PET/CT 显像